W0255831

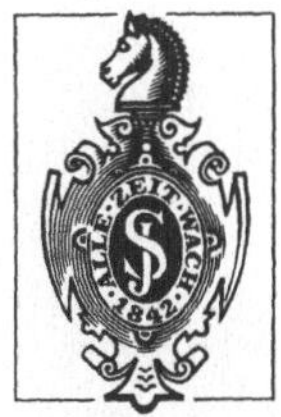
ALLE ZEIT WACH
S
1842

R. Buchwalsky, G. Blümchen

Rehabilitation in Kardiologie und Angiologie

Mit 172 Abbildungen und 76 Tabellen

Springer-Verlag
Berlin Heidelberg New York
London Paris Tokyo
Hong Kong Barcelona Budapest

Dr. med. Rainer Buchwalsky

Schüchtermann-Klinik
Bad Rothenfelde
Ulmenallee 11
D-49214 Bad Rothenfelde

Prof. Dr. med. Gerhard Blümchen

Klinik Roderbirken
D-42799 Leichlingen

ISBN-13:978-3-540-57153-7

Die Deutsche Bibliothek – CIP-Einheitsaufnahme
Buchwalsky, Rainer: Rehabilitation in Kardiologie und Angiologie : mit 76 Tabellen / R. Buchwalsky ; G. Blümchen. Schüchtermann-Klinik ; Klinik Roderbirken. – Berlin ; Heidelberg ; New York ; London ; Paris ; Tokyo ; Hong Kong ; Barcelona ; Budapest : Springer, 1994
ISBN-13:978-3-540-57153-7 e-ISBN-13:978-3-642-78457-6
DOI: 10.1007/978-3-642-78457-6

NE: Blümchen, Gerhard:

Einbandentwurf: E. Kirchner; Satz: Fotosatz-Service Köhler OHG, Würzburg
SPIN: 10081804 23/3020 - 5 4 3 2 1 0 - Gedruckt auf säurefreiem Papier

Geleitwort

International galt der Begriff Rehabilitation ursprünglich der Versorgung Behinderter. Wohl von orthopädisch-traumatologischen Erkrankungen ausgehend, führt nach der Definition der WHO ein Schaden ("impairment") zu einer Funktionseinschränkung im persönlichen Alltag ("disability"), die den Betroffenen bezüglich seiner Belastbarkeit bzw. Leistungsfähigkeit in seinem Umfeld beeinträchtigt ("handicap").

Diese Betrachtungsweise mag weitgehend statischen Behinderungen angemessen sein, wird aber chronischen Erkrankungen, wie z.B. der koronaren Herzkranzerkrankung, die als dynamischer Prozeß mit Progressionstendenz durch den Wechsel scheinbaren Stillstands und eines neuen Schubes der Erkrankung gekennzeichnet ist, nicht ausreichend gerecht.

Von den vielen Definitionen des Rehabilitationsziels bei einer chronischen Erkrankung ist für den Patienten wohl die folgende am verständlichsten: „Leben lernen mit einer chronischen Krankheit". Sie erfaßt nicht nur den edukatorischen Ansatz des Lernens, sondern verdeutlicht auch die fundamentale Akzentverschiebung von der oft passiven Objektrolle des Akutkranken zur aktiven Mitarbeit des chronisch Kranken in der Rehabilitation.

Dieser Rollenwandel wird paradigmatisch besonders deutlich in der Bewegungstherapie, die sich zur Basis der kardiologischen Rehabilitation entwickelte. Hier hat das revolutionäre Umdenken in der Kardiologie von der immobilisierenden Schonung des Herzkranken zur aktivierenden Bewegung seine konsequenteste Ausprägung als ein elementares Behandlungsprinzip gefunden. Der befruchtende Dialog zwischen Kardiologie und Sportmedizin in der Freiburger Schule, der beide Autoren dieses Buches entstammen, trug maßgeblich zur wissenschaftlichen Begründung dieses therapeutischen Prinzips bei. In gut 20jähriger klinischer Tätigkeit haben die Autoren die in Freiburg erarbeiteten wissenschaftlichen Ergebnisse in die Praxis umgesetzt und die Indikationen, Kontraindikationen, die Nebenwirkungen und die individuelle Dosierung dieser besonderen Therapie sorgfältig untersucht und in Behandlungsrichtlinien festgelegt.

Die umfassende kardiologische Rehabilitation weist über die aktivierende Bewegungstherapie hinausgehende psychosoziale, sozial- und arbeitsmedizinische Dimensionen auf, in der sekundärpräventive und gesundheitsbildende Aspekte einen zunehmenden Stellenwert erhalten. Dieses umfassende Rehabilitationsverständnis erfordert die verläßliche Zusammenarbeit vieler Fachgruppen im interdisziplinären Team, dessen Koordination und schwerpunktmäßigen Einsatz beim individuellen Patienten der Arzt zu verantworten hat. Eine solche Aufgabe verlangt ein anderes ärztliches Verständnis, als es bisher immer noch in der vorwiegend kurativ ausgerichteten Medizin gelehrt, gelernt und meistens auch praktiziert wird. So muß die Rehabilitationsklinik also auch der Ort sein, an dem dieses wichtige Aufgabengebiet des Arztes in Theorie und Praxis vermittelt und geübt wird. Die wachsende Zahl niedergelassener Kardiologen, die durch diese Schule geprägt wurden, belegt die erfolgreiche Erfüllung der zusätzlichen Aufgaben kardiologischer Rehabilitationskliniken.

Die Rehabilitationskardiologie kann und will sich den Entwicklungen akut-kardiologischer Diagnostik nicht verschließen und stellt den Rehabilitationskliniker damit zugleich vor eine Zerreißprobe in seinem Selbstverständnis zwischen gelernter akut-kardiologischer „Feuerwehrmentalität" und der besonderen „Gärtnermentalität" (Halhuber) des Rehabilitationsklinikers. Diese Antinomie und ihre Überwindung wird dem aufmerksamen Leser nicht entgehen.

Nach der über 20jährigen, sehr erfolgreichen Aufbau- und Konsolidierungsphase, an der die Autoren engagiert und maßgeblich beteiligt waren, steht die kardiologische Rehabilitation nun vor neuen Aufgaben und Herausforderungen. In der Vernetzung von der Akutbehandlung bis zur nachfolgenden ambulanten Weiterbetreuung am Heimatort, die erst den vielfach belegten Erfolg der intensiven stationären Rehabilitation zu festigen und zu sichern vermag, kommt ihr eine zentrale Rolle zu.

Gleichzeitig bahnt sich ein struktureller Wandel durch die Entwicklung ergänzender ambulanter und teilstationärer Rehabilitationsmodelle an, die sich an den in der stationären Rehabilitation erarbeiteten Qualitätsstandards zu orientieren haben.

Diesem Buch, das die Erfahrungen zweier Rehabilitationskliniker widerspiegelt, die zu der Entwicklung der Rehabilitationskardiologie von ihren Anfängen bis zum heutigen Stand maßgeblich beigetragen haben, ist eine große und aufmerksame Leserschaft zu wünschen.

Göttingen, Juni 1994

Prof. Dr. med. K. Held
1. Vorsitzender
der „Deutsche Gesellschaft
für kardiologische Prävention
und Rehabilitation"

Vorwort

Die Rehabilitationskardiologie und -angiologie befaßt sich mit dem chronisch Herz- und Gefäßkranken. Die Rehabilitation (Re = wieder, habilitare = fähig machen) will die Patienten wieder in die Lage versetzen, den psychischen und körperlichen Belastungen ihrer sozialen Umwelt gerecht zu werden.

Zu den Aufgaben der Rehabilitationskardiologie und -angiologie gehört, das Ausmaß des Schadens durch eine gezielte und abgestufte Funktionsdiagnostik zu ermitteln, damit eine individuell dosierte und überwachte Bewegungstherapie eingeleitet werden kann. Um die verbliebenen Funktionsreserven wieder zu mobilisieren, wurde das körperliche Training auf der Basis sportmedizinischer Erkenntnisse und Hypothesen in die Rehabilitation der Herz- und Gefäßkranken eingeführt. Nur selten haben sich Therapiemaßnahmen innerhalb von 20 Jahren so schnell durchgesetzt wie die Bewegungstherapie nach Herzinfarkt – trotz anfänglicher Skepsis von Universitätsordinarien und auch niedergelassenen Ärzten. Inzwischen besteht ein dichtes Netz von über 3000 Koronargruppen und 50 kardiologischen Rehabilitationskliniken in der BRD, die auf der Basis einer differenzierten Bewegungstherapie die oben genannten Ziele der Rehabilitation anstreben.

Auf der Basis eigener 20jähriger Erfahrungen auf dem Gebiet der kardiovaskulären Rehabilitation sollen die Möglichkeiten und die Grenzen eines Ausdauertrainings bzw. einer Übungstherapie kritisch überprüft werden. Dazu wird auf Forschungsergebnisse aus den Jahren 1970–1975 an der Medizinischen Universitäts-Klinik Freiburg zurückgegriffen, wo die ersten Koronar- und Gefäßgruppen in der BRD gegründet wurden. Im Rahmen eines Forschungsprogramms der Volkswagenstiftung wurden Patienten in diesen ambulanten Gruppen täglich trainiert und engmaschig über 3 Jahre untersucht. Dieses Programm wurde von J. Barmeyer, G. Blümchen und H. Roskamm konzipiert und von R. Buchwalsky und Mitarbeitern durchgeführt. Die Erfahrungen mit diesen Koronar- und Gefäßgruppen wurden in den folgenden 20 Jahren an den beiden Rehabilitationszentren, Klinik Roderbirken bei Leichlingen und Schüchtermann-Klinik in Bad Rothenfelde, durch Trainingsstudien an unterschiedlich schwer Herz- und Gefäßkranken vertieft mit dem Ziel, die Effektivität dieser Maßnahmen zu überprüfen und Gefahren und Komplikationen aufzuzeigen. Dabei wurden auch die Interaktionen zwischen Bewegungstherapie und medikamentöser Therapie untersucht. Im Vorstand der Deutschen Gesellschaft für kardiologische Prävention und Rehabilitation und in der Reha-Kommission des Verbandes der deutschen Rentenversicherungsträger wurden Konzeptionen und Empfehlungen für die stationäre und ambulante Rehabilitation erarbeitet.

Eine weitere wichtige Aufgabe der Rehabilitationskardiologie und -angiologie ist die sozialmedizinische Beurteilung auf der Basis funktionsdiagnostischer Daten unter kritischer Würdigung des Rehabilitationsverlaufes. Der Rehabilitationserfolg selbst ist nur gewährleistet, wenn an den entscheidenen Schnittstellen zwischen der Phase I (Akutkrankenhaus), der Phase II (stationäre Rehabilitation) und der Phase III (ambulante Rehabilitation) die Übergänge nahtlos sind und eine Kontinuität durch ausreichenden Informationsfluß gewährleistet ist. Die kritische Analyse der derzeitigen Abläufe zeigt aber, daß noch viele Schwachpunkte und Defizite im Rehabilitationsverlauf bestehen, die hoffentlich bis zum Jahr 2000 überwunden sein werden.

Es ist wichtig, daß die Bewegungstherapie als Vehikel gesehen wird zu gesünderen Lebens- und Ernährungsgewohnheiten im Sinne der Sekundärprävention und zur Anregung von gruppendynamischen Prozessen, um die Prognose des chronischen Herz- und Gefäßleidens zu verbessern, die Patienten von ihren Herzängsten zu befreien und ihnen das Selbstvertrauen wiederzugeben. Erst wenn auch diese Ziele erreicht sind, steht der logistische und finanzielle Aufwand für die kardiovaskuläre Rehabilitation in der BRD in einem sinnvollen Verhältnis.

Gerhard Blümchen
Leichlingen-Roderbirken

Rainer Buchwalsky
Bad Rothenfelde

Danksagung

Wir danken der Volkswagen-Stiftung für die Vergabe von Forschungsstipendien, die – auf Anregung von den Herren Roskamm, Blümchen und Barmeyer – eine 3jährige Trainingsstudie an Herz- und Gefäßkranken an der Medizinischen Universitätsklinik Freiburg ermöglichte. Für diese Studie waren als Ärzte tätig: Herr Buchwalsky und Herr Jädicke sowie die med.-technischen Assistentinnen Frau Conrad-Graf und Frau Schwander sowie die Krankengymnastin Frau Draeger. Im Rahmen dieser Studie entstanden Dissertationen von den Herren Battke, Franzreb, Hansen, Isbary, Nagel, Pohle, Schmiedle und Frau Grab.

Der Bundesversicherungsanstalt für Angestellte in Berlin danken wir für die Erteilung eines Forschungsauftrages durch die leitende Ärztin Frau Dr. Wille. Diesen Forschungsauftrag erfüllten der Arzt Herr Bruch und die Psychologin Frau Kauderer.

Unter den Mitarbeitern der Schüchtermann-Klinik gebührt unser Dank der unermüdlichen Sekretärin Frau Hackbarth, den Ärzten Bahls, Bauer, Huber, Krzymyk, Schlecht, Tanczos, Willemsen, Frau Wuller und den Psychologen Hübel, Kauderer und Pinno, den med.-technischen Assistentinnen Frau Feldkamp und Stickfort, dem Bio-Ingenieur Herrn Flohre und den Sportlehrerinnen Frau Barth, Buschmann, Kersjes und Pluhm sowie den Sportlehrern Lerner und Schlierkamp.

Wir danken auch Mitarbeitern der Klinik Roderbirken für Schreibarbeit, Organisation, Erstellung von Abbildungen und Mithilfe beim Abfassen der Manuskripte, und zwar Frau Brandenburg, Frau Bretz und Frau Zachenhofer, dem Dipl.-Ing. Zurmann und Herrn Thönes und schließlich Herrn Klee und Herrn Niethammer.

Unser Dank gilt auch dem „Verein zur Bekämpfung von Gefäßerkrankungen e.V.“, Engelskirchen, und der „Herzsportgruppe an der Schüchtermann-Klinik e.V.“, Bad Rothenfelde.

Nicht zuletzt möchten wir unseren Ehefrauen für ihre Geduld danken.

Inhalt

I. Historische Entwicklung der Rehabilitation

Eine Zusammenfassung über die historische Entwicklung findet sich in dem 1981 von Krasemann u. Donat verfaßten Buch 10 Jahre Herzinfarkt/Rehabilitation nach dem „Hamburger Modell".

1768 beschrieb William Heberden (Heberden 1772), daß bei täglich einer halben Stunde Holzhacken die Angina pectoris-Beschwerden sich besserten. Er empfahl auch Ruhe, Wärme und Weingeist. Opium, am Abend vor dem Zubettgehen verordnet, brachte auch Linderung. Das Therapieprinzip der Sedierung, der peripheren Vasodilatation (Weingeist) und des körperlichen Trainings wurden auch schon damals in klassischer Weise beschrieben.

Hufeland (Hufeland 1797), empfahl, den Trieb zur körperlichen Bewegung, ähnlich wie dem Trieb zum Essen und zum Trinken, nachzugeben. Er empfahl täglich mindestens eine Stunde körperliche Bewegung im Freien.

Vor mehr als hundert Jahren hat Oertel (Oertel 1885) bei Herzkranken – ganz im Gegensatz zu der herrschenden Lehrmeinung – Gymnastik gefordert. In den sogenannten Terrainkurorten, in den Gebirgsländern Bayern, Österreich und Schweiz, wurden Bergwanderungen mit Herzkranken durchgeführt. Er untersuchte die Patienten vor und nach einer vierwöchigen Kur auf das Verhalten von Herzfrequenz und Blutdruck. Beide Parameter waren nach 4 Wochen etwas abgefallen, was als günstiger Effekt gewertet wurde. Diese Arbeiten wurden später von Beckman et al. (1961) weitergeführt und ausgebaut.

Durch die Ausstrahlung des Lehrbuches von Edens (1929) wurde dann die Bewegungstherapie bei Herzpatienten, insbesondere auch bei Herzinfarktpatienten, zurückgeschraubt, weil Edens für viele Wochen Bettruhe als geeignetere Behandlung ansah. Diese Meinung herrschte in der Bundesrepublik Deutschland bis in die 60er Jahre vor.

In Israel wurde ab 1956 durch Gottheimer eine organisierte Bewegungstherapie mit hoher Belastungsintensität durchgeführt. In den USA verwandte sich Raab um 1964 für den Aufbau von Zentren für die Übungstherapie.

Die wissenschaftliche Aufarbeitung der Effekte der Bewegungstherapie geht auf die Arbeitskreise um Reindell und Hollmann zurück. In diesen Arbeitskreisen wurden die zahlreichen empirischen Erfahrungen systematisch-wissenschaftlich begleitet. Das hing auch damit zusammen, daß Untersuchungsmethoden wie das Belastungs-EKG, das Langzeitelektrokardiogramm, die Koronarangiographie/Laevokardiographie und die Techniken zur Durchblutungsmessung des Myokards ausreiften. Konsequenterweise wurden vom Reindel'schen Arbeitskreis in den 70er

Jahren mehrere Chefarztpositionen an den damals eröffneten Herzrehabilitationszentren besetzt. Das wiederum hatte zur Folge, daß in diesen Rehabilitationseinrichtungen der Gedanke einer umfassenden Funktionsdiagnostik vor Aufnahme einer Bewegungstherapie weitergetragen wurde. Die ersten Rehabilitationskliniken wurden 1968 in Höhenried, 1969 in Wintermoor und 1970 am Timmendorfer Strand eröffnet. In den darauf folgenden Jahren wurde dann im Zuge der Anschlußheilbehandlungen für Herzinfarktpatienten und herzoperierte Patienten von den Rentenversicherungsträgern zahlreiche neu entstandene Herzrehabilitationskliniken belegt. Das „Hamburger Modell" von Donat und Krasemann förderte diese Entwicklung dadurch, daß den Rentenversicherungsträgern klargemacht wurde, daß durch die frühzeitige Aktivierung und Verlegung der Patienten in Rehabilitationskliniken ein sozialmedizinischer Vorteil für sie entstand.

Es soll nicht unerwähnt bleiben, daß in der Klinik Roderbirken der Landesversicherungsanstalt Rheinprovinz schon seit Juni 1963 Anschlußheilverfahren bei Herzoperierten der chirurgischen Universitätsklinik Düsseldorf durchgeführt wurden (Wackerbauer 1969). Dafür waren in der Klinik Roderbirken 40 Betten vorgesehen. In dieser Veröffentlichung wird detailliert über die klinische Erfahrung von 6 Jahren mit 1.384 postoperativen Patienten berichtet.

Wie in Roderbirken, so wurden auch Lungensanatorien der Rentenversicherungsträger in Herzkliniken deshalb umfunktioniert, weil das Krankheitsbild der Tuberkulose ausstarb und das Krankheitsbild des Herzinfarktes zunahm.

Der Gedanke der Weiterführung der Rehabilitation in ambulanten Herzgruppen entstand um 1965 und ist mit Hartmann (Schorndorf) verbunden.

In der medizinischen Universitätsklinik Freiburg wurde 1970 mit einem ambulanten Trainingsprogramm bei Postinfarktpatienten und bei Patienten mit peripherer arterieller Verschlußkrankheit begonnen. Die Patienten wurden werktags ambulant trainiert. Dieses Programm wird in diesem Buch ausführlich besprochen. 1971 entstanden dann organisierte ambulante Herzgruppen, ausgehend von den Aktivitäten Donats, Krasemanns und Ilkers (Hamburg). Bis heute haben sich 3.000 dieser ambulanten Herzgruppen in der Bundesrepublik etabliert.

Die Therapiestraße (nach Krasemann und Donat 1981) sieht also jetzt so aus:

Nach Herzinfarkt Frühmobilisierung im Akutkrankenhaus; Verlegung in ein Rehabilitationszentrum; nach Entlassung von dort Anschluß an eine ambulante Herzgruppe und Dauerbehandlung durch den Hausarzt.

Die historische Entwicklung der Rehabilitation von Herzinfarktpatienten kann folgendermaßen zusammengefaßt werden:

1937: 6–8 Wochen strenge Bettruhe, da erst zu diesem Zeitpunkt der Herzinfarkt „vernarbt" ist.

1951: 2 Tage nach Herzinfarkt „Lehnstuhlbehandlung" (USA).

1965: 4–6 Wochen Behandlung im Akutkrankenhaus, „kurfähig" nicht vor 1 Jahr nach Herzinfarkt (BRD).

1970: 1 Woche nach unkompliziertem Herzinfarkt Frühmobilisation und nach 4–6 Wochen Anschlußheilbehandlung in einer Rehabilitationsklinik (BRD).

1980: Nach 1–2 Tagen Frühmobilisation; nach 1–2 Wochen Beginn der Bewegungstherapie in der Akutklinik; nach 3–4 Wochen Fortsetzung in der Reha-

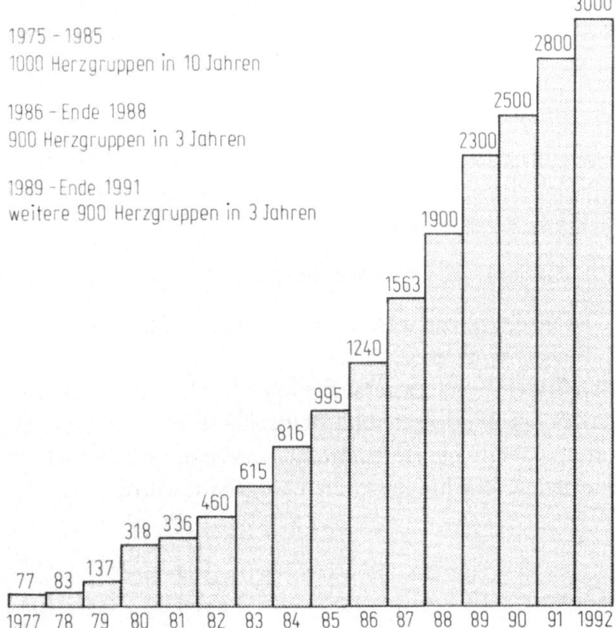

Abb. 1. Entwicklung der Herzgruppen in der Bundesrepublik Deutschland in den ersten 15 Jahren

bilitationsklinik für weitere 4 Wochen in Verbindung mit einem Gesundheitstraining und der Erlernung von Entspannungstechniken und Risiko- und Streßbewältigungsstrategien (BRD).

1990: Aufenthalt im Akutkrankenhaus nach unkompliziertem Herzinfarkt für 7–10 Tage, mit anschließender ambulanter Rehabilitation für 2–3 Monate.

Die Entwicklung der ambulanten Herzgruppen in der Bundesrepublik von 1977 bis 1992 ist in Abb. 1 wiedergegeben.

Der Wandel im Bereich der Herzrehabilitation läßt sich auch an der Bezeichnung der entsprechenden Einrichtungen im Laufe der Jahrzehnte ablesen:

- Sanatorium,
- Kurklinik,
- Rehabilitationsklinik,
- Fachklinik,
- Schwerpunktklinik.

Die Entwicklung der Bewegungstherapie bei peripherer arterieller Verschlußerkrankung ist mit den Arbeitskreisen um Ratschow, Darmstadt, u. Schoop, Aggertalklinik in Engelskirchen, verbunden. Auch hier haben die Versicherungsträger ab Anfang der 70er Jahre erkannt, daß konservative Behandlungsverfahren, aber auch operative Verfahren der Revaskularisation an den Becken- und Beinarterien dazu geeignet sind, die Arbeitsfähigkeit zu erhalten oder wiederherzustellen.

Aber erst Ende der 80er Jahre haben sich ambulante Trainingsgruppen für Patienten mit peripherer AVK institutionalisiert. So gibt es eine „Vereinigung für Gefäßsport" mit der Anschrift:

Deutsche Gesellschaft für Gefäßsport e.V., T 6, 25, 68161 Mannheim.

Die Entwicklung der Herzrehabilitation mündete schon frühzeitiger in die Gründung der Deutschen Gesellschaft zur Prävention und Rehabilitation von Herzerkrankungen e.V. (DPGR), nämlich im Jahre 1973; Anschrift:

Geschäftsstelle der DGPR, Rizzastr. 34, 56068 Koblenz.

Die DGPR führt jährliche wissenschaftliche und interdisziplinäre Tagungen durch. Sie erstellt Richtlinien und entwirft Konzepte.

In vierjährigen Abständen finden Weltkongresse für Ärzte der Herzrehabilitation statt. Dabei wird sichtbar, daß in der Bundesrepublik Deutschland ein besonders gut funktionierendes Rehabilitationssystem bei Herzpatienten und neuerdings auch bei Patienten mit peripherer arterieller Verschlußkrankheit aufgebaut wurde.

Literatur

Beckmann P, Walinski W und Ch., De Werth (1961) Internistische Übungsbehandlungen. Hippokrates Verlag, Stuttgart

Donat K, Geißler W, Kothe K, Krasemann EO (1993) Die Geschichte der kardiologischen Rehabilitation unter besonderer Berücksichtigung der Bewegungstherapie. Verlag Kirchheim, Main

Edens E (1929) Krankheiten des Herzens und der Gefäße: Springer-Verlag, Berlin

Heberden W (1772) Some account of a disorder of the breast. M.C. Royal College Physicians, London

Hufeland ChW (1797, Reprint 1978) Die Kunst, das menschliche Leben zu verlängern. 2. Teil, 2. vermehrte Aufl. Jena, in der akademischen Buchhandlung

Krasemann EO, Donat K (1981) 10 Jahre Herzinfarkt/Rehabilitation. Hamburger Modell. Mannheimer Morgen Großdruckerei und Verlag, Mannheim

Oertel MJ (1885) Theorie der Kreislauf-Störungen. In: Ziemssen H von (Hrsg) Handbuch der allgemeinen Therapie. IV. Bd, 3. Aufl., Vogel, Leipzig

Wackerbauer A (1969) Ein Beitrag zur postoperativen Behandlung Herzoperierter. ZbL Chir 25:826–832

II. Funktionsdiagnostik

1 Leistungsfähigkeit und Belastbarkeit

Bevor eine Bewegungstherapie als Behandlungsmethode von Herz- und Gefäßkrankheiten zum Einsatz kommen darf, muß eine kardiologische und angiologische Funktionsdiagnostik erfolgen, die nicht nur die verbliebene Leistungsfähigkeit feststellt, sondern auch prüft, wieweit noch eine körperliche Belastbarkeit gegeben ist und wo die Grenzen für eine Gefährdung beim Ausüben einer sportlichen Aktivität liegen.

Die *Leistungsfähigkeit* ist die dem Patienten noch mögliche körperliche Leistung, trotz Auftreten von pathologischen Symptomen.

Die *Belastbarkeit* ist die dem Patienten mögliche Leistung, bevor pathologische Symptome auftreten.

Mit der Feststellung der *maximalen Leistungsfähigkeit* wird die höchste Leistungsstufe ermittelt, die der Patient unter Auftreten von Beschwerden wie Angina pectoris, Dyspnoe und Claudicatio intermittens noch erreicht. Die Ermittlung der maximalen Leistungsfähigkeit ist wichtig für Verlaufsbeobachtung, Quantifizierung und Beurteilung von Beschwerden und Therapieeffekten bei einer koronaren und peripheren Gefäßerkrankung.

Viel wichtiger als die Ermittlung der maximalen Leistungsfähigkeit ist es aber, die Grenzen der *körperlichen Belastbarkeit* festzustellen, also die Belastungsstufe, bei der noch keine Symptome infolge von Funktionsstörungen des Herzens und der Gefäße auftreten. Die Belastbarkeitsprüfung gibt also die Grenzen an, bis zu denen sich ein Herz- oder Gefäßkranker ohne Gefährdung für seine Gesundheit einer sportlichen Aktivität oder Alltagsbelastung aussetzen darf.

Da oftmals eine wesentliche Diskrepanz zwischen der subjektiv empfundenen Leistungsfähigkeit und der objektiv festgestellten Belastbarkeit besteht, bedarf es häufig großer Überzeugungskraft des Arztes, dem Patienten seine Grenzen im Hinblick auf sportliche Belastungen aufzuzeigen. Eine sichere Einschätzung der körperlichen Belastbarkeit ist dem Arzt nur auf der Basis einer Stufendiagnostik möglich. Wahrscheinlich ist die Bewegungstherapie im Rahmen der kardiovaskulären Rehabilitation so arm an Komplikationen geblieben, weil vor Beginn eines Bewegungstherapieprogramms die Patienten in Rehabilitationskliniken in der Regel einer Funktionsdiagnostik unterzogen und dann erst verschiedenen, nach der unterschiedlichen Belastbarkeit abgestuften Bewegungstherapiegruppen zugeordnet wurden, wobei zwischen *Ausdauertrainingsgruppen* und nicht herz- und kreislaufbelastenden *Übungsgruppen* differenziert wurde.

Der günstigste Zeitpunkt für eine Funktionsdiagnostik dürfte zu Beginn einer Anschlußheilbehandlung in der 4.–6. Woche nach dem akuten Infarktereignis liegen. Zu diesem Zeitpunkt hat sich der kardiovaskuläre Zustand in der Regel stabilisiert, und der Patient ist ausreichend mobilisiert. Nicht selten verzögert sich aber eine rechtzeitige Verlegung des Patienten aus der Akut- in die Rehabilitationsklinik, weil eine *Herzkatheterdiagnostik* noch in der Akutklinik durchgeführt werden soll. Die Einleitung einer kardiologischen Rehabilitation sollte sich aber durch derartige diagnostische Maßnahmen nicht verzögern. Diese Herzkatheteruntersuchung sollte, falls notwendig, im Rahmen der Anschlußheilbehandlung durchgeführt werden, wenn in der Rehabilitationsklinik ein Linksherzkatheterplatz zur Verfügung steht, oder in einem kardiologischen Zentrum, mit dem die Rehabilitationsklinik kooperiert. Wenn Herzkatheteruntersuchungen im Rahmen der Anschlußheilbehandlung durchgeführt werden, ergeben sich Vorteile, weil die Befunde in Gesprächen, bei Visiten und Demonstrationen dem Patienten interpretiert und vorgeführt werden und in die entsprechenden Therapieprogramme und die Begutachtung einfließen können; gegebenenfalls werden von der Rehabilitationsklinik aus Interventionen, wie Kathetereingriffe und Herz- und Gefäßoperationen, eingeleitet. Die Ergebnisse der Stufendiagnostik einschließlich der Herzkatheterdiagnostik sind wichtige Grundlage für die sozialmedizinische Beurteilung und Einschätzung der langfristigen Prognose.

Dabei soll die Stufendiagnostik folgende Aufgaben erfüllen:

1) die Grenzen der körperlichen Leistungsfähigkeit und Belastbarkeit festlegen, bis zu denen ein Patient aufgrund seiner koronaren, myokardialen und peripheren Reserven noch belastet werden kann und darf;
2) die Daten für die Selektion und individuelle Dosierung einer Bewegungstherapie mit Differenzierung zwischen Trainings- und Übungsgruppen ermitteln;
3) die Daten für Empfehlungen von körperlichen Belastungen im Alltag, Beruf und in der Freizeit mit Einschätzung der Prognose gewinnen;
4) durch Wiederholung der Funktionsdiagnostik die Auswirkungen einer Bewegungstherapie, einer medikamentösen oder interventionellen Maßnahme überprüfen und den Spontanverlauf einer Herz- und Gefäßkrankheit verfolgen. Hieraus leiten sich Entscheidungen über Langzeitmedikation und interventionelle Verfahren ab.

Die Leistungsfähigkeit nach einem Herzinfarkt kann eingeschränkt sein durch

1) das Ausmaß der *myokardialen Schädigung*, d.h. durch die Größe der Herzinfarktnarbe und die Ausbildung zu einem Herzwandaneurysma, subjektiv einhergehend mit einer Dyspnoe;
2) den Grad der *Myokardischämie*, entweder in den Randbereichen der Infarktnarbe oder in noch nicht infarzierten Wandbezirken bei einer koronaren Mehrgefäßerkrankung, wobei die Myokardischämie als Angina pectoris oder auch stumm, sowohl bei körperlichen als auch bei psychischen Belastungen, auftreten kann;

3) *Herzrhythmusstörungen*, die sich vorwiegend in Randbereichen einer Infarktnarbe entwickeln und durch die körperliche, aber auch durch psychische Belastungen provoziert werden können und in lebensbedrohlicher Form den Sekundenherztod verursachen. Diese Herzrhythmusstörungen werden oftmals als Herzstolpern und Herzrasen empfunden;
4) *psychische Hemmnisse*, v.a. durch Angst und Furcht vor einem Reinfarkt und vor körperlicher und psychischer Überforderung im Alltag und Berufsleben, wobei diese Angst sich nicht selten zu einer Herzneurose entwickeln kann.

Bei einer Gefäßerkrankung hängt die körperliche Leistungsfähigkeit ab von

1) dem Schweregrad der Durchblutungsstörung und den daraus resultierenden Beschwerden in Form der Claudicatio intermittens, Ruheschmerz und Nekrose;
2) der Einschränkung der schmerzfreien Gehstrecke, wobei nur eine lockere Korrelation zwischen der Gehleistung und Beindurchblutungsverminderung und dem angiographischen Befund besteht.

Nach einer Herz- und Gefäßoperation hängt die Leistung ab von

1) der Rekonvaleszenz und dem Grad der Mobilisation nach dem operativen Eingriff;
2) der präoperativen Vorschädigung, z.B. des Herzmuskels, der Lungenstrombahn und der Beine (Amputation);
3) dem operativen Ergebnis im Hinblick auf Komplettheit der Revaskularisation, Behebung eines Herzfehlers und Funktion von künstlichen Herzklappen;
4) psychischen Hemmnissen, die einer Wiederherstellung der körperlichen Leistung aus Angst vor Überforderung entgegenstehen.

Aufgabe der Funktionsdiagnostik ist also, Fragen nach noch verbliebener Leistungsfähigkeit und Grenzen der Belastbarkeit zu ermitteln, wobei zwischen der subjektiv empfundenen Leistungsfähigkeit und der noch erhaltenen, objektiv festgestellten körperlichen Belastbarkeit erhebliche Diskrepanzen bestehen können.

2 Kardiologische Stufendiagnostik

Die Stufendiagnostik beginnt mit folgenden Schritten:

1) Anamnese:

Bei der Erhebung einer Anamnese stehen die Ermittlung von Risikofaktoren und die Einordnung der Symptomatik im Vordergrund. 70–80% aller Herzinfarktpatienten haben nach dem akuten Infarktereignis kardiale Beschwerden. Dabei sind nur 20% einer echten *Angina pectoris* zuzuordnen – also einem Schmerz, der durch das Herz bedingt ist. Wie auch die Claudiacio intermittens, entsteht der Ischämieschmerz durch ein Mißverhältnis zwischen der durch stenosierende und obliterierte Gefäße reduzierten O_2-Zufuhr und dem O_2-Verbrauch des arbeitenden Myokards bzw. Bein-

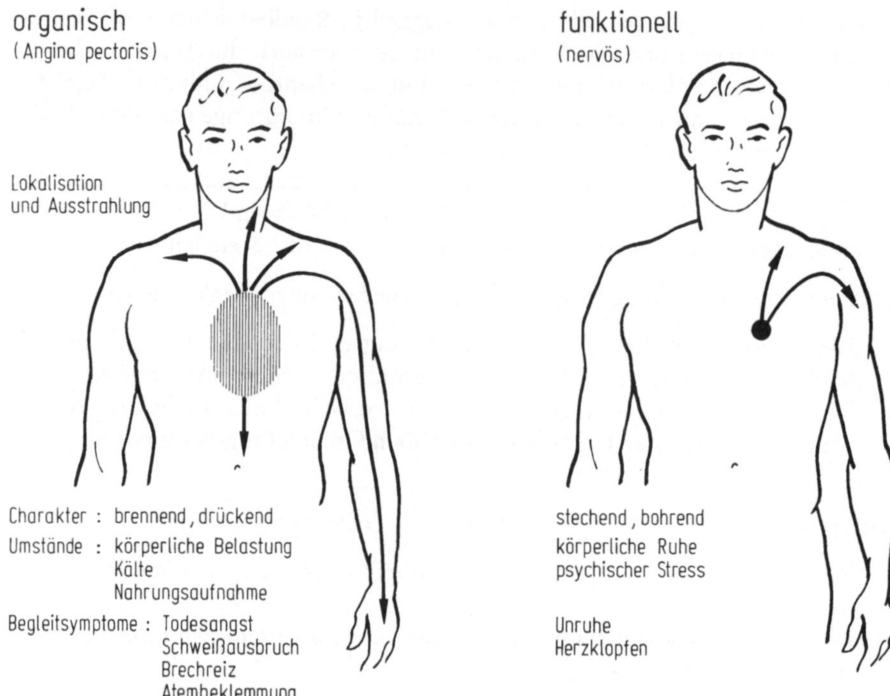

Abb. 2. Einordnung kardialer Beschwerden: Abgrenzung der Angina pectoris vera von funktionell-nervösen Herzschmerzen

muskels. Deshalb tritt die Angina pectoris ebenso wie die Claudicatio intermittens bei Steigerung des O_2-Verbrauchs, also bei körperlicher Belastung, auf und klingt in Ruhe ab.

Der überwiegende Teil der Patienten leidet aber nach einem Herzinfarkt primär unter *funktionellen oder nervösen Herzbeschwerden*, die durch eine Herzangst aus Sorge vor dem Reinfarkt und durch die Furcht vor physischen und psychischen Überlastungen entstehen. Üblicherweise tritt dieser Schmerz „um das Herz" vorwiegend in Ruhe auf, wenn der Patient sich auf sich selbst besinnt; bei Ablenkungen und körperlichen Belastungen verschwinden diese Beschwerden.

Zur sicheren Einordnung von Herzbeschwerden ist deshalb die Differenzierung zwischen organisch bedingter Angina pectoris und funktionell bedingten Herzbeschwerden notwendig (Abb. 2). Häufig ist dies durch die charakteristische Schilderung des Patienten möglich. Für eine akute Angina pectoris spricht der brennende und drückende retrosternale Schmerz mit Ausstrahlung in den Hals bis zum Kiefer und in den linken Arm, reproduzierbar auftretend bei leichter körperlicher Belastung, bei Kälte und Nahrungsaufnahme und 2–3 min nach Einnahme eines kurzwirkenden Nitrates abklingend. Bei funktionellem, nervösem Herzschmerz wird dagegen ein punktförmiger, stechender Schmerz meistens an der Stelle angegeben, wo das Herz vermutet wird. Dieser Schmerz hält oft Stunden und Tage an;

er wird durch körperliche Belastungen eher gemildert und klingt nach Gabe von Nitraten nicht oder erst nach 10–20 min ab.

Grundsätzlich ist es möglich, daß die Angina pectoris auch an einem primär gesunden oder nur gering veränderten Koronargefäßsystem durch Koronarspasmus verursacht wird, wobei dei Patienten typischerweise durch den Schmerz während der Nachtstunden geweckt werden, weil sich offensichtlich der Spasmus der Koronargefäße am häufigsten zwischen 1.00 und 4.00 Uhr nachts entwickelt, oft einhergehend mit Rhythmusstörungen des Herzens. Diese Form der Angina pectoris ist aber bei Herzinfarktpatienten selten und tritt in der Regel vorwiegend bei Frauen im mittleren Lebensalter auf. Auch dieser Schmerz klingt 2 min nach Gabe von Nitraten ab und kann durch Kalziumantagonisten unterdrückt werden.

Bei *Kurzatmigkeit* und der dadurch bedingten Verminderung der Leistungsfähigkeit muß man zwischen einem Trainingsmangel, der allein durch die mehrwöchige Bettruhe nach einem Infarkt bedingt sein kann, und einer Linksherzinsuffizienz differenzieren. Die Differenzierung der Luftnot ist oft erst durch die kardiologische Funktionsdiagnostik mit Ermittlung der Herzgröße und der myokardialen Pumpfunktion möglich.

Abhängig von der Belastungsstufe, ist die körperliche Leistungsfähigkeit eines Herzkranken stark eingeschränkt, wenn die Symptome schon auf einem Belastungsniveau von 75 W auftreten, bzw. sie ist aufgehoben, wenn der Patient schon auf einem Niveau von 25 W symptomatisch wird. Eine Dyspnoe weist dabei auf eine Pumpinsuffizienz des Herzens hin und bedeutet eine eingeschränkte Belastbarkeit auch für Ausdauerbelastungen im Rahmen einer Bewegungstherapie, während Angina-pectoris-Patienten durchaus von einem Ausdauertraining profitieren können, wenn sie die Grenzen der Belastbarkeit nicht überschreiten und sich nur bis zum Beginn des Herzschmerzes belasten und die volle Entwicklung meiden.

2) Klinische Untersuchung:

Bei der *klinischen Untersuchung* wird nach kardialen Dekompensationszeichen (Halsvenenstauung, Beinödeme, Zyanose) gefahndet. Durch die Pulspalpation können Rhythmusstörungen aufgedeckt und durch die Herzauskultation Infarktkomplikationen, wie Galopprhythmus bei Herzinsuffizienz, systolische Geräusche infolge von Mitralklappeninsuffizienz bei Papillarmuskel- oder Chordaabriß und Septumperforation und systolisch-diastolischen Reibegeräuschen bei Infarktperikarditis, festgestellt werden. Diese pathologischen Auskultationsbefunde schränken die Belastbarkeit des Patienten in der Regel schon so ein, daß aufgrund dieser Befunde die Indikation zu einer Bewegungstherapie zurückhaltend gestellt werden und die Belastbarkeit als stark vermindert gelten muß.

3) Ruhe-Elektrokardiogramm:

Die dritte Stufe der Funktionsdiagnostik umfaßt das *Ruhe-Elektrokardiogramm*, durch das die Infarktlokalisation und -ausdehnung abgeschätzt werden können. Es läßt jedoch keine Aussage über die verbliebene Funktion des Restmyokards und die Durchblutung der nichtinfarzierten Herzmuskelbezirke zu. Für die Beurteilung der

Berufs- und Erwerbsfähigkeit und der körperlichen Belastbarkeit ist deshalb das Ruhe-Elektrokardiogramm nur von sehr eingeschränkter Bedeutung. Bei ungewöhnlich großer Infarktausdehnung mit R-Verlust bzw. Q-Zacken in mehr als 3–4 Ableitungen an den Extremitäten und der Brustwand ist eine Infarzierung von mehr als 35% des Myokards des linken Ventrikels anzunehmen und damit von vornherein eine Einschränkung der körperlichen Belastbarkeit, auch für eine Bewegungstherapie, anzunehmen. Persistierende ST-Streckenanhebungen in den Infarktableitungen weisen auf eine aneurysmatische Aussackung des Infarktbezirkes hin und können bedeuten, daß die körperliche Belastbarkeit des Patienten erheblich eingeschränkt ist. Auf der anderen Seite zeigt die weiterführende Diagnostik, insbesondere mit dem Einschwemmkatheterverfahren, daß Patienten mit sog. Rieseninfarktnarben und auch Ventrikelaneurysmen oft noch eine gute Pumpfunktion des Herzens besitzen und deshalb durchaus noch von einer Bewegungstherapie profitieren können. Das Ruhe-Elektrokardiogramm kann allenfalls Hinweise auf die Einschränkung der körperlichen Belastbarkeit nach einem Herzinfarkt geben; die hämodynamischen Auswirkungen einer Herzinfarktnarbe oder eines Herzwandaneurysmas lassen sich aber nur durch eine Einschwemmkatheteruntersuchung unter Belastung feststellen.

4) Langzeit-Elektrokardiogramm:

Wünschenswert wäre bei jedem Herzinfarktpatienten eine *Bandspeicher-Elektrokardiogrammaufzeichnung* über 24 h, mindestens aber über 4–8 h, möglichst bei unterschiedlichen körperlichen Aktivitäten. Damit sind die subjektiven Beschwerden des Patienten im Hinblick auf Herzstolpern und Herzrasen besser einzuordnen und auf ihre prognostische Relevanz zu bewerten. Gehäufte ventrikuläre Extrasystolen polytopen Ursprungs und in Salven führen zu einer höheren Inzidenz des Sekundenherztodes (Abb. 3).

Wichtig ist, ob *lebensbedrohliche Rhythmusstörungen* (Tabelle 1) durch körperliche Aktivitäten provoziert werden, wodurch die körperliche Belastbarkeit des Patienten eingeschränkt und er bei der Durchführung einer Bewegungstherapie gefähr-

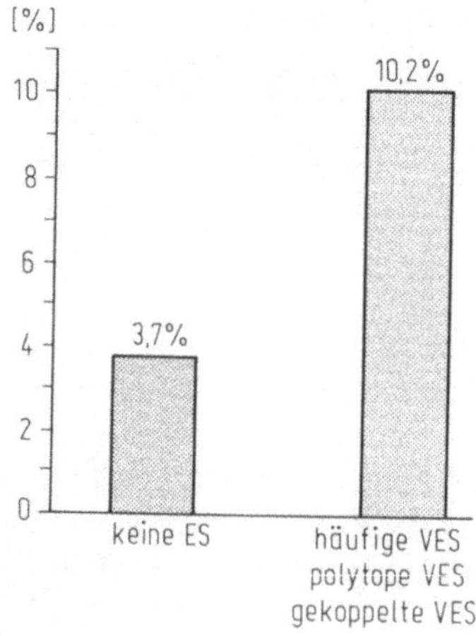

Abb. 3. Plötzlicher Tod und VES

Tabelle 1. Ventrikuläre Herzrhythmusstörungen nach der Klassifizierung von Lown und Wolf (1971)

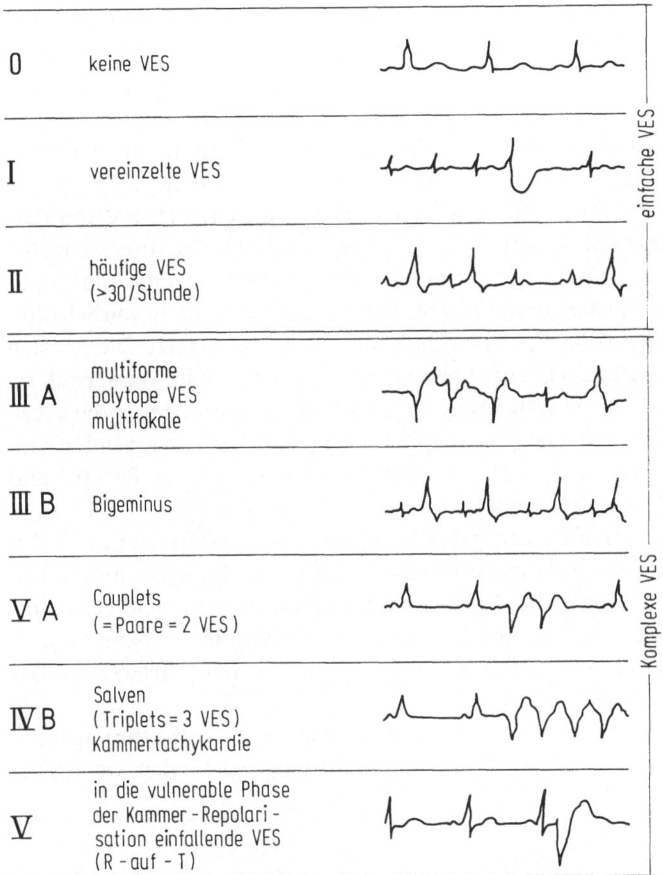

Klasse	Beschreibung	
0	keine VES	einfache VES
I	vereinzelte VES	einfache VES
II	häufige VES (>30/Stunde)	einfache VES
III A	multiforme polytope VES multifokale	komplexe VES
III B	Bigeminus	komplexe VES
IV A	Couplets (= Paare = 2 VES)	komplexe VES
IV B	Salven (Triplets = 3 VES) Kammertachykardie	komplexe VES
V	in die vulnerable Phase der Kammer-Repolarisation einfallende VES (R-auf-T)	komplexe VES

det wird. Gegebenenfalls muß erst nach Bandspeicher-EKG-Kontrollen eine ausreichende Unterdrückung der Rhythmusstörungen, z. B. durch β-Blocker oder Antiarrhythmika der Gruppe III, gewährleistet sein, bevor diese Patienten einer Bewegungstherapie zugeführt werden dürfen. Bei sehr komplexen ventrikulären Rhythmusstörungen der Lown-Klassifizierung Stadium IV b, also ventrikulären Tachykardien, ist eine Weiterführung der Diagnostik mit elektrischer Ventrikelstimulation und Überprüfung der Gefährdung für den Sekundenherztod notwendig, ehe eine Rehabilitation beginnen kann. Diese elektrophysiologischen Untersuchungen können im Rehabilitationszentrum vorgenommen werden, falls die technischen Einrichtungen und Erfahrungen vorhanden sind. In der Regel sollten sie vor Beginn einer Anschlußheilbehandlung in einem hierauf spezialisierten Herzzentrum erfolgen.

Grundsätzlich wird man Patienten mit vereinzelten ventrikulären oder supraventrikulären Extrasystolen eher mit dem Hinweis darauf beruhigen, daß dadurch die Belastbarkeit und Leistungsfähigkeit nicht wesentlich beeinträchtigt werden.

Dies gilt insbesondere dann, wenn die Rhythmusstörungen unter körperlicher Belastung verschwinden oder seltener auftreten. Immer wieder sollte man sich aber gerade bei diesen Patienten durch ein EKG-Monitoring während des Ergometertrainings davon vergewissern, daß die Rhythmusstörungen durch die Belastungen nicht aggraviert werden. In der Regel wird man auch *telemetrische Elektrokardiogrammuntersuchungen* durchführen, wenn der Patient erstmals das Schwimmbad benutzt, in die Sauna geht oder an einem gymnastischen Programm teilnimmt. Insbesondere die Wassertelemetrie hat einen hohen Stellenwert beim ersten Gang in das Schwimmbad, weil durch Tauchreflexe, Kältereiz, hydrostatischen Druck und körperliche Beanspruchung beim Schwimmen lebensgefährliche bradykarde und tachykarde Rhythmusstörungen provoziert werden. Aus diesen Erfahrungen heraus resultiert die Zurückhaltung der Rehabilitationskliniker bei der Verordnung von Schwimmen, weil es eine gute Belastbarkeit von mindestens 75 W voraussetzt. Die meisten lebensbedrohlichen Situationen bei der Bewegungstherapie treten im Wasser auf. Da auch eine Preßatmung bei Kraftanstrengungen Rhythmusstörungen provoziert, wird man Herzkranken mit Neigung zu komplexen ventrikulären Extrasystolen vom schweren Heben und Tragen abraten, was für die Beurteilung der Berufs- und Erwerbsfähigkeit von Konsequenzen ist.

Grundsätzlich kann man davon ausgehen, daß man um so häufiger *ventrikuläre Rhythmusstörungen* aufdeckt, je länger man eine EKG-Überwachung vornimmt. Wie die Untersuchung an 30 Patienten der Klinik Roderbirken zeigt, werden mit einer 24-h-EKG-Bandspeicheraufzeichnung fast bei jedem Patienten mit einem Vorderwandinfarkt ventrikuläre Extrasystolen gefunden bis hin zu den Schweregradklassen III bis IV (s. auch Abb. 4).

Wichtig ist, daß der Patient während der Bandspeicher-EKG-Aufzeichnung seine Beschwerden und Aktivitäten protokolliert, so daß die aufgezeichneten Rhythmus-

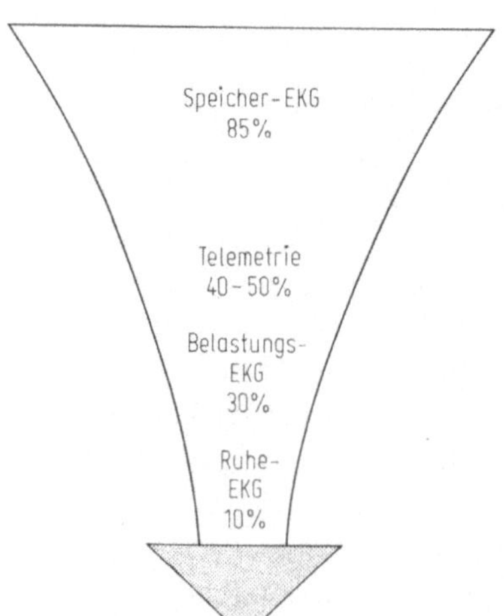

Abb. 4. Rhythmusstörungen nach Herzinfarkt, deren Aufdeckung und Häufigkeit durch verschiedene elektrokardiographische Untersuchungen

störungen und Herzfrequenzen vom befundenden Arzt hierzu in Beziehung gesetzt werden können.

Die Klassifierung nach Lown (Tabelle 1) sollte den Schweregrad einer ventrikulären Rhythmusstörung kennzeichnen. Heute bestehen berechtigte Zweifel, ob dem Bigeminus oder dem R-auf-T-Phänomen wirklich die hohe prognostische Bedeutung zukommt, wie es nach dieser Klassifizierung erscheinen mag. Als medikamentös behandlungsbedürftig betrachtet man nach heutiger Erkenntnis nur noch die Rhythmusstörungen der Klasse IV b, wobei beim Vorliegen einer koronaren Herzkrankheit der Einsatz der Antiarrhythmika der Klasse 1 c vermieden und den β-Blockern mit starker antiarrhythmischer Aktivität der Vorzug gegeben wird.

5) Röntgenuntersuchung:

Die *Röntgenuntersuchung des Herzens* vermittelt einen Eindruck von dem myokardialen Zustand, weil die röntgenologische Herzgröße (Herzvolumen) zum Ausmaß einer Pumpinsuffizienz des Herzens korreliert, denn es kommt bei einer Myokardschädigung zu einer kompensatorischen Dilatation der Vorhof- und Ventrikelhöhlen. Die Thoraxübersichtsaufnahme vermittelt einen Eindruck von der Herzkonfiguration und der Blutfüllung der Lungen und deckt Ergußbildungen auf. Eine Asymmetrie der Herzsilhouette entsteht durch Vergrößerung des linken Ventrikels. Durch ein Herzwandaneurysma im Bereich der Vorderwand kann das Herz kastenförmig deformiert sein.

Zur orientierenden Information des kardialen Zustandes nach einem akuten Infarktereignis ist deshalb am Beginn der Mobilisation des Patienten die Durchführung einer Thoraxübersichtsaufnahme wichtig. Eine exakte Einschätzung der myokardialen Funktion ist aber oft erst durch die Ausmessung der röntgenologischen Herzsilhouette möglich, wobei die *Herzgrößenbestimmung* am liegenden Patienten durchgeführt wird, da nur in liegender Position das Herz optimal blutgefüllt ist. In aufrechter Körperposition kann unterschiedlich viel Blut in die abhängigen Körperpartien versacken, so daß eine normale oder zu kleine Herzgröße vorgetäuscht sein kann. Gelegentlich wird empfohlen, die röntgenologische Herzgrößenbestimmung am sitzenden oder halb liegenden Patienten vorzunehmen, da diese Körperposition eher den Bedingungen am Arbeitsplatz entspricht. Einschränkend ist allerdings zu dieser Methode zu sagen, daß die alters- und geschlechtsbezogenen Normtabellen an größeren Kollektiven am liegenden Patienten gewonnen wurden.

Das Herzvolumen ermittelt man aus dem Längen-, Breiten- und Tiefendurchmesser (Abb. 5), korrigiert mit einem Faktor, der den Röntgenröhrenabstand vom Herzen berücksichtigt. Bei der röntgenologischen Herzvolumenbestimmung nach der Methode von Musshoff u. Reindell geht man von der Annahme eines Ellipsoidmodells mit 3 aufeinander senkrecht stehenden Achsen aus: Achse l = Länge, Achse b = Breite und Achse t = Tiefe, wobei das Herz einmal im a.-p.-Strahlengang auf die Filmplatte projiziert wird und zum anderen im seitlichen Strahlengang, wobei die hintere Herzbegrenzung durch den Ösophagus bei Breischluck markiert wird. Eine Herzphasensteuerung durch das Elektrokardiogramm ist bei der Herzvolumenbe-

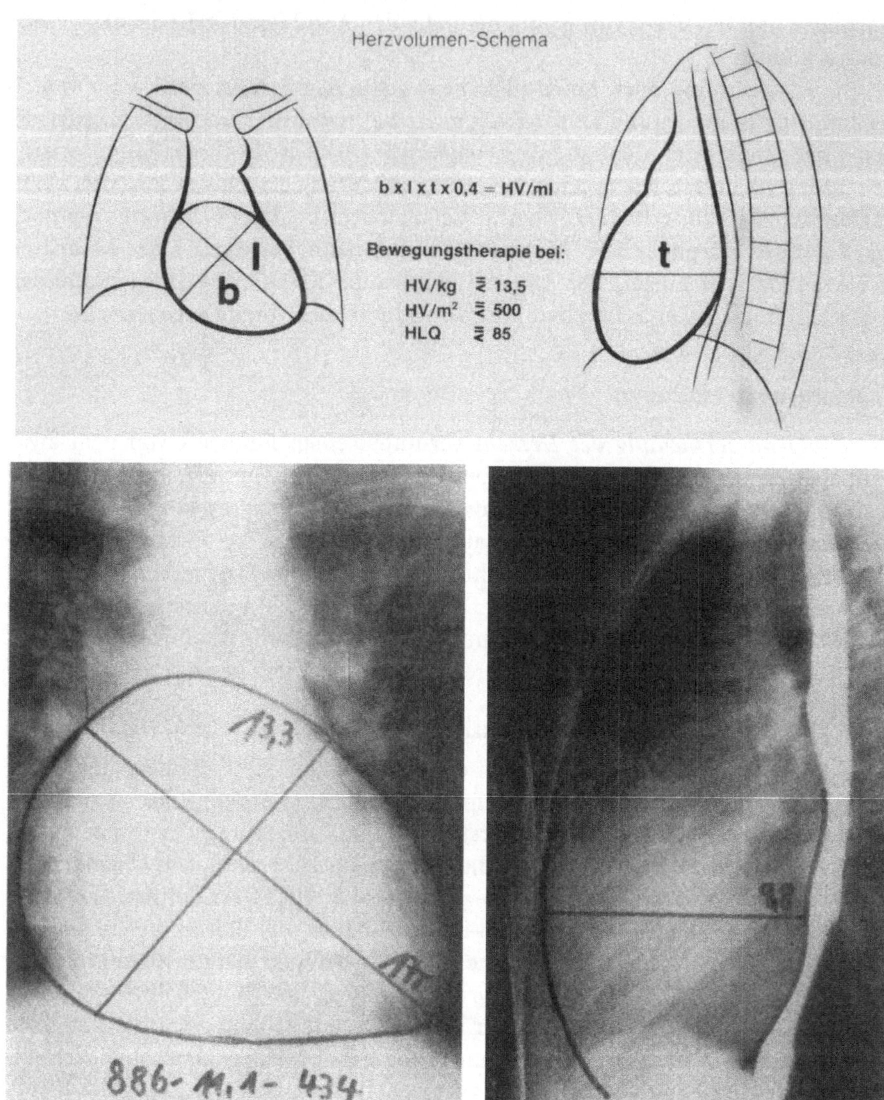

Abb. 5. Röntgenologisches Herzvolumen

stimmung nicht notwendig, da sich das Gesamtherzvolumen in Systole und Diastole kaum ändert. In der Systole sind die Ventrikel entleert, dafür die Vorhöfe entsprechend volumengefüllt; in der Diastole sind die Ventrikel gefüllt, die Vorhöfe aber entleert.

Das absolute Herzvolumen (Tabelle 2) beträgt normal 600 – 800 ml; als oberster Grenzwert können 1000 ml angenommen werden. Da größere, schwerere Patien-

Tabelle 2. Normwerte für das röntgenologische Herzvolumen (HV Herzvolumen, HLQ Herzleistungquotient = HV:O_2-Puls) (Nach Musshoff u. Reindell 1969, in Roskamm u. Reindell 1989)

	HV	HV/kg	HV/m²	HLQ
Männer	bis 1000 ml	bis 13,5	bis 500	55–85
Frauen	bis 800 ml	bis 12,5	bis 450	55–85

ten größere Herzen haben, muß das Herzvolumen auf die Konstitutionsparameter, also Körpergewicht oder besser Körperoberfläche, bezogen werden. Der oberste Normwert für den Herzvolumen/Körpergewicht-Quotienten liegt bei Frauen bei 12,5 und bei Männern bei 13,5. Bezogen auf die Körperoberfläche liegen die oberen Normwerte für diese Quotienten bei Frauen bei 450 und bei Männern bei 500.

Werden diese Relativwerte nach einem Herzinfarkt überschritten, muß man zunächst eine myokardiale Pumpinsuffizienz und damit eine eingeschränkte Belastbarkeit annehmen und mit weiterer invasiver Diagnostik prüfen, wieweit der Patient noch körperlich belastbar im Rahmen einer sportlichen Aktivität oder beruflichen Tätigkeit ist. Bei sportlich trainierten Menschen können die Werte für das absolute Herzvolumen über 1000 ml, die Quotienten über 12,5–13,5 bzw. über 450–500 liegen. Um dieses Sportherz gegen eine myokardiale Insuffizienz abzugrenzen, muß das absolute Herzvolumen auf die maximale kardiale Leistung bezogen werden. Hierzu wird durch die Ergometrie der sog. O_2-Puls ermittelt und das absolute Herzvolumen durch diesen Wert dividiert.

Dieser *Herzleistungsquotient* sollte zwischen 55 und 80 liegen. Liegt dieser Wert über 85, dann bedeutet dies eine Einschränkung der kardiopulmonalen Leistungsfähigkeit im Hinblick auf die röntgenologische Herzgröße, und man muß von einer Herzmuskelinsuffizienz ausgehen. Liegt der Quotient unter 55, dann ist der Patient im Hinblick auf die Herzgröße kardial voll kompensiert und verfügt über eine hervorragende kardiopulmonale Leistungsfähigkeit. Voraussetzung für die exakte Berechnung des Herzleistungsquotienten ist allerdings, daß bei der Ergometrie der Pulsfrequenzanstieg adäquat und nicht medikamentös beeinträchtigt war und der Patient ausbelastet wurde.

Die röntgenologische Herzgrößenbestimmung ist besonders wichtig für die *Verlaufsbeobachtung* einer medikamentösen und Bewegungstherapie (s. Übersicht). Ein Ausdauertraining führt nach mehreren Wochen in der Regel zu einer geringen, statistisch aber signifikanten Herzgrößenabnahme von 5%. Bei einer Herzgrößenzunahme von mehr als 10% im Rahmen einer körperlichen Aktivität oder einer Bewegungstherapie befürchten wir dagegen die Entwicklung einer myokardialen Insuffizienz und raten den Patienten zu körperlicher Schonung. Nicht selten werden bei diesen Patienten dann eine Digitalisierung, Behandlung mit ACE-Hemmer und diuretische Therapie notwendig werden, die zu einer Herzgrößenabnahme führen.

Stellenwert der röntgenologischen Herzgrößenbestimmung in der kardiologischen Rehabilitation

1) Die röntgenologische Herzgrößenbestimmung (Herzvolumen in ml) ergibt, bezogen auf Körpergewicht (kg), Körperoberfläche (m^2) und kardiopulmonale Leistungsfähigkeit (O_2-Puls) ein Maß für die körperliche Belastbarkeit und den kardialen Trainingszustand (Sportherz).
2) Verlaufskontrollen des Herzvolumens erlauben eine Aussage über die Entwicklung des myokardialen Zustandes, z. B. im Rahmen einer Trainingsbehandlung. In der Regel nimmt das Herzvolumen um 5–10% ab oder bleibt konstant; eine wesentliche Zunahme um 10–20% spricht für die Entwicklung einer myokardialen Insuffizienz.

Die diagnostische Aussagekraft einer Herzgrößenbestimmung bei koronarer Herzkrankheit erfährt eine gewisse Einschränkung, wenn der Herzinfarkt sich vorwiegend an der Hinterwand befindet und eine aneurysmatische Aussackung in diesem Bereich sich nicht in der Herzsilhouette dokumentiert. So können in diesen Fällen bei normaler röntgenologischer Herzgröße und unauffälliger Herzkonfiguration durchaus erhebliche Funktionsstörungen des Herzens und auch eine Herzinsuffizienz vorhanden sein.

Hat der Patient nach dem Herzinfarkt eine *pathologische Herzvergrößerung* (absolut über 1000 ml, relativ über 12,5–13,5 bzw. über 400–500) und ist er dabei in seiner Leistungsfähigkeit durch eine Dyspnoe eingeschränkt, dann muß man von einer schweren myokardialen Schädigung ausgehen, und es ergeben sich Einschränkungen für die körperliche Leistung bzw. Belastbarkeit im Berufs- und Alltagsleben, insbesondere für die Bewegungstherapie. Die pathologische Herzgröße ist das häufigste Ausschlußkriterium für ein Ausdauertraining. Die röntgenologische Herzgröße korreliert zur Prognose nach einem Herzinfarkt, da Patienten mit einem pathologischen Herzvolumen doppelt so häufig sterben wie Patienten mit normalem Herzvolumen.

6) Echokardiographie:

Die Echokardiographie ist eine nichtinvasive Untersuchungsmethode, die ihren hohen diagnostischen Stellenwert bei der Beurteilung von Herzklappenfehlern und Herzmuskelerkrankungen hat. Bei der koronaren Herzkrankheit hat die *eindimensionale Echokardiographie* nur eine eingeschränkte Aussagekraft, da die exakte Einschätzung der Infarktausdehnung und der Einschränkung der Ventrikelfunktion nur begrenzt möglich ist. Mit der Echokardiographie kann man zwar differenzieren, ob eine segmentale Kontraktionsstörung durch eine Infarktnarbe oder eine diffuse Störung, z. B. im Rahmen einer dilatativen Kardiomyopathie, vorliegt. Man kann die Infarktnarbe auch an der Vorderwand, an der Hinterwand oder im Bereich des Septums lokalisieren (Abb. 6). Gerade die häufige Infarktlokalisation im Bereich der Ventrikelspitze entzieht sich aber oft dem echokardiographischen Nachweis. Die zweidimensionale Echokardiographie läßt eine bessere Einschätzung der Ventrikel-

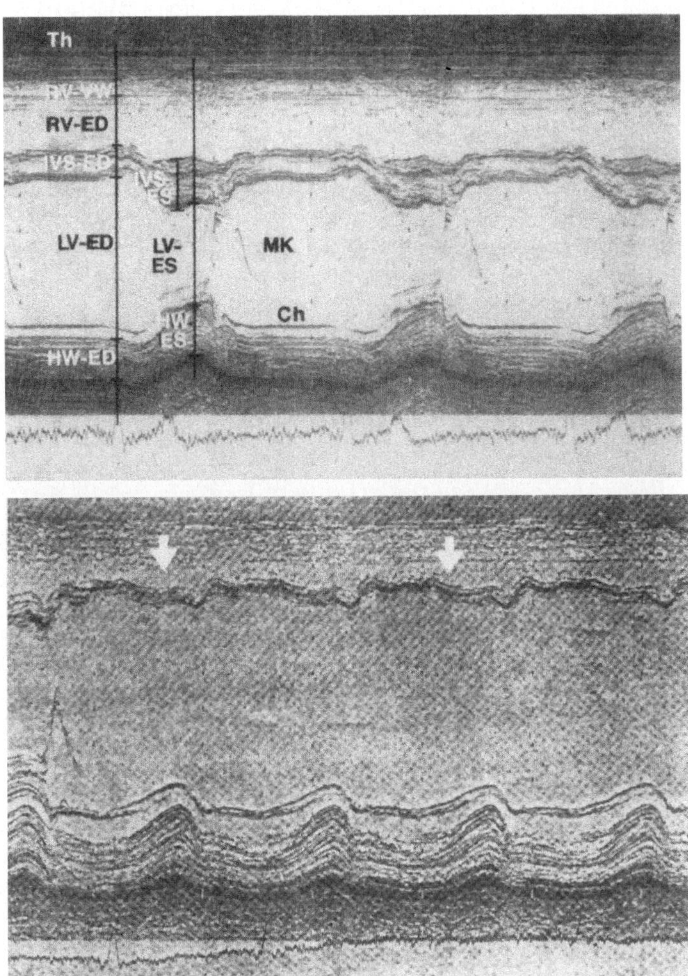

Abb. 6a, b. TM-Echokardiographie.
a normal, **b** Akinesie des Septums und Dilatation des linken Ventrikels nach Septuminfarkt

funktion durch die Ermittlung der intrakavitären Durchmesser zu. Mit den intrakavitären Durchmessern kann man die Ventrikelvolumina bestimmen, die eine gute Korrelation zu der röntgenologisch ermittelten Herzgröße aufzeigen (Abb. 7).

Mit der sich abzeichnenden Ablösung röntgenologischer Untersuchungsverfahren durch die Ultraschalldiagnostik wird auch die Echokardiographie die konventionelle Herzvolumenbestimmung in Zukunft verdrängen – wegen der fehlenden Strahlenbelastung, der unbedenklichen Wiederholung bei *Kontrolluntersuchungen* und des geringen Materialaufwandes. Während die röntgenologische Herzvolumenaufnahme nur die äußeren Herzkonturen erfaßt, werden mit der Echokardiographie die inneren Herzkonturen dargestellt. Durch die gute Einschätzbarkeit der Wandki-

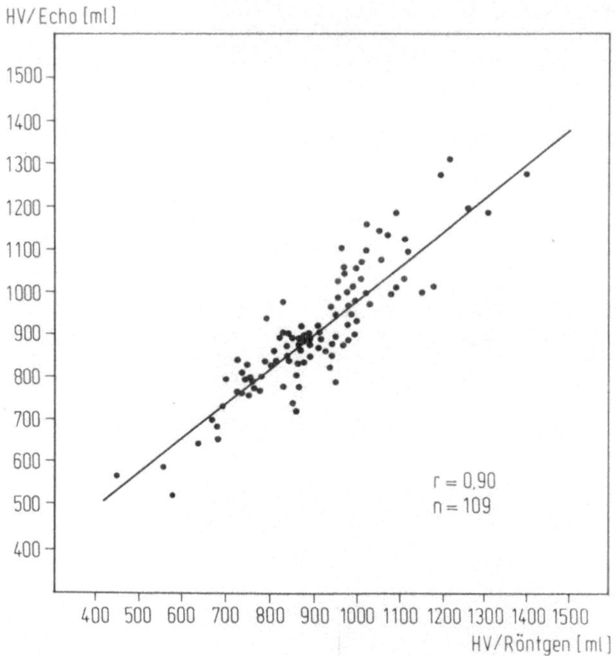

Abb. 7. Beziehung zwischen echokardiographisch und radiologisch ermitteltem Herzvolumen

netik lassen sich Herzinfarkte lokalisieren und in ihrer Ausdehnung abschätzen. Durch Farbkodierungen und Dopplerflußmessungen können auch Herzinfarktkomplikationen aufgedeckt und in ihrem Schweregrad eingeschätzt werden. Dies gilt für die Mitralklappeninsuffizienz durch Papillarmuskeldysfunktion ebenso wie für das Ventrikelaneurysma und die Septumruptur (s. Übersicht).

Stellenwert der Echokardiographie in der Herzinfarktrehabilitation

1) Bestimmung der Herzinfarktlokalisation und -ausdehnung;
2) Aufdeckung von chronischen Herzinfarktkomplikationen wie intrakavitäre Thromben, Ventrikelwandaneurysma, Mitralinsuffizienz, Septum- und Myokardruptur;
3) Feststellung der globalen Herzfunktion durch echokardiographische Herzgrößenvermessungen im 2D-Echokardiogramm;
4) Bestimmung der linksventrikulären Durchmesser in TM-Echoschnittebenen für den Septum-E-Abstand des Mitralechos (SE), für die endsystolischen Ventrikeldurchmesser (ES) und für die Verkürzungsfraktion (VF).

Bei der *zweidimensionalen Echokardiographie* ist zur Beurteilung der Herzkonfiguration der apikale Vierkammerblick ein für das ganze Herz, ebenso wie für die vier Herzhöhlen repräsentativer Blick. Bei der Einstellung dieses Blickes muß darauf

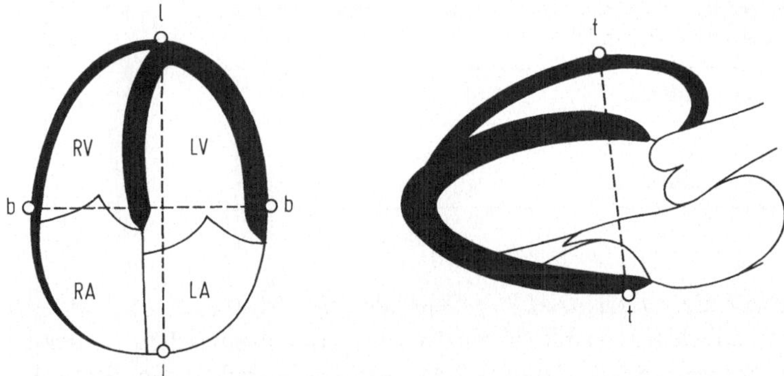

Abb. 8. Die zur Berechnung des Herzvolumens erforderlichen Achsen werden im apikalen Vierkammerblick und im parasternalen Längsachsenschnitt gewonnen.
l Länge von der Herzspitze bis zum Vorhofdach,
b größte Breite von der rechten zur linken Seitenwand,
t Tiefe von der Vorder- zur Hinterwand

geachtet werden, daß die Schallsonde wirklich vor der Herzspitze, also am Spitzenstoß des Herzens liegt, denn bei zu hoher Sondenposition wird die Herzspitze „amputiert" und der Ventrikel zu kurz dargestellt.

Wie bei der röntgenologischen Herzvolumenbestimmung ist es möglich, die *Herzkonfiguration* nicht nur qualitativ zu beurteilen, sondern auch quantitativ einzuschätzen (Bubenheimer 1992; Dickhuth et al. 1988; Urhausen und Kindermann 1987). Dabei fand sich bei Gesunden und Sportlern eine gute Übereinstimmung zwischen röntgenologisch und echokardiographisch ermittelter Herzgröße.

Wie bei der röntgenologischen Herzvolumenbestimmung nach der Methode von Musshoff und Reindell, geht man auch bei der echokardiographischen Ausmessung ebenfalls von der Annahme eines Ellipsoidmodells aus mit drei aufeinander senkrecht stehenden Achsen: Achse l = Länge, Achse b = Breite und Achse t = Tiefe. Zur Bestimmung dieser Ebenen wählt man nach Dickhuth u. Bubenheimer den apikalen Vierkammerblick und den parasternalen Längsachsenschnitt (Abb. 8). Das echokardiographische Herzvolumen errechnet sich dann, vergleichbar mit der röntgenologischen Herzvolumenbestimmung, aus der Formel: Herzvolumen = 0,5 · Länge · Breite · Tiefe. Gemessen werden diese Achsen in der Endsystole, weil die Randkonturen im endsystolischen Bild besser abgrenzbar sind als im enddiastolischen Bild. Es ergeben sich Unterschiede zur röntgenologischen Herzvolumenbestimmung, weil die Volumina um 10–20 % tiefer liegen (Tabelle 3).

Die Echokardiographie eignet sich wie die röntgenologische Herzgrößenbestimmung zur *Verlaufsbeobachtung* bei koronarer Herzkrankheit. Eine Verkleinerung der Herzgröße bzw. der Herzhöhlen zeigt eine günstige Entwicklung an und spricht für günstige Therapieeffekte; eine Vergrößerung durch Dilatation der Herzhöhlen und Vorhöfe spricht dagegen für eine sich entwickelnde Myokardinsuffizienz, wenn die körperliche Belastung im Rahmen sportlicher Aktivitäten zu hoch gewählt wurde.

Tabelle 3. Normwerte der Echokardiographie. (Nach Weinbacher 1992 u. Bubenheimer in Roskamm u. Reindell (1989)

	Herzvolumen	ES	VF
Männer	885 ± 145	bis 40	bis 0,40
Frauen	590 ± 100	bis 38	bis 0,40

Im Hinblick auf die *linksventrikuläre Globalfunktion* kann man auch die gut standardisierten und leicht zu ermittelnden TM-echokardiographischen Parameter heranziehen: Hierzu gehören der Septum-E-Abstand des Mitralklappenechos (SE), der endsystolische Ventrikeldurchmesser (ES) und die Verkürzungsfraktion (VF).

Die Echokardiographie vermittelt eine Momentaufnahme des Herzens in Ruhe. Für die Funktionsdiagnostik einer koronaren Herzkrankheit wäre es wertvoll, wenn man die Kinetik des linken Ventrikels auch unter Belastungsbedingungen erfassen könnte. Man weiß, daß es unter einer ergometrischen Belastung in minderperfundierten Myokardarealen zu Hypo- und Akinesien kommt, die zum Schweregrad und Gefäßbefall einer koronaren Herzkrankheit korrelieren. Wegen der schwierigen Untersuchungstechnik ist aber die *Belastungs-Echokardiographie* so aufwendig, daß sie sich z.Z. noch nicht als eine Routinemethode in der Funktionsdiagnostik durchgesetzt hat. Man muß nur wenige Sekunden nach einer ergometrischen Belastung trotz der vermehrten Atmung ein technisch einwandfreies Echokardiogramm aufzeichnen, was aber in der Regel nur selten bei idealen Schallbedingungen möglich ist.

Bei der medikamentösen *Streß-Echokardiographie* werden Koronardilatoren (Dipyridamol) oder adrenerge Substanzen (Dobutamin) parenteral verabreicht, um eine Myokardischämie zu erzeugen, die ebenfalls zur Änderung der Ventrikelwandkinetik führt. Da sich diese Substanzen aber nur schwer steuern lassen und der Effekt im Einzelfall nur schwer vorausschaubar ist, bergen diese Streßuntersuchungen so hohe Gefahren in sich, daß sie ebenfalls noch nicht zur Routinemethode in der Funktionsdiagnostik des Herzens geworden sind.

7) Belastungs-Elektrokardiogramm:

Die stufenweise durchgeführte Ergometrie wird entweder im Liegen oder im Sitzen am besten auf einem Fahrradergometer durchgeführt. Sie ermöglicht eine standardisierte, reproduzierbare körperliche Belastung des Patienten mit Ermittlung der kardiopulmonalen Leistungsfähigkeit. Anhand des Pulsfrequenz- und Blutdruckverhaltens kann man ablesen, ob der Patient sich in einem guten Trainingszustand befindet. Die Ergometrie hat dann erst ihre volle diagnostische Aussagekraft, wenn die Ausbelastung des Patienten erreicht worden ist. Im allgemeinen sollte der Patient mindestens eine maximale Pulsfrequenz von 180/min minus Lebensalter erreichen. Oftmals ist eine volle Ausbelastung des Patienten nicht möglich, weil vorher kardiale Symptome, wie Angina pectoris und Dyspnoe, auftreten, oder weil der ältere Patient

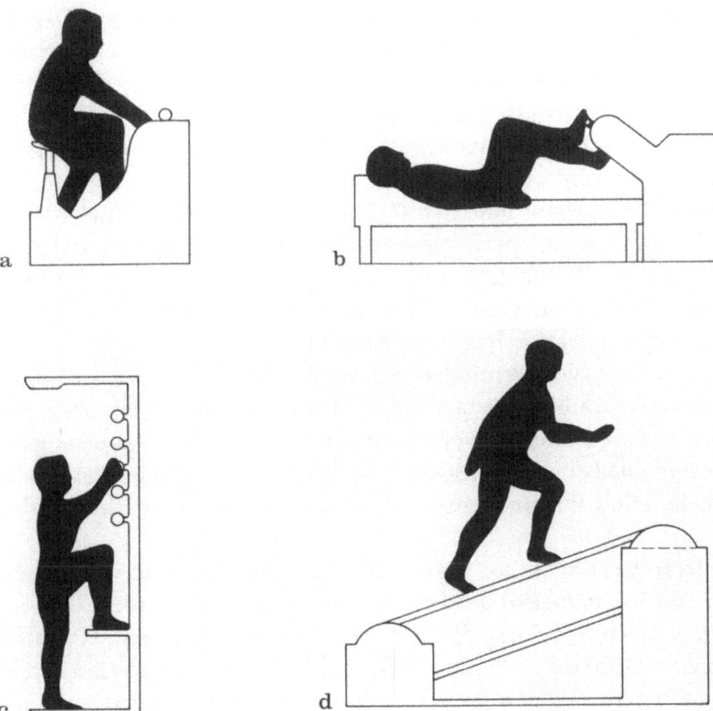

Abb. 9. Geeignete Belastungsarten für die Ergometrie

wegen Erkrankung des Sinusknotens seine Pulsfrequenz nicht mehr adäquat steigern kann. Im Sitzen werden dabei um 25 W höhere Belastungsstufen bei entsprechend höherer Herzfrequenz erreicht. Standardisierte und reproduzierbare Belastungen sind auch möglich mit dem Kletterstufentest nach Kaltenbach und dem in angelsächsischen Ländern bevorzugten Laufbandergometer (Abb. 9), wobei für die Laufbandergometrie ein Protokoll nach Bruce verwandt wird (s. Übersicht).

Belastungsstufen auf dem Laufband (Bruce-Protokoll)

1. Stufe:	2,75 km/h,	Neigungswinkel 10 %,	Stufendauer 3 min.
2. Stufe:	4 km/h,	Neigungswinkel 12 %,	Stufendauer 3 min.
3. Stufe:	5,5 km/h,	Neigungswinkel 14%,	Stufendauer 3 min.
4. Stufe:	6,75 km/h,	Neigungswinkel 16 %,	Stufendauer 3 min.
5. Stufe:	8 km/h,	Neigungswinkel 18 %,	Stufendauer 3 min.
6. Stufe:	8,85 km/h,	Neigungswinkel 20 %,	Stufendauer 3 min.
7. Stufe:	9,65 km/h,	Neigungswinkel 22 %,	Stufendauer 3 min.

Unter der ergometrischen Belastung steigt der *Blutdruck* systolisch regelmäßig bis auf Werte von 200 mm Hg und diastolisch von 100 mm Hg an. Gehen die Blutdruckanstiege bei 100 W im Liegen über diese Werte hinaus, besteht eine Belastungshypertonie. Werden systolische Blutdruckwerte von 250 mm Hg und diastolische von 130 mm Hg erreicht, wird die Belastung abgebrochen. Bleibt ein Blutdruckanstieg aus oder fällt er unter Belastung sogar ab, kann dies als ein gravierendes Zeichen einer myokardialen Insuffizienz gedeutet werden.

Setzt man die O_2-Abnahme, die man entweder spirometrisch oder aus altersbezogenen Normtabellen für jede Belastungsstufe ermitteln kann, in Beziehung zur erreichten Pulsfrequenz, so kann man den *O_2-Puls* errechnen, der bei normal leistungsfähigen untrainierten Männern zwischen 12 und 14, bei Frauen zwischen 10 und 12 liegt. Niedrigere Werte zeigen einen Trainingsmangel oder eine eingeschränkte Leistungsfähigkeit an, wobei die Leistungsfähigkeit durch Auftreten von Angina pectoris, Dyspnoe oder durch vorzeitige Erschöpfung bei Einschränkung der Koronar- oder Myokardreserven vermindert sein kann. Höhere O_2-Pulswerte weisen dagegen auf einen guten Trainingszustand hin, wobei Leistungssportler Werte von 18–20 und darüber hinaus aufweisen. Voraussetzung für die richtige Bewertung des O_2-Pulses ist allerdings, daß ein normales, nicht medikamentös durch Digitalis- oder β-Blockergabe beeinflußtes Pulsfrequenzverhalten vorliegt und der Patient ausbelastet wurde.

Nach einem Herzinfarkt kann nur durch eine ergometrische Untersuchung die noch verbliebene *Leistungsfähigkeit* des Patienten exakt ermittelt werden. Die kardialen Beschwerden lassen sich durch die Ergometrie quantifizieren und eine noch bestehende Koronarinsuffizienz aufdecken. Die diagnostische Ergometrie kann in der 4.–6. Woche nach dem akuten Infarktereignis als symptomlimitierte Belastung (s. Übersicht) nach den üblichen Ausbelastungskriterien erfolgen, wenn eine Herzinsuffizienz, eine Angina pectoris und eine noch lebensbedrohliche Rhythmusstörung in Ruhe vorliegt.

Symptomlimitierte Belastung

1) Angina pectoris,
2) Dyspnoe,
3) Erschöpfung (periphere Ermüdung).

Die Ergometrie wird beendet, wenn bestimmte Abbruchkriterien auftreten:

1) ST-Senkung $\geq$ 0,3 mV;
2) Herzrhythmusstörungen;
3) RR-Anstieg syst. > 250 mm Hg,
   diast. > 130 mm Hg;
4) RR-Abfall syst. > 20 mm Hg;
5) submaximale Ausbelastungsherzfrequenz:
   bei Gesunden: 220 minus Lebensalter,
   bei Kranken: 180 minus Lebensalter.

Zur Aufdeckung einer *Koronarinsuffizienz* erfolgt die ergometrische Belastung stufenweise, wobei die Belastung um 25 W alle 2 min bis zum Erreichen einer Angina pectoris oder einer ischämischen ST-Streckensenkung gesteigert wird. Dabei werden die Stufen mit 2 min kurz gewählt, um eine frühzeitige Erschöpfung durch Ermüdung in den Beinen zu vermeiden und eine höhere Pulsfrequenz mit Aufdeckung der Myokardischämie zu erreichen.

Zur Ermittlung der *kardiopulmonalen Leistungsfähigkeit* und des Trainingszustandes wird die Ergometrie ebenfalls stufenweise durchgeführt, jedoch mit 4–6 min auf jeder Stufe, damit unter Steady-state-Bedingungen des Kreislaufs der O_2-Puls als Kriterium für die Leistung ermittelt werden kann.

Die gleichzeitig mit der Ergometrie durchgeführte Elektrokardiogrammaufzeichnung zeigt die Gefährdung durch Herzrhythmusstörungen an. Wesentlich günstiger sind solche Rhythmusstörungen einzuschätzen, die unter körperlicher Belastung verschwinden. Bei Auftreten von Rhythmusstörungen unter körperlicher Belastung bestehen Einschränkungen für die Aufnahme einer Bewegungstherapie.

Der wichtigste *Ischämieparameter* ist das ST-Streckenverhalten im Belastungselektrokardiogramm. Tritt die Ischämie an der Vorderwand des linken Ventrikels auf, werden die ST-Streckensenkungen in der Brustwandableitung V_4–V_6 zu sehen sein, bei Ischämien der Hinterwand in den Extremitätenableitungen II, III und AVF. Der rechte Ventrikel bleibt diesbezüglich stumm, weil er durch die dünnere Muskelwand und bessere Blutversorgung nicht so ischämiegefährdet ist. Eine horizontale oder deszendierende ST-Streckensenkung von mehr als 15 mV zeigt, daß die subendokardialen Schichten des Herzmuskels unter körperlicher Belastung in eine Ischämie geraten. Das Ausmaß der ST-Streckensenkung und die maximal geleistete Wattstufe bis zum Auftreten der Angina pectoris korrelieren zum koronarmorphologischen Befund und zur Prognose der koronaren Herzkrankheit. Die schwerste Form der Ischämie liegt vor, wenn ST-Streckenhebungen auf eine transmurale Myokardischämie hinweisen. Man kann davon ausgehen, daß eine Angina pectoris auf einer niedrigen Belastungsstufe von nur 25 W mit einer ST-Streckensenkung von mehr als 0,3 mV mit 25%iger Sicherheit auf eine schwere koronare Dreigefäßerkrankung oder linke Hauptstammstenose hinweist und damit die dringende Indikation zur weiteren Abklärung durch eine Koronarangiographie darstellt.

Bei positivem Vorliegen beider *Ischämieindikatoren* der Angina pectoris und der ST-Streckensenkung von mehr als 0,15 mV ist ein positiver koronarangiographischer Befund mit einer mehr als 50%igen Stenose eines Arterienastes mit 96,8% sehr hoch, beim Fehlen beider Indikatoren dagegen mit 2,1 % sehr niedrig.

Falsch-positive ST-Streckensenkungen im Belastungs-Elektrokardiogramm können sich bei Frauen, bei Digitalisimprägnation, bei EKG-Anomalien wie beim WPW-Syndrom, bei Herzinfarktnarben und Schenkelblöcken ergeben.

Überlebenskurven (Abb. 10) haben schön früh die Abhängigkeit vom Befund des Belastungs-Elektrokardiogramms und der Lebenserwartung gezeigt, wobei aszendierende ST-Streckensenkungen ohne prognostische Bedeutung sind. Wegen zirkadianer Schwankungen muß das Belastungs-Elektrokardiogramm immer zu den gleichen Tageszeiten durchgeführt werden, wenn man Verlaufsbeobachtungen zur Beurteilung von medikamentösen Therapieeffekten, Trainingseffekten oder Interventionen durchführen möchte, da die Angina pectoris und die ischämischen ST-Streckensenkungen zu unterschiedlichen Tageszeiten unterschiedlich ausgeprägt auftreten. Die Patienten sind offensichtlich in den Vormittagsstunden um 11 Uhr am leistungs-

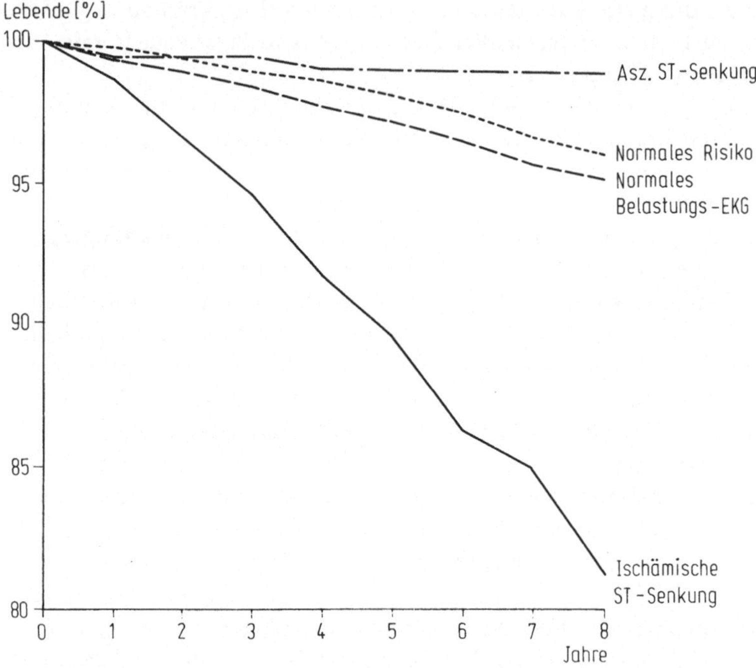

Abb. 10. Überlebenskurven in Abhängigkeit vom Befund des Belastungs-EKG (Metropolitan Life Insurance Company). Die Belastungs-EKG wurden in der Zeit von 1949 bis 1961 registriert. (Nach Robb u. Marks (1964) Am J Cardiol, p. 603)

fähigsten, weniger gut leistungsfähig in den Nachmittagsstunden und am schlechtesten belastbar um 8 Uhr morgens, weil zu diesem Zeitpunkt am ehesten Angina pectoris-Beschwerden und ischämische EKG-Veränderungen auftreten (Abb. 11).

Das Belastungs-EKG muß bei Kontrollen immer zum selben Tageszeitpunkt durchgeführt werden.

In der Regel wird das Belastungs-Elektrokardiogramm in liegender Position durchgeführt, da sich artefaktfreie EKG-Ableitungen, insbesondere von der Brustwand, auch auf hohen Belastungsstufen registrieren lassen und die Blutdruckmessung am Arm möglich ist. Die ergometrischen Daten aus der liegenden Position lassen sich aber nicht ohne weiteres auf die Trainingsbelastungen übertragen, da das körperliche Training vorwiegend in aufrechter Körperposition stattfindet mit verändertem venösem Blutangebot zum Herzen durch Versacken des Blutes in abhängige Körperpartien. Dies führt dazu, daß der Patient in aufrechter Körperposition höher belastet werden kann mit Erreichen höherer Pulsfrequenzen. Dies ist für die Ermittlung von *Trainingsfrequenzen* zu beachten, wenn die Trainingsbelastungen wie üblich vorwiegend in aufrechter Körperposition erbracht werden und die Daten der liegenden Ergometrie nicht übertragen werden können. Dabei errechnet sich die Trainingsherzfrequenz aus der Ruheherzfrequenz und der maximal erreichten Frequenz bei

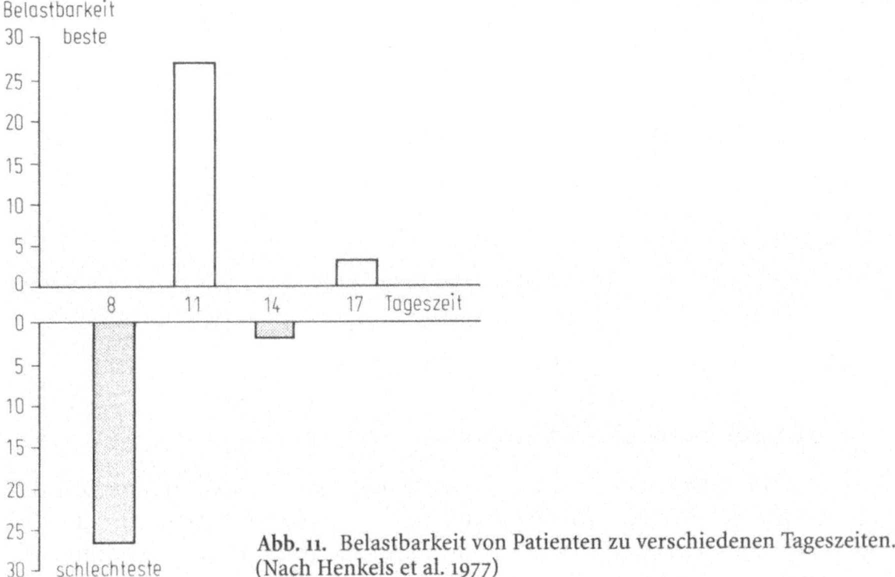

Abb. 11. Belastbarkeit von Patienten zu verschiedenen Tageszeiten. (Nach Henkels et al. 1977)

Ausbelastung. Die Trainingsherzfrequenz ist die Summe aus Ruheherzfrequenz plus Differenz aus maximaler Herzfrequenz minus Ruhefrequenz, multipliziert mit dem %-Wert:

Trainingsherzfrequenz:

$$HF_{Train} = HF_{Ruhe} + (HF_{max} - HF_{Ruhe}) \cdot \frac{70}{100}$$

(falls die Trainingsbelastung 70 % der maximalen Leistung entsprechen soll).

Die Ergometrie mit Belastungs-Elektrokardiogramm hat einen sehr hohen Stellenwert in der Rehabilitationskardiologie (s. Übersicht) und ist zur Ermittlung der Leistungsfähigkeit von Herzkranken und deren Begutachtung unentbehrlich.

Stellenwert der Ergometrie in der Herzinfarktrehabilitation

1) Quantifizierung von kardialen Beschwerden wie Dyspnoe und Angina pectoris,
2) Aufdeckung einer Myokardischämie und damit Präzisierung der Indikation zur Koronarangiographie,
3) Ermittlung der kardiopulmonalen Leistungsfähigkeit mit Beurteilung des Herzfrequenz- und Blutdruckverhaltens unter Belastung,
4) Verlaufskontrolle nach medikamentösen Therapien, Trainingsbehandlung und Interventionen durch Angioplastie und Bypassoperation.

Als Eingangstest ermöglicht sie die Dosierung eines Ausdauertrainings und bei Kontrolle die Dokumentation von Therapie- und Trainingseffekten. Bei richtiger Selektion, guter Voruntersuchung und Überwachung sind lebensbedrohliche *Kom-*

plikationen bei der Ergometrie äußerst selten (s. Übersicht); sie erfordern aber die Anwesenheit eines Arztes, der mit Notfallmaßnahmen und der Bedienung eines elektrischen Defibrillators vertraut ist.

Lebensbedrohliche Komplikationen bei 1,75 Mio. Ergometrien (nach Wendt et al., Dtsch Med Wochenschr 109 (1984): 123)

Kammerflimmern	1:15000,
Lungenödem	1:29000,
Herzinfarkt	1:92000.

8) Nuklearmedizinische Untersuchungen:

Myokardszintigraphie und Radionuklidventrikulographie: Durch Verwendung der radioaktiven Isotopen 201-Thallium und 99-Technetium verfügen wir mit der Myokardszintigraphie und Radionuklidventrikulographie über 2 nichtinvasive Untersuchungsmethoden mit hohem apparativem Aufwand und einer deutlichen Strahlenbelastung. Diese Untersuchungen lassen Aussagen über die Myokarddurchblutung und die Vitalität des Herzmuskels zu sowie über die Auswurffraktionsverhältnisse der Herzkammern in Ruhe und unter Belastungsbedingungen. Dabei wird intravenös Thallium oder Technetium injiziert und je nach den Perfusionsverhältnissen im Herzmuskel abgelagert bzw. durch eine Darstellung der Erythrozyten in den Ventrikelhöhlen angereichert.

Thallium markiert, ähnlich wie Kalium, alle lebenden Zellen des Myokards, insbesondere des linken Ventrikels. Die Radioaktivität wird aufgezeichnet, und es werden dadurch die lebenden Teile des Herzmuskels sichtbar mit gleichzeitiger Anfärbung von Vorderwand, Ventrikelspitze und Hinterwand bei normalen Durchblutungsverhältnissen. *Vernarbte Wandbezirke* reichern Thallium nicht an und zeigen deshalb Aussparungsdefekte (Abb. 12).

Die Myokardszintigraphie hat nur in Verbindung mit einer körperlichen Belastung ihren Stellenwert im Hinblick auf Aufdeckung einer *Myokardischämie.* Hierzu ist eine ausreichende ergometrische Belastung bis zum Auftreten von Angina-pectoris-Beschwerden oder anderer Abbruchkriterien notwendig. Mit dem Auftreten der Beschwerden wird die radioaktive Substanz in eine Unterarmvene injiziert und anschließend unmittelbar durch eine Gammakamera die Radioaktivität über dem Herzen aufgezeichnet. Bei diesen frühen Registrierungen kommt es nicht zur Darstellung von minderdurchblutetem Myokardareal und -narben, weil das radioaktive Thallium in diese Gebiete wenig oder gar nicht perfundiert. Erst 3–4 h nach körperlicher Ruhe zeigen dann Kontrollaufnahmen eine Anfärbung der ischämischen Areale im Sinne einer Redistribution. Die vorübergehende, belastungsverursachte Minderdurchblutung des Myokards ist ein Hinweis auf eine Koronarinsuffizienz. Bleibt der Defekt im Myokard auch in Ruhe bestehen, sind Narben im Sinne eines Herzinfarktes anzunehmen.

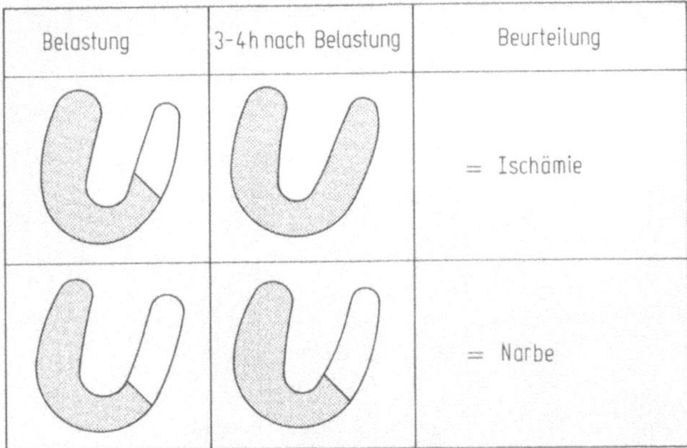

Abb. 12. Normales und pathologisches Myokardszintigramm

Die Myokardszintigraphie ergänzt das Belastungselektrokardiogramm, wenn dieses wegen Digitalisimprägnationszeichen, Schenkelblockbildern oder nicht sicheren ST-Streckenveränderungen bei Frauen in seiner Aussage eingeschränkt ist. Oft muß die Myokardszintigraphie einer Koronarangiographie nachgeschaltet werden, wenn es um die Frage geht, ob angiographisch dargestellte Stenosierungen hämodynamisch bedeutsam sind und ob ventrikulographisch dargestellte Akinesien oder Hypokinesien noch vitale Myokardanteile enthalten. Diese Fragen sind u.a. wichtig zur Indikationsstellung von Interventionen wie Angioplastie und koronare Bypassoperation.

Die Myokardszintigraphie eignet sich auch zur Verlaufsbeobachtung nach Angioplastie und Bypassoperation, da noch vorhandene Ischämien einen Hinweis auf eine inkomplette Revaskularisation sind.

Insgesamt wird die Aufdeckungsrate einer koronaren Herzkrankheit durch die Kombination von Ergometrie und Szintigraphie um weitere 10% von ca. 75% auf 85% gesteigert.

Dennoch ist die Myokardszintigraphie als Screeningmethode für eine koronare Herzkrankheit nicht geeignet, weil sie eine hohe Rate falsch-positiver Befunde liefert, die immer wieder eine Koronarangiographie nach sich ziehen, um diese Befunde durch eine Ausschlußdiagnostik zu entkräften.

Bei der *Radionuklidventrikulographie* wird das Ventrikelvolumen durch das Isotop 99-Technetium, das ebenfalls i.v. injiziert wird, sich an die Erythrozyten bindet und diese markiert, sichtbar gemacht. Mit Hilfe der Kamera werden die Konturen des linken Ventrikels endsystolisch und enddiastolisch in Ruhe und auch bei einer ergometrischen Belastung durch das mit markierten Erythrozyten angereicherte Blut in der Ventrikelhöhle sichtbar (Abb. 13). Es läßt sich die *Auswurffraktion* berechnen, wodurch man Aufschlüsse über das Ausmaß einer Ventrikelschädigung unter Belastungsbedingungen erhält. Fällt die normalerweise bei 55% liegende Ejektionsfraktion um mehr als 5% unter einer Belastung ab, so spricht dies für eine unter einer Belastung auftretende Myokardischämie mit Einschränkung der Ventri-

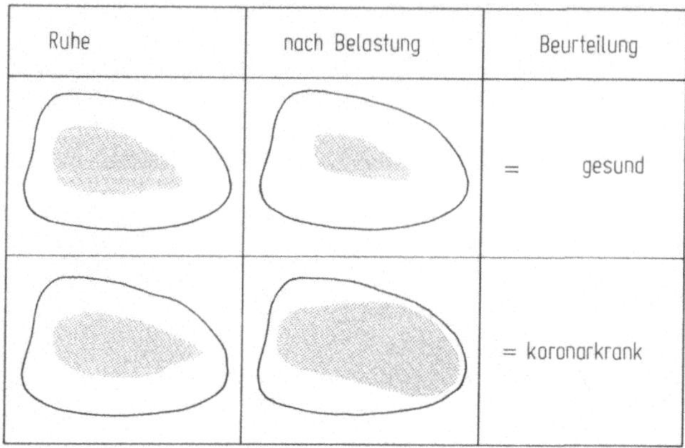

Abb. 13. Ejektionsfraktion unter Belastung bei der Nuklidangiographie

Tabelle 4. Stadieneinteilung auf Grund der Auswurffraktion (EF)

Stadium	Ruhe	Belastung
0	EF_R normal (≥ 45%)	$\Delta EF \geq +5\%$
I	$EF_R \geq 30\%$	$\Delta EF > -5\%$
II	$EF_R \geq 30\%$	$\Delta EF \leq -5\%$
III	$EF_R < 30\%$	

Stadieneinteilung in Worten:

Stadium 0:
Ejektionsfraktion in Ruhe (EF_R) liegt im Normbereich und steigt unter Belastung (ΔEF) um mindestens 5% an.

Stadium I:
Ejektionsfraktion in Ruhe normal oder leicht eingeschränkt in einem unzureichenden Anstieg (<5%) oder einem leichten Abfall (<5%).

Stadium II:
Ejektionsfraktion in Ruhe leicht eingeschränkt oder normal mit einem deutlichen Abfall der Ejektionsfraktion unter Belastung von mindestens 5%.

Stadium III:
Ejektionsfraktion in Ruhe erheblich eingeschränkt um 30% und weniger; die Ejektionsfraktion unter Belastung kann ansteigen oder auch abfallen.

$$EF\,[\%] = \frac{\text{enddiastolisches Volumen} - \text{endsystolisches Volumen}}{\text{enddiastolisches Volumen}} \cdot 100.$$

kelfunktion. Man kann aufgrund des Ejektionsverhaltens in Ruhe und bei Belastung drei unterschiedliche Schweregrade der Ventrikelschädigung nach Herzinfarkt festlegen (Tabelle 4).

Sowohl die Myokardszintigraphie als auch die Radionuklidventrikulographie gewinnen nur dann eine entscheidende Aussagekraft, wenn sie unter Belastungsbedingungen, wie das Belastungselektrokardiogramm, durchgeführt werden, denn in Ruhe ist lediglich die Einschätzung der Infarktlokalisation und -ausdehnung möglich, nicht jedoch das Ausmaß einer Ischämie in Randbereichen des Herzinfarktes oder in anderen Herzwandanteilen. Durch das Verhalten der Ejektionsfraktion unter Belastung kann eine radionuklidventrikulographische Aussage zur Prognose eines Herzinfarktes gemacht werden (Grodzinski et al. 1985; Abb. 14).

Ebenso wie die Myokardszintigraphie hat auch die Radionuklidventrikulographie ihre Einschränkungen bei hochgradiger Adipositas, Hypertonie, Linksschenkelblock und bei Herzrhythmusstörungen. Auf der einen Seite werden bei diesen Patienten gesund durchblutete Myokardanteile nicht gleichmäßig durch Thallium markiert und damit, insbesondere im Bereich der Hinterwand, Ischämien vorgetäuscht. Auf der anderen Seite kann bei Rhythmusstörungen die Untersuchung nicht sicher genug getriggert werden. Die Ergometrie im Rahmen der nuklearmedizinischen Untersuchung kann nur mit einer Belastungsstufe durchgeführt werden, nicht stufenweise wie bei Belastungselektrokardiogrammen oder Einschwemmkatheteruntersuchungen. Es ist wichtig; daß man von vornherein die richtige und ausreichende Belastungsstufe bei dem Patienten wählt, was oftmals nicht gewährleistet ist.

Neben dem hohen *technischen Aufwand* und den Sachkosten für die Isotopen ist auch die *Strahlenbelastung* (Tabelle 5) für den Patienten ein limitierender Faktor für die routinemäßige Durchführung dieser Untersuchungen im Rahmen der kardialen Stufendiagnostik. Nuklearmedizinische Untersuchungen werden im Rahmen der Herzinfarktrehabilitation deshalb nur bei speziellen Fragestellungen angezeigt sein (s. Übersichten).

Möglichkeiten der Myokardszintigraphie und Radionuklidventrikulographie

1) Feststellung einer Narbenlokalisation und -ausdehnung durch stumme Areale in der Ruheszintigraphie;
2) Aufdeckung von stummen Arealen während Belastungsbedingungen, die sich in Ruhe wieder darstellen (Redistribution), als Hinweis auf die Myokardischämie;
3) Beurteilung der linken Ventrikelfunktion in Ruhe und bei Belastung durch die Radionuklidventrikulographie mit Ermittlung der Ejektionsfraktion in Ruhe (normal 55±10%) und bei Belastung (um ca. 5% ansteigend). Bei schwerer Ventrikelschädigung und Myokardischämie Abfall der Ejektionsfraktion um 5–10%.

Stellenwert der Myokardszintigraphie und Radionuklidventrikulographie in der Herzinfarktrehabilitation

1) Aufdeckung von Herzinfarktnarben, wenn diese durch Schenkelblockbilder im Ruhe-Elektrokardiogramm maskiert werden;
2) Aufdeckung von Myokardischämien, wenn das Belastungs-Elektrokardiogramm nicht sicher verwertbar ist;
3) Darstellung von vitalen Myokardanteilen in Hypo- oder Akinesien des Ventrikulogramms;
4) Prüfung der hämodynamischen Bedeutung von angiographisch dargestellten Koronararterienstenosen;
5) Effektivitätsüberprüfungen von Interventionen (ACVB, PTCA);
6) Überprüfung der Prognose und Belastbarkeit nach Herzinfarkt.

Die Myokardszintigraphie mit Belastungen hat besonders dort ihren Stellenwert, wo bei unklarem oder nicht verwertbarem Belastungselektrokardiogramm und bei atypischen Herzbeschwerden mit typischen ST-Streckensenkungen der klinische Verdacht einer koronaren Herzkrankheit erhärtet oder ausgeschlossen werden soll. Insbesondere bei der koronaren Eingefäßerkrankung kann mit 90%iger Sicherheit durch die Szintigraphie die koronare Herzkrankheit aufgedeckt werden. Bei der koronaren Mehrgefäßerkrankung ist aber die Myokardszintigraphie wegen häufiger falsch-negativer Befunde unzuverlässiger als ein Belastungselektrokardiogramm oder eine Einschwemmkatheteruntersuchung bei der Aufdeckung einer Koronarerkrankung, weil die Nuklideinlagerung in das Myokard diffus herabgesetzt ist und keine relativen Unterschiede zwischen normal und pathologisch durchbluteten Arealen mehr festgestellt werden können.

Nuklearmedizinische Untersuchungen ersetzen nicht die Einschwemmkatheteruntersuchung bei Fragen nach körperlicher Belastbarkeit und auch nicht die Koronarangiographie, durch die anatomische Veränderungen für Interventionen dargestellt werden.

Tabelle 5. Strahlenbelastung bei medizinischen Untersuchungen

Untersuchungsart	Effektive Strahlendosis (Millisievert)
Myokardszintigraphie	17,5
Skelettszintigraphie	3,8
Schilddrüsenszintigraphie	1,0
Diagnostische Röntgenuntersuchung (im Jahresdurchschnitt)	1,2
Natürliche Strahlenbelastung (im Jahresdurchschnitt)	2,4

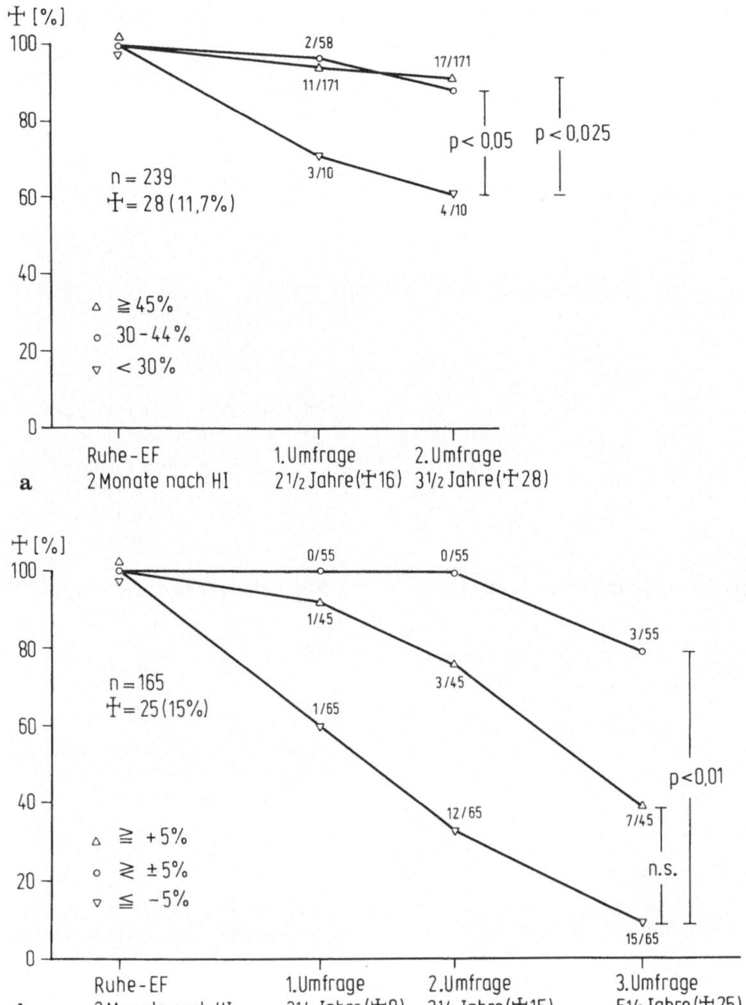

Abb. 14. a *Ruhe*ejektionsfraktion und Mortalität nach Herzinfarkt über 3,5 Jahre Beobachtungszeit
b Änderung der Ejektionsfraktion unter *Belastung* und Mortalität über 5,5 Jahre Beobachtungszeit

9) Einschwemmkatheteruntersuchung:

Der Einschwemmkatheter wird nach der *modifizierten Seldinger-Technik* nach Punktion einer peripheren Vene eingeführt. Die Sondierung des rechten Vorhofes, des rechten Ventrikels und der Pulmonalarterie erfolgt ohne Röntgenkontrolle, indem man sich an den charakteristischen Druckkurven der verschiedenen Herz- und Gefäßabschnitte orientiert (Abb. 15–18). Bevorzugt wird der Zugang über die

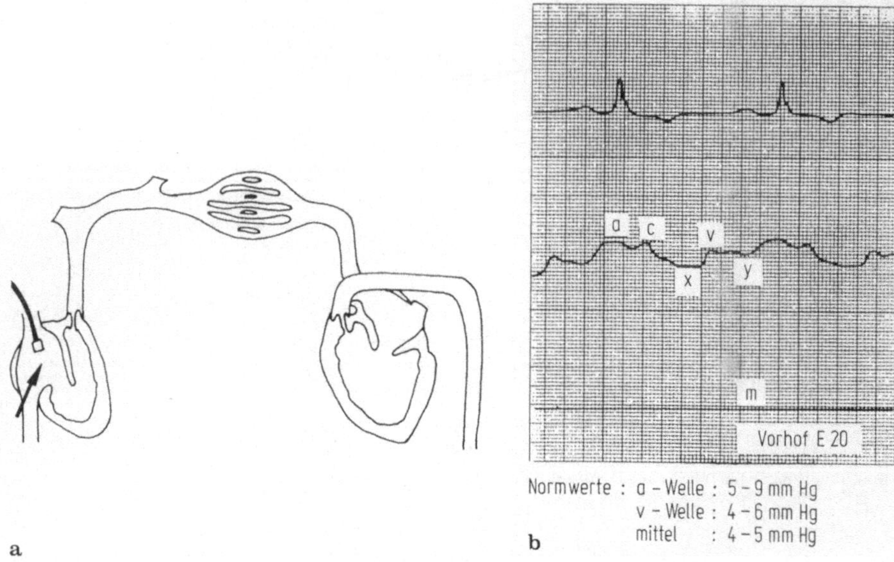

Abb. 15 a, b. Druckregistrierung im rechten Vorhof (**a**) und Originalkurve (**b**)

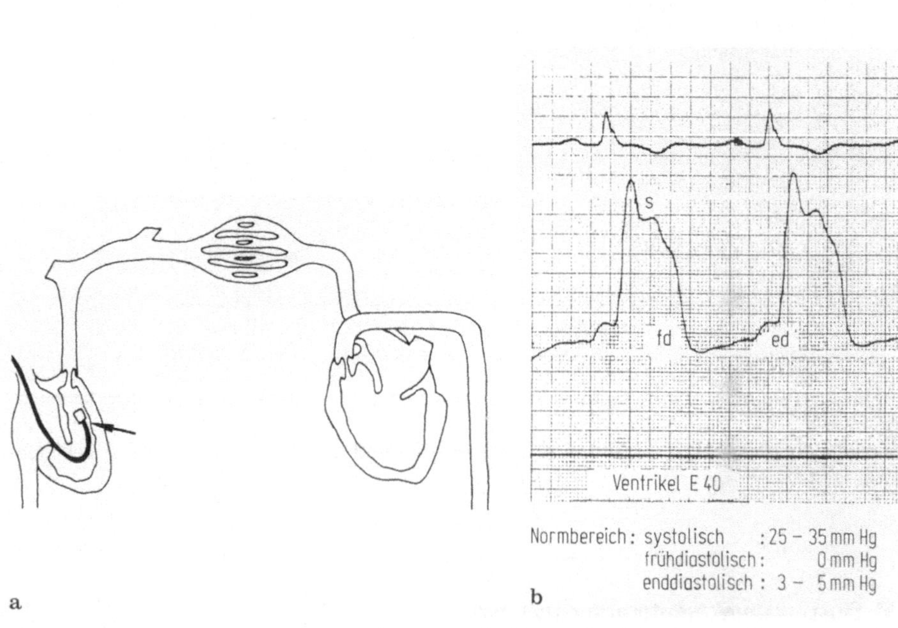

Abb. 16 a, b. Druckregistrierung im rechten Ventrikel (**a**) und Originalkurve (**b**)

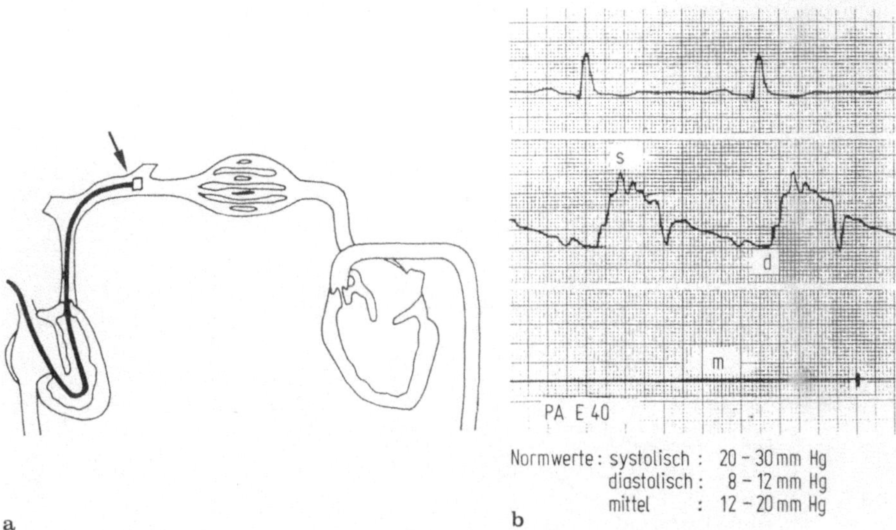

Abb. 17 a, b. Druckregistrierung in der Pulmonalarterie (a) und Originalkurve (b)

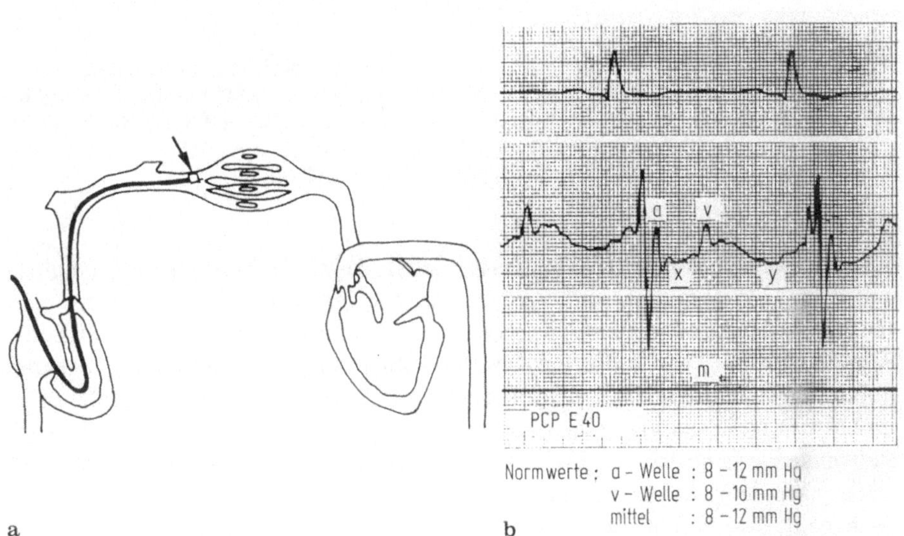

Abb. 18 a, b. Druckregistrierung in der Pulmonalkapillare (a) und Originalkurve (b)

Tabelle 6. Normwerte für die Einschwemmkatheteruntersuchung in Ruhe und für eine ergometrische Belastung im Liegen (eigene Erfahrungen)

	RA_m	PA_m	PCP_m	HMV
Ruhe	4–5	12–16	8–12	6–8
25 W	4–8	16–20	13–18	8–10
75 W	4–10	18–22	15–20	10–14
Maximale Wattstufe (über 100 W)	4–10	25–35	20–22	16–24

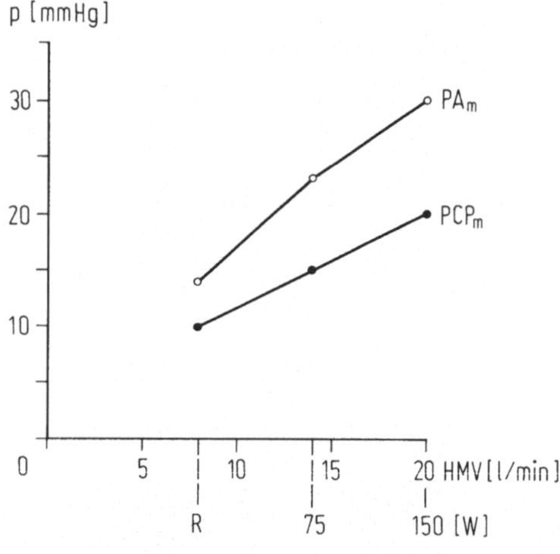

Abb. 19. Beziehung zwischen Herzminutenvolumen (*HMV*) in Ruhe (*R*) und bei Belastung (W) und den Drücken in der Pulmonalarterie (*PA*) und Pulmonalkapillare (*PCP*)

V. basilica mediana oder die V. jugularis interna. Wegen der Komplikationsmöglichkeiten und Einschränkungen bei körperlichen Belastungen werden Zugänge über die V. subclavia und V. femoralis superficialis vermieden. Im Rahmen der Funktionsdiagnostik gewinnt die Einschwemmkatheteruntersuchung an Aussagekraft durch eine stufenweise dosierte körperliche Belastung. Die Ergometrie erfolgt dabei im Liegen mit Belastungsstufen über jeweils 6 min, wobei auf jeder Belastungsstufe *Pulmonalarteriendrücke* registriert und *Herzminutenvolumenbestimmungen* entweder nach dem Fick-Prinzip mit Ermittlung des zentralvenösen O_2-Gehaltes oder nach dem Thermodilutionsverfahren vorgenommen werden (technische Einzelheiten s. Buchwalsky 1992).

Unter *körperlicher Belastung* steigt das Herzminutenvolumen von durchschnittlich 6 l/min in Ruhe auf über 20 l/min an. Die Verdreifachung des Herzminutenvolumens führt nur zu einer Verdopplung der Pulmonalarteriendrücke, weil die peripheren Lungengefäße eröffnet werden und dadurch der Lungengefäßwiderstand sinkt (Tabelle 6, Abb. 19). Wichtig für die funktionsdiagnostische Bedeutung des Einschwemmkatheterverfahrens bei koronarer Herzkrankheit ist die Tatsache, daß zwischen dem linken Ventrikel, dem linken Vorhof, der Pulmonalarterie und den

Pulmonalkapillaren eine *funktionelle Einheit* besteht. Der diastolische Pulmonalarteriendruck bzw. der Pulmonalkapillardruck (Eck- oder Wedgedruck in der Endaufzweigung eines Pulmonalarterienastes) korrelieren deshalb zu dem mittleren Druck im linken Vorhof und dem enddiastolischen Druck im linken Ventrikel, wenn zwischen diesen Gefäßen und Herzabschnitten keine Strombahnhindernisse vorliegen, z.B. durch Lungenvenenverschlüsse, linke Vorhoftumoren oder Mitralklappenstenosen. Durch diese funktionelle Einheit ist es möglich, über Druckmessungen in der Pulmonalarterie Aussagen über den Funktionszustand des linken Ventrikels bei einer Koronar- oder Myokarderkrankung unter Ruhe- und Belastungsbedingungen zu erhalten (s. Übersicht).

Ursachen der Pulmonalarteriendruckerhöhung bei der Einschwemmkatheteruntersuchung

1) PA_m ↑; PCP_m normal
   Präkapillare Form:
   a) Abnahme der Gesamtstrombahn (Lungenparenchymerkrankungen);
   b) Vasokonstriktion (Hypoxie);
   c) Vasoobstruktion oder -obliteration (Lungenembolien, Angiitis).
2) PA_m ↑; PCP_m ↑
   Postkapilläre Form:
   a) Störung im linken Vorhof (vor dem linken Ventrikel; Tumor, Thrombus, Mitralstenose, Perikardschwiele);
   b) Relaxations- und Compliancestörung des linken Ventrikels (Ischämie, Narben, Hypertrophie des Myokards);
   c) Kontraktionsinsuffizienz des linken Ventrikels (Narben, Aneurysma, Entzündung des Myokards).

Die Einschwemmkatheteruntersuchung ist damit ein semiinvasives kardiologisches Untersuchungsverfahren mit relativ geringem technischen Aufwand ohne die Notwendigkeit der Röntgenkontrolle, und sie hat sich als funktionsdiagnostische Untersuchungsmethode bewährt, auch wegen ihrer niedrigen *Komplikationsrate* (Tabelle 7). Bei einer Gesamtzahl von über 25000 Einschwemmkatheteruntersuchungen an der Schüchtermann-Klinik und über 40000 im Rehabilitationszentrum Bad Krozingen ist es bisher noch zu keinem tödlichen Zwischenfall gekommen. Neben den harmlosen *lokalen Komplikationen* in Form von Hämatomen und Phlebitiden in 4% der Fälle sind es vorwiegend *katheterbedingte Komplikationen* mit Knoten- und Schleifenbildungen, wobei die Schleifen sich in der Regel lösen und die Knoten sich meistens aus der Vene extrahieren lassen und nur selten operativ entfernt werden müssen. Es sind allerdings einige Fälle bekannt geworden, bei denen sich der Einschwemmkatheter um den Trabekel der Trikuspidalklappe so zusammengeschnürt hatte, daß ein herzchirurgischer Eingriff notwendig wurde.

Unter den *kardialen Komplikationen* finden sich am häufigsten vagovasale Reaktionen, die auf intravenöse Atropingabe sofort abklingen. Seltener ist Vorhofflimmern; beim Passieren des rechten Herzens kann es auch häufiger zu ventri-

Tabelle 7. Einschwemmkatheteruntersuchung in der Schüchtermann-Klinik 1973–1991

Gesamtzahl der Untersuchungen: 25551	
Komplikationen	Anzahl
1) Lokale Komplikationen (Hämatome, Phlebitis)	ca. 1000 (ca. 3,%)
2) Katheterbedingte Komplikationen (Knoten- und Schleifenbildung)	33 (0,13%)
3) Kardiale Komplikationen	167 (0,74%)
– vagovasale Reaktionen	105
– Vorhofflimmern	9
– ventrikuläre Arrhythmien	
• beendet ohne Defibrillation	32
• beendet mit Defibrillation	10
– totaler AV-Block	9
4) Pulmonale Komplikationen (Embolie, Ruptur, Hämoptoe)	2 (0,01%)
5) Allgemeine Komplikationen (Sepsis, Infektion, Verblutung)	0 (0%)
6) Todesfälle	0 (0%)

kulären Extrasystolen bis hin zu ventrikulären Arrhythmien und Kammerflimmern kommen, die bei uns in 10 Fällen durch eine elektrische Defibrillation beendet werden mußten. Da es bei einem Linksschenkelblock leicht zu einer totalen Blockierung kommen kann, wenn der Einschwemmkatheter den rechten Ventrikel passiert, muß vorbeugend eine passagere Schrittmachersonde gelegt werden, bevor die Einschwemmkatheteruntersuchung im Rahmen der Funktionsdiagnostik durchgeführt wird.

Pulmonale Komplikationen müßten viel häufiger auftreten, als sie tatsächlich beobachtet werden, wenn man bedenkt, daß die Pulmonalarterie mit einem Einschwemmkatheter direkt sondiert und in dieser noch ein Ballon aufgeblasen wird – und dies noch unter Belastungsbedingungen. Tatsächlich wurden Thrombosierungen und Embolien durch Einschwemmkatheter nur unter Langzeitüberwachungsbedingungen auf der Intensivstation mitgeteilt. Hämoptoen infolge umschriebener Arterienrupturen beim Aufblasen oder Verweilen des Einschwemmkatheterballons in der Pulmonalarterienaufzweigung (PCP-Position) sind extrem selten, können aber tödlich verlaufen. Nach einer Untersuchung in der Klinik Roderbirken wird die Komplikationsrate einer Belastungsprüfung durch die gleichzeitige Verwendung eines Einschwemmkatheters nicht entscheidend erhöht (Tabelle 8); im Gegenteil könnte man sich vorstellen, daß durch das hämodynamische Monitoring über den Einschwemmkatheter zumindest das akute Herzversagen frühzeitig erkannt und die Belastung entsprechend rechtzeitig abgebrochen wird, bevor sich ein Lungenödem einstellt.

Tabelle 8. Komplikationen der Ergometrie in der Klinik Roderbirken 1973–1976

	n	Tod	Herzinfarkt	Kammerflimmern
Ergometrie allein	10418	ø	1	2
Ergometrie bei Einschwemmkatheter-untersuchung	5604	ø	1	3
Gesamt	16022	ø	2	5

Invasive Untersuchungen stehen bei Postinfarktpatienten am Ende einer Stufendiagnostik. Während die bisher erwähnten 7 Stufen in der *Herzinfarktrehabilitation* durchlaufen werden sollten, um eine Aussage über Infarktausdehnung, Myokardfunktion und -ischämie und über die verbliebene Leistungsfähigkeit machen zu können, wird die Einschwemmkatheteruntersuchung nur dann eingeleitet, wenn sie sich als unentbehrlich zur Beurteilung der kardialen Belastbarkeit und der Prognose erweist. Auf der anderen Seite wird der Stellenwert der Einschwemmkatheteruntersuchung bei Postinfarktpatienten oftmals unterschätzt, obwohl man mit keiner anderen Methode zuverlässiger die zentralen hämodynamischen Auswirkungen eines Herzinfarktes überprüfen und damit Aussagen zur körperlichen Belastbarkeit im Beruf und Sport machen kann. Wegen des geringen apparativen Aufwandes und Untersuchungsrisikos kann die Einschwemmkatheteruntersuchung als ein semi-invasives Untersuchungsverfahren, das zwischen Ergometrie und Koronarangiographie rangiert, angesehen werden (s. Übersichten).

Stellenwert der Einschwemmkatheteruntersuchung in der kardiologischen Rehabilitation

1) Prüfung der zentralhämodynamischen Auswirkungen einer chronischen Herzerkrankung,
2) herzfunktionsdiagnostische Einordnung kardialer Beschwerden aufgrund der Belastungshämodynamik,
3) Beurteilung der körperlichen Belastbarkeit für berufliche und sportliche Aktivitäten aufgrund zentralhämodynamischer Störungen bei körperlicher Belastung,
4) prognostische Einschätzung einer chronischen Herzerkrankung aufgrund zentralhämodynamischer Parameter,
5) zentralhämodynamische Verlaufsbeobachtung zur Beurteilung von Progredienz und Therapieauswirkung bei chronischer Herzkrankheit.

Einschwemmkatheteruntersuchung zur Ergänzung der Koronarangiographie

1) Feststellung der hämodynamischen Auswirkung einer Koronararterienstenose und eines Herzwandaneurysmas,
2) präoperative Beurteilung der Erfolgsaussichten einer koronaren Bypassoperation,
3) postoperative Beurteilung des Revaskularisationsgrades und der hämodynamischen Verbesserung als Verlaufsbeobachtung.

Der Pulmonalkapillardruckanstieg unter Belastung korreliert mit dem Ausmaß des *koronaren Gefäßbefalls*. Steigt unter Belastung der Pulmonalkapillardruck um mehr als 30 mm Hg an, so muß man von einem schweren koronaren Befund ausgehen, denn bei 85 % der Patienten liegt eine koronare Mehrgefäßerkrankung und in 10 % der Fälle sogar eine Hauptstammstenose vor, während bei normalem zentralen Druckanstieg eine hämodynamisch bedeutsame koronare Herzkrankheit weitgehend ausgeschlossen werden kann. Mit der Einschwemmkatheteruntersuchung kann man auf der einen Seite also die Indikation zur Koronarangiographie präzisieren, auf der anderen Seite kann die Einschwemmkatheteruntersuchung die Koronarangiographie in wichtigen Fragen ergänzen, wenn es darum geht, die hämodynamischen Auswirkungen eines Herzwandaneurysmas unter Belastungsbedingungen zu überprüfen und präoperativ die Erfolgsaussichten für eine Intervention an den Koronararterien vorauszusagen, die um so günstiger sind, je steiler der Pulmonalkapillardruckanstieg und damit um so ausgeprägter die Ischämie unter Belastung ist. Auch das Ergebnis einer Intervention durch Angioplastie oder Bypassoperation läßt sich durch die Einschwemmkatheteruntersuchung gut dokumentieren, weil bei kompletter *Revaskularisation* eine Normalisierung der zentralen Hämodynamik zu erwarten ist, wenn der Ventrikel nicht durch einen Herzinfarkt wesentlich vorgeschädigt war. Auch nach einer Angioplastie zeigt die Normalisierung des Einschwemmkatheterbefundes den Erfolg der Maßnahme, und eine Verlaufskontrolle ermöglicht die Erkennung von Restenosierungen.

Der pathologische Druckanstieg in der Pulmonalarterie ist also neben der Angina pectoris und der ST-Streckensenkung im Belastungselektrokardiogramm ein wichtiger dritter *Ischämieindikator*. Die Aussagekraft des Pulmonalkapillardruckanstieges ist aber bei Postinfarktpatienten eingeschränkt, weil nicht nur die ischämiebedingte *reversible diastolische Relaxationsstörung*, sondern auch die *irreversible, narbenbedingte Kontraktilitätsstörung* des Myokards zu einem pathologischen Druckanstieg in der Pulmonalarterie unter Belastung führen. So unterschied sich die zentrale Hämodynamik bei koronarer Eingefäßerkrankung mit Herzwandaneurysma nicht wesentlich von der hämodynamischen Störung einer koronaren Dreigefäßerkrankung ohne Infarktnarbe, aber mit Angina pectoris (Abb. 20). Zur sicheren Differenzierung zwischen einer vorwiegend myokardial und einer vorwiegend ischämisch bedingten *Ventrikelfunktionsstörung* müssen deshalb kardiale Beschwerden und Untersuchungsbefunde der Ergometrie sowie der röntgenologischen und echokardiographischen Herzgrößenbestimmung hinzugezogen werden.

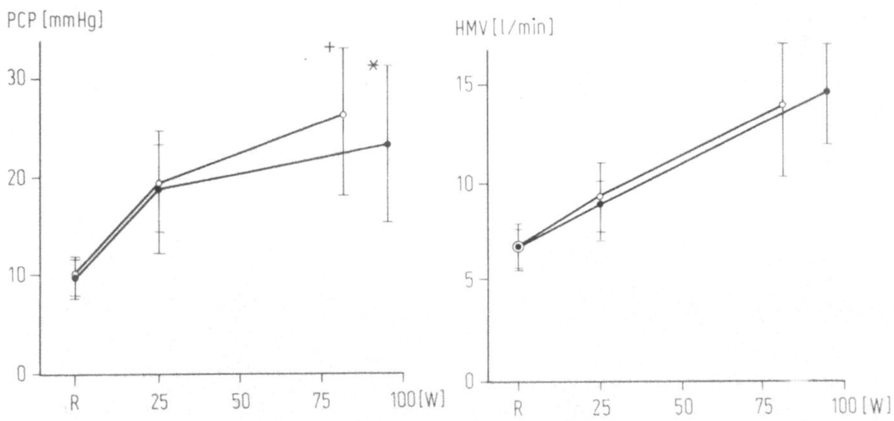

Abb. 20. Koronare Eingefäßerkrankung ohne, koronare Dreigefäßerkrankung mit Angina pectoris. ×—× Patienten mit obliterierender Eingefäßerkrankung mit transmuraler Narbe, mit und ohne Aneurysma (n = 28) (* = 94,6 $W_{max.}$). ○—○ Patienten mit koronarer Dreigefäßerkrankung ohne Narbe mit Angina pectoris (n = 19) (* = 81,6 $W_{max.}$)

Auf der anderen Seite ist die Einschwemmkatheteruntersuchung eine wichtige Ergänzung zum *Belastungselektrokardiogramm* (s. Übersicht), wenn die elektrokardiographischen Veränderungen bei Linksschenkelblock, WPW-Anomalien und Digitalisimprägnationen nicht als Ischämieindikator verwertet werden können. Das gleiche gilt für ST-Streckensenkungen im Belastungselektrokardiogramm bei Frauen ohne typische Angina pectoris auf der einen Seite und für fehlende ST-Streckensenkungen im Belastungselektrokardiogramm bei typischer Angina pectoris auf der anderen Seite.

Einschwemmkatheteruntersuchung zur Ergänzung des Belastungs-EKG

1) Belastungs-EKG ist wegen eines pathologischen Ruhe-EKG nicht verwertbar: Linksschenkelblock, WPW-Anomalie, Digitalisimprägnation, Repolarisationsstörungen;
2) ST-Streckensenkung bei Frauen ohne typische Angina pectoris;
3) deutliche Angina pectoris ohne typisches Belastungs-EKG.

Sechs Wochen nach einem Herzinfarkt fanden wir bei 40% der Patienten eine normale zentrale Hämodynamik (Abb. 21). Während diese Patienten weitgehend als körperlich gut belastbar gelten können und die Aufnahme in sog. Trainingsgruppen bedenkenlos empfohlen werden kann, gilt dies für die 35% Postinfarktpatienten mit *pathologischer Ventrikelfunktion* im Stadium I und II nach Roskamm u. Reindell nur noch eingeschränkt. Wir konnten feststellen, daß bei guter Überwachung dieser Patienten unter den Bedingungen einer stationären Rehabilitation durch ein körperliches Ausdauertraining positive Trainingseffekte zu erzielen sind. Offen bleibt aber bis heute die Frage, ob bei Patienten mit einer *Pumpinsuffizienz* im Stadium III

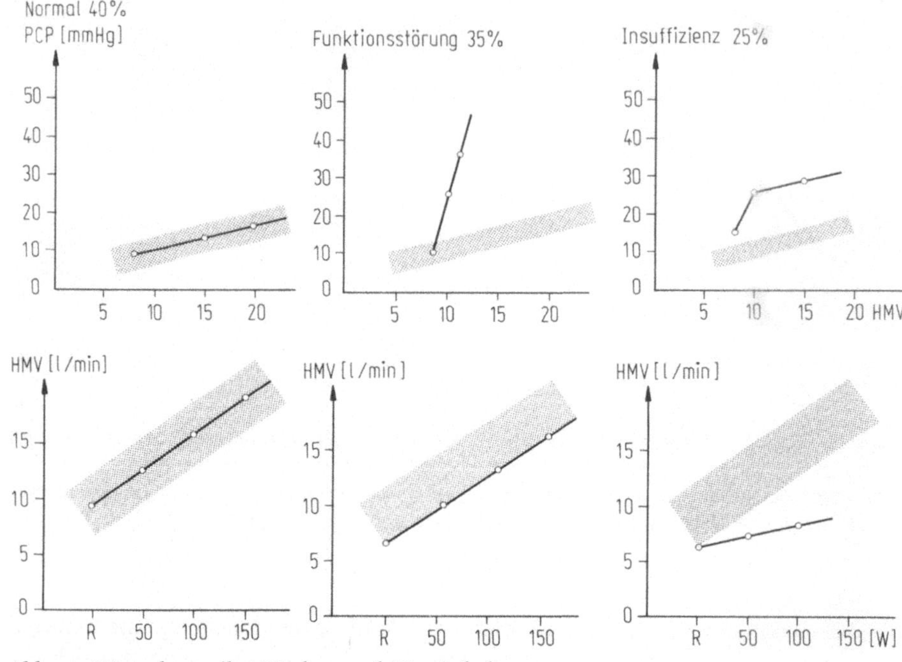

Abb. 21. Hämodynamik 6 Wochen nach Herzinfarkt

und IV nach Roskamm, die bei 25% der Postinfarktpatienten von uns festgestellt wurde, durch ein Ausdauertraining langfristig noch günstige Effekte zu erreichen sind. Eigene Untersuchungen zeigten, daß bei diesen Patienten eher eine Verschlechterung der zentralen Hämodynamik durch ein Ausdauertraining zu erwarten und somit langfristig mit der Entwicklung einer manifesten Herzinsuffizienz zu rechnen ist.

In der *prognostischen Einschätzung* von Postinfarktpatienten kommt der Einschwemmkatheteruntersuchung ein hoher Stellenwert zu (Abb. 22). Im Vergleich zu Patienten mit normaler zentraler Hämodynamik liegt die Vierjahresmortalität bei Postinfarktpatienten um das Dreifache höher, wenn das Herzvolumen unter Belastung nicht mehr über 10 ml/min ansteigt und der maximale Belastungspulmonalkapillardruck über 32 mm Hg lag. Damit kam, wie auch andere Untersucher feststellten, dem Verhalten des Herzminutenvolumens unter Belastung eine größere prognostische Bedeutung zu als dem koronarangiographisch ermittelten Angiographiscore oder der ventrikulographisch festgestellten Ejektionsfraktion (Tabelle 9).

Bei Postinfarktpatienten ohne wesentliche kardiale Beschwerden mit umschriebenen Infarktnarben reicht eine Stufendiagnostik bis zur Ergometrie. Zur Abklärung von diskrepanten Befunden, zur Aufdeckung einer stummen Myokardischämie und -insuffizienz, zur besseren Einschätzung der körperlichen Belastbarkeit und der Prognose sollte aber eine Einschwemmkatheteruntersuchung im Rahmen der kardialen Stufendiagnostik mithinzugezogen werden, insbesondere

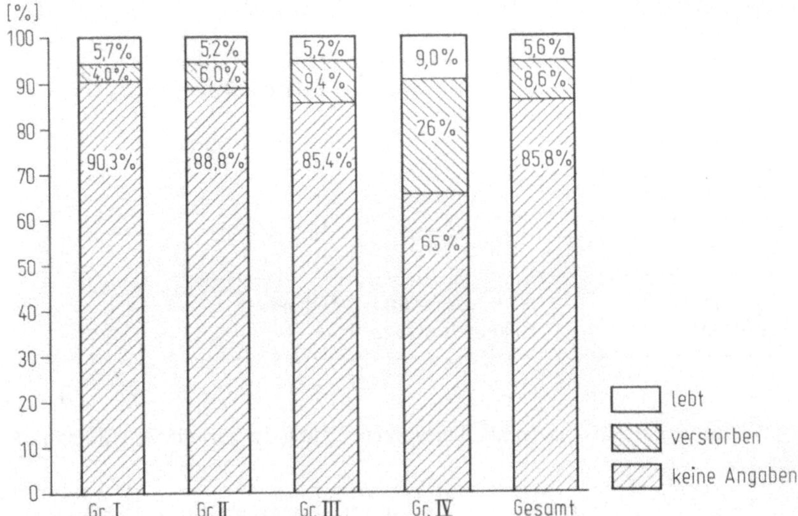

Abb. 22. Vierjahresmortalität nach Herzinfarkt in Abhängigkeit vom Einschwemmkatheterbefund. (Nach Buchwalsky u. Kauderer 1983)

Tabelle 9. Prognostische Bedeutung verschiedener Variablen bei Patienten mit koronarer Herzkrankheit. (Nach Gohlke et al. 1988)

	Wert	p
Maximales Herzminutenvolumen	80,7	0,000
Angiographiescore	18,6	0,000
Röntgenologisches Herzvolumen	14,7	0,000
Maximaler Pulmonalkapillardruck	5,3	0,021

auch dann, wenn elektro- und echokardiographisch eine große Infarktnarbe oder ein Aneurysma, ergometrisch eine ausgeprägte Ischämie und röntgenologisch und echokardiographisch eine pathologische Herzvergrößerung bei sonst beschwerdefreien Patienten vorliegen.

Wenn das Belastungselektrokardiogramm aus verschiedenen Gründen nicht sicher verwertet werden kann, dann wird durch eine zusätzliche Einschwemmkatheteruntersuchung der prädikative Wert im Hinblick auf die Bestätigung oder den Ausschluß einer koronaren Herzkrankheit entscheidend verbessert. Bei der Diagnostik einer *Koronarinsuffizienz* (Tabelle 10) hat die Einschwemmkatheteruntersuchung einen hohen Stellenwert im Hinblick auf den Ischämienachweis; eine Ischämielokalisation ist aber nur durch die Myokardszintigraphie möglich. Die Echokardiographie hat bei der koronaren Herzkrankheit ohne Herzinfarktnarbe keine wesentliche diagnostische Bedeutung. Anders ist die Situation beim *chronischen Herzinfarktstadium*. Hier kommt auch der Echokardiographie im Hinblick auf die Beurteilung der

Tabelle 10. Stellenwert der Einschwemmkatheteruntersuchung bei Koronarinsuffizienz ohne Myokardnarbe

	Ischämie-nachweis	Ischämie-lokalisation	Belastbarkeit
Einschwemmkatheter	++	ø	++
Belastungs-EKG	+	(+)	+
Myokardszintigraphie	+	++	(+)
Echokardiographie	ø	ø	ø

++ hoher Stellenwert + eingeschränkter Stellenwert
(+) geringer Stellenwert ø keine Aussage

Tabelle 11. Stellenwert der Einschwemmkatheteruntersuchung im chronischen Herzinfarktstadium

	Narben-größe	Rand-ischämie	Belastbarkeit	Prognose
Einschwemmkatheter	(+)	(+)	++	++
Belastungs-EKG	ø	(+)	ø	+
Myokardszintigraphie, Nuklidangiographie	++	++	(+)	+
Echokardiographie	+	ø	ø	(+)

++ hoher Stellenwert + eingeschränkter Stellenwert
(+) geringer Stellenwert ø keine Aussage

Myokardfunktion eine gewisse Bedeutung zu. Durch die Myokardszintigraphie (Tabelle 11) lassen sich Infarktgröße und -lokalisation sowie Randischämien feststellen; zur Einschätzung der Prognose und Belastbarkeit kommt aber der Einschwemmkatheteruntersuchung ein höherer klinischer Stellenwert zu.

Wegen des hohen Stellenwertes der Einschwemmkatheteruntersuchung in der *Herzinfarktrehabilitation* sollte diese Untersuchungsmethode in jedem kardiologischen Rehabilitationszentrum zur Verfügung stehen. Sie sollte auch in der kardiologischen Praxis Anwendung finden, da sie ambulant durchgeführt werden kann. Ein Einschwemmkathetermeßplatz kostet dabei nur ein Viertel von dem, was für ein modernes Echokardiographiegerät aufzuwenden ist.

10) Koronarangiographie und Ventrikulographie:

Mitte der 60er Jahre wurde erstmals durch den Kardiologen Sones von einer Armarterie aus und einige Jahre später durch den Röntgenologen Judkins von einer Leistenarterie aus die rechte und linke Herzkranzarterie sondiert und röntgenologisch mit Kontrastmittelinjektionen selektiv dargestellt. Die Koronarangiographie wird verbunden mit einer Darstellung der linken Herzkammer unter Kontrastmitteleinbringung über einen Katheter mit Seitenlöchern (Sones-Katheter bzw. Pigtailkatheter).

Zur *Durchführung der Untersuchung* werden nach der Sones-Technik die A. brachialis operativ freigelegt und der Katheter direkt in die Arterie eingeführt, oder es werden nach der Judkins-Technik die Leistenarterie mit einer Seldinger-Nadel punktiert und der Katheter über einen Führungsdraht transkutan in die Beckenarterie und über die Aorta bis zum Herzen vorgeführt. Die *Sones-Technik* hat den Vorteil, daß nur ein Katheter zur Darstellung der Herzkranzarterie und des Ventrikels notwendig ist, was die Rate thromboembolischer Komplikationen vermindert, während bei der *Judkins-Methode* drei präformierte Katheter für die rechte, die linke Herzkranzarterie und den linken Ventrikel über den Führungsdraht eingeführt und gewechselt werden müssen. Bei entsprechender Erfahrung der Untersucher ist aber die Komplikationsrate bei beiden Untersuchungstechniken heute in etwa gleich. Die Sones-Technik erfordert vom Untersucher ein größeres technisches Geschick, ermöglicht es aber, die Koronarangiographie auch ambulant durchzuführen, während nach Punktion einer Leistenarterie der Patient in der Regel mit einem Kompressionsverband zunächst einen Tag Bettruhe einhalten muß.

Für praktische klinische Belange hat sich zur schnellen Orientierung bewährt, die Untersuchungsbefunde in ein Gefäß- und Ventrikelschema einzutragen (Abb. 23) und mit einem *Score* (s. Übersicht) zu beschreiben. Für wissenschaftliche Verlaufsbeobachtungen wurden *Angiographiescores* und Gefäßskizzen entwickelt (Kaltenbach), die auch die Veränderungen in den Gefäßaufzweigungen festhalten und die morphologischen Veränderungen in den einzelnen Gefäßabschnitten genauer definieren (Abb. 24).

Koronarangiographiescore

Versorgungstyp:
N = Normaltyp
R = Rechtstyp
L = Linkstyp

Verteilung der Läsionen:
D = diffus
L = lokal

Koronararterienäste:
r = rechte Arterie
l = Hauptstamm links
a = Ramus interventricularis anterior
c = Ramus circumflexus

Symptomatik
I = keine Beschwerden
II = Angina pectoris bei hohen Belastungen
III = Angina pectoris bei alltäglichen Belastungen
IV = Angina pectoris in Ruhe

Koronarangiographiescore (Fortsetzung)

Gefäßbefund

I = bis 50% Lumeneinengung
II = 50–75%
III = 75–99%
IV = Verschluß

Anmerkung: Der Code L/D lo a_{IV} c_{III} r_{III} bedeutet:
Bei Linksversorgungstyp liegt eine diffuse (D) Dreigefäßerkrankung vor mit Verschluß des Ramus interventricularis anterior und einer 75%igen Stenose des Ramus circumflexus der linken Herzkranzarterie und außerdem eine über 75%ige Stenose der rechten Herzkranzarterie.

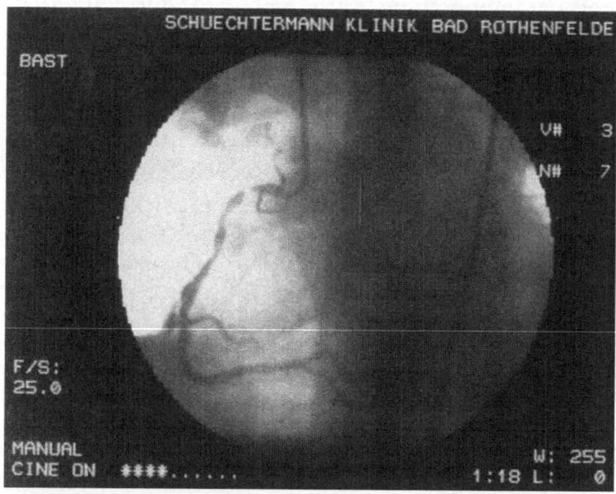

Abb. 23a

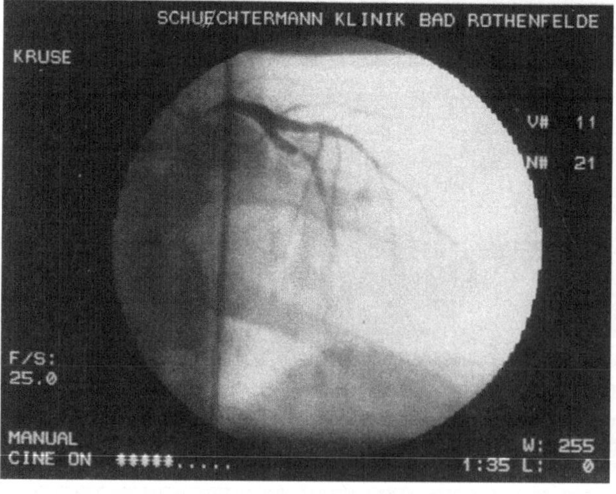

Abb. 23b

Bei der *Ventrikulographie* (Abb. 25) werden zunächst die intrakardialen Drücke registriert, wobei die Erhöhung des enddiastolischen Druckes (LVED über 12 mm Hg) auf eine gestörte linke Ventrikelfunktion hinweist. Die Wandkinetik in Systole und Diastole läßt Schädigungen, Narben und Aneurysmen erkennen als Hypokinesie, Akinesie und Dyskinesie des Myokardabschnittes in den verschiedenen Segmenten der Vorder- und Hinterwand und des Septums (Abb. 26a) nach Darstellung in 2 Ebenen (RAO 30°, LAO 60°). Ein wichtiger Parameter zur Einschätzung der Ventrikelfunktion ist die Auswurffraktion (EF = „ejection fraction") als Differenz zwischen enddiastolischem und endsystolischem Volumen (Abb. 26b), wobei die gesunde linke Herzkammer 70% des diastolischen Volumens auswirft (s. Übersicht).

Auswurffraktion (EF)	
Normal:	über 70%
Leicht eingeschränkt:	60–70%
Mäßig eingeschränkt:	45–60%
Stark eingeschränkt:	20–45%
Schwerst eingeschränkt:	unter 20%.

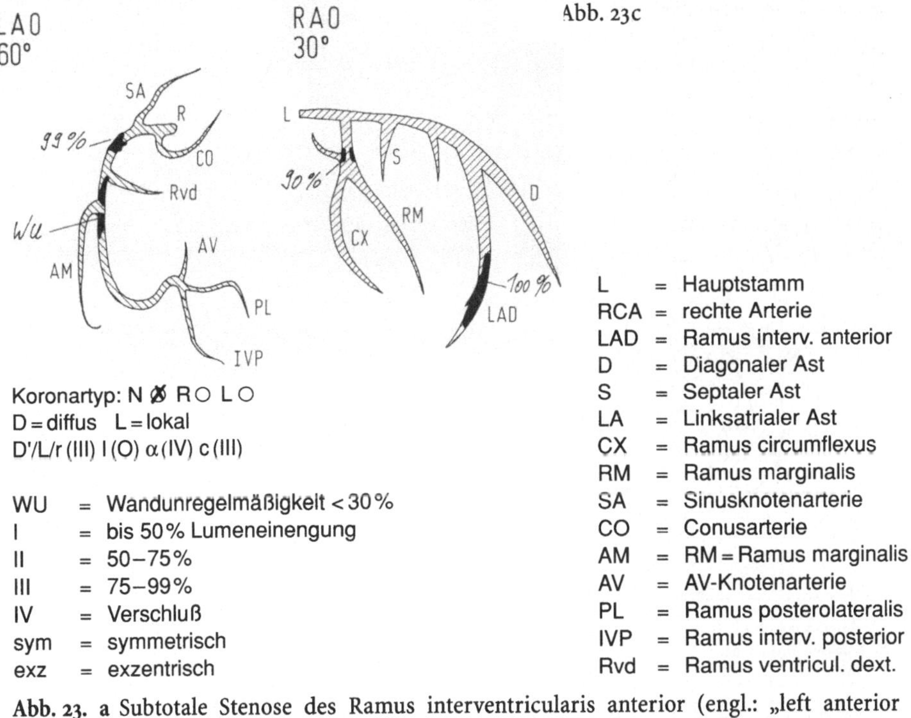

Abb. 23. a Subtotale Stenose des Ramus interventricularis anterior (engl.: „left anterior descendens"= LAD). **b** Hochgradige Stenose der rechten Herzkranzarterie (Dokumentation in Cine-Film). **c** *Koronararterienschema- und -Code* (nach Sones)

Schüchtermann-Klinik Bad Rothenfelde
– Klinik für Herz- und Kreislaufkrankheiten –

Adressette

	1. O^2Vol %	2. O^2Vol %
V.cava inf.		
V.cava sup.		
gemischt-venös		
Atrium dext.		
Vetr. dext.		
A. pulm. zentr.		
periph.		
Atrium sin.:		
Lungenvene:		
A. femoralis:		

Farbstoffverdünnungskurve:

Quotient VZ / KZ:

1,6 - 2,0 = Links-rechts-Shunt unter 30 %
2,0 - 2,5 = Links-rechts-Shunt zwischen 30 und 50 %
über 2,5 = Links-rechts-Shunt über 50 %

Links-rechts-Shunt [%] $= \frac{141 \times K_1}{K_{max}} - 42$

(Carter 1)

Links-rechts-Shunt [%] $= \frac{135 \times K_2}{K_{max}} - 14$

(Carter 2)

Referenzpunkt für Druck:
○ = Druck mm Hg in Ruhe
□ = Druck mm Hg bei Belasung (Watt)

Untersuchungsdatum:
Untersuchungs-Nr.:

Untersuchungsdauer:
Durchleuchtungszeit:

MTA:
Untersucher:
Assistenz:

Körpergewicht:
Körpergröße:
Körperoberfläche:
Hb / g %:

Qs (l/min.):
Qp (l/min.):
Qeffp (l/min.):
Li-Re-Shunt:
Re-Li-Shunt:
Anteil des Shunts von Qp:
Lungengefäßwiderstand:
nach O^2:
Großkreislaufwiderstand:

Drucke (mm/Hg):

	Ps	Pd	Pm
V.cava inf.:			
V.cava sup.:			
re. Vorhof a:			
v:			
re. Ventrikel:			
Spitze:			
Cavum:			
A. pulm.:			
PCP a:			
v:			
li. Vorhof:			
li. Ventrikel:			
Spitze:			
Cavum:			
Aorta:			
A. fem.			

Gradienten (mmHg):

Aortenklappe: (systolisch/mmHg)
Gipfelgradient:
Auszugsgradient:
mittlerer Gradient:
instantaner Gradient:

Mitralklappe: (diastolisch/mmHg)
Ruhe
Druckbelastung (handgrip)
Volumenbelastung (Angio)

Pulmonalklappe: (systolisch/mmHg)

Trikuspidalklappe: (diastolisch/mmHg)

Öffnungsflächen:
Aorta:
Mitralis:

Lungenarteriolenwiderstand:
vor: nach: O^2-Atmung:
Ruhe: Belastung:
Großkreislaufwiderstand:

Abb. 23. **d** Protokoll für Rechts-Links-Herzkatheter
Schüchtermann-Klinik Bad Rothenfelde – Klinik für Herz- und Gefäßkrankheiten

Schüchtermann-Klinik Bad Rothenfelde
– Klinik für Herz- und Kreislaufkrankheiten –

Unters.-Nr.:
Eingriff-Nr.:
Datum:
Untersucher:
Assistent:
Schwester:
MTA:

Zugang	Leiste:	re.	li.	son.
	art. Schleusen:			
	ven. Schleusen:			

Medikamente während des Eingriffs: mg Nitroglyzerin i.c. mg Nifedipin i.c. sonstige:

Führungskatheter:	
Führungsdraht:	
Ballonkatheter:	

Eingriffsdauer: Durchleuchtungszeit: Filmverbrauch:
Kontrastmittelmenge:
Prämedikationen: (5 mg Diazepam, 8 mg Fenistil, 400 mg Tagamet, 2 x 10.000 E Heparin), andere

Dilatationen

	Bar	Zeit	HF	ES	ST	RR	PAd	AP	Anmerkungen
Beginn									
1. Dilat.									
2. Dilat.									
3. Dilat.									
*									
Ende									

* weitere Dilatationen siehe Einlegebogen

Stenosetyp A, B, C / Gefäßast vor: % nach Beendigung der PTCA: %
Standbild-Ebenen: Dissektion: ja / nein
DSA-Ebene: Verschluß: ja / nein
Komplikationen:
Prognose: **Ergebnis:**
Anweisungen:

(MTA) (Arzt)

Abb. 23. e Protokoll für Koronardilatationen
Schüchtermann-Klinik Bad Rothenfelde – Klinik für Herz- und Gefäßkrankheiten

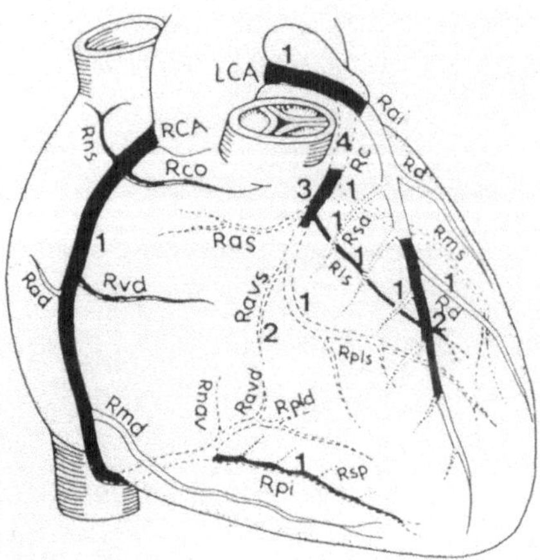

Koronarer Linksversorgungstyp

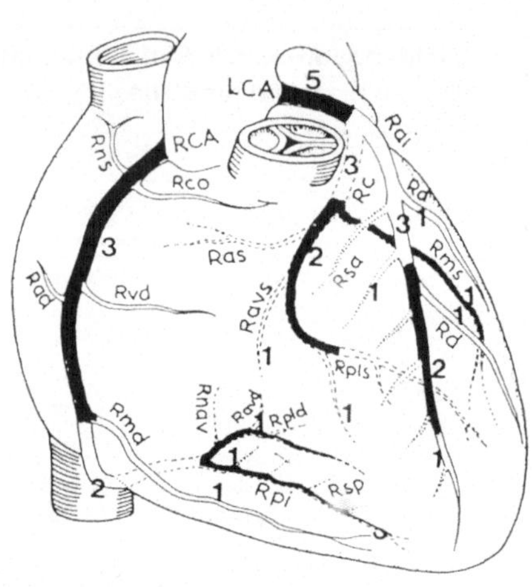

Ausgeglichener koronarer Versorgungstyp

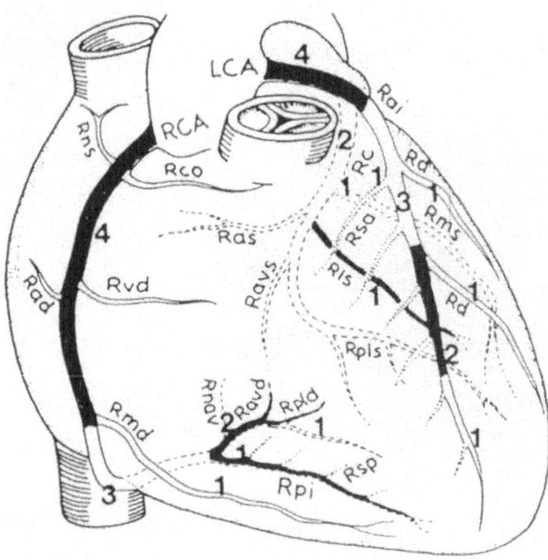

Koronarer Rechtsversorgungstyp

Stenosegrad [%]	1 - 39	40 - 59	60 - 79	80 - 99	100
Faktor	1	2	3	4	5

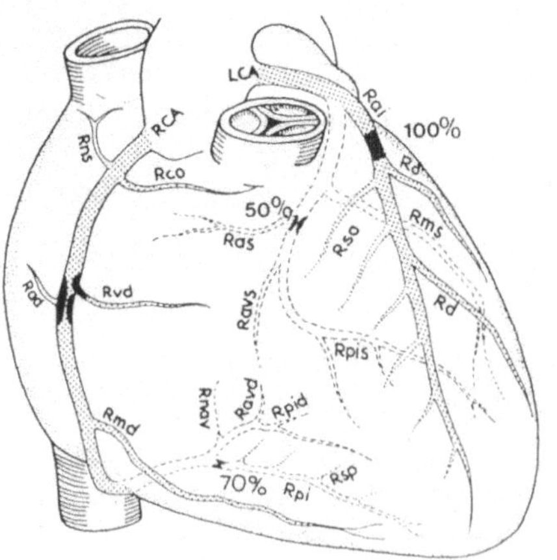

Koronar - score:

90 % Stenose	RCA - Mitte	3 × 4 = 12 Punkte
70 % Stenose	Rip Abgang	1 × 3 = 3 Punkte
100 % Stenose	Ria proximal	3 × 5 = 15 Punkte
50 % Stenose	R.c. distal	2 × 2 = 4 Punkte

Koronar - Score

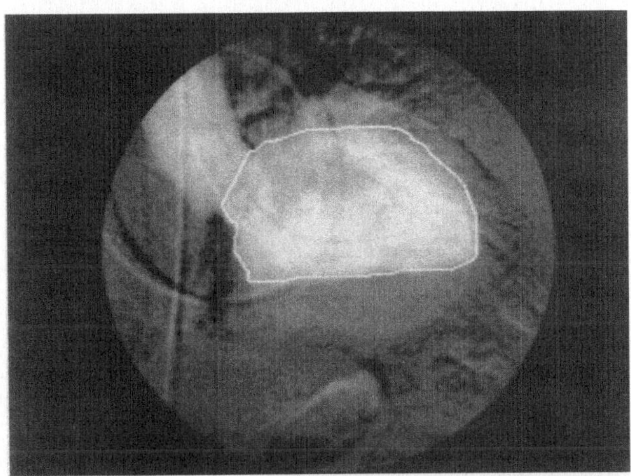

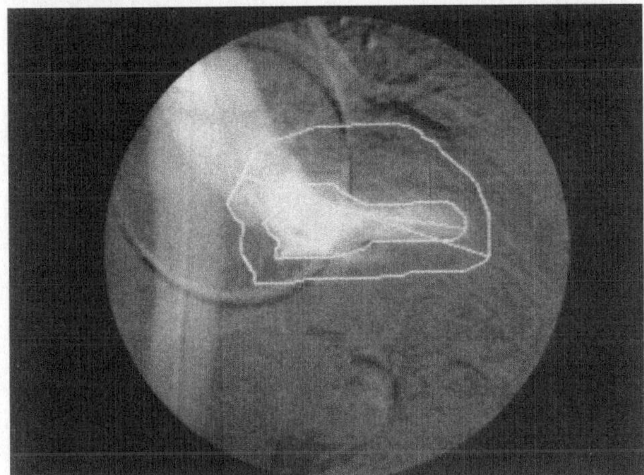

Abb. 25. Ventrikulographie

Durch die *Koronarangiographie* ist eine prognostische Einschätzung der koronaren Herzkrankheit möglich (Abb. 27).

Die kumulative Überlebensrate über 5 Jahre betrug bei Eingefäßerkrankung 85,8 %, bei Zweigefäßerkrankung 80,4 % und bei Dreigefäßerkrankung 54,8 %. In die Prognose geht auch der Grad der Ventrikelschädigung ein, denn sie stieg auf das 3- bis 4fache bei einer Auswurffraktion unter 50 % (Tabelle 12).

Abb. 24. Koronarscore nach Kaltenbach. Hat eine Koronararterie eine 50–75 %ige Stenose und zeigen die beiden anderen Äste keine Veränderungen oder nur Stenosen unter 50 %, dann spricht man von einer Eingefäßerkrankung. Haben alle 3 Koronararterienäste über 75 %ige Stenosen, spricht man von einer Dreigefäßerkrankung, bei Einschluß des linken Hauptstammes von einer Viergefäßerkrankung

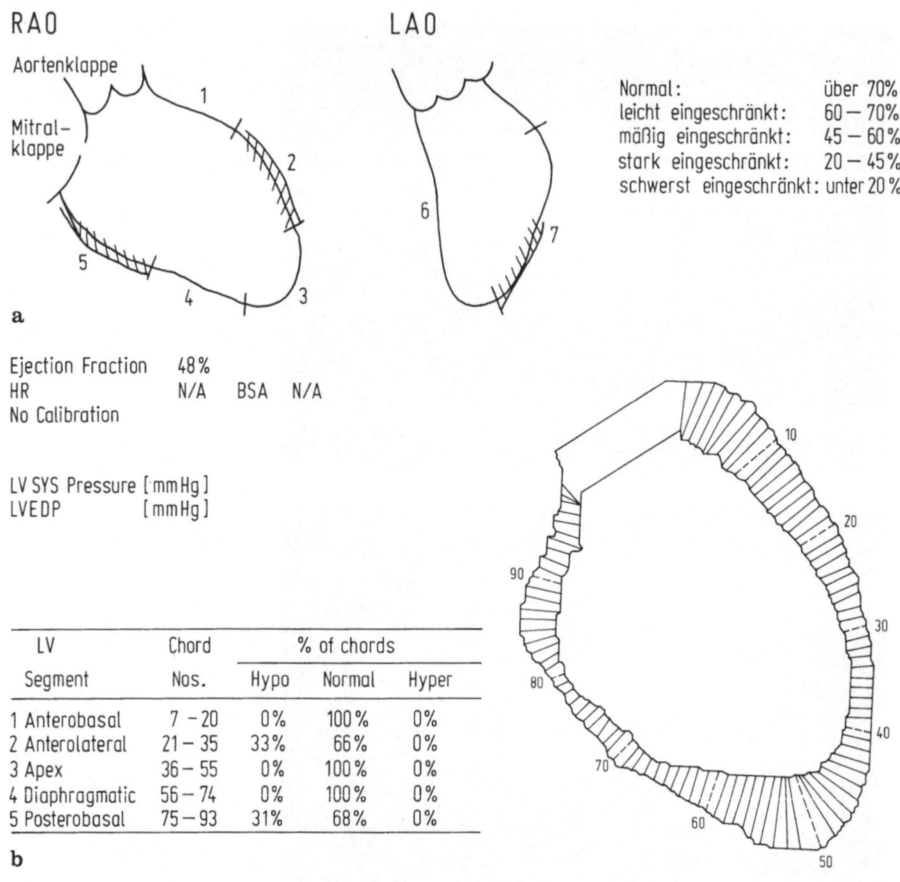

LV Segment	Chord Nos.	% of chords Hypo	Normal	Hyper
1 Anterobasal	7 – 20	0%	100%	0%
2 Anterolateral	21 – 35	33%	66%	0%
3 Apex	36 – 55	0%	100%	0%
4 Diaphragmatic	56 – 74	0%	100%	0%
5 Posterobasal	75 – 93	31%	68%	0%

Abb. 26. **a** Ventrikulographie in RAO 30° und LAO 60° und digitale Auswertung. **b** Differenz zwischen endsystolischem und enddiastolischem Volumen. *Anmerkung:* Es liegen Narben an der Vorderwand und Hinterwand mit Einschränkung der Ejektionsfraktion auf 48% vor

Da die Stenosierung des linken Hauptstammes mit einer jährlichen Mortalität von 20–30% einhergeht, besteht in diesen Fällen immer eine dringende Operationsindikation.

Tabelle 13 zeigt die Zunahme der Untersuchungszahlen in der Bundesrepublik Deutschland, sowohl für die diagnostische Koronarangiographie als auch für Herzkathetereingriffe. Die durchschnittliche Komplikationsrate ist dabei in dem letzten Jahrzehnt nicht mehr wesentlich zu senken gewesen und lag bezüglich tödlicher Komplikationen weit unter 1 pro Mio. Die *Komplikationsrate* ist aber abhängig von der Untersuchungsfrequenz eines Katheterlabors; sie liegt deutlich höher, wenn in einem Labor weniger als 500 Katheteruntersuchungen pro Jahr erfolgen (s. Übersicht).

Am häufigsten sind *lokale Komplikationen*, wie Blutergüsse und Gefäßverletzungen, insbesondere in Form des sog. Aneurysma spurium bei nicht erfolgtem

Komplikationen bei Linksherzkatheruntersuchungen (Koronarangiographien etc.) im Zeitraum 10.05.1977 bis 08.10.1990 bei 20000 Untersuchungen in der Schüchtermann-Klinik

Gefäßverletzung:	22 (0,110 %)
Aneurysma spurium:	11 (0,055 %)
Arteriovenöse Fistel:	11 (0,055 %)
Thromboembolien:	12 (0,006 %)
Lungenembolie:	3 (0,015 %)
Arterien (Beine):	9 (0,045 %)

Vagovasale Reaktion: 144 (0,720 %)
Vagovasale Reaktion während Koronarangiographie: 104 (0,520 %)
Vagovasale Reaktion nach Koronarangiographie: 40 (0,200 %)

Herzschädigung: 100 (0,500 %)
Herzschädigung mit schweren Rhythmusstörungen: 36 (0,180 %)
Herzrhythmusstörungen mit Tachykardien und Asystolien ohne Intervention: 18 (0,090 %)
Herzschädigung mit Herzinfarkt, Koronargefäßverletzung etc.: 46 (0,230 %)
Myokardinfarkt während Koronarangiographie: 3 (0,015 %)
Myokardinfarkt innerhalb von 24 h nach Koronarangiographie: 8 (0,040 %)
Ischämiereaktion während Koronarangiographie, reversibel durch Medikamente: 24 (0,120 %)
Katheterperforation mit Perikardtamponade (Notfalloperation: 1 (0,005 %)
Dissektion der Koronararterie ohne Folgen: 10 (0,050 %)

Kontrastmittelreaktion: 31 (0,155 %)
Frühe Kontrastmittelreaktion: 22 (0,110 %)
Späte Kontrastmittelreaktion nach Koronarangiographie: 8 (0,040 %)
Anaphylaktischer Schock, irreversibler Atem- und Herzstillstand mit tödlichem Ausgang: 1 (0,005 %)

Gesamttodesfälle bei 20000 Koronarangiographien: 3 (0,015 %)
Herzoperationen wegen obengenannter Herzkomplikationen: 3 (0,015 %)
Gefäßoperationen wegen Gefäßkomplikationen: 30 (0,15 %)
Gesamtkomplikationsrate: 309 (1,5 %)

Tabelle 12. Jährliche Mortalität

Auswurffraktion	Eingefäßerkrankung	Zweigefäßerkrankung	Dreigefäßerkrankung
>50 %	1,6	3,4	6,1
<50 %	7,9	10,7	21,5

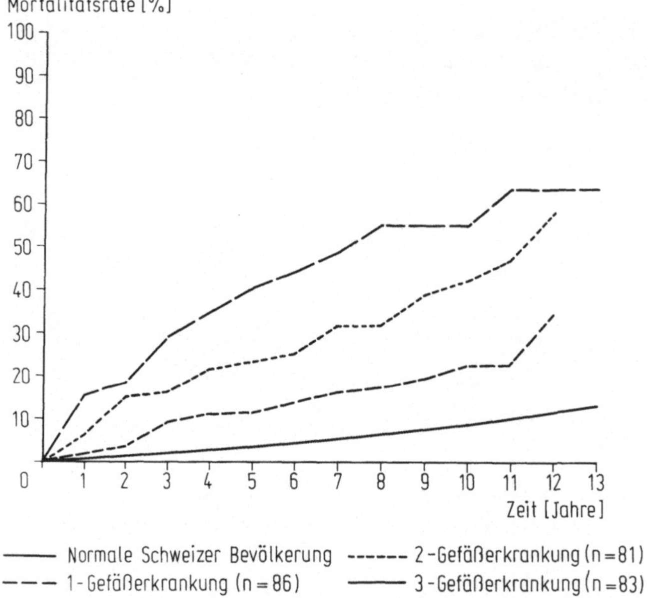

Abb. 27. Kumulative Mortalität bei 250 Patienten (mittleres Alter bei Beobachtungsbeginn 49 Jahre) mit angiographisch nachgewiesenen Koronarstenosen von mindestens 50 % an einem, zwei oder drei großen Koronarästen (RIVA, RCX, RCA) bei Verlauf über 13 Jahre. Die Mortalität wird mit der gleichaltrigen, männlichen, normalen Schweizer Bevölkerung verglichen, entsprechend den Sterblichkeitstabellen für die Schweizer Bevölkerung der Jahre 1968/73. (Nach Steinbrunn u. Lichtlen 1983)

Tabelle 13. 8. Bericht über Struktur und Leistungszahlen des Herzkatheterlabors in der Bundesrepublik Deutschland 1981–1991 (Erwachsenenkardiologie). (Nach Gleichmann et al. 1993)

Jahr	Diagnostische Herzkatheter	Koronarinterventionen (PTCA etc.)
1981	40655	–
1982	41587	–
1983	48894	–
1984	56797	2809
1985	66463	4491
1986	91344	7999
1987	114040	12083
1988	131407	16923
1989	146089	23360
1990	175997	31459
1991	214267	44528

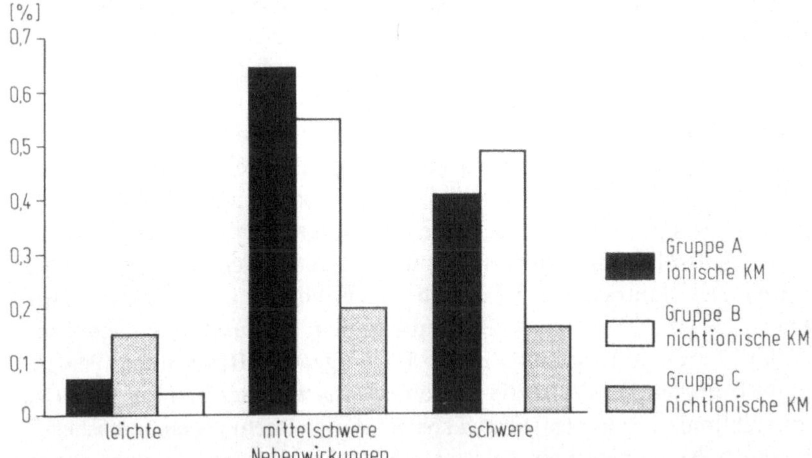

Abb. 28. Häufigkeit von Kontrastmittelreaktionen während Herzkatheteruntersuchungen in Abhängigkeit vom Kontrastmittel (*KM*) und Vorbereitungsschema bei insgesamt 10278 Patienten.
Gruppe A ionisches Kontrastmittel (Urografin 76), Prämedikation: 4 mg Dimetinden-Maleat, 100 mg Prednisolon 30 min vor Kontrastmittelgabe. Patientenzahl: 2933.
Gruppe B nichtionisches Kontrastmittel Iopromid (Ultravist 370), Prämedikation: 4 mg Dimetinden-Maleat, 100 mg Prednisolon 30 min vor Kontrastmittelgabe. Patientenzahl: 3271.
Gruppe C nichtionisches Kontrastmittel Iopromid (Ultravist 370), Prämedikation: Dimetinden-Maleat 0,1 mg/kg Körpergewicht, Cimetidin 5 mg/kg Körpergewicht. Patientenzahl: 4074. (Nach Bauer und Buchwalsky 1992)

Verschluß des Punktionsstichkanals oder einer arteriovenösen Fistel, wenn eine Verbindung zwischen punktierter Arterie und benachbarter Vene entsteht. Häufig kommt es zum Spontanverschluß dieser Aneurysmen und Fisteln durch Kompression von außen, nicht selten ist aber ein umschriebener gefäßchirurgischer Eingriff notwendig.

Da heute in der Regel Linksherzkatheteruntersuchungen unter Antikoagulation mit Heparin erfolgen, sind *thromboembolische Komplikationen* selten und in der Regel lokal im Bereich der punktierten Arterie, seltener durch Verschleppung von Blutgerinnseln, die am Führungsdraht oder am Katheter abgestreift werden. Zerebrale Ausfälle im Rahmen von Herzkatheteruntersuchungen können bedingt sein durch arterielle Embolien, aber auch durch Luftblasen bei Kontrastmittelinjektion oder durch toxische Kontrastmitteleinwirkung. In der Regel sind diese zerebralen Ausfälle aber nur passager und selten von bleibenden Paresen gefolgt.

Zu den *kardialen Komplikationen* zählen insbesondere ventrikuläre Rhythmusstörungen bis hin zum Kammerflimmern, aber auch Leitungsblockierungen, Bradykardien und Asystolien im Rahmen sog. vagovasaler Reaktionen. Im ersteren Fall ist sofort die elektrische Defibrillation notwendig, im letzteren die hochdosierte Atropingabe und evtl. die Schrittmacherstimulation. Dissektionen von Herzkranzarterien durch die Katheterspitze sind heute selten geworden wegen der weichen

Katheterspitzen und der verbesserten Untersuchungstechnik; sie können aber einen notfallmäßigen herzchirurgischen Eingriff nach sich ziehen. Sehr selten sind auch Ventrikelwandperforationen mit der Katheterspitze; mit dem gebogenen Pigtailkatheter ist diese Gefahr fast ausgeschlossen.

Nicht vorhersehbar und abschätzbar sind *toxisch-allergische Reaktionen* (Abb. 28) auf jodhaltige Kontrastmittel. Sie reichen von leichten Hautreaktionen (Quaddeln, Juckreiz) über mittelschwere kardiovaskuläre Nebenwirkungen mit Blutdruckabfall und Rhythmusstörungen bis hin zu schweren Zwischenfällen mit neurologischen Ausfällen, Kreislaufstillstand, Bronchospasmus und Glottisödem. Nicht so sehr die Art des verwendeten Kontrastmittels (ionisch – nichtionisch) ist für die Nebenwirkungsrate verantwortlich, sondern die Prämedikation mit H_1- und H_2-Antagonisten: 30 min vor der Kontrastmittelgabe 0,1 mg/kg Körpergewicht Dimetinden (Fenistil) und 5 mg/kg Körpergewicht Cimetidin (Tagamet). Diese Prämedikation kostet ca. DM 6,–; ein nichtionisches Kontrastmittel kostet DM 50,– mehr als ein ionisches.

Durch eine hohe Dunkelziffer belastet sind *Schilddrüsenfunktionsstörungen* durch die Kontrastmittelexposition, weil sich die Hyperthyreose und Thyreotoxikose oft erst Wochen und Monate nach der Koronarangiographie entwickeln können. Dies ist in der Ärzteschaft noch nicht so bekannt. Es muß in Analogie zur Frage nach der Gravidität die Anamnese nach Schilddrüsenerkrankungen erhoben und durch den Tastbefund eine Struma ausgeschlossen werden, bevor eine Jodexposition erfolgen darf (s. Übersicht).

Richtlinien für den Umgang mit jodhaltigen Kontrastmitteln (nach Hermann 1991)

1) Keine Jodapplikation vor Hyperthyreoseausschluß bei
   a) Struma-Patienten (besonders Knotenstruma),
   b) Patienten mit Schilddrüsenanamnese generell.
2) Nach Jodapplikation:
   a) Denken an mögliche Hyperthyreoseentwicklung,
   b) Kontrolle von Symptomatik, T_3 und T_4.
3) Keine Jodapplikation während der Therapie der Hyperthyreose.
4) Wenn Jodapplikation unumgänglich vor exakter Schilddrüsendiagnostik: prophylaktische Kombinationsbehandlung mit Perchlorat und Carbimazol bzw. Thiamazol.
5) Bei jod-induzierter Hyperthyreose und Therapieresistenz:
   a) Carbimazol oder Thiamazol in hohen Dosen,
   b) Lithiumacetat per os,
   c) kein Therapieversuch mit zusätzlichem Jodid.
6) Hinweis auf Jodgehalt pharmazeutischer Präparate und eventuelle Gefahren an exponierter Stelle.

Im Zweifelsfall muß der TSH-Wert ermittelt werden, wobei die Kontrastmittelgabe unbedenklich ist, wenn er über 0,3 μE/ml liegt. Bei tieferen Werten muß nach folgendem Schema verfahren werden (nach Hermann 1991):

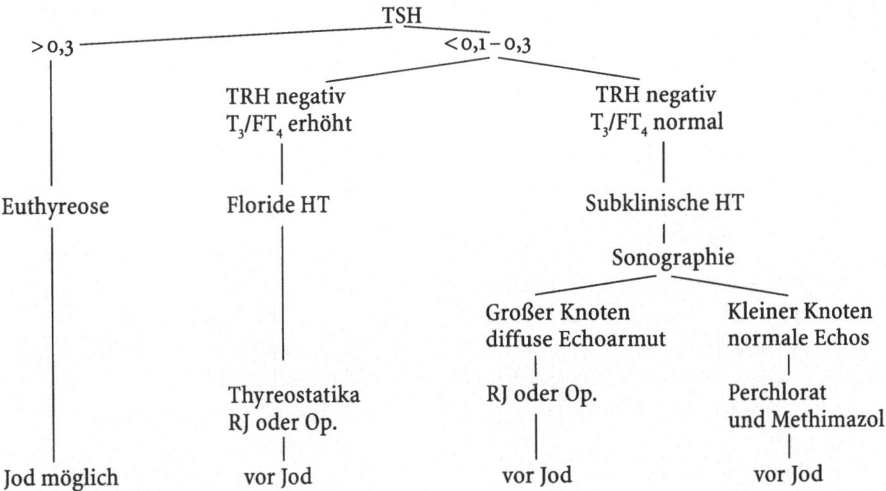

Obwohl das heutige niedrige Untersuchungsrisiko einer Koronarangiographie eine großzügigere Indikationsstellung zulassen würde und die Kenntnis des Koronarangiogramms für jeden Postinfarktpatienten evtl. wünschenswert wäre, muß man vor dem Hintergrund der Kostenexplosion im Gesundheitswesen auch den finanziellen Aufwand der kardiologischen Diagnostik bedenken. Der technische und personelle Aufwand eines Linksherzkatheterplatzes rentiert sich für ein Zentrum erst dann, wenn an einem solchen Arbeitsplatz mindestens 4 Untersuchungen pro Tag, also mehr als 800 Untersuchungen pro Jahr, durchgeführt werden. Ein Linksherzkatheterplatz wird deshalb in einem kardiologischen Rehabilitationszentrum nur ausgelastet, wenn dieses Zentrum ein weites überregionales Einzugsgebiet auf dem Gebiet der kardiologischen Diagnostik versorgen kann. Kardiologische Rehabilitationskliniken sind aber verpflichtet, zu einem Zentrum mit Linksherzkatheterplatz eine gute Kooperation zu entwickeln, damit im Rahmen einer kardiologischen stationären Rehabilitation diese Untersuchung, meistens auf der Basis eines kurzstationären Aufenthaltes im untersuchenden Zentrum, durchgeführt werden kann, wobei das Rehabilitationszentrum die Indikation festlegt und die sich aus dem Koronar- und Ventrikulogramm ergebenden Konsequenzen dem Patienten darlegt (s. Übersicht).

War vor 10–20 Jahren die Vorstellung von Universitätskardiologen, jeden Herzinfarktpatienten einer Koronarangiographie zuzuführen, wegen fehlender Linksherzkatheterplätze nicht realisierbar, so sollte man heute die Indikation aus Gründen der Kosten und des Aufwandes einschränken, weil die anderen Untersuchungsverfahren wie Ergometrie, Echokardiographie und Einschwemmkatheteruntersuchung wesentliche Fragen nach Prognose und Belastbarkeit ebenso gut einschätzen lassen.

Die *Koronarangiographie ist bei Postinfarktpatienten* unentbehrlich, wenn Interventionsmöglichkeiten in Form von Angioplastien oder Bypassoperationen erwogen

Indikationen zur Koronarangiographie aus der Sicht der Rehabilitationskardiologie

1) *Persistierende Angina pectoris* nach Herzinfarkt, um Möglichkeiten für eine Intervention (PCTA, ACVB) zu klären.
2) *Ischämiehinweise* (auch für stumme Ischämie) im Belastungs-Elektrokardiogramm mit ST-Streckensenkung in Nichtinfarktableitungen, beim Einschwemmkatheter mit steilem Anstieg des Pulmonalkapillardrucks, im Myokardszintigramm mit Nachweis von Ischämiebezirken.
3) *Intramurale* (nichttransmurale, Non-Q-wave-)*Infarkte*, da evtl. eine Intervention indiziert ist, um eine transmurale Infarzierung bzw. einen Reinfarkt zu verhindern. Dies gilt insbesondere für eine erfolgreiche Lysebehandlung.
4) Infarkte bei besonders *disponierten Berufsgruppen*, wie Piloten, Lokomotivführer, Omnibus- und Taxifahrer, um die künftige Berufsfähigkeit im Hinblick auf die besonderen Gefahren der Personenbeförderung besser einschätzen zu können.
5) *Jugendliche Herzinfarktkranke* (unter 40. Lebensjahr) zur sicheren prognostischen Einschätzung der koronaren Gefäßkrankheiten und zum Ausschluß von angeborenen koronaren Gefäßanomalien.

werden müssen, weil kein anderes Untersuchungsverfahren den morphologischen Befund an den Herzkranzarterien zuverlässig genug aufzeichnet. Dies wird langfristig auch noch in Zukunft gelten. Wurde eine interventionswürdige Läsion gefunden, muß der Patient mit überzeugenden Argumenten der Statistik zu einer Herzoperation und gegebenenfalls auch Angioplastie gedrängt werden, da die Postinfarktmorbidität und -mortalität durch diese Eingriffe günstig beeinflußt werden und die Erwerbsfähigkeit im Vergleich zu einer konservativen Therapie in einem höheren Anteil erhalten bleibt.

Die Koronarangiographie ist deshalb auch immer indiziert, wenn ein *Herzinfarkt durch eine Lyse erfolgreich verhindert* oder in seiner Ausdehnung begrenzt werden konnte, da man von Koronarläsionen ausgehen muß, die evtl. einer Intervention zugeführt werden müssen, um den Reinfarkt zu verhindern. Bei Patienten mit einem sog. subtransmuralen oder intramuralen Infarkt ist die Koronarangiographie ebenfalls indiziert, weil man in 50% der Fälle eine koronare Herzkrankheit ausschließen kann und beim anderen Teil der Patienten häufig Stenosen der Herzkranzarterien findet, die ebenfalls einer Intervention zugeführt werden sollten, da in einem hohen Prozentsatz diese Patienten in der Folgezeit einen transmuralen Infarkt entwickeln werden. Gerade in dieser Patientengruppe ist deshalb die Prognose im Vergleich zu anderen Postinfarktpatienten deutlich eingeschränkt. Bei umschriebenen Vorder- und Hinterwandinfarkt ist die Koronarangiographie immer indiziert, wenn Angina-pectoris-Beschwerden in Ruhe und unter Belastungen auftreten und persistieren.

Die Koronarangiographie und Ventrikulographie erübrigen sich aber zur *Prüfung der körperlichen Belastbarkeit und Prognose*, da zu diesen Fragen zuverlässigere Aussagen mit der Einschwemmkatheteruntersuchung und evtl. der Radionuklidangiographie unter Belastung möglich sind, weil sie die funktionellen Auswirkungen einer koronaren Herzkrankheit aufzeigen.

Bei strenger Indikationsstellung ist die Koronarangiographie heute nur noch bei maximal 30% der Herzinfarktpatienten angezeigt; in der Schüchtermann-Klinik, die über 2 Linksherzkathetermeßplätze verfügt, liegt die Rate sogar nur bei 16%. (Die Auslastung der beiden Katheterplätze erfolgt zu 90% durch Patienten einer Akutabteilung, die zur Katheterdiagnostik kurzstationär aufgenommen werden.)

Die Indikation zur Koronarangiographie wird sicherlich zu großzügig gestellt (evtl. zur besseren Auslastung eines Linksherzkathetermeßplatzes), wenn über 30% der Koronarangiographien normale Befunde liefern.

11) Stufendiagnostik nach Herzinfarkt:

Um Herzbeschwerden richtig einzuordnen, das Ausmaß der Myokardschädigung richtig zu erfassen und eine noch bestehende Myokardischämie aufzudecken, ist eine Stufendiagnostik notwendig (s. Übersicht).

Die mit * versehenen Untersuchungen sind obligatorisch zur Beurteilung der körperlichen Leistungsfähigkeit und Belastbarkeit und müssen vor Aufnahme einer Bewegungstherapie vorliegen, wobei die Echokardiographie evtl. heute die röntgenologische Herzgrößenbestimmung ersetzen kann.

Die mit ** versehenen Untersuchungen sind wünschenswert und oft unentbehrlich zur Einordnung diskrepanter Befunde der nichtinvasiven kardiologischen Diagnostik und zur besseren Beurteilung der körperlichen Belastbarkeit und Prognose, wobei die Einschwemmkatheteruntersuchung in einigen Aspekten das gleiche diagnostische Spektrum abdeckt wie die Szintigraphie und Nuklidangiographie.

Tabelle 14. Komplikationsraten in Promille bei diagnostischen Herzkatheteruntersuchungen (Erwachsenenkardiologie)

Jahr	1987	1988	1989	1990	1991
Todesfälle	0,55	0,57	0,71	0,66	0,63
Herzstillstand	3,60	3,84	3,32	3,85	4,70
reversible neurologische Komplikationen	1,62	1,20	0,97	1,21	1,12
Nachblutungen mit bedeutsamem Hb-Abfall	5,74	2,95	4,72	5,21	5,18
Kontrastmittelreaktionen leicht bis mittelschwer	10,94	7,00	7,13	7,87	7,16
Kontrastmittelreaktionen mit Kreislauf- oder Atemdepression	0,84	0,40	0,55	0,46	0,39

„Es ist zu fordern, daß die Mortalität der Koronarangiographie deutlich unter 0,1%, die Infarktrate unter 0,5% und die Gesamtkomplikationsrate unter 2% liegt" (Lichtlein 1990). Nach der Literatur liegt die Komplikationsrate mit tödlichem Ausgang bei 0,45%, die Gesamtkomplikationsrate bei 3,2%.

Stufendiagnostik bei kardialen Erkrankungen

1) *Anamnese*:* Differenzierung kardialer Beschwerden wie Angina pectoris, Dyspnoe und funktionelle Störungen.
2) *Untersuchung*:* Aufdeckung kardialer Dekompensationszeichen wie Lungen- und Leberstauung, periphere Ödeme, Halsvenenstauung.
3) Ruhe-EKG*: Aufdeckung der Lokalisation und Ausdehnung von Infarktnarben.
4) *Langzeit-EKG, Telemetrie***:* Aufdeckung von Erregungsbildungs- und -leitungsstörungen in Ruhe und unter Alltagsbelastungen.
5) *Thoraxröntgenuntersuchung*:* Bestimmung der Herzgröße und -konfiguration zur Beurteilung der Myokardfunktion und des kardialen Kompensationsgrades in Relation zu Konstitutionsparametern und ergometrischer Leistungsfähigkeit.
6) *Echokardiographie*:* Bestimmung der Herzgröße und der intrakavitären Durchmesser zur Beurteilung der Ventrikelwandkinetik und Einschätzung der linken Ventrikelfunktion.
7) *Belastungs-EKG*:* Ermittlung der maximalen körperlichen Leistungsfähigkeit zur Quantifizierung kardialer Beschwerden und Einschätzung der Prognose, Aufdeckung von Ischämien und Rhythmusstörungen unter Belastung.
8) *Myokardszintigraphie und Nuklidangiographie**:* Aufdeckung von Ischämien unter Belastung und Abgrenzung des vitalen Myokardgewebes von Narben, Einschätzung der Prognose durch Änderungen der Auswurffraktion unter Belastung.
9) *Einschwemmkatheteruntersuchung**:* Einschätzung des Ausmaßes einer Ventrikelfunktionsstörung und Pumpinsuffizienz unter Belastung zur besseren Einschätzung der körperlichen Belastbarkeit und Prognose und zur Abklärung diskrepanter Befunde.
10) *Koronarangiographie und Ventrikulographie***:* Dokumentation morphologischer Koronararterienveränderungen zur Einschätzung von interventionellen Möglichkeiten in Richtung Katheterballondilatation (PTCA) und koronarer Bypassoperation (ACVB), Dokumentation der linken Ventrikelschädigung mit Darstellung von Akinesie, Dyskinesie und Auswurffraktion.

Die mit *** versehenen Untersuchungen werden gezielt eingesetzt, wenn besondere Gefährdungen durch Erregungsbildungs- oder Herzleitungsstörungen befürchtet werden oder interventionelle Eingriffe geplant sind. Diese Untersuchungen sind nicht vor Aufnahme einer Bewegungstherapie routinemäßig zu fordern. Wegen der besonderen Gefahren des Schwimmens sollte eine Schwimmtelemetrie beim erstmaligen Benutzen des Bades durchgeführt werden.

Neben der Ermittlung der maximalen Leistungsfähigkeit zur Quantifizierung kardialer Beschwerden liegt die wesentliche Aufgabe der Stufendiagnostik in der

Ermittlung der Belastungsstufe, bis zu der der Herzkranke sich belasten darf, ohne daß pathologische Befunde auftreten. Diese Belastungsstufe wird in Deutschland in Watt angegeben und kann auf Alltags- und Sportbelastungen und die verschiedenen Berufsausübungen übertragen werden. Neben der sozialmedizinischen Beurteilung (s. Abschn. VI. 1, S. 235) ist dies wichtig für die Empfehlung bestimmter Sportarten, die im Hinblick auf Trainingseffekte für den Herzkranken unterschiedlich gut geeignet sind.

3 Angiologische Stufendiagnostik

1) Anamnese:

Wie bei der kardiologischen Stufendiagnostik, steht die Erhebung der Anamnese am Anfang. Die charakteristische Schilderung der Gehbeschwerden durch Gefäßkranke läßt oftmals schon die richtige Diagnose stellen, wobei typisch für eine *Claudicatio intermittens* ist, daß der Patient zunächst ohne Beschwerden das Gehen beginnen kann, um dann nach einer bestimmten Gehstrecke den krampfartigen Schmerz im Bein zu spüren, der zum Stehenbleiben zwingt und der nach wenigen Minuten in Ruhe wieder abklingt (s. Übersicht). Im Unterschied dazu treten die Beschwerden durch eine Gelenkarthrose (Cox- oder Gonarthrose) gleich beim Beginn des Gehens auf und bessern sich eher während des Gehens. Der phlebitische Schmerz verstärkt sich beim Stehen und wird ebenfalls durch das Gehen gemildert, und der neurologische Schmerz (Ischialgie) tritt besonders heftig bei Bettruhe und zu Beginn des Gehens auf und ist abhängig von Körperdrehungen.

Differentialdiagnose von Beinschmerzen – Ursachen

1) Claudicatio intermittens – Gefäßerkrankung;
2) Phlebitischer Schmerz – venöse Stauung;
3) Neurogener Beinschmerz – Spinalnervenreizung;
4) Arthrotischer Beinschmerz – Hüft- bzw. Kniegelenkverschleiß.

Die *Lokalisation des Claudicatio-intermittens-Schmerzes* läßt die Verschlußhöhe vermuten. Wird der Schmerz vorwiegend in der Wade empfunden (die häufigste Lokalisation), kann man von einem Verschluß der Oberschenkelarterie ausgehen; bei Schmerzen auch im Oberschenkel ist der Verschluß eher im Bereich der Beckenarterien zu vermuten, und klagt der Patient vorwiegend über Schmerzen im Fußgewölbe, liegen in der Regel Unterschenkelarterienverschlüsse vor, evtl. vergesellschaftet mit höher gelegenen Gefäßveränderungen.

Der *Ruheschmerz* als Ausdruck einer schweren Durchblutungsstörung geht häufig einher mit einem Kältegefühl, beginnt in der Regel an den Akren, also an den Zehen oder Vorfüßen, mit der Entwicklung von *Hautnekrosen*, beginnend oftmals mit einem Pilzbefall in den Zehenzwischenräumen. Typisch für die ischämische Nekrose ist außerdem der Gewebsuntergang an der Außenseite des Unterschenkels im Vergleich zu der venösen Nekrose, die sich in der Regel an der Innenseite des Unterschenkels entwickelt.

Auf Vorschlag von Fontaine wird die arterielle Verschlußkrankheit in *vier Stadien* eingeteilt:

Stadium I: keine Beschwerden unter Alltagsbedingungen,
Stadium II: typische Claudicatio intermittens unter Alltagsbedingungen,
Stadium II a: Gehstrecke über 250 m,
Stadium II b: Gehstrecke unter 250 m,
Stadium III: ischämische Ruheschmerzen,
Stadium IV: ischämische Nekrosen.

Bewältigen die Patienten alle körperlichen Belastungen ihres Alltages ohne wesentliche Beinbeschwerden bei einem nachgewiesenen Arterienverschluß, dann spricht man von einem Stadium I. Erleiden die Patienten mehrmals am Tage eine Claudicatio intermittens unter Alltagsbelastungen, dann liegt ein Stadium II vor, wobei eine Einschränkung der Gehstrecke auf unter 250 m dem Stadium II b entspricht. Tritt der Schmerz schon in Ruhe auf, z. B. bei Bettruhe mit Milderung durch Beintieflagerung, dann handelt es sich um das Stadium III. Sind Hautnekrosen nachweisbar, oft im Bereich der Zehen beginnend, dann sprechen wir von einem Stadium IV.

2) Angiologische Untersuchung:

Die *Gefäßpalpation und -auskultation* zur Aufdeckung von Arterienverschlüssen und -stenosen läßt häufig schon die endgültige Diagnose zu, oft mit exakter Festlegung der Stenose- oder Verschlußlokalisation. Bei der *Inspektion* werden die ischämischen Nekrosen aufgedeckt, die in der Regel an den Akren beginnen, häufig in den Zehenzwischenräumen bei Pilzbefall oder an der Außenseite des Unterschenkels. Hauttemperatur und Hautfarbe sind ebenfalls Hinweise auf die Durchblutungsstörung, wobei die blasse, kalte und feuchte Haut für einen hohen begleitenden Sympathikotonus, z. B. bei Angiitis obliterans, spricht.

3) Lagerungsprobe nach Ratschow:

Bei dieser Untersuchung handelt es sich um eine wenig aufwendige und stets durchführbare *Funktionsprüfung*, die guten Aufschluß über den Kompensationsgrad einer arteriellen Durchblutungsstörung geben kann. Bei der Lagerungsprobe führt der Patient, auf dem Rücken mit angehobenen Beinen liegend, Rollübungen mit den Füßen durch bis zum Auftreten einer ausgeprägten Blässe der Fußsohlen oder des Ischämieschmerzes. Im Anschluß an diese Rollübungen setzt sich der Patient auf den Bettrand und läßt die Füße herabhängen. Der Untersucher registriert mit der Stoppuhr die Zeit, die bis zur Rötung und Venenfüllung am Fußrücken verstreicht. Während es bei normaler Durchblutung maximal 10 s dauert, bis der Fuß wieder normal gerötet und die Venen gefüllt sind, kann bei schlecht kompensierten Arterienverschlüssen eine Zeit von 1–2 min verstreichen, und nicht selten kommt es als Ausdruck der chronischen Ischämie zu einer überschießenden, rötlich lividen Verfärbung des Vorfußes durch Atonie der Hautarterien und -venen (s. Übersicht).

Funktionsprüfung durch die Ratschow-Lagerungsprobe

Normal:	Rötung und Venenfüllung innerhalb von 10 s;
Leichte Störung:	Rötung und Venenfüllung innerhalb von 30 s;
Deutlich eingeschränkte Durchblutung:	Rötung und Venenfüllung erst nach 30–60 s;
Schwere Durchblutungsstörung:	Rötung und Venenfüllung erst nach 60 s;
Schwerste Durchblutungsstörung:	Rötung und Venenfüllung erst nach 120 s, mit überschießender Rötung einhergehend.

Mit dieser Lagerungsprobe ist eine Durchblutungsstörung der Beine sicher festzustellen und der *Kompensationsgrad* zu ermitteln, insbesondere auch durch den Seitenvergleich zwischen linkem und rechtem Bein bei einseitigen Beinarterienverschlüssen. Gute Voraussetzungen für eine *Bewegungstherapie* liegen vor bei fehlendem Ruheschmerz und Nekrosen und einer Lagerungsprobe, bei der Rötung und Venenfüllung noch innerhalb von 1 min erfolgen. Ruheschmerz, Nekrosen und eine schwer pathologische Lagerungsprobe sind Kontraindikation für ein gezieltes Gefäßtraining, da die Mehrdurchblutung der beanspruchten Muskulatur den durchblutungsgestörten Hautarealen während der Belastung noch Blut entzieht und die Nekrosenentwicklung fördert.

Vergleichbar mit der Lagerungsprobe sind die Funktionsproben an den Händen in Form der *Faustschlußprobe* und des *Allen-Tests* bei Arm- und Fingerarterienverschlüssen. Bei über den Kopf gestreckten Armen wird der Blutstrom durch Druck auf die A. radialis und A. ulnaris unterdrückt und der Patient aufgefordert, 10- bis 20mal die Hand zur Faust zu schließen und wieder zu öffnen.

Die anschließende Freigabe des Blutstromes an herabliegenden Armen zeigt mit der Verzögerung der Rötung der vorher abgeblaßten Hautflächen, daß ein Armarterienverschluß vorliegt. Mit gezielter Kompression der A. radialis bei der Faustschlußprobe kann man differenzieren, ob die A. ulnaris verschlossen ist.

4) Gehleistungsmessung:

Die *Gehleistungsmessung* kann entweder nach dem Takt eines Metronoms mit 120 Schritten pro Minute am Arm des Untersuchers vorgenommen werden, oder sie erfolgt auf einem *Laufbandergometer* mit definierter Laufbandgeschwindigkeit von 5,5 km/h und einem Steigungswinkel des Laufbandes von 11%. Beide Untersuchungsverfahren liefern gut reproduzierbare Werte für die Gehleistung und werden solange durchgeführt, bis die ersten Ischämieschmerzen (schmerzfreie Gehstrecke) auftreten und schließlich schmerzbedingt zum Stehenbleiben (absolute Gehstrecke) zwingen (Abb. 29). Die Gehstrecke ist, je nach Schweregrad der Durchblutungs-

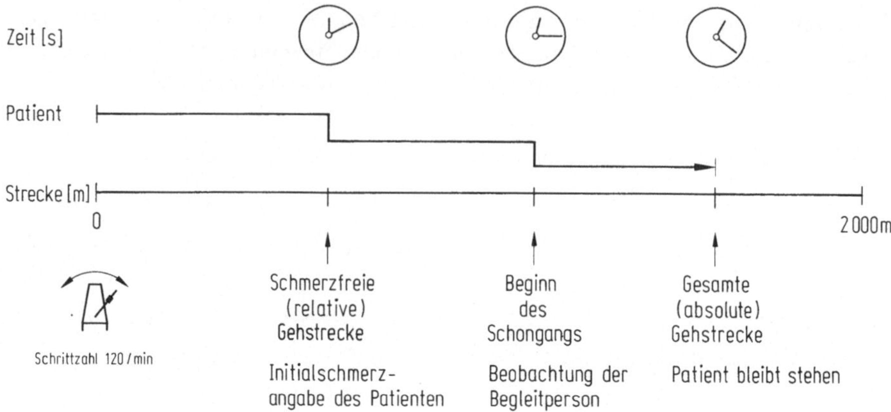

Abb. 29. Gehstreckenmessung

störung, eingeschränkt, wobei aber nur eine geringe Korrelation besteht zwischen der Gehstreckenlänge und dem Ausmaß des angiographischen Gefäßbefalls bzw. der objektiv apparativ feststellbaren Durchblutungsminderung.

5) Druckmessungen mit Dopplerschallverfahren:

Die Blutdruckmessung an den Beinen ergibt ein objektives Maß für den Grad der Durchblutungsstörung, wobei der *poststenotische systolische Blutdruck* deutlich unterhalb des Systemdrucks, ermittelt an den Armen, liegt. Man bedient sich der indirekten Blutdruckmessung, bei der proximal zum vermuteten Arterienverschluß eine Blutdruckmanschette angelegt wird. Der Manschettendruck, der zum Verschluß einer Arterie führt, wird dann langsam abgelassen, bis man über der distal von der Manschette gelegenen Arterie Töne auskultiert, als Hinweis auf die beginnende Blutströmung. Seit 20 Jahren hat man mit der Dopplerultraschallsonographie ein Verfahren, mit dem die einsetzende Blutströmung zuverlässiger aufzudecken ist als mit der Auskultationsmethode. Dabei wird der Ultraschall, der von einer Sonde ausgesandt wird, von den vorbeifließenden Arterien reflektiert, sobald der proximal angelegte Manschettendruck den systolischen Druck unterschreitet. Mit dieser Methode kann man den systolischen Blutdruck an der A. tibialis posterior und an der A. dorsalis pedis bestimmen. Diese systolischen Drücke liegen im Normalfall um 10–20 mmHg höher als die Systemdruckwerte an den Armen. Liegen die systolischen Druckwerte in gleicher Höhe, besteht der Verdacht einer arteriellen Durchblutungsstörung der Beine, liegen die Werte deutlich niedriger, ist eine periphere arterielle Verschlußkrankheit nachgewiesen, allerdings ohne Nachweis der *Verschlußlokalisation*, die irgendwo zwischen Bauch- und Fußarterien liegen kann (Abb. 30). Die Untersuchung ist technisch wenig aufwendig und auch durch medizinisch-technische Assistentinnen durchführbar.

Aufgrund der systolischen Druckwerte kann man den *Kompensationsgrad* einer peripheren arteriellen Verschlußkrankheit voraussagen (Tabelle 15). Bei systo-

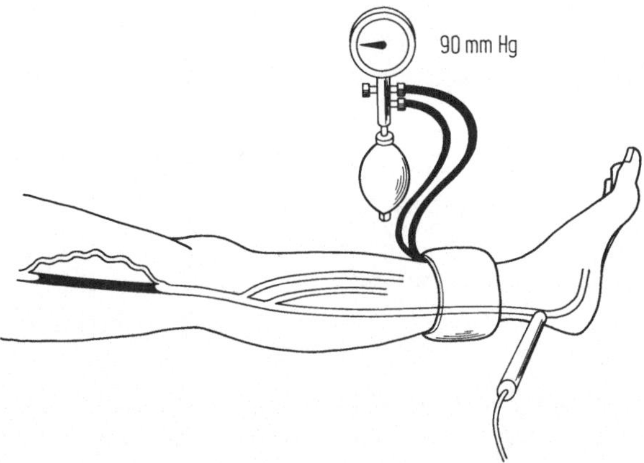

Abb. 30. Dopplerdruckmessung am Bein bei Femoralarterienverschluß

Tabelle 15. Schweregrad einer peripheren arteriellen Durchblutungsstörung aufgrund von systolischen Blutdruckwerten (Dopplerverfahren)

Systolischer Druck	Stadium nach Fontaine	
über 100 mm Hg	I:	Gehstrecke über 1000 m
80–100 mm Hg	IIa:	Claudicatio intermittens mit Gehstrecke über 250 m
60–80 mm Hg	IIb:	Gehstrecke unter 250 m
40–60 mm Hg	III:	Ruheschmerzen möglich
Unter 40 mm Hg oder nicht meßbar	IV:	Gefahr der ischämischen Nekrosen und Amputation

lischen Drücken von über 100 mm Hg kann man davon ausgehen, daß der Patient nicht wesentlich in seiner Gehstrecke limitiert ist, bei Drücken zwischen 60 und 100 mm Hg besteht in der Regel eine Claudidatio intermittens mit entsprechender Einschränkung der schmerzfreien Gehstrecke, und bei Druckwerten unter 60 mm Hg ist mit Ruheschmerzen und ischämischen Nekrosen zu rechnen (kritische Extremitätenischämie) und deshalb eine Bewegungstherapie, insbesondere ein gezieltes Gefäßtraining, kontraindiziert. Diese Patienten müssen mit körperlicher Ruhe, Beintieflagerung in Wattepackungen und einer Infusionstherapie behandelt werden, falls nicht Interventionen durch Gefäßangioplastie mit Ballonkatheter, Gefäßbohrer, operative Desobliteration oder venöse Bypassoperation möglich sind.

Man kann auch einen systolischen *Druckgradienten* zwischen dem arteriellen Systemdruck an den Armen und dem poststenotischen Blutdruck an den Beinen bilden, wobei die Höhe des Gradienten zum Schweregrad der Beindurchblutungsstörung korreliert (s. Übersicht). Auch die *Quotientenbildung* zwischen den systolischen Drücken an Armen und Beinen ist üblich, wobei Werte über 1 pathologisch sind und auf eine Verschlußkrankheit an den Beinen hinweisen.

Grundsätzlich kann die Dopplerdruckbestimmung auch direkt im Anschluß an eine Geh- oder Zehenstandbelastung vorgenommen werden, wenn nicht sicher ist,

Poststenotische Druckgradienten (Druckgradient: systolischer Systemdruck minus systolischer poststenotischer Druck)

Gradient	Diagnose
– 20:	Ausschluß einer peripheren Verschlußkrankheit
± 10:	Verdacht auf periphere Verschlußkrankheit
+ 20:	Periphere Verschlußkrankheit gesichert
+ 40:	Schwere periphere Verschlußkrankheit

ob der systolische Druck schon pathologisch erniedrigt ist. Vergeht ein Zeitraum von mehr als 10 – 20 s, bis der Ausgangsdruck unmittelbar nach einer Belastung erreicht ist, besteht der Verdacht auf einen Arterienverschluß (s. auch negative Reaktionen im mechanischem Oszillogramm).

6) Elektronische Oszillographie:

Mit elektronischer Verstärkung können über Manschetten die *Pulswellen von beiden Großzehen* aufgezeichnet werden – als *akrale Oszillographie* (Abb. 31). An den aufgezeichneten Pulswellen können Zeitwerte wie Pulswellenlaufzeit, Seitendifferenz, Inklinationszeit und Gipfelzeit registriert und die Quotienten der Amplitudenhöhe zwischen rechts und links ermittelt werden. Für die Praxis ist die *Analyse der Kurvenform* wichtiger, weil daraus der Schweregrad der Durchblutungsstörung zu erkennen ist. Die normale Pulswelle zeigt einen steil ansteigenden anakroten und einen langsam abfallenden katakroten Schenkel mit Inzisur und dikroter Welle, bedingt durch die Eigenschwingungen der Arterie. Eine sich immer mehr dem Kurvengipfel nähernde dikrote Welle mit Abflachung der Inzisur des katakroten Schenkels ist typisch für eine arterielle Engstellung auf funktioneller Basis, z. B. beim Morbus Raynaud. Sind die Gefäßetagen sehr weitgestellt, kann die dikrote Welle bis fast zur Basis herabrutschen. Bei Elastizitätsverlust der Gefäße im höheren Lebensalter finden wir hohe Amplituden bei Aufhebung der Dikrotie. Bei organischen Gefäßstenosen und Verschlüssen findet sich eine *Abflachung der Pulswelle* mit langsam ansteigendem anakroten und langsam abfallendem katakroten Schenkel und Aufhebung der Dikrotie; bei fast fehlender akraler Durchblutung finden wir nur noch *anarchische Wellenbewegungen* bis hin zur Nullinie. Die Pulswellenlaufzeit wird von der Spitze der R-Zacke bis zum Beginn des anakroten Pulsschenkels gemessen; die Gipfelzeit wird abgelesen vom Beginn des anakroten Schenkels bis zum Scheitel der Pulswelle. Die Inklinationszeit beschreibt den Steilheitsanstieg der Pulswelle. In der Routinediagnostik verzichtet man allerdings auf die Ausmessung der Zeiten.

Mit der akralen Oszillographie ist die Feststellung der Verschlußlokalisation nicht möglich. Diese Oszillographie ermöglicht aber bis zu einem gewissen Grad die Differenzierung zwischen organischen und funktionellen Durchblutungsstörungen besonders dann, wenn sie auch vor und nach Wärmeapplikation (z. B. warmes Wasser) oder Abkühlung (z. B. Eispackungen) geschrieben wird. Eine nicht regi-

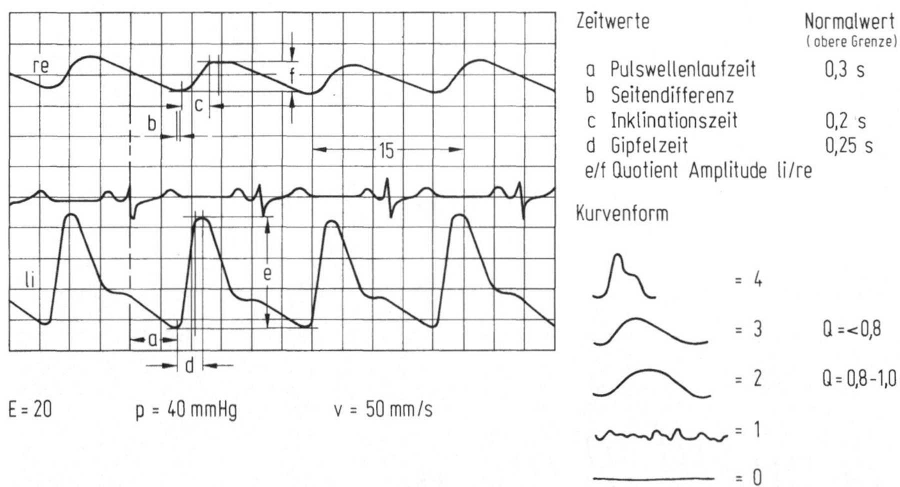

Abb. 31. Akrales Oszillogramm von durchblutungsgestörter (*re*) und normaldurchbluteter Extremität (*li*). *E* elektronische Verstärkung, *p* Manschettenanlagedruck, *v* Papiervorschub

strierbare Pulswelle an den Großzehen bedeutet grundsätzlich die Gefahr der ischämischen Nekrose mit entsprechenden Einschränkungen für ein Gefäßtraining.

7) Mechanische Oszillographie in Ruhe und bei Belastung:

Mit der Oszillographie nach Gesenius-Keller verfügen wir seit vielen Jahrzehnten über eine apparative Untersuchungsmethode, die auch heute noch trotz modernerer Verfahren der Dopplerschalldruckmessung im klinischen Alltag einen gewissen Stellenwert hat, weil sie durch die Aufschreibung von Oszillogrammen in Ruhe und nach Belastungen eine gute *Dokumentation* der Durchblutungsstörung liefert, einschließlich der Möglichkeit, die *Verschlußlokalisation* und den *Kompensationsgrad* zu bestimmen. Der apparative Aufwand der Oszillographie ist gering, und die Untersuchung kann durch angeleitete Hilfskräfte durchgeführt werden.

Mit der etageweisen *Ruheoszillographie* ist es möglich, die Lokalisation eines Arterienverschlusses zu bestimmen, insbesondere bei Seitenvergleich zwischen rechtem und linkem Bein. Bei bereits am Oberschenkel reduzierten Oszillationen muß man von einem Beckenarterienverschluß oder einem Femoralarteriengabelverschluß (Verschluß der A. femoralis superficialis und der A. profunda femoris) ausgehen. Bei Reduktion der Oszillationen erst in Höhe der Waden kann man von einem Verschluß der A. femoralis superficialis ausgehen; bei Reduktion der Oszillationen erst am distalen Unterschenkel und den Füßen liegen die Verschlüsse im Bereich der Unterschenkelarterien, also unterhalb des Kniegelenkspaltes.

Zur Registrierung der Oszillationen als Druck-Volumen-Schwankungen werden Druckmanschetten nacheinander an Oberschenkeln, Waden, distalen Unterschenkeln, Fußrücken und Fußsohlen angelegt, wobei die Manschetten entsprechend dem unterschiedlichen Umfang von Oberschenkeln, Unterschenkeln und Füßen eine

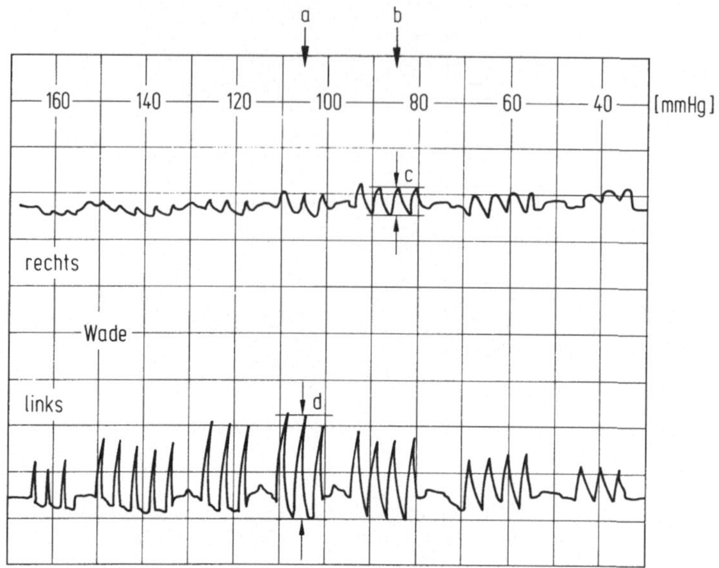

Abb. 32. Ruheoszillogramm

unterschiedliche Breite haben. Für jede Etage kann anhand des aufgezeichneten Oszillogramms in Ruhe der oszillometrische Index als maximale Amplitude bei einem bestimmten Manschettenanlagedruck gemessen werden (Abb. 32).

Im Anschluß daran erfolgt eine *Beinbelastung*, zunächst mit 20 Kniebeugen und anschließend mit 40 Zehenständen und sofortiger Registrierung der Oszillationen an beiden distalen Unterschenkeln am liegenden Patienten. Bei normaler Beindurchblutung sind sofort nach dieser Belastung normale Oszillationen in normaler Höhe zu registrieren. Bei Beinarterienverschlüssen vergeht eine gewissen Zeit, bis wieder Oszillationen zu registrieren sind. Diese sog. *negative Reaktion* entsteht dadurch, daß eine bestimmte Zeit vergeht, bis bei dem behinderten Blutstrom das unter der Muskelarbeit und Ischämie maximal vasodilatierte Gefäßbett distal eines Arterienverschlusses wieder aufgefüllt wird. Erst nach Auffüllung dieses Gefäßbettes können die Oszillationen als Druck-Volumen-Schwankungen wieder auf die Meßmanschette übertragen und die Oszillationen registriert werden. Die Länge bzw. Dauer der negativen Reaktion korrelieren dabei zum Schweregrad der Durchblutungsstörung und hängen u.a. auch von der Ausbildung des Kollateralarteriennetzes ab, das einen Gefäßverschluß überbrückt (Abb. 33).

Eine fehlende negative Reaktion nach Zehenstand- und Kniebeugenbelastung weist auf normale Durchblutungsverhältnisse hin. Ist die negative Reaktion nach Kniebeugenbelastung länger als nach Zehenstandbelastung, ist eine Durchblutungsstörung im Bereich der Beckenarterien anzunehmen, ist die negative Reaktion nach Zehenstandbelastung länger als nach Kniebeugenbelastung, liegt die Verschlußlokalisation im Oberschenkelbereich. Isolierte Unterschenkelarterienverschlüsse führen

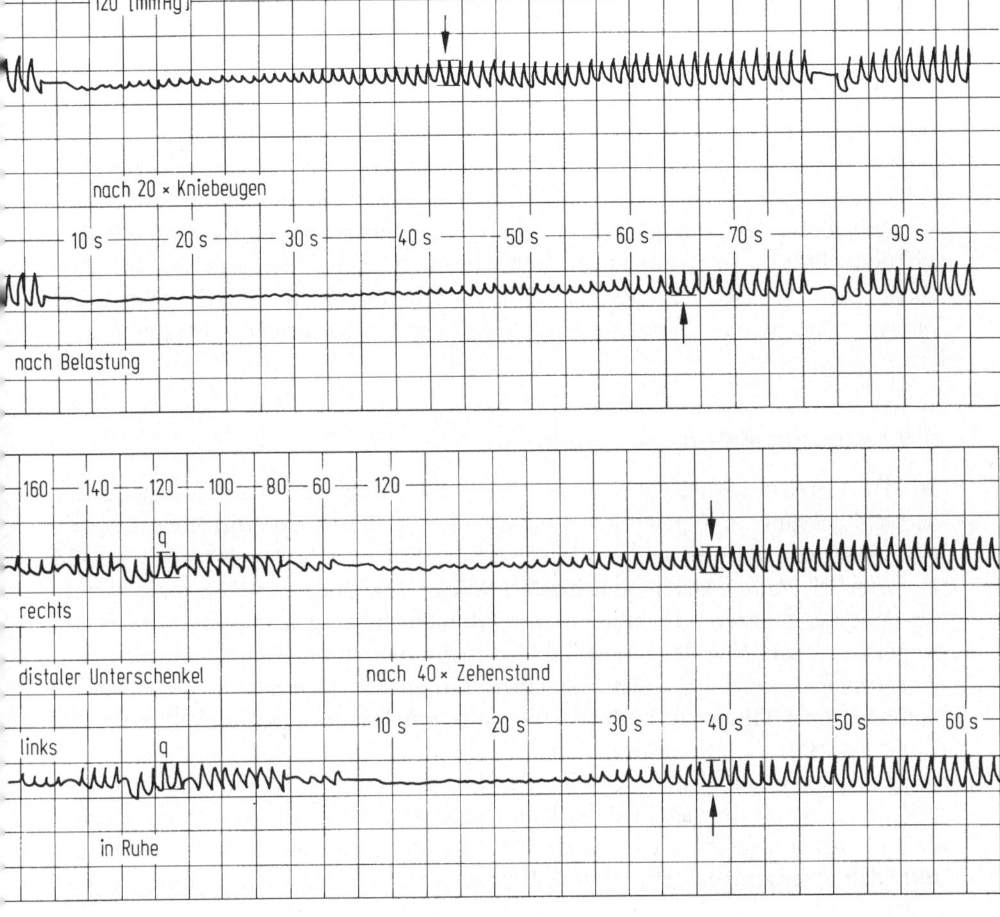

Abb. 33. Belastungsoszillogramm

nicht zu einer negativen Reaktion, da zu wenig Muskulatur versorgt wird, in der es unter Muskelarbeit zur Vasodilatation kommt. Eine negative Reaktion von unter 30 s Dauer bedeutet einen gut kompensierten Arterienverschluß; bei einer negativen Reaktion von 30–60 s Dauer ist der Verschluß mäßig gut kompensiert, bei einer negativen Reaktion von 60–120 s Dauer liegt eine schlechte Kompensation vor, und bei über 120 s Dauer drohen Ruheschmerz und Nekrose. Eine Bewegungstherapie bzw. ein Gefäßtraining ist indiziert, wenn die negative Reaktion unter 120 s Dauer liegt. Die günstigsten Effekte sind bei negativen Reaktionen unter 60 s Dauer zu erzielen.

Die *Belastungsoszillographie* ist also ein Funktionstest, der den Kompensationsgrad einer arteriellen Verschlußkrankheit unter Belastung aufzeigt und Therapieeffekte, z.B. einer Intervention und evtl. auch einer Gefäßtrainingsbehandlung, objektiv dokumentieren kann.

8) Rheographie:

Bei der Rheographie handelt es sich um ein ähnliches Verfahren wie bei der Oszillographie, nur daß die pulsabhängigen Blutvolumenschwankungen als *Änderung des elektrischen Widerstandes* zwischen 2 Elektroden gemessen und dokumentiert werden. Mit dieser Methode gelingt es ebenfalls, bei etagenweiser Messung die Verschlußlokalisation zu ermitteln. Die Untersuchungsmethode hat sich im klinischen Alltag nicht durchgesetzt, obwohl sie technisch mit einem EKG-Schreiber und Zusatzgeräten auch durch medizinisch-technische Assistentinnen leicht durchführbar ist.

9) Venenverschlußplethysmographie:

Bei der Venenverschlußplethysmographie wird durch eine Staumanschette der venöse Rückfluß im Bereich des Oberschenkels dadurch unterbrochen, daß die Staumanschette auf übervenösen Druck, also auf 40 mm Hg, aufgeblasen wird. Da der arterielle Bluteinstrom ungehindert weiter erfolgen kann, führt die Unterbrechung des venösen Abflusses zu einer Volumenzunahme des Unterschenkels, die proportional zum Maß des arteriellen Bluteinstromes ist. Die *Volumenzunahme des Unterschenkels* wird entweder mit einer lufthaltigen Meßmanschette nach der Methode von Bollinger u. Barbey erfaßt oder mit Strain-Gauge-Meßfühlern nach Gutmann (Abb. 34), wobei die Druckzunahme in der Luftmanschette oder die elektrische Widerstandsänderung in dem Dehnungsmeßstreifen über die Zeit registriert werden. Aus der Steilheit der Volumenzunahme kann direkt auf den arteriellen Bluteinstrom geschlossen werden. Die Messung erfolgt sowohl in Ruhe als auch unter den Bedingungen der *reaktiven Hyperämie* nach einer 3- bis 5minütigen arteriellen Blutdrucksperre durch einen übersystolischen Staudruck am Oberschenkel. Die reaktive Hyperämie ist die Folge der durch die arterielle Sperre bedingten Ischämie mit maximaler Vasodilatation. Sie ist ein Maß für die maximal mögliche Beindurchblutung bei vorgegebenem Gefäßquerschnitt des Beines und ist entsprechend erniedrigt bei peripherer arterieller Verschlußkrankheit.

Die *Ruhedurchblutung* liegt bei 3 ml/min, spiegelt vorwiegend die Hautdurchblutung wider und ist bei einer arteriellen Verschlußkrankheit erst in den schwereren Stadien III und IV nach Fontaine vermindert. Die reaktive Hyperämie, die die maximale globale Beindurchblutung widerspiegelt, hängt von Arterienverschlußlänge und Grad der Kollateralisierung ab. Sie liegt bei 20–25 ml/min im normal durchbluteten Bein; bei arterieller Verschlußkrankheit im klinischen Schweregrad II nach Fontaine liegt die maximale Durchblutung zwischen 10 und 15 ml/min. Werte unter 10 ml/min gehen oft einher mit Ruheschmerz und Nekrose. Die Voraussetzungen für eine Bewegungstherapie und ein Gefäßtraining sind nur dann gegeben, wenn die Ruhedurchblutung noch über 3 ml/min und die maximale Hyperämie noch über 10 ml/min liegen.

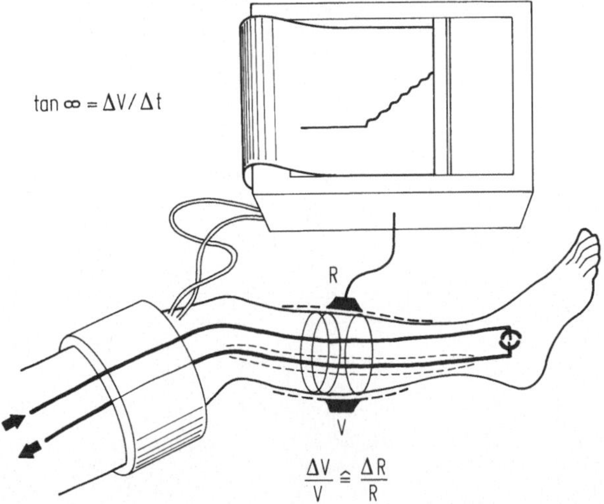

Abb. 34. Venenverschlußplethysmographie nach dem Strain-Gauge-Prinzip, bei dem die Volumenänderungen (ΔV) zu Widerstandsänderungen (ΔR) führen

Als globale Beindurchblutungsmessung dient die Venenverschlußplethysmographie für wissenschaftliche Fragestellungen und zur Begutachtung und Dokumentation von Therapieeffekten. Wegen ihres technischen Aufwandes und ihrer erheblichen Störanfälligkeit wird sie im klinischen Alltag nicht routinemäßig eingesetzt.

10) Xenon 133-Muskelclearancemethode:

Xenon 133 ist ein radioaktiv markiertes, flüchtiges Edelgas, das, injiziert in einen Muskel, schnell aus dem Muskel in die Blutstrombahn perfundiert und abtransportiert wird. Das Verschwinden von Xenon 133 aus dem Muskel (Clearancerate) ist proportional zur *Muskeldurchblutung*. Mit dieser von Lassen entwickelten Methode läßt sich isoliert die Durchblutung bestimmter Muskelbezirke erfassen, sowohl in *Ruhe* als auch unter den Bedingungen einer *reaktiven Hyperämie* nach arterieller Drosselung. Auch während einer *Gehbelastung* oder Beinpedalarbeit läßt sich die Durchblutung mit dieser Methode registrieren (Abb. 35). Obwohl theoretisch die gemessenen Durchblutungswerte mit denen von einer Venenverschlußplethysmographie übereinstimmen sollten, liegen die mit dieser Methode festgestellten Ruhedurchblutungswerte der Muskulatur mit durchschnittlich 2 ml/min deutlich niedriger, die Werte der reaktiven Hyperämie liegen mit 25–30 ml/min dagegen höher. Eine Verminderung der reaktiven Hyperämie auf unter 20 ml/min bedeutet eine Einschränkung der Muskeldurchblutung infolge eines Arterienverschlusses; bei einer reaktiven Hyperämie von unter 10–15 ml/min drohen Ruheschmerz und Nekrose. Hier gelten für eine Bewegungstherapie und ein Gefäßtraining die bereits bei der Venenverschlußplethysmographie genannten Einschränkungen. Nur die Werte für die maximale Hyperämie sind bei wiederholten Messungen gut reproduzierbar (Blümchen et al. 1973), nicht aber die Ruhewerte.

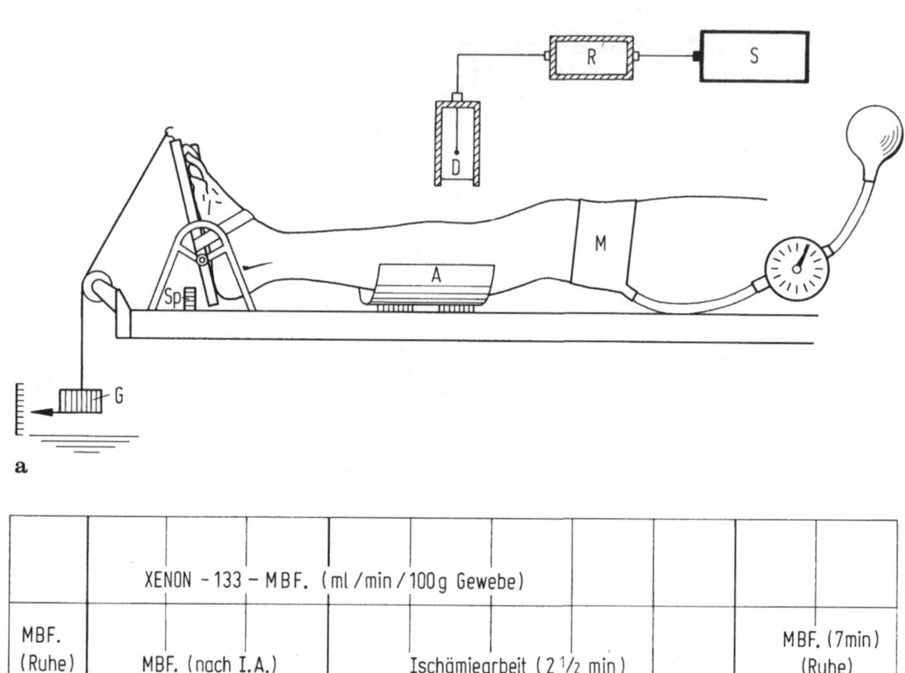

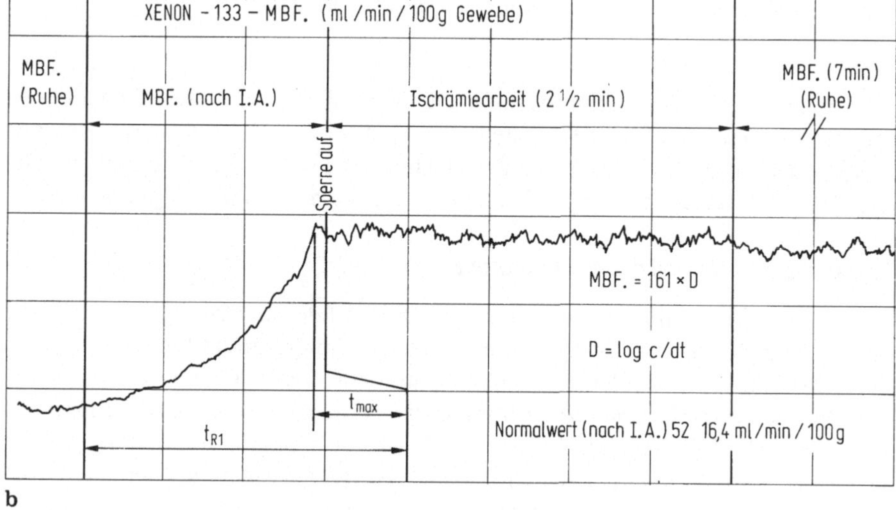

Abb. 35. **a** Xenon 133-Muskelclearancemessung bei ischämischer Beinpedalergometerarbeit (*A* Auflagevorrichtung zur Fixation des Beines, *D* Detektor, *G* Gewicht zur Belastung des M. tibialis anterior, *M* Blutdruckmanschette, *R* Ratemeter, *S* elektronischer Schreiber, *Sp* mechanische Sperre). **b** Xenon 133-Meßkurve (von rechts nach links laufend). t_{max} Zeit bis zum Einsetzen der maximalen Durchblutung, t_R Zeit bis zum Erreichen der Ruhedurchblutung

Der Vorteil dieser Untersuchungsmethode liegt in der Möglichkeit, die Durchblutung einzelner Muskelbezirke unter den verschiedensten Belastungsbedingungen zu bestimmen. Auch bei einer Gehbelastung auf dem Laufband kann die *Arbeitsdurchblutung* bestimmter Beinmuskelbereiche gemessen werden, wenn die Detektorsonde am Bein über dem Bereich fixiert wird, in den die Xenon 133-Gaslösung injiziert wurde (Lassen et al. 1964).

Der hohe *apparativ-technische Aufwand*, die *Materialkosten* und die *Strahlenbelastung* schränken den Gebrauch dieser Methode im klinischen Alltag ein. Sie dient deshalb vorwiegend wissenschaftlichen Fragestellungen und kann eingesetzt werden, um den Effekt durchblutungsfördernder Maßnahmen zu dokumentieren und evtl. auch Trainingseffekte nachzuweisen. Dabei ist es auch interessant, wie die maximale Hyperämie nach arterieller Drosselung zeitlich abläuft, denn sie setzt bei arterieller Durchblutungsstörung deutlich verzögert ein (t_{max}) und hält über einen längeren Zeitraum an (t_R).

11) Die Beinarterienangiographie:

Sie wird als Katheterangiographie mit Serienaufnahmen von Becken-, Oberschenkel-, Unterschenkel- und Fußetagen mit Stufenschaltautomatik und Blattfilmwechsler durchgeführt. Hierzu wird nach der Seldinger-Technik die Leistenarterie punktiert und über einen Führungsdraht ein Angiographiekatheter (Pigtailkatheter) über die Leistenarterie bis zur Aortenbifurkation vorgeführt. Die *Kontrastmittelinjektion* erfolgt durch einen Injektionsautomaten mit vorher festgelegter Kontrastmittelmenge und -flußrate. Bei Kontrollangiographien zur Dokumentation von Therapieeffekten muß darauf geachtet werden, daß die Punktionstechnik, die Kontrastmittelmenge und der Injektionsdruck übereinstimmen. Um die Traumatisierung von Arterien an durchblutungsgestörten Beinen zu vermeiden, oder falls Leistenpulse nicht mehr palpabel sind, kann man auf die *venöse digitale Subtraktionsangiographie* ausweichen. Dabei wird über einen venösen Katheter eine größere Kontrastmittelmenge in die obere Hohlvene injiziert und der stark verdünnte Kontrastmittelstrom in den Arterien durch den Computer so verdichtet und vom übrigen Gewebe (Knochen) subtrahiert, daß sich, etwas kontrastschwächer als bei direkter Injektion in die Arterie, der Gefäßbaum der Beine darstellt.

Die Angiographie bietet eine direkte *Dokumentation von Gefäßstenosen und -verschlüssen* in den verschiedenen untersuchten Etagen mit gleichzeitiger Darstellung von Kollateralarteriennetzen, die die Verschlüsse überbrücken. Bedingt durch das Auflösungsvermögen entgehen dieser Untersuchung Kollateralarteriennetze in mikroskopischer Größenordnung, die sicherlich von großer funktioneller Bedeutung sind (Abb. 36).

Will man *Kontrollangiographien* im Hinblick auf Regression und Progression vergleichen, empfiehlt sich die Entwicklung eines Angiographiescores (Tabelle 16). In dem Score werden Anzahl, Länge und Lokalisation der Stenosen und Verschlüsse berücksichtigt. Die Kollateralarterien werden nach Anzahl, Schlängelung und Weite beurteilt.

Die Angiographie ist eine unentbehrliche Untersuchungsmethode, wenn *Interventionen* durch Gefäßkatheter (Gefäßbohrer, Ballonkatheter) oder durch Gefäßoperationen (venöser Bypass, Endarteriektomie) geplant werden. Sie ist heute zur Aufdeckung einer Verschlußkrankheit nicht mehr notwendig, da die anderen Untersuchungsmethoden zuverlässig genug sind. Die Angiographie ist deshalb keine Voraussetzung für die Aufnahme einer Bewegungstherapie bzw. eines Gefäßtrainings; sie ermöglicht aber eine Voraussage über den zu erwartenden Trainingseffekt, da

Tabelle 16. Angiographiescore zur Quantifizierung einer peripheren arteriellen Verschlußkrankheit (nach Buchwalsky et al. 1974; in Anlehnung an den Koronarographiescore von Kaltenbach)

Code zur Beurteilung der arteriosklerotischen Veränderungen an den peripheren Arterien

	Eine Stenose		Multiple Stenosen		Verschlüsse			
	< 50 %	> 50 %	< 50 %	> 50 %	kurz	mittel	lang	vollständig
A. iliaca communis, externa	0,5	1	1	2	3	4	5	6
A. iliaca interna	0,5	0,5	0,5	0,5	–	–	–	1
A. femoralis superficialis	0,5	1	1	2	3	4	5	6
A. profunda femoris	0,5	1	1	2	2	–	3	3
A. poplitea	0,5	1	1	2	3	4	–	6
A. tibialis, A. fibularis	0,5	0,5	0,5	0,5	–	–	–	1

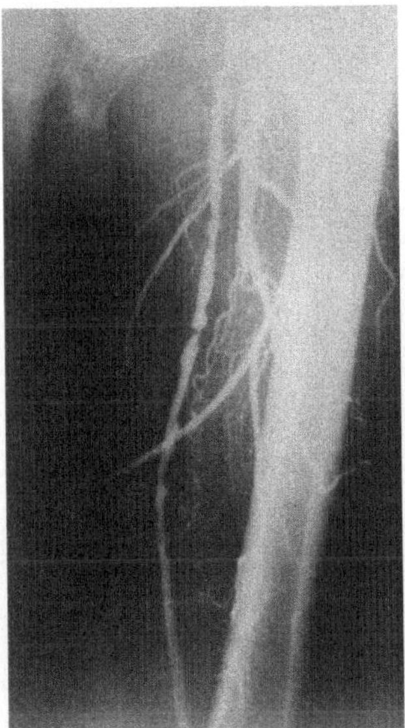
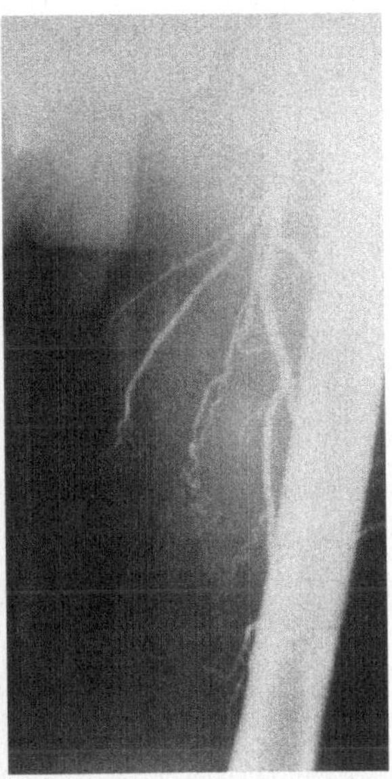

Abb. 36. Beinarteriographie mit Darstellung von Femoralarterienstenosen und -verschluß

einseitige Arterienverschlüsse günstiger sind als doppelseitige. Bei Mehretagenverschlüssen werden geringere Trainingseffekte zu erwarten sein als bei isolierten Verschlüssen in nur einer Gefäßetage.

Die Angiographie legt die *morphologische Veränderung* offen, sagt aber wenig aus über die funktionellen Auswirkungen. Auch bei ausgedehnten Arterienverschlüssen kann eine Beschwerdefreiheit vorliegen, und umgekehrt kann bei kurzstreckigen isolierten Arterienverschlüssen die schmerzfreie Gehstrecke erheblich eingeschränkt sein. Es besteht nur eine lockere Korrelation zwischen dem angiographischen Befund, der klinischen Symptomatik und den funktionellen Einschränkungen.

12) Stufendiagnostik bei arterieller Verschlußkrankheit:

Mit geringem technischen Aufwand ist es in der Angiologie möglich, einen Arterienverschluß zu diagnostizieren, die Lokalisation festzustellen und den Kompensationsgrad zu ermitteln. Neben der gründlichen Erhebung der Anamnese, der Gefäßpalpation und -auskultation genügen die Lagerungsprobe und der Gehstreckentest. Zur Dokumentation werden die technisch wenig aufwendigen Verfahren der Oszillographie und/oder der Dopplermessung herangezogen. Die aufwendigeren Methoden dienen wissenschaftlichen und gutachterlichen Fragen. Die Angiographie ist notwendig, wenn Interventionen geplant werden, z. B. eine Angioplastie oder Gefäßoperation (s. Übersichten).

Stufendiagnostik bei Gefäßerkrankungen

1) *Anamnese*:* Differenzierung von Gehbeschwerden, Abgrenzung der Claudicatio intermittens gegen venöse, neurogene und arthrotische Beinbeschwerden.
2) *Klinische Untersuchung*:* Gefäßpalpation und -auskultation zur Aufdeckung von Gefäßverschlüssen und Stenosen, Inspektion zur Aufdeckung von Hautdurchblutungsstörungen und ischämischen Nekrosen.
3) *Lagerungsprobe nach Ratschow*:* Funktionstest zur Aufdeckung einer Durchblutungsstörung und Ermittlung des Kompensationsgrades.
4) *Gehstreckentest*:* Auf ebener Strecke nach Metronomschlag oder auf dem Laufbandergometer, evtl. auch liegend mit einem Pedalergometer Ermittlung der Gehleistung bis zum Auftreten des ersten Schmerzes (schmerzfreie Gehstrecke) und dem schmerzbedingten Stehenbleiben (absolute Gehstrecke).
5) *Dopplerdruckmessung*:* Indirekte periphere systolische Blutdruckmessung an den Beinen zur Aufdeckung einer Durchblutungsstörung und Ermittlung des Kompensationsgrades.
6) *Elektronische Oszillographie**:* Aufzeichnung einer peripheren Arterienpulskurve zur Beurteilung der akralen Durchblutung, z.B. an den Zehen oder Fingern.
7) *Mechanische Oszillographie in Ruhe und bei Belastung*:* Segmentale Volumenpulsmessung im Seitenvergleich an den Beinen zur Dokumentation einer Durchblutungsstörung und Verschlußlokalisation in Ergänzung zum Pulstastbefund. Durch die Bestimmung der negativen Reaktion nach Kniebeugen- und Zehenstandbelastungen Ermittlung des Kompensationsgrades.

Die mit * versehenen Untersuchungsverfahren sind obligatorisch zur Aufdekkung einer Durchblutungsstörung und vor Aufnahme einer Bewegungstherapie und eines Gefäßtrainings zur Bestimmung des Kompensationsgrades. Die Dopplerdruckmessung macht in einigen Fällen die mechanische Oszillographie überflüssig.

Die mit ** versehenen Untersuchungsverfahren können fakultativ ergänzend durchgeführt werden, gehören aber nicht zur angiologischen Routinediagnostik.

Die mit *** versehenen Untersuchungsverfahren dienen wissenschaftlichen Fragestellungen und der Begutachtung; die Angiographie ist unentbehrlich bei der Planung von Interventionen.

Angiologische Diagnostik bei wissenschaftlichen und gutachterlichen Fragestellungen und Planung von Interventionen (Angioplastie, Gefäßoperation)

1) Rheographie**: Registrierung der elektrischen Widerstandsänderungen zwischen 2 Elektroden infolge pulsabhängiger Blutgehaltsveränderungen zur Ermittlung einer Durchblutungsstörung, zur Dokumentation des Pulstastbefundes und zur Bestimmung der Verschlußlokalisation beim Seitenvergleich.
2) Verschlußplethysmographie***: Quantitative Messung der globalen Beindurchblutung in Ruhe und in der reaktiven Hyperämie nach arterieller Drosselung. Die Volumenzunahme des Unterschenkels bei Drosselung des venösen Abflusses ist ein Maß für den arteriellen Bluteinstrom.
3) Xenon 133-Muskelclearance***: Isolierte Muskeldurchblutungsmessung mit dem radioaktiven Edelgas Xenon 133, das in die Muskulatur injiziert und proportional zur Muskeldurchblutung weggespült wird. Die Clearancerate kann bestimmt werden unter den Bedingungen der körperlichen Ruhe, der reaktiven Hyperämie nach arterieller Drosselung, während Pedalergometerarbeit oder während des Laufens auf einem Laufbandergometer.
4) Arteriographie***: Direkte Darstellung der morphologischen Gefäßveränderungen und der Ausbildung von Kollateralnetzen an den Becken- und Beinarterien.

Literatur

Barbey K, Barbey P (1963) Ein neuer Plethysmograph zur Messung der Extremitätendurchblutung. Z Kreislaufforsch 52:1129–1140

Bauer E, Buchwalsky R (1992) Herzkatheter: Nebenwirkungen ionischer und nichtionischer Kontrastmittel bei unterschiedlicher Prämedikation. Herz/Kreislauf 24:264–269

Blümchen G, Nagel R, Buchwalsky R et al. (1973) Zur Reproduzierbarkeit der Muskelclearance mit Xenon 133. In: Zeitler H (Hrsg) Diagnostik mit Isotopen bei arteriellen und venösen Durchblutungsstörungen der Extremitäten, Huber, Bern Stuttgart Wien, S 38–43

Bogunovic N, Mannebach H, Ohlmeier H (1982) Atlas der Echokardiographie. Studienreihe Boehringer, Mannheim

Bollinger A (1965) Bedeutung der Venenverschlußplethysmographie in der angiologischen Diagnostik. Schweiz Med Wochenschr 95:1357–1362

Bruce RA, Blackmon JR, Jones JW, Strait G (1963) Exercise testing in adult normal subjects and cardiac patients. Pediatrics 32: 742–756

Bubenheimer P (1992) Echokardiographische Beurteilung der Herzkonfiguration. Herz/Gefäße 12:232–235

Buchwalsky R (1983) Therapiekontrolle durch Einschwemmkatheter, Z Kardiol 72 [Suppl 2]:44

Buchwalsky R (1992) Einschwemmkatheter – Technik, Auswertung und praktische Konsequenzen. perimed, Erlangen

Buchwalsky R, Kauderer M (1983) Prognostischer Stellenwert der Einschwemmkatheteruntersuchung bei koronarer Herzkrankheit. Herz/Kreislauf 3:111–116

Buchwalsky R, Battke K, Hansen W, Blümchen G, Barmeyer J, Baumeister L, Reindell H (1974) Arteriographischer Verlauf der peripheren arteriellen Verschlußkrankheit unter dreijährigem Training. Verhandlungsbericht Dtsch Ges Kreislaufforsch 40:239

Buchwalsky R, Bauer E, Tanczos P, Huber H (1977) Ist jeder Herzinfarktpatient trainierbar? Herz/Kreislauf 9:622–628
Dickhut HH, Lehmann M, Keul J (1988) Rückbildungsfähigkeit des Sportherzens. Z Kardiol 74 [Suppl 3]:93
Gesenius H (1949) Oszillographie und Arteriographie. Dtsch Med Wochenschr 1:1–4
Gleichmann U, Mannebach H, Lichtlen F (1993) Bericht über Struktur und Leistungszahlen des Herzkatheterlabors in der BRD. Z Kardiol 82:46–50
Gohlke H, Gohlke-Bärwolf C, Stürzenhofecker P et al. (1979) Functional improvement after aortocoronary bypass surgery in relation to degree of revascularization. Circulation 59/60:236–237
Gohlke H, Betz P, Roskamm H (1988) Improved risk stratification in patients with coronary artery disease. Application of a survival function using continuous exercise and angiographic variables. Eur Heart J 9:427–434
Gohlke-Bärwolf C, Gohlke H, Schnellbacher K et al. (1981) The value of exercise hemodynamics in diagnosis and management of patients with coronary artery disease: functional and angiograph correlations. In: Denolin H, Schnitzler H, Swan HJC (eds) Hemodynamics and ventricular function during exercise. Witzstrock, New York, pp 121–130
Grodzinski E, Rücker C, Blümchen G (1989) Schweregradeinteilung bei Herzinfarktpatienten anhand der Ejektionsfraktion. Herz/Kreislauf 8:328–331
Grodzinski E, Fentrop T, Scharf-Bornhofen E et al. (1985) Bedeutung der Auswurffraktion (EF) in Ruhe und bei Belastung mit Hilfe der Radionuklidventrikulographie (RNVA) für die Prognose von Herzinfarktpatienten – Vergleich mit anderen Untersuchungsmethoden. Z Kardiol 74:525–530
Henkels U, Blümchen G, Ebner F (1977) Zur Problematik von Belastungsprüfungen in Abhängigkeit von der Tageszeit bei Patienten mit Koronarinsuffizienz. Herz/Kreislauf 9:343–347
Hermann J (1991) Prophylaxe und Therapie der jodinduzierten Hyperthyreose. Dtsch Med Wochenschr 116:99–101
Kaltenbach M, Wagner A (1990) Belastungs-EKG und Koronarographie. In: Lichtlen P (Hrsg) Koronarographie, 2. Aufl. perimed, Erlangen, S 495–502
Lassen NA, Lindbjerg JF, Munck O (1964) Measurement of blood flow through skeletal muscle by intramuscular injection of xenon-133. Lancet 1:686
Lichtlen K (1990) Koronarographie, 2. Aufl. perimed, Erlangen
Reindell H, Bubenheimer P, Dickhuth HH, Görnandt C (1988) Funktionsdiagnostik des gesunden und kranken Herzens. Thieme, Stuttgart New York
Roskamm H, Reindell H (1989) Herzkrankheiten – Pathophysiologie, Diagnostik, Therapie, 3. Aufl. Springer, Berlin Heidelberg New York Tokyo
Roskamm H, Samek L (1975) Die Beziehungen zwischen Koronarangiogramm und Belastungs-EKG. Dtsch Med Wochenschr 100:2538–2542
Schnellbacher K, Görnand L, Roskamm H (1983) Komplikationen bei 23000 Einschwemmkatheteruntersuchungen. Z Kardiol 72 [Suppl 2]:65
Schoop W (1970) Bedeutung der Gehstrecke zur Beurteilung von arteriellen Durchblutungsstörungen und Therapieeffekten. In: Ehringer, Deutsch (Hrsg) Durchblutungsmessungen. Schattauer, Stuttgart New York, S 28–47
Schoop W, Marx H (1955) Über das Verhalten der peripheren Strombahn in der reaktiven Hyperämie. Z Kreislaufforsch 44:186–194
Tanczos P, Kostic N, Buchwalsky R (1982) Echokardiographie im körperlichen Alltag. Kasuistischer Atlas. Boehringer, Ingelheim
Urhausen A, Kindermann W (1987) Ein- und zweidimensionale echokardiographische Herzvolumenbestimmung bei Herzgesunden im Vergleich zur röntgenologischen Methode und zu spiroergometrischen Parametern. Herz/Kreislauf 19:525–528
Weinbacher M (1992) 2-Echo-Analyse der Herzgröße und Herzkonfiguration bei Gesunden und Herzkranken. Dissertation, Universität Freiburg i. Br.

III. Koinzidenz von koronarer Herzkrankheit und peripherer arterieller Verschlußkrankheit

Es gibt eine Reihe von Untersuchungen, die die Koinzidenz von koronarer Herzerkrankung und peripherer arterieller Verschlußerkrankung untersucht haben. Je nach angewandten Untersuchungsmethoden liegen bei koronarer Herzerkrankung die Prozentsätze für die gleichzeitig bestehende periphere arterielle Verschlußkrankheit unterschiedlich hoch, und zwar zwischen 8% und 91% (s. Tabelle 17).

Diesen und anderen Untersuchungen ist auch die Wertung der Risikofaktoren für die beiden Gefäßprovinzen zu verdanken (Tabelle 18).

Untersucht man die Frage, wie oft bei angiographisch belegter peripherer arterieller Verschlußkrankheit auch koronarangiographisch sichtbare Gefäßveränderungen zu sehen sind, so wurde in einer frühen Arbeit – mit semiselektiver Koronarangiographie und selektiver Becken-Bein-Angiographie – beschrieben, daß 75% der Patienten Koronargefäßveränderungen haben (Blümchen et al. 1971).

Mit Doppler- und Duplextechnik sowie mit Arteriographien wurde der Frage nachgegangen, wie oft bei koronarer Herzerkrankung eine Erkrankung der gehirnversorgenden Arterien vorliegt. Man muß damit rechnen, daß bei jedem 5. bis 7. Herzinfarktpatienten Einengungen an den extrakraniellen gehirnversorgenden Arterien vorliegen, die mehr als 50% Lumeneinengung ausmachen.

Tabelle 17. Arbeiten, die sich mit der Koinzidenz von koronarer Herzkrankheit (KHK) und Herzinfarkt (HI) und peripherer arterieller Verschlußkrankheit (AVK) befassen. Die Tabelle gibt die Häufigkeit der untersuchten Gefäßprovinzen an (* Beine, ** Beine und Becken, *** Beine, Becken und Kopf). (Nach Blümchen et al. 1981)

Autor	Jahr	n	Untersuchungsmethoden und/oder Auswahl des Krankengutes mit KHK und Herzinfarkt	n (KHK)	n (HI)	Untersuchungsmethoden und/oder Auswahl des Krankengutes mit AVK	Patienten mit AVK [%]
Epstein et al.*	1957	–	Koronarkranke	–	–	Claudicatio	9
Weidemann et al.**	1966	910	Statistisch soziologische Studie des Herzinfarktes	–	910	Arterielle Durchblutungsstörung, klinisch und arteriographisch abgeklärt	8 m. 6 w.
Kannel*	1970	466	Klinische KHK	466	–	Claudicatio	27
Blümchen et al.**	1971	68	Semiselektive Koronarangiographie	50		Fontaine-Stadien I–IV, Angiographie	74
Bollinger et al.	1972	100	Selektive Koronarangiographie	100	–	Oszillographie	21
Kübler et al.***	1974	71	AP	54	–	Stadien I–V (modifiziert) nach Fontaine	46
Linhart et al.*	1974	841	AP	44		Claudicatio	5
Schebelle et al.**	1975	250	Koronarangiographie	169	–	Angiographie	66
Böhme et al.**	1976	193	Stationäre Rehabilitation nach Herzinfarkt	–	193	Fontaine-Stadien I und II, Doppler, Ruhe- und Belastungssozillographie	91

Tabelle 17 (Fortsetzung)

Autor	Jahr	n	Untersuchungsmethoden und/oder Auswahl des Krankengutes mit KHK und Herzinfarkt	n (KHK)	n (HI)	Untersuchungsmethoden und/oder Auswahl des Krankengutes mit AVK	Patienten mit AVK [%]
Sinapius**	1976	108	Obduktion	108	–	Obduktion: stenosierende, verschießende und klinische AVK (64) nur klinische AVK (29)	64 29
Matthes et al.**	1978	20	Wegen Angina pectoris Koronarangiographie	15	–	Arm-Knöchel-Arteriendruckdifferenz	20
Kriessmann et al.**	1979	107	Nichtinvasive Untersuchungsmethoden zum Ausschluß einer KHK	35	40	Arm-Knöchel-Arteriendruckdifferenz	28
Blümchen et al.**	1981	266	Stationäre Rehabilitation	–	226	Fontaine-Stadien I und II, klinische-angiologisch, Ruhe- und Belastungsoszillographie	15,4

Tabelle 18. Wertigkeit der Risikofaktoren für drei Gefäßprovinzen

Periphere Arterien	Koronararterien	Cerebrale Arterien
Nikotin	Cholesterin	Hypertonie
Hypertonie	Nikotin	Nikotin
Gestörte Glukosetoleranz	Hypertonie	Cholesterin
Cholesterin	Gestörte Glukosetoleranz	Gestörte Glukosetoleranz
Adipositas	Streß	Streß
Streß		Adipositas

Literatur

Blümchen G, Kiefer H, Reindell H (1971) Periphere Arterien-Koronararterien. Eine klinische und angiographische Vergleichsuntersuchung bei 68 Patienten. Huber, Bern, Stuttgart, Wien

Blümchen G, Neuerburg D, Bierck G, Bergh K van den, Hamann M, Barthel W (1981) Herzinfarkt und periphere arterielle Verschlußkrankheit: Koinzidenz und Risikofaktoren. Herz/Kreislauf 3:131–136

Böhme H (1976) Koronare Herzkrankheit und periphere arterielle Verschlußkrankheit unter besonderer Berücksichtigung des Herzinfarktes. MMW 118:187–190

Bollinger A, Lichtlen P, Kaindl F, Mannheimer E (1972) Koinzidenzuntersuchungen bezüglich peripherer Arteriopathie und Koronarsklerose. Wien, Z Inn Med 53:455–462

Epstein F, Boas EP, Simpson R (1957) The epidemiology of artherosclerosis among a random sample of clothing workers of different ethnic origins in New York City. J Chron Dis 5:329–341

Kannel WB (1970) Intermittent claudication, incidence in the Framingham Study. Circulation 12:875–883

Kriessmann A, Seidlmann W, Neiss A, Sebening H, Seidl KF (1979) Häufigkeit der peripheren arteriellen Verschlußkrankheit bei koronarer Herzkrankheit mit und ohne Herzinfarkt. Dtsch Med Wochenschr 104:1604–1607

Kübler W, Schütz E, Gries FA, Klinger H, Koschinsky T, Loogen L, Vogelberg KH (1974) Periphere arterielle Verschlußkrankheit, angiographisch nachweisbare Koronarsklerose und Konstellation von Risikofaktoren bei Patienten mit pectanginösen Beschwerden. Dtsch Med Wochenschr 99:2201–2206

Linhart J, Hejl Z, Geizerova H, Santrucek M (1974) Intermittent claudication and angina pectoris in two age groups of male population of Prague. Cas. Lek. Ces 113:918

Matthes D, Opherk D, Mörl H (1978) Nachweis einer peripheren obliterierenden Arteriosklerose bei Patienten mit koronaren Herzerkrankungen und eingeschränkter Koronarreserve. Vasa 7:138–142

Schebelle E, Bachmann K, Niederer W, Petenyi M, Rupp K (1975) Vergleichende koronare und periphere Angiographie bei 250 Patienten. Verh Dtsch Ges Kreislaufforsch 41:121–124

Sinapius D (1976) Hypertonie als Risikofaktor bei koronarer Herzkrankheit und peripherer arterieller Verschlußkrankheit nach morphologischen Beobachtungen. In: Zeitler E (Hrsg) Hypertonie. Witzstrock, Baden-Baden, S. 82–85

Weidemann H, Nöcker J (1966) Herzinfarkte in der Bevölkerung einer Industriegroßstadt (II. Mitteilung). MMW 27:1393–1397

IV. Bewegungstherapie

1 Praktische Durchführung

1.1 Herzkranke

Die Bewegungstherapie ist ein Kernstück in der Rehabilitationsphase bei Koronarpatienten. Sie zieht sich durch alle Phasen der Erkrankung von der Krankengymnastik im Akutbett über die Phase der Mobilisierung im Akutkrankenhaus, die Phase der Rehabilitation in einer Rehabilitationsklinik bis zur ambulanten Herzgruppe und auch danach.

Die Bewegungstherapie muß genauso wie die medikamentöse Therapie bestimmten Richtlinien folgen. Wie auch bei anderen Therapien kann kein starres Schema der Dosierung und Applikationsform empfohlen werden. Es muß vielmehr auf der Basis objektiver Untersuchungsbefunde (s. Teil II „Funktionsdiagnostik") für jeden Patienten individuell entschieden werden, ob dem Patienten eine Trainings-, eine Übungstherapie oder gar keine Belastung verordnet wird. *Die Trainingsbehandlung* ist möglich, wenn der Patient mit mehr als 1 W/kg Körpergewicht belastbar ist. Die *Übungsbehandlung* ist möglich, wenn der Patient mit höchstens 1 W/kg Körpergewicht belastet werden darf.

Bei der Bewegungstherapie sollte der Sport niemals so durchgeführt werden, daß durch muskuläre Beanspruchung herausragende Leistungen erzielt werden sollen. Es muß vielmehr ein Trainingscharakter erhalten bleiben, in dem durch wiederholte unterschwellige Reize die Muskulatur des Körpers an Belastungen angepaßt und das Herz-Kreislauf-System so in seiner Arbeit ökonomisiert wird.

Mit der Frage der Dosierung und der Art der Bewegungstherapie setzt sich eine Vielzahl von Literatur auseinander (s. vor allen Dingen Weidemann u. Meyer 1991).

Bei der Auswahl von Freizeitaktivitäten sollten solche Sportarten bevorzugt werden, bei denen die Ausdauer trainiert und die Koordination geübt wird. Dagegen muß von Sportarten abgeraten werden, die vorwiegend die Flexibilität, Kraft und Schnelligkeit trainieren (Tabelle 19). Diese Sportarten schaden den Patienten durch plötzliche, zu starke Pulsfrequenz- und Blutdruckanstiege sowie durch Preßatmung. Durch die myokardiale Überforderung können lebensbedrohliche Rhythmusstörungen provoziert werden. Es gibt aber allerdings auch Literaturhinweise darauf, daß ein vorsichtiges *Krafttraining* bei ausgesuchten Koronarpatientengruppen keinen Schaden bedingen soll.

Tabelle 19. Geeignete und ungeeignete Sportarten für Koronarpatienten

Gruppe	Sportart	Trainings-effekt	Eignung
I	Gehen, Wandern, Jogging, Laufen	Ausdauer	Sehr gut
II	Radfahren, Schwimmen, Skilanglauf (nordisch), Rudern	Ausdauer	Gut
III	Spiele (Fußball, Handball, Volleyball, Basketball, Tennis, Golf) Leichtathletik, Curling,	Schnelligkeit Koordination	
	Reiten, Kegeln, Schießen, Segeln,		Bedingt geeignet
IV	Gymnastik, Skilauf (alpin), Turnen, Tauchen,	Flexibilität	
	Gewichtheben, Judo, Ringen, Boxen	Kraft	Nicht geeignet

Sportarten, die die Ausdauer trainieren, sind geeignet für Koronarpatienten. Die Sportarten der Gruppe I sind besonders günstig, weil sie ohne Gerät und auch ohne Turnhalle ausgeübt werden können. Der Nachteil dieser Sportarten liegt aber in der schlechteren Dosierbarkeit. Die beste Dosierbarkeit ist bei einem Ergometertraining gegeben; das wiederum wird aber häufig als langweilig angesehen.

Die für Gruppe II aufgeführten Sportarten haben guten Ausdauercharakter, sind aber nur unter besonderen Bedingungen und mit besonderem Gerät durchführbar.

Die Sportarten der Gruppe III sind bedingt geeignet, weil sie weniger die Ausdauer, aber mehr die Schnelligkeit und Koordination trainieren. Sie werden von den Patienten oft bevorzugt, weil sie in einer Gruppe durchgeführt werden können und Spielcharakter haben.

Die Sportarten der Gruppe IV sind für Koronarpatienten nicht geeignet, weil sie zu sehr die Kraft betonen. Hier ist z. B. die Gymnastik angeführt. Diese kann natürlich sehr unterschiedlich durchgeführt werden. Dieses Beispiel zeigt also die Relativierung in Tabelle 19.

Tabelle 20 zeigt exemplarisch empfehlenswerte und ungeeignete Sportarten, zugeordnet den verschiedenen Wattstufen der kardialen Belastbarkeit.

Tabelle 20. Geeignete und ungeeignete Sportarten für die verschiedenen kardialen Belastbarkeitsstufen

Kardiale Belastbarkeit	Empfehlenswerte geeignete Sportarten	Mögliche, aber für Training ungeeignete Sportarten
25 Watt	Ebenerdiges Gehen	Minigolf, Schießen
50 Watt	Schnelleres Gehen, langsames Treppensteigen	Federballspiel, Kegeln
75 Watt	Langsames Radfahren, Golf, langsames Schwimmen	Reiten, Segeln, Tischtennis
100 Watt	Schnelleres Radfahren, Tanzen, Jogging, Fußballtennis	Sprintlauf, Springen, Volleyballspiel
125 Watt	Bergwandern, Paddeln, Eislauf	Geräteturnen, Tennis, Feder- und Basketball
150 Watt	Skilanglauf, Rudern, schnelleres Schwimmen	Alpiner Skilauf, Squash, Tauchen, Wasserski, Surfen
über 200 Watt	Sportliches Schwimmen, Fuß- und Handball	Bergsteigen, Gewichtheben, Ringen, Boxen, Judo

Trainingsherzfrequenz

Die Dosierung der Bewegungstherapie wird nach durchgeführter Stufendiagnostik mit der Trainingsherzfrequenz verschrieben und überwacht. Dazu ist es nötig, daß jeder Patient selbst lernt, seine Herzfrequenz zu bestimmen. Das wird ihm in der Reha-Klinik oder in der ambulanten Sportgruppe beigebracht.

Die folgende Übersicht zeigt verschiedene Empfehlungen, die von 1966 bis 1982 zur Bestimmung der Trainingsherzfrequenz gemacht wurden.

Historische Entwicklung der Formeln, die zur Bestimmung der Trainingsherzfrequenz von 1957 bis 1982 verwendet wurden

1) Karvonen (1957): $HF_{Ruhe} + 0,7\ (HF_{max} - HF_{Ruhe})$
2) Hellerstein (1966): HF_{Ruhe} + 60 – 70 Schläge/min
3) WHO (1968): HF bei 60 – 70 % $V_{O_2\,max}$
4) Baum (1971): 170 Schläge/min – Lebensalter (Jahre)
5) Weidener (1974): 70 % der HF_{max}
6) Mellerowics (1975): 70 – 90 % der HF_{max}
7) Halhuber (1982): $(HF_{max} - HF_{Ruhe}) \cdot 0,6 + HF_{Ruhe}$

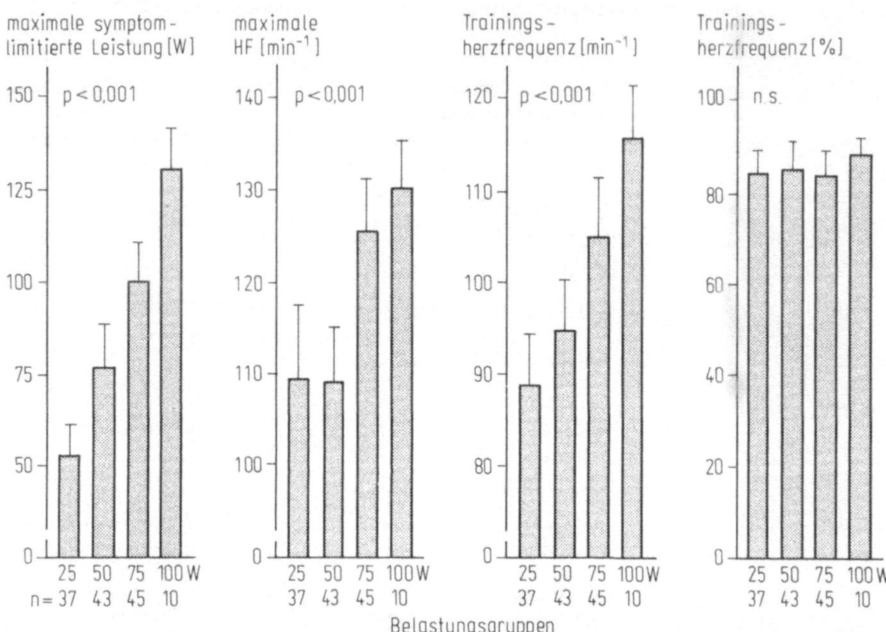

Abb. 37. Beziehung zwischen maximaler symptomlimitierter Leistung, maximaler Herzfrequenz, Trainingsherzfrequenz und Trainingsherzfrequenz in Prozent der maximalen Herzfrequenz. (Nach Meyer et al. 1986)

In den meisten Rehabilitationseinrichtungen und ambulanten Herzgruppen wird die von Halhuber 1982 angegebene Formel verwendet:

$$HF_T = (HF_{max} - HF_{Ruhe}) \cdot 0{,}6 + HF_{Ruhe} .$$

Die Trainingsherzfrequenz wird insbesondere aufgrund der Ergometrie-Ergebnisse berechnet. Meyer u. Weidemann (1985) haben sich mit der Frage befaßt, ob die individuell ermittelte Trainingsherzfrequenz ein analoges Verhalten zur maximalen symptomlimitierten Ergometerbelastung und der dabei dann erreichten maximalen Herzfrequenz zeigt. Die Ergebnisse für vier Bewegungstherapiebelastungsgruppen (25, 50, 75 und 100 W) sind in Abb. 37 wiedergegeben. Je höher die maximale symptomlimitierte Wattleistung lag, um so höher waren auch die absoluten Trainingsherzfrequenzen. Für die unterschiedlichen Belastungsgruppen lagen die Trainingsherzfrequenzen im Mittel zwischen 84 und 90% der maximalen Herzfrequenz. Dabei wurde auch die individuelle Problemsituation und Belastbarkeit des Patienten berücksichtigt. Benutzte man nur die erreichte maximale Herzfrequenz und setzte diese in die oben genannte Formel ein, so entstanden beträchtliche Differenzen aufgrund unterschiedlicher Ergometrieverfahren und unterschiedlicher Interpretationen der maximalen Herzfrequenz. Es war also deutlich günstiger, die Trainingsherzfrequenz unter Berücksichtigung der individuellen Belastungssituation und der Abbruchkriterien bei der Ergometrie festzulegen.

Weidemann u. Meyer (1991) haben auch Vergleiche zwischen subjektiven Angaben der Patienten und objektiv gemessener Belastbarkeit anhand von berechneten Trainingsherzfrequenzen und gewonnenen Laktatwerten beschrieben. Wenn man die subjektiven Einschätzungen der Patienten nach der Borg-Skala (1970) verwendet, besteht die Gefahr der Überbelastung. Dies zeigt, daß es nötig ist, eine Belastungsdosierung nach objektiven Kriterien vorzunehmen.

Folgt man diesen Richtlinien, ist es möglich, die Bewegungstherapie mit einer individuell angemessenen Belastungsintensität aufgrund des Parameters „Traningsherzfrequenz" ausreichend zu kontrollieren und genau genug zu dosieren.

Tabelle 21 wird in der Schüchtermann-Klinik zur Ermittlung der Trainingsherzfrequenz benutzt. Sie setzt sich zusammen aus der Ruheherzfrequenz und der bei der Ergometrie ermittelten maximal erreichten Herzfrequenz. Diese Werte werden dann in die oben angeführte Formel von Halhuber zur Errechnung der Trainingsherzfrequenz eingesetzt.

Der Ausschuß für „Stationäre Bewegungstherapie" der Deutschen Gesellschaft für Prävention und Rehabilitation von Herz- und Kreislauferkrankungen e.V. hat bei seiner Tagung im März 1993 ein sog. Positionspapier vorgelegt (Herz/Kreislauf 25, 9/93 und 10/93; Schriftführer Dr. Katharina Meyer).

An diesem Papier haben spezialisierte Ärzte, Diplomsportlehrer, Bewegungstherapeuten und Krankengymnasten gearbeitet. Es ist deshalb besonders ausgefeilt und soll in Auszügen im folgenden wiedergegeben werden.

1) Gruppeneinteilung und Stärke der Patientengruppen

Aus pragmatischen Gründen sind die Patienten den Bewegungstherapiegruppen nach Belastbarkeit in Watt und unter Berücksichtigung von Zweiterkrankungen, Alter bzw. motorischen Fähigkeiten u. a. zuzuordnen. Die Differenzierung der Gruppeneinteilung erfolgt nach relativen Wattzahlen: <0,5 W/kg, 0,5–<1,0 W/kg und >1,0 W/kg, wobei zum besseren Verständnis für den Patienten auch die absolute Wattzahl herangezogen werden kann. Zur Gewährleistung einer individuell ausgerichteten Bewegungstherapie einschließlich gesundheitserzieherischer Betreuung sollte die Gruppenstärke von 10–12 Patienten nicht überschreiten. Darüber hinaus können auch problemspezifische Gruppen gebildet werden.

2) Therapieplan und Therapieprotokoll

Zur Übermittlung wesentlicher diagnostischer Daten/Befunde über die bewegungstherapeutisch zu behandelnden Patienten ist ein Therapieplan erforderlich. Ferner sollte ein Therapieplan die Protokollierung der täglichen Bewegungstherapie ermöglichen. Zu protokollierende Parameter sind:

- Herzfrequenz (im Ergometertraining: vor Belastung, alle 5 min während Belastung, 2 min nach Belastung; im Geh- und Lauftraining: vor Belastung und nach jedem Belastungsintervall; im Schwimmtraining: vor Belastung, während Belastung je nach Belastungsmethode sowie individuellem Übungsgrad und Sicherheit des Patienten mehr oder weniger engmaschig);

Tabelle 21. Werte der Trainingsherzfrequenz in Abhängigkeit von der Ruheherzfrequenz und der maximal erreichten Herzfrequenz

		HF_{Ruhe} (Schläge/min)													
	50	55	60	65	70	75	80	85	90	95	100	105	110	115	
HF_{max} (Schläge/min) bei Ergometrie im Liegen	60	55	60												
	65	60	60	60											
	70	60	65	65	70										
	75	65	65	70	70	70									
	80	70	70	70	75	75	80								
	85	70	70	75	75	80	80	80							
	90	75	75	80	80	80	85	85	90						
	95	75	80	80	85	85	85	90	90	90					
	100	80	80	85	85	90	90	90	95	95	100				
	105	80	85	85	90	90	90	95	95	100	100	100			
	110	85	90	90	90	95	95	100	100	100	105	105	110		
	115	90	90	90	95	95	100	100	100	105	105	110	110	110	
	120	90	95	95	100	100	100	105	105	110	110	110	115	115	120
	125	95	95	100	100	100	105	105	110	110	110	115	115	120	120
	130	100	100	100	105	105	110	110	110	115	115	120	120	120	125
	135	100	100	105	105	110	110	110	115	115	120	120	120	125	125
	140	105	105	110	110	110	115	115	120	120	120	125	125	130	130
	145	105	110	110	110	115	115	120	120	120	125	125	130	130	130
	150	110	110	115	115	120	120	120	125	125	130	130	130	135	135
	155	110	115	115	120	120	120	125	125	130	130	130	135	135	140
	160	115	120	120	120	125	125	130	130	130	135	135	140	140	140
	165	120	120	120	125	125	130	130	130	135	135	140	140	140	145
	170	120	125	125	130	130	130	135	135	140	140	140	145	145	150
	175	125	125	130	130	130	135	135	140	140	140	145	145	150	150
	180	130	130	130	135	135	140	140	140	145	145	150	150	150	150

- Blutdruckverhalten;
- Rhythmusstörungen: Art und Häufigkeit;
- Angina pectoris (Lokalisation, Art und Schweregrad);
- Dyspnoe (Stärke);
- AVK-Befunde unter Test- und Trainingsbelastung.

Alle Parameter werden der jeweiligen Belastungsintensität bzw. Belastungszeit zugeordnet.

Die Protokollierung ermöglicht

a) eine tägliche nichtverbale Rückmeldung an Arzt/Station;
b) auf einen Blick eine differenzierte Übersicht über den mehrwöchigen Bewegungstherapieverlauf; diese kann als Zusammenfassung im Entlassungs- bzw. Verlegungsbericht übernommen werden.

Der Therapieplan sollte auch den Therapiezeitplan des Patienten beinhalten, so daß eine patientengerechte Koordinierung aller Therapiemaßnahmen möglich ist.

3) Belastbarkeit und indizierte Bewegungstherapiearten

3.1) Kardiale Mindestbelastbarkeit zur Durchführung verschiedener Bewegungstherapiearten

- Fahrradergometertraining: ≥12,5 W;
- systematisches Gehtraining: ≥12,5 W;
- systematisches Lauftraining: ≥1 W/kg;
- Schwimmtraining: 1,2–1,5 W/kg. Je nach Übungsgrad und Sicherheit in Einzelfällen zwischen 1 und >1,5 W/kg. Zusätzliches Ausschlußkriterium: bedeutsame Rhythmusstörungen unter Medikation an Land;
- Wassergymnastik: ca. 0,7–1 W/kg bei Eintauchtiefe bis Sternumspitze. Zusätzliches Ausschlußkriterium: bedeutsame Rhythmusstörungen unter Medikation an Land;
- dosiertes Skilanglaufen/Skiwandern überwiegend auf der Ebene: 1,5–2 W/kg;
- Gymnastik und Atemtherapie: bei individuell angemessener Gestaltung ab niedrigster Belastbarkeit möglich;
- Wahrnehmungs- und Geschicklichkeitsspiele (sitzend auf Hocker und im Stehen) >0,3 W/kg;
- Spielformen (im Gehen und Stehen) ≥0,5 W/kg;
- kleine Partner- oder Mannschaftsspiele (z.B. Familientennis, Zeitlupenball, Ball über die Schnur) ≥0,8 W/kg;
- Mannschaftsspiele (z.B. Prellball, Volleyball) >1 W/kg;
- Muskelaufbautraining/Kraftausdauertraining: 1,5–2 W/kg;
- Terrainwanderungen/Spaziergänge mit belastungshomogenen Gruppen. Intensität und Dauer der Belastung ist der jeweiligen Gruppe anzupassen. Funkkontakt zur Klinik, Notfallplan sowie Notfalleinsatz müssen gewährleistet sein.

3.2) Kriterien zur Belastungskontrolle

Während der Durchführung der indizierten Bewegungsarten ist die Belastung durch Messung/Registrierung folgender Kriterien zu kontrollieren:

- Herzfrequenz: bei allen Bewegungstherapieformen anfangs obligat;
- Rhythmusmonitoring: im Fahrradergometertraining anfangs obligat.

Herzfrequenz-, Blutdruck- und Rhythmusmonitoring während individueller maximaler Ergometerbelastung ermöglichen laufende Kontrolle der Toleranz einer verordneten Belastungsintensität sowie eine Kontrolle der Wirksamkeit der verordneten Medikation. Dies liefert ergänzende Hinweise für die therapeutische Intervention und sozialmedizinische Beurteilung des Patienten.
EKG- und HF-Telemetrie: obligat vor Aufnahme des Schwimmtrainings. *Ausnahme:* Patienten mit hoher kardialer Belastbarkeit und ohne Rhythmusstörungen in der Anamnese.
Laktat: als ergänzendes Dosierungskriterium bei Patienten mit hoher Trainingsintensität bei altersentsprechender Leistungsfähigkeit.
Subjektive Belastungseinschätzung (z. B. mittels Borg-Skala, Atemfrequenz).

4) Belastungmethodik

4.1) Belastungsumfang

a) Intensität.
b) Häufigkeit und Dauer: Minimalprogramm sollte täglich 3mal 15 min reine Belastungszeit betragen.
c) Belastungsart: Obligat ist die tägliche Ausdauerbelastung in Form von monitorüberwachtem Fahrradergometertraining und Geh- oder Lauftraining, ferner die Gymnastik. Im Einzelfall können mehr als 3 Anwendungen pro Tag angeboten werden (z. B. zusätzlich Schwimmen).

4.2) Methoden für Ausdauertraining

a) Als gut dosierbare Belastungsmethode im Ausdauertraining ist die Dauermethode über 15 min (ununterbrochene, gleichmäßige Belastung) anzuwenden bzw. anzustreben.
b) Vorübergehende Ausnahmen:
   - Bei Aufnahme eines systematischen Geh-, Lauf- und Schwimmtrainings empfiehlt sich ein intervallmäßiges Heranführen an eine Dauerbelastung.
   - Bei schlechter muskulärer Leistungsfähigkeit, jedoch guter kardialer Belastbarkeit empfiehlt sich als Übergang die Intervallmethode, z. B. mit wechselnden 1minütigen Belastungsphasen von hoher Intensität nach Trainingsherzfrequenz dosiert, z. B. mit 120 % der symptom- oder befundlimitierten Leistung und 1minütigen aktiven Erholungsphasen von niedriger Belastungsintensität (z. B. 25 W).

c) Ständige Ausnahmen:
   Anwendung der Intervallmethode bei Patienten mit sehr geringer kardialer Belastbarkeit (z. B. BCI auf niedriger Stufe; Herzinsuffizienz oder starker LV-Dysfunktion). Empfohlener Belastungsmodus: Belastungsphasen zwischen 20 und 60 s, Erholungsphasen zwischen 60 und 80 s auf der Nullwattstufe oder als echte Pausen. Belastungsintensität und Verhältnis von Belastungs- und Erholungsphasen sind nach individueller Trainingsherzfrequenz und Blutdruckverhalten zu wählen. Die Durchführung des Intervalltrainings mit der letztgenannten Patientengruppe erfordert
   - eine tägliche, individuelle Entscheidung zum Training sowie den Ausschluß von
   - zentraler Stauung,
   - peripheren Ödemen,
   - akuten Beschwerden.

4.3) Gymnastik

Gymnastik wird unter Berücksichtigung individueller motorischer und orthopädischer Fähigkeiten durchgeführt. Die Bildung von sog. Thorakotomiegruppen bzw. gegebenenfalls geriatrischen Gruppen ist zu empfehlen. In Sondergruppen sind auch Patienten mit Wirbelsäulenproblemen, mit Indikation zur Atemtherapie sowie zum Muskelaufbautraining zu behandeln.
Die Schwerpunktsetzung gymnastischer Übungsinhalte (z. B. Koordination, Flexibilität, lokale statische Muskelkraft oder Muskelausdauer) wird vom jeweiligen Bedarf der Gruppe bestimmt. Jedoch sollte die funktionelle Gymnastik im Hinblick auf eine herzkreislaufschonende Ausführung von Alltagsbelastungen sowie auf ganzheitlich und/oder verhaltenstherapeutisch orientierte Gymnastik (z. B. Körperwahrnehmung, entspannende Übungen, Haltungsverbesserung bei Alltagsbelastungen) in allen Gruppen obligat sein. Bei letzterer ist Kooperation mit Klinikpsychologen notwendig.
In der Gymnastik kommt folgenden spezifischen Dosierungskriterien vorrangige Bedeutung zu:

a) Übungspositionen:
   - < 0,5 W/kg Belastbarkeit: vorrangig im Sitz auf Hocker;
   - > 0,5 – < 1 W/kg Belastbarkeit: Sitz (Hocker), Stand, Gehen;
   - > 1,0 W/kg Belastbarkeit: zusätzlich Sitzen/Liegen auf Boden;
b) Hebellänge der Extremitäten;
c) Wahl von Handgeräten.

4.4) Muskelaufbautraining und Kraftausdauertraining

Muskelaufbautraining und Kraftausdauertraining sollten an spezifischen Zug- und Druckmaschinen mit der Möglichkeit feiner Belastungsabstufung und orthopädisch schonender Übungshaltung ausgeführt werden.
Die Methodik richtet sich nach Empfehlungen der „Medizinischen Trainingstherapie“ nach Gustavsen u. Streeck.

Voraussetzung für die Aufnahme dieses Trainings ist eine kardiale Mindesbelastbarkeit von 1,5–2 W/kg ≙ 125–150 W.

5) Krankengymnastik im Rahmen stationärer Bewegungstherapie für multimorbide Herzpatienten

Probleme, die den multimorbiden, oft älteren Patienten nicht oder nur eingeschränkt an gruppentherapeutischen Maßnahmen teilnehmen lassen, sind im besonderen:

- Schmerzen orthopädischer Ursachen (degenerativ oder entzündlich bedingte Einschränkungen des Bewegungsapparates),
- sensorische Störungen (Schwerhörigkeit, Sehprobleme, Polyneuropathie),
- Psyche (postoperatives Psychosyndrom kann stärker ausgeprägt und länger anhaltend sein als bei jüngeren Patienten),
- Koordination und Gleichgewicht (Bewegungsunsicherheit, Gangunsicherheit, motorische Anpassung verlangsamt)
- Reaktionsfähigkeit (verlangsamt).

Als allgemeine Folge sind Angst und Verunsicherung auffällig.

5.1) Ziele der Krankengymnastik

- Linderung bzw. Beseitigung evtl. orthopädischer Schmerzen,
- Verbesserung sensorischer und koordinativer Fähigkeiten,
- Verbesserung der Kompetenz zur Bewältigung des Alltags,
- Integration in eine Gruppentherapie,
- Reduktion von Angst,
- Motivierung.

5.2) Therapeutische Maßnahmen

- Schmerzbehandlung (z.B. durch Eis- oder Wärmebehandlung, manuelle Therapie, Traktionen),
- Koordinationsverbesserung (z.B. durch Übungen mit Handgeräten, am Schaukelbrett, durch Balanceübungen, PNF),
- „daily life activities".

Für die Krankengymnastik kann kein Standardprogramm empfohlen werden; jede Behandlung ist der vorrangigen Problematik des Patienten individuell anzupassen.

6) Besonderheiten der Bewegungstherapie nach Herzoperationen

6.1) Aortokoronare Bypassoperation

a) *Gruppenzuordnung der Patienten*
   Das Ausdauertraining kann gemeinsam mit nichtsternotomierten Patienten durchgeführt werden.

Eine Gymnastik ist bis zum Erreichen einer Belastungsstabilität des Sternums (im Mittel ab 6. postoperativer Woche) und Beschwerdefreiheit des Thorax in gesonderten Gruppen durchzuführen.

b) Belastungsintensität und Belastungssteigerung
Die Belastungsintensität und die Belastungssteigerung werden

- vom Operationsergebnis,
- durch das Ausmaß einer irreversiblen Myokardschädigung sowie
- durch operationsbedingte extrakardiale Faktoren bestimmt.

Bei operationsbedingten extrakardialen Faktoren, wie z.B. bei Wundheilungsstörungen im Bereich der Venenentnahmestellen, pulmonalen Problemen, Thoraxgerüstbeschwerden, neurologischen/orthopädischen Problemen u.a. sind die Belastungsintensität bzw. die Belastungssteigerung individuell zu modifizieren.

c) Bewegungsarten für Ausdauertraining

Mit Fahrradergometer- und Gehtraining ist sofort nach Beendigung der Frühmobilisation zu beginnen, sofern keine bedeutsamen Wundheilungsstörungn der Venenentnahmestellen vorliegen.

Bei ausreichender kardialer Belastbarkeit und Belastungsstabilität sowie Schmerzfreiheit des Sternums kann ab 5./6. postoperativer Woche das Gehtraining in ein Lauftraining übergehen und das Schwimmtraining hinzugenommen werden.

Als Schwimmstil wird modifiziertes Rückenschwimmen (Arme seitlich des Körpers bewegen) oder Brustschwimmen empfohlen. Die nachfolgenden drei Behandlungskarten zeigen das praktische Vorgehen bei der Verordnung der Bewegungstherapie in der Klinik Roderbirken.

A. Ein Patient im Anschlußheilverfahren nach ACVB-Operation;
B. ein Patient im Anschlußheilverfahen nach großem Vorderwandinfarkt und eingeschränkter Linksventrikelfunktion mit zusätzlicher peripherer arterieller Verschlußkrankheit;
C. ein Patient mit unkompliziert verlaufendem Herzhinterwandinfarkt im Anschlußheilverfahren.

Die Behandlungskarten zeigen den organisatorischen Ablauf in der Bewegungstherapie, in der physikalischen Therapie, in der Beschäftigungstherapie, im psychologischen Dienst, beim autogenen Training, bei der Verordnung von Gesundheitsbildung, Ernährungsberatung und Sprechstunden bei der Organisationsschwester.

In den Behandlungskarten ist der Trainingspuls angegeben. Es werden dann bei den jeweiligen Belastungen die Ruhepulse und die erreichten maximalen Herzfrequenzen bei den verschiedenen Belastungen aufgeführt. Weiterhin ist die vor und nach Training erreichte Gehstrecke bei Patienten mit peripherer arterieller Verschlußerkrankung vermerkt.

Bewegungstherapie

- ☒ Gymnastik: Gymn.-halle 1 (E) ☐ Eg ☐ Hg ☒ Üg ☐ Tg
- ☒ Atemübungen: Halle 2
- ☒ Krankengymnastik: Schulter
- ☐ Wirbelsäulengymnastik:
- ☒ Ergometertraining: U 1 Raum 59 401
- ☐ Rudern. U 1 Raum 59
- ☒ Wandern: ab E ½ gelber Weg, gelber Weg, roter Weg
- ☐ Radfahren: ab E
- ☐ Lauftraining/Laufband: ☐ Wassergymnastik:
- ☐ Schwimmen:
- ☐ Arterielles Intervalltraining:

Physikal. Therapie im Badehaus

- ☐ Kneipp-Anwendungen: ☐ Sauna:
- ☐ Inhalation: ☒ Jobsten
- ☐ Fango:
- ☒ Massage: Nacken, Narbe
- ☒ Elektrobehandlung: li. Schulter

- ☐ Beschäftigungstherapie: Töpfern, malen, werken, 1. Stock Badehaus
- ☒ Psychologische Beratung/Präventivmaßnahme:
- ☐ Autogenes Training/Progressive Muskelentspannung:
- ☒ Gesundheitsbildung: U 1 Raum 81
- ☒ Ernährungsberatung: U 1 Raum 79
- ☒ Sprechstunde Schwester Edith: U 1 Raum 81

kardiale Diagnose: 3fach ACVB-OP 15.8.93

weitere Befunde (AVK, Orthop. etc.): Periarthritis humero scapularis li.

Gewicht: kg Größe: cm

Bel.-EKG: 4 min. 100 Watt

☐ AP ☒ D ☒ E ☐ ES

BCI ab 0 Watt

Trainingspuls: 120 Schläge/min.

Bemerkungen (RR etc.):

Rö/Echo: Kardiomegalie ☐ ja ☒ nein

EK: ☐ o.B. ☐ path. ab Watt

RNV: ☐ o.B. ☐ path.

Medikamente:

ß-Blocker: ☐ ja, seit

abgesetzt

Bemerkungen:

Behandlungskarte A

		Datum: 6. – 10. 9. Mo.	Di.	Mi.	Do.	Fr.
Bewegungstherapie	☒ Gymnastik: Gymn.-halle 1 (E)	8^{30}	8^{30}	8^{30}	8^{30}	8^{30}
	☒ Atemübungen: Halle 2	11^{15}	11^{15}	11^{15}	11^{15}	11^{15}
	☒ Krankengymnastik: Schulter		13^{30}		9^{30}	
	☐ Wirbelsäulengymnastik:					
	☒ Ergometertraining: U 1 Raum 59 40↗	10	10	10	10	10
	☐ Rudern. U 1 Raum 59					
	☒ Wandern: ab E ½ gelber Weg,	14^{15}	14^{15}	14^{00}	14^{15}	14^{15}
	☐ Radfahren: ab E	[½	gelber	Weg		
	☐ Lauftraining/Laufband:					
	☐ Schwimmen:					
	☐ Arterielles Intervalltraining:					
Physikal. Therapie im Badehaus	☐ Kneipp-Anwendungen:					
	☐ Inhalation:	13^{30}	~~13^{30}~~	13^{30}	13^{30}	13^{30}
	☐ Fango:					
	☒ Massage: nacken, narbe	9^{15}		9^{15}		9^{15}
	☒ Elektrobehandlung: li. Schulter	9^{30}				9^{30}
	☐ Beschäftigungstherapie: Töpfern, malen, werken					
	☒ Psychologische Beratung/Präventivmaßnahme:					
	☐ Autogenes Training/Progressive Muskelentspannung					
	☒ Gesundheitsbildung: U 1 Raum 81	15^{15}	15^{15}			
	☒ Ernährungsberatung: U 1 Raum 79					
	☒ Sprechstunde Schwester Edith: U 1 Raum 81					

	Datum: 13. – 17. 9. Mo.	Di.	Mi.	Do.	Fr.
Gymnastik	8^{30}	8^{30}	8^{30}	8^{30}	8^{30}
Atemübungen	–	–	–	–	11^{15}
Krankengymnastik					
Wirbelsäulengymnastik					
Ergometertraining	10^{20}	10^{20}	10^{20}	10^{20}	10^{20}
Rudern					
Wandern	15	15	–	15	15
Radfahren	[gelber	Weg		roter	Weg
Lauftraining/Laufband					
Schwimmen					
Arterielles Intervalltraining					
Kneipp-Anwendungen					
Inhalation	13^{30}	13^{30}	13^{30}	~~13^{30}~~	13^{30}
Fango					
Massage	16		15		
Elektrobehandlung	16^{30}			16^{00}	
Beschäftigungstherapie					
Psychologische Beratung/Präventivmaßnahme					
Autogenes Training/Progressive Muskelentspannung					
Gesundheitsbildung	14	14	14		
Ernährungsberatung	11	11	11	11	
Sprechstunde Schwester Edith				13^{00}	

Behandlungskarte A (Fortsetzung)

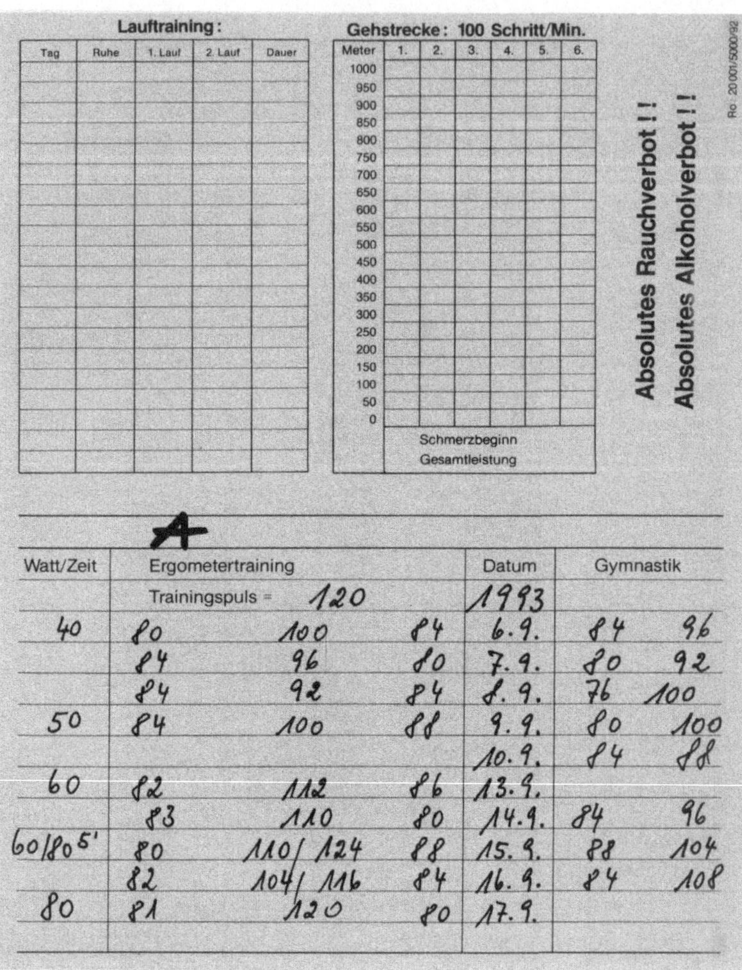

Lauftraining:

Tag	Ruhe	1. Lauf	2. Lauf	Dauer

Gehstrecke: 100 Schritt/Min.

Meter	1.	2.	3.	4.	5.	6.
1000						
950						
900						
850						
800						
750						
700						
650						
600						
550						
500						
450						
400						
350						
300						
250						
200						
150						
100						
50						
0						
	Schmerzbeginn					
	Gesamtleistung					

Absolutes Rauchverbot!!
Absolutes Alkoholverbot!!

Ro 20 001/5000/92

A

Watt/Zeit	Ergometertraining			Datum	Gymnastik	
	Trainingspuls = 120			1993		
40	80	100	84	6.9.	84	96
	84	96	80	7.9.	80	92
	84	92	84	8.9.	76	100
50	84	100	88	9.9.	80	100
				10.9.	84	88
60	82	112	86	13.9.		
	83	110	80	14.9.	84	96
60/80 5'	80	110/124	88	15.9.	88	104
	82	104/116	84	16.9.	84	108
80	81	120	80	17.9.		

Behandlungskarte A (Fortsetzung)

Bewegungstherapie

- ☒ Gymnastik: Gymn.-halle 1(E) ☐ Eg ☒ Hg ☐ Üg ☐ Tg
- ☐ Atemübungen:
- ☐ Krankengymnastik:
- ☐ Wirbelsäulengymnastik:
- ☒ Ergometertraining: U 1 Faum 59 20-40 W
- ☐ Rudern. U 1 Raum 59
- ☒ Wandern: ab E Kurzweg → 1/2 gelber Weg
- ☐ Radfahren: ab E
- ☐ Lauftraining/Laufband: ☐ Wassergymnastik:
- ☐ Schwimmen:
- ☒ Arterielles Intervalltraining: Halle 1

Physikal. Therapie im Badehaus

- ☐ Kneipp-Anwendungen: ☐ Sauna:
- ☐ Inhalation: ☐ Jobsten
- ☐ Fango:
- ☐ Massage:
- ☐ Elektrobehandlung:

- ☒ Beschäftigungstherapie: Töpfern, malen, werken, 1. Stock Badehaus
- ☐ Psychologische Beratung/Präventivmaßnahme:
- ☐ Autogenes Training/Progressive Muskelentspannung:
- ☒ Gesundheitsbildung: U 1 Raum 81
- ☒ Ernährungsberatung: U 1 Raum 79
- ☒ Sprechstunde Schwester Edith: U 1 Raum 81

kardiale Diagnose: gr. Vorderwandinfarkt am 5.8.93 li. Ventrikelfunktion ↓

weitere Befunde (AVK, Orthop. etc.): Femoralisstenose li.

Gewicht: 72 kg Größe: 176 cm

Bel.-EKG: 4 min. 50 Watt

☒ AP ☒ D ☒ E ☐ ES

BCI ab Watt

Trainingspuls: Ø Schläge/min.

Bemerkungen (RR etc.): schlechter Ventrikel!

Rö/Echo: Kardiomegalie ☒ ja ☐ nein

EK: ☐ o.B. ☐ path. ab Watt

RNV: ☐ o.B. ☐ path.

Medikamente:

ß-Blocker: ☐ ja, seit

abgesetzt

Bemerkungen:

Behandlungskarte B

		Datum: 6.–10.9. Mo.	Di.	Mi.	Do.	Fr.	Datum: 13.–17.9. Mo.	Di.	Mi.	Do.	Fr.
		Vorm. / Nachm.	Vorm. / Nachm.	Vorm. / Nachm.	Vorm. / Nachm.	Vorm. / Nachm.	Vorm. / Nachm.	Vorm. / Nachm.	Vorm. / Nachm.	Vorm. / Nachm.	Vorm. / Nachm.
Bewegungstherapie	☒ Gymnastik: Gymn.-halle 1(E)	11^{15}	11^{15}	11^{15}	11^{15}	11^{15}	×	×	11^{15}	11^{15}	11^{15}
	☐ Atemübungen:										
	☐ Krankengymnastik:										
	☐ Wirbelsäulengymnastik:										
	☒ Ergometertraining: U 1 Raum 59 20-40 W	9^{40}	9^{40}	9^{40}	9^{40}	9^{40}	9^{40}	9^{40}	9^{40}	9^{40}	9^{40}
	☐ Rudern. U 1 Raum 59										
	☒ Wandern: ab E Kurzweg → 1/2	15^{45} Kurzweg	15^{45}	×	15^{45}	15^{45}	14^{15} 1/2 gelber Weg	14^{15}	14^{00}	14^{15}	14^{15}
	☐ Radfahren: ab E										
	☐ Lauftraining/Laufband:										
	☐ Schwimmen:										
	☒ Arterielles Intervalltraining: Halle 1	7^{30} 13^{30}	7^{30} 13^{30}	(7^{30}) 13^{30}	7^{30} 13^{30}	7^{30} 13^{30}	7^{30} 13^{30}	7^{30} 13^{30}	(7^{30}) 13^{30}	7^{30} ×	7^{30} 13^{30}
Physikal. Therapie im Badehaus	☐ Kneipp-Anwendungen:										
	☐ Inhalation:										
	☐ Fango:										
	☐ Massage:										
	☐ Elektrobehandlung:										
	☒ Beschäftigungstherapie: Töpfern, malen, werken	18^{00}	18^{00}	17^{00}	18^{00}	17^{00}	18^{00}	18^{00}	16^{00}	18^{00}	17^{00}
	☐ Psychologische Beratung/Präventivmaßnahme:										
	☐ Autogenes Training/Progressive Muskelentspan										
	☒ Gesundheitsbildung: U 1 Raum 81	14	14	14							
	☒ Ernährungsberatung: U 1 Raum 79						11^{00}	11^{00}		13^{00}	
	☒ Sprechstunde Schwester Edith: U 1 Raum 81										

Behandlungskarte B (Fortsetzung)

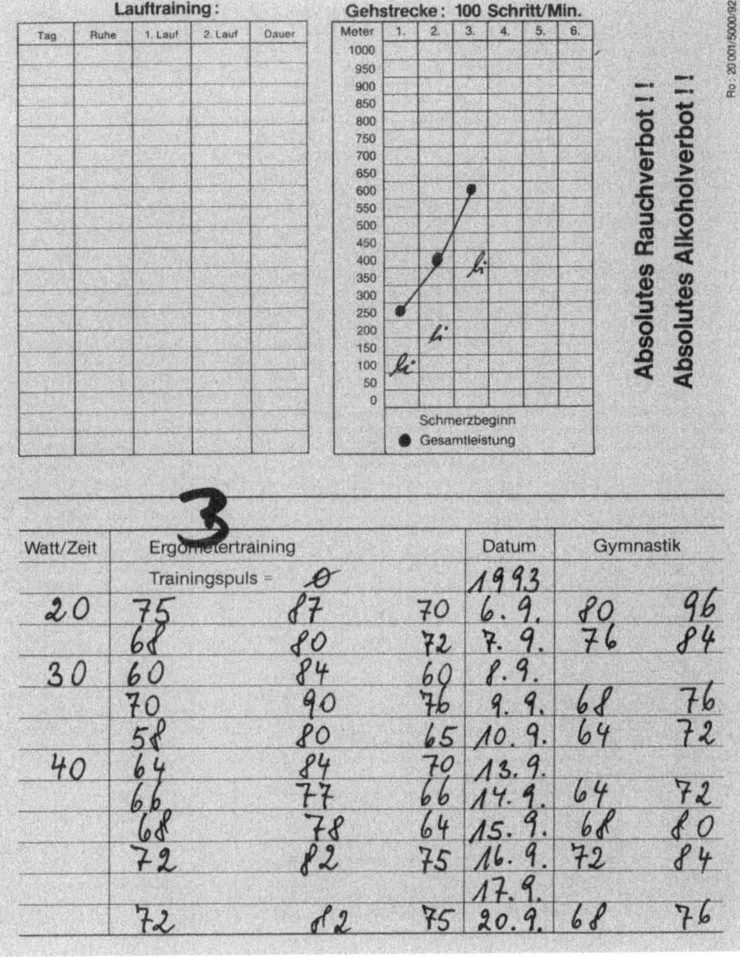

Lauftraining:

Tag	Ruhe	1. Lauf	2. Lauf	Dauer

Gehstrecke: 100 Schritt/Min.

Absolutes Rauchverbot ! !

Absolutes Alkoholverbot ! !

Ro: 20 001/5000/92

3

Watt/Zeit	Ergometertraining			Datum	Gymnastik	
	Trainingspuls = 0			1993		
20	75	87	70	6. 9.	80	96
	68	80	72	7. 9.	76	84
30	60	84	60	8. 9.		
	70	90	76	9. 9.	68	76
	58	80	65	10. 9.	64	72
40	64	84	70	13. 9.		
	66	77	66	14. 9.	64	72
	68	78	64	15. 9.	68	80
	72	82	75	16. 9.	72	84
				17. 9.		
	72	82	75	20. 9.	68	76

Behandlungskarte B (Fortsetzung)

Bewegungstherapie

- ☒ Gymnastik: Gymn.: Halle 1(E) ☐ Eg ☐ Hg ☒ Üg → ☒ Tg
- ☐ Atemübungen:
- ☐ Krankengymnastik:
- ☐ Wirbelsäulengymnastik:
- ☒ Ergometertraining: U 1 Raum 59 50W
- ☐ Rudern. U 1 Raum 59
- ☒ Wandern: ab E gelb, rot, bl au
- ☒ Radfahren: ab E
- ☒ Lauftraining/Laufband: Halle 3 ☐ Wassergymnastik:
- ☒ Schwimmen: E
- ☐ Arterielles Intervalltraining:

Physikal. Therapie im Badehaus

- ☐ Kneipp-Anwendungen: ☒ Sauna:
- ☐ Inhalation: ☐ Jobsten
- ☐ Fango:
- ☐ Massage:
- ☐ Elektrobehandlung:

- ☐ Beschäftigungstherapie: Töpfern, malen, werken, 1. Stock Badehaus

- ☐ Psychologische Beratung/Präventivmaßnahme:
- ☐ Autogenes Training/Progressive Muskelentspannung:

- ☒ Gesundheitsbildung: U 1 Raum 81
- ☒ Ernährungsberatung: U 1 Raum 79
- ☒ Sprechstunde Schwester Edith: U 1 Raum 81

kardiale Diagnose: Hinterwandinfarkt 5/93

weitere Befunde (AVK, Orthop. etc.):

Gewicht: 100 kg Größe: 180 cm

Bel.-EKG: 2 min. 150 Watt

☐ AP ☐ D ☐ E ☐ ES

BCI ab ∅ Watt

Trainingspuls: 130 Schläge/min.

Bemerkungen (RR etc.):

Rö/Echo: Kardiomegalie ☐ ja ☒ nein

EK: ☐ o.B. ☐ path. ab Watt

RNV: ☐ o.B. ☐ path.

Medikamente:

ß-Blocker: ☒ ja, seit Infarkt abgesetzt

Bemerkungen:

Behandlungskarte C

		Datum: 6. – 10. 9.					Datum: 13. – 17. 9.				
		Mo.	Di.	Mi.	Do.	Fr.	Mo.	Di.	Mi.	Do.	Fr.
Bewegungstherapie	☒ Gymnastik: Gymn.-halle 1(E)	10	10	10	10	10	9 15	9 15	9 15	9 15	9 15
	☐ Atemübungen:						Halle 3				
	☐ Krankengymnastik:										
	☐ Wirbelsäulengymnastik:										
	☒ Ergometertraining: U 1 Raum 59 50W	8 20	8 20	8 20	8 20	8 20	8 20	8 20	8 20	8 20	8 20
	☐ Rudern. U 1 Raum 59										
	☒ Wandern: ab E gelb, rot, bl a	15	15	–	15	15	×	×	× selbständig		
	☒ Radfahren: ab E	gelb			rot	/ blau					
	☒ Lauftraining/Laufband: Halle 3						11 15		11 15		11 15
	☒ Schwimmen: E						14 00	14 00	14 00	14 30	14 30
	☐ Arterielles Intervalltraining:										
Physikal. Therapie im Badehaus	☐ Kneipp-Anwendungen:			15 00					15 00		
	☐ Inhalation:										
	☐ Fango:										
	☐ Massage:										
	☐ Elektrobehandlung:										
	☐ Beschäftigungstherapie: Töpfern, malen, werken										
	☐ Psychologische Beratung/Präventivmaßnahme:										
	☐ Autogenes Training/Progressive Muskelentspan										
	☒ Gesundheitsbildung: U 1 Raum 81	14	14	14			15 15	15 15			
	☒ Ernährungsberatung: U 1 Raum 79	11	11	11	11						
	☒ Sprechstunde Schwester Edith: U 1 Raum 81								13 00		

Behandlungskarte C (Fortsetzung)

Lauftraining:

Tag	Ruhe	1. Lauf	2. Lauf	Dauer

Gehstrecke: 100 Schritt/Min.

Meter	1.	2.	3.	4.	5.	6.
1000						
950						
900						
850						
800						
750						
700						
650						
600						
550						
500						
450						
400						
350						
300						
250						
200						
150						
100						
50						
0						
	Schmerzbeginn					
	Gesamtleistung					

Absolutes Rauchverbot ! !

Absolutes Alkoholverbot ! !

Ro: 20 001/5000/92

C

Watt/Zeit	Ergometertraining	Datum	Gymnastik
	Trainingspuls = 130	1993	
50	76 84 78	6.9.	72 96
	75 85 75	7.9.	80 96
	78 95 76	8.9.	Visite
	72 93 72	9.9.	76 100
60/80 5'	76 94/105 78	10.9.	72 108
80	75 108 75	13.9.	
	Schwimmen 64 - 100 - 68	13.9.	84 112
	72 106 70	14.9.	76 120
	Schwimmen 60 - 100 - 72	14.9.	
80/100 5'	77 106/118 80	15.9.	72 116
	Schwimmen 60 - 116 - 72	15.9.	

Behandlungskarte C (Fortsetzung)

1.1.1 Besondere Aspekte bei der Durchführung

1) Gymnastik

Die gymnastischen Übungsstunden sind ein Grundpfeiler der Bewegungstherapie in der Rehabilitationsphase von Herzinfarktpatienten. Durch eine Vielzahl verschiedener körperlicher Aktivitäten und Bewegungsformen wird v.a. versucht, die Körperwahrnehmung, die Koordination und die Kondition zu schulen. Besonders bei männlichen Patienten wirken sich kleine Spiele motivationsfördernd aus, insbesondere wenn der Patient einen entsprechenden Freizeitsport vor der Krankheitsmanifestation bereits ausgeübt hat. „Unterbrochen“ wird die Übungseinheit durch multiple Pulsmessungen, welche der Patient nach Anleitung selber an sich durchführt. Die Messung kann entweder am Radialispuls oder am Karotispuls erfolgen. Sinn ist, daß der Patient die körperliche Belastung bei verschiedenen Übungen selbst erfährt und Überbelastungen zu vermeiden lernt. Der nach den Richtlinien ermittelte Trainingspuls sollte in einer Übungseinheit nicht überschritten werden. Hat sich die Körperwahrnehmung des zu Rehabilitierenden gebessert, kann die Häufigkeit der Pulsmessung reduziert werden.

Aufgrund des bei älteren Patienten häufig vorhandenen hypertensiven Karotissinusreflexes sind Dreh- und Kreisbewegungen im Kopf- und Halsbereich zu vermeiden, ebenso ist auf eine orthostatische Symptomatik bei Patienten mit einer kardial entlastenden Medikation zu achten. Da eine Preßatmung sowohl einen Vagusreflex auslösen als auch bei gleichzeitiger isometrischer Belastung zu hypertonen Krisen führen kann, sind Übungsteile mit Beeinträchtigung der Atmung ebenfalls nur unter verschärfter Aufsicht durchzuführen.

2) Wandern

Aufgrund der relativ geringen Herz-Kreislauf-Belastung gehört das Wandern zu den klassischen Ausdauertrainingsmitteln für Herzpatienten. Abhängig von den lokalen Gegebenheiten in einer Rehabilitationsklinik werden den Patienten entsprechend dem funktionllen Grad ihrer Einschränkung verschiedene Spazier- bzw. Wanderwege angeboten. Begleitet werden die Patientengruppen von einem Bewegungstherapeuten, der die Geschwindigkeit der Wanderung bestimmt. Die Patienten messen dabei, besonders nach steilen Anstiegen, ihre Puls- und Atemfrequenz.

3) Lauftraining

Patienten, die mit mindestens mit 1 W/kg Körpergewicht belastbar sind, können an einem Lauftraining teilnehmen: Nach Vermitteln der entsprechenden Technik (Aufsetzen mit der Außenkante der Ferse, Abrollen über die ganze Sohle, Abdruck von der Fußspitze, mit aufrechtem Oberkörper entspanntes Mitschwingen der Oberarme) wird die Laufleistung von 2mal 2 auf 2mal 7 min sukzessive entsprechend der Trainingsherzfrequenz gesteigert. Zur Pulskontrolle haben sich hierbei Pulsmeßgeräte bewährt, weil dann durch eine Herzfrequenzbestimmung der Lauf nicht unterbrochen werden muß.

4) Ergometertraining

Aufgrund der guten individuellen Dosierbarkeit der Belastung auch auf niedrigster Stufe gehört das Ergometertraining zum Basisprogramm, nicht zuletzt weil das Fahrrad auch für adipöse Patienten ein gutes Ausdauertrainingsgerät ist und eine relativ geringe Gelenkbeanspruchung erfordert. Das Ergometertraining beträgt täglich 15 min. Während des Ergometertrainings wird die Herzaktion des Patienten durch ein mitlaufendes Monitor-EKG überwacht, so daß täglich ein 15minütiger „Rhythmusreport“ unter Belastung aufgenommen wird. Patienten, die mit mehr als

1 W/kg Körpergewicht belastbar sind, werden Radtouren im hügeligen Gelände angeboten.

5) Schwimmen

Ziel ist es, dem trainierten, leistungsfähigen Koronarpatienten zu ermöglichen, seinen Freizeitsport nach Beendigung der Rehabilitationsbehandlung weiter fortzuführen, auch mit Schwimmen. Schwimmen bedeutet für KHK-Patienten, die wenig belastbar sind und höhergradige Herzrhythmusstörungen haben, ein erhöhtes Risiko. Der hydrostatische Druck kann zu einer deutlichen pulmonalkapillaren Druckerhöhung führen. Es kann schon beim langsamen Schwimmen zu Druckanstiegen im pulmonalen Kapillarbereich kommen, der höher als bei der 100-W-Belastungsstufe (liegend) ist. Rhythmusstörungen können durch den Tauchreflex und durch den hydrostatischen Druck auftreten. Patienten, die Schwimmerlaubnis bekommen, sollten deshalb keine wesentlichen Herzrhythmusstörungen haben (bis Lown ≤III) und auch ausreichend belastbar sein (75–100 W im Liegen). In der Klinik Roderbirken wird mit einer Wassergewöhnung begonnen, indem der Tauchreflex bei verschiedenen Eintauchtiefen provoziert wird. Es folgen dann gymnastische Übungen und ein bewußt langsames Schwimmen in dem von dem Patienten gewünschten Stil. Erst nach Einübung und Verbesserung der Schwimmtechnik wird das Schwimmen als Ausdauertraining betrieben. Bei diesem Vorgehen sind bei 12000 Patientenschwimmstunden in 2 Jahren keine schwerwiegenden Komplikationen aufgetreten.

6) Krafttraining

Die Beurteilung der Belastbarkeit von Koronarkranken basiert in der Regel auf einer dynamischen Belastung durch das Fahrradergometer. Die meisten Patienten sind jedoch im täglichen Leben und insbesondere im Berufsleben eher isometrischen Muskelbelastungen unterschiedlichen Ausmaßes ausgesetzt. Das Halten, Tragen oder Heben von teilweise schweren Gegenständen stellt einen großen Teil der Belastung körperlich arbeitender Menschen dar. In der Bewegungs- und Sporttherapie wird die Kraftbeanspruchung innerhalb der Trainingsprogramme jedoch eher gemieden. Das Krafttraining wird von vielen Autoren als für Herzkranke kontraindiziert angesehen, weil es Angina pectoris und Herzrhythmusstörungen provozieren und einen Abfall der Auswurffraktion des linken Ventrikels bewirken kann.

Die Herzarbeit unter statischer Belastung unterscheidet sich durch eine völlig andere Kreislaufreaktion von der bei dynamischer Belastung. Bei der dynamischen Belastung kommt es zu einer Erschlaffung der Muskeln zwischen 2 Kontraktionen. Der Muskel benötigt bei Belastung zwar mehr Energie, komprimiert aber durch seine eigene Aktivität die kleinen intramuskulären Gefäße und verhindert so die Energiezufuhr. Bei maximaler Kraftentfaltung kommt es auch durch den Preßdruck zu einer weiteren komplizierenden Komponente. Im Gegensatz zur dynamischen Arbeit, die durch eine hohe Volumenbelastung gekennzeichnet ist, führt die statische Belastung zu einer stärkeren Druckbelastung des Herzens (Rost 1984).

In der Klinik Roderbirken (Kottmann et al. 1988; Jette et al. 1990) wurde bei 79 Patienten 3 Monate nach Herzinfarkt eine Einschwemmkatheteruntersuchung sowohl unter Handgriff- und Fahrradergometerbelastung als auch unter einer Kombination von Handgriffbelastung während fahrradergometrischer Belastung vorgenommen. Die Handgriffbelastung wurde mit einem Drittel der MVC („maximal voluntary capacity") beider Arme über 1,5 min durchgeführt.

Es traten bei 48 Patienten (61%) pathologische PCP-Werte (>20 mm Hg) während der Einschwemmkatheteruntersuchung auf. Bei 19 Patienten trat ein pathologischer PCP-Wert unter Handgriffbelastung ohne zusätzliche dynamische Belastung auf.

Vergleicht man den Effekt der statischen Handgriffbelastung mit den verschiedenen Belastungsstufen der dynamischen Belastung im Liegen, so zeigt sich, daß die statische Belastung mit einem Drittel der MVC beider Hände für 1,5 min einer dynamischen Belastung von mindestens 40 W entspricht. Bei 19 Patienten (24%) traten während der Handgriffbelastung massive pathologische PCP-Reaktionen mit einem $\triangle$ PCP >10 mm Hg auf. Diese stark pathologische Reaktion korreliert im Vergleich mit dem restlichen Kollektiv weder mit dem Auftreten von Ischämiezeichen im Belastungs-EKG, noch mit der Infarktgröße, noch mit dem röntgenologisch bestimmten Herzvolumen. Es kann also aus den übrigen routinemäßig erhobenen Befunden keine Aussage darüber gemacht werden, ob ein Patient nach Herzinfarkt durch eine statische Belastung besonders gefährdet ist oder nicht. Dies unterstreicht die Bedeutung einer statischen bzw. kombinierten statischen und dynamischen Belastung mit dem Messen des PCP.

Es gibt aber auch Literaturhinweise (Seiffert et al. 1990), die darauf hinweisen, daß ein vorsichtiges Krafttraining bei ausgesuchten Koronarpatienten keinen Schaden bedingt. Diese Untersuchungen wurden vor allen Dingen deswegen durchgeführt, weil durch die Vielzahl von Fitneßstudios auch Herzpatienten dort angebunden werden könnten. Die Autoren beschreiben, daß durch Training der Kraftausdauer nach der sog. extensiven Intervallmethode (relativ kleine, den Patienten nicht gefährdende Belastungen über einen längeren Zeitraum) eine individuelle Steigerung der Belastungsintensität möglich ist. Es wird empfohlen, daß ein Training der Kraftdauer im Sinne einer umfassenden Rehabilitation verstärkt in die Programme integriert wird. Die maximalen Herzfrequenzen sollten dabei zwischen 120/min und 135/min liegen, der Blutdruck sollte nicht über 170/100 mm Hg ansteigen und eine Preßatmung sollte gemieden werden. Es sollte eine symptomfreie Belastbarkeit von 1,5 W/kg Körpergewicht bei diesen Patienten bestehen.

In einer Untersuchungsserie wurden in der Klinik Roderbirken (Keil 1993 pers. Mitteilung) das Verhalten von Herzfrequenz und Blutdruck nach einem Handgrifftest und während einer Skihocke gemessen. Die Ergebnisse sind in den Abb. 38–41 dargestellt.

10 gesunde, 13 Patienten mit isolierter Veränderung im proximalen Anteil des Ramus descendens anterior (10) mit Verschluß und entsprechender Infarktnarbe und 3 mit mindestens 50%iger Stenose und entsprechenden Ischämiezeichen im Belastungs-EKG) wurden untersucht. In den Abbildungen sind die Ergebnisse hinsichtlich des Frequenzverhaltens, des systolischen und diastolischen Blutdruck-

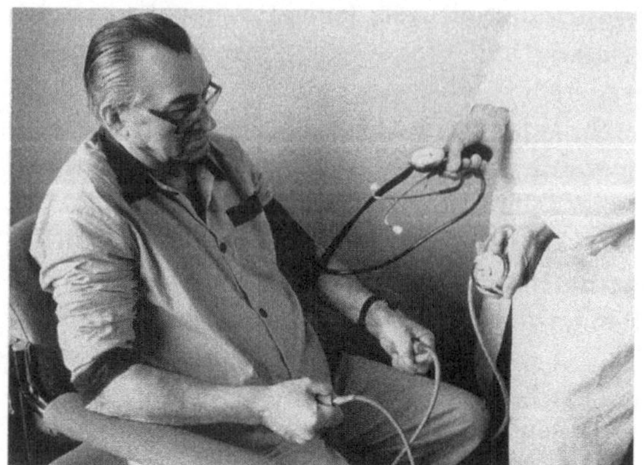

a

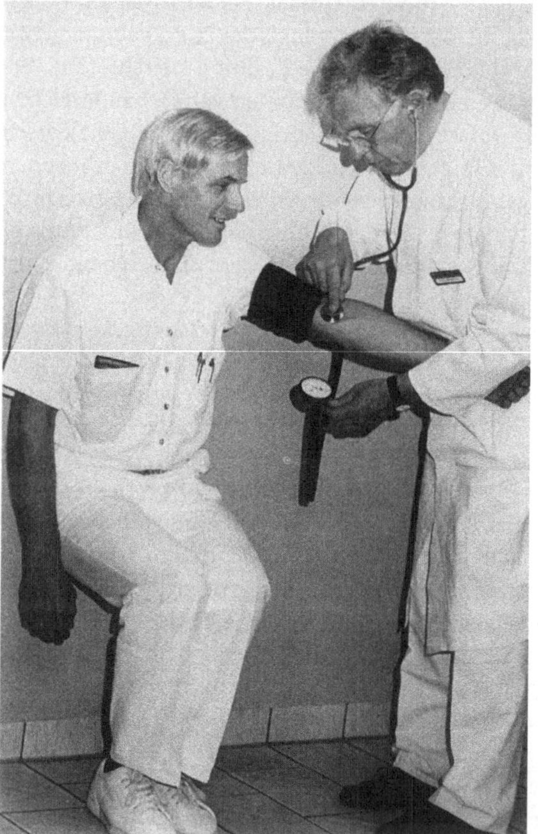

b

Abb. 38. **a** Handgriffballontest: Kontraktion der Hand-Arm-Muskulatur mit 1/3 der Maximalbelastung über 1,5 min. Dabei wurden Herzfrequenz und Blutdruck vom Arzt gemessen. **b** Skihocketest mit Kniebeuge bei 90° über 1,5 min und Anlehnung an die Wand. Dabei wurden Herzfrequenz und Blutdruck vom Arzt gemessen

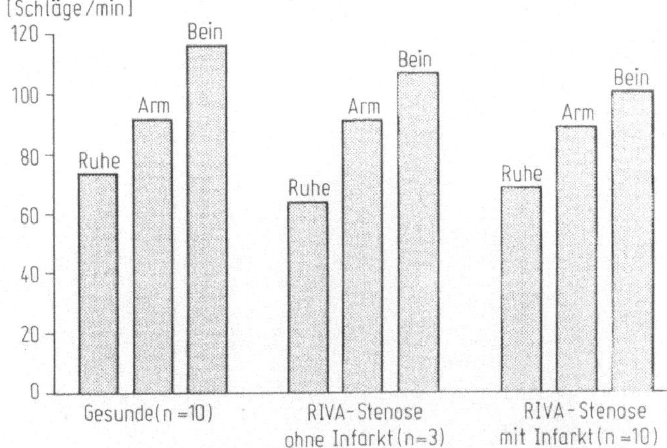

Abb. 39. Frequenzverhalten der 3 untersuchten Patientengruppen, 10 gesunde Personen, 3 Patienten mit RIVA-Stenosen, keinen Herzinfarkt, aber Ischämiezeichen im Belastungs-EKG und 10 Patienten mir RIVA-Verschluß und Herzvorderwandinfarkt (CK mindestens 500 U/l). *Arm:* Handgriff-Belastung mit beidseitigem Ballontest: 1/3 der Maximalbelastung über 1,5 min gehalten. *Bein:* 90-Grad-Kniebeuge über 1,5 min mit Anlehnung an die Wand

verhaltens und des daraus errechneten Doppelproduktes wiedergegeben (Arm = Handgrifftest, Bein = Skihocke).

Man erkennt aus den Abbildungen, daß die Kniebeugenbelastung (45° über 1,5 min mit Anlehnung des Rückens an die Wand) in allen 3 Gruppen die stärksten Anstiege bedingte. Der Handgrifftest mittels Ballon (mit 1/3 der Maximalbelastung über 1,5 min) erbrachte in allen 3 Gruppen geringfügigere Anstiege des Herzfrequenz- und Blutdruckverhaltens. Unterschiede zwischen Normalpersonen, Patienten mit Vorderwandischämie und Patienten mit Vorderwandnarben fanden sich nicht. Die kardiale Belastung ist also bei 1,5 min dauernder Skihocke größer als bei 1,5 min dauerndem Handgrifftest. Die Tests wurden durch Erschöpfung der Muskelgruppen limitiert.

7) Tennis

In der Klinik Roderbirken wurden 1985 (Fentrop et al. 1985) das Bandspeicher-EKG während des Tennisspielens bei Patienten mit durchgemachtem Herzinfarkt studiert. Es wurden 31 Männer (Durchschnittsalter 45 ± 9,5 Jahre) untersucht.

Sie erhielten während der Rehabilitationsphase in der Klinik Roderbirken einen 2wöchigen Tenniskurs. Danach wurde während einer Tennisstunde ein Bandspeicher-EKG angefertigt. Als Vergleichsgruppe wurden 13 sog. Normalpersonen (Durchschnittsalter 34 ± 6,8 Jahre) untersucht. Die Teilnahmebedingungen am Tennisprogramm war eine 2minütige 100-W-Leistung im Liegen ohne Angina-pectoris-Beschwerden, ohne Ischämiezeichen und ohne Herzrhythmusstörungen im EKG.

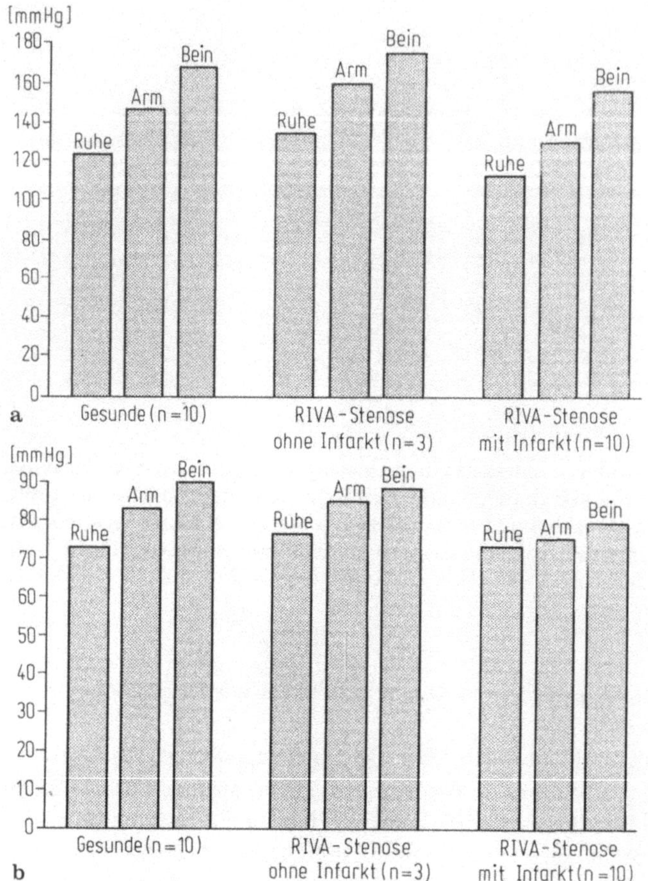

Abb. 40. **a** Verhalten des systolischen Blutdrucks, **b** Verhalten des diastolischen Blutdrucks

Es ergaben sich folgende Resultate:

- Bei allen Probanden lag die maximale Herzfrequenz beim Tennisspielen um etwa 10 % höher als im Belastungs-EKG mit 100 W. Der Herzfrequenzwert in der Kontrollgruppe war gegenüber dem der Patienten um 10% erhöht, wahrscheinlich deswegen, weil die Infarktpatienten frequenzreduzierende Medikamente (β-Blocker) einnahmen.
- In der Patientengruppe traten im Belastungs-EKG bei 22,5% Herzrhythmusstörungen auf, im Tennis-EKG waren es 35,5% und im 24-h-Bandspeicher-EKG 64,5%.
- In der Kontrollgruppe zeigten sich im Belastungs-EKG bei 0%, im Tennis-EKG bei 30% und im Bandspeicher-EKG bei 77% Herzrhythmusstörungen.
- Eine Abhängigkeit der Herzrhythmusstörungen während des Tennisspielens von Infarktnarbe, Könnensstand, koronarer Insuffizienz, Medikamenten, Größe des Herzvolumens, Lebensalter und Infarktalter fanden wir nicht.

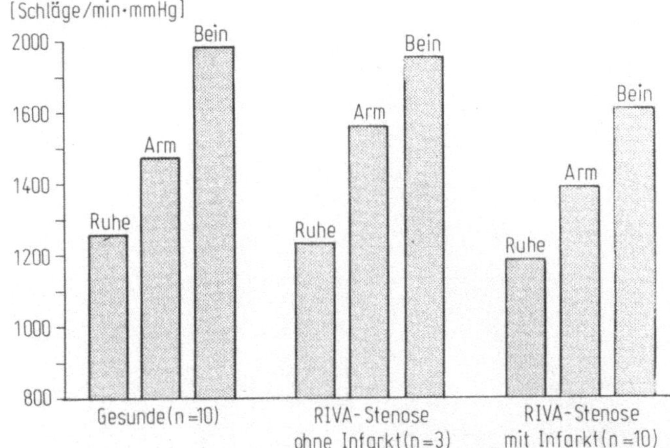

Abb. 41. Verhalten des Frequenz-Blutdruck-Produktes (sog. Doppelprodukt)

- Die Ergebnisse ermunterten uns zu empfehlen, eine Tennistrainingsgruppe in das Rehabilitationsprogramm nach den oben angeführten Auswahlkriterien aufzunehmen.

8) Andere Spiele (Fußballtennis, Prellball, Ball über die Schnur, Indiaka)

In der Klinik Roderbirken wurden Untersuchungen bei Normalpersonen und Postinfarktpatienten hinsichtlich des Verhaltens von Herzfrequenz, Herzrhythmus und Blutdruck bei verschiedenen Spielarten, insbesondere beim Fußballtennis, vorgenommen (Blümchen et al. 1990; Kottmann et al. 1990).

Die Ergebnisse des Herzfrequenzverhaltens und Blutdruckverhaltens (Bandspeicher-EKG und automatisch messendes Blutdruckgerät) sind für 8 Normal-Personen (Alter 21–54 Jahre) in den Abb. 42 und 43 wiedergegeben. Man erkennt, daß während des Fußballtennisspiels in der Gymnastikhalle die mittleren Herzfrequenzen um 150/min gehalten werden. Die mittleren systolischen Blutdruckwerte liegen um 160 mmHg. Herzrhythmusstörungen, die bei den Voruntersuchungen vorhanden waren, verringerten sich während der Belastung oder verschwanden völlig.

Wegen der geringen Verletzungsgefahr, der großen Variationsmöglichkeiten der Spiele, insbesondere aber weil die Patienten Spiele gerne betreiben, wird in der Rehabilitationsphase empfohlen, dieses bewegungstherapeutische Mittel bevorzugt einzusetzen. Das Fußballtennisspiel setzt technisches Können voraus. Dies ist aber bei vielen männlichen Infarktpatienten genügend vorhanden. Ehrgeiziges Spielverhalten sollte vom Bewegungstherapeuten nicht provoziert und auch nicht toleriert werden. Auch andere Spielarten, wie Prellball, Ball über die Schnur oder Indiaka, werden mit dem gleichem Effekt angewandt.

Die Herzfrequenzanstiege und die Anstiege des systolischen Blutdrucks sind bei diesen vier Spielarten in Abb. 44 wiedergegeben.

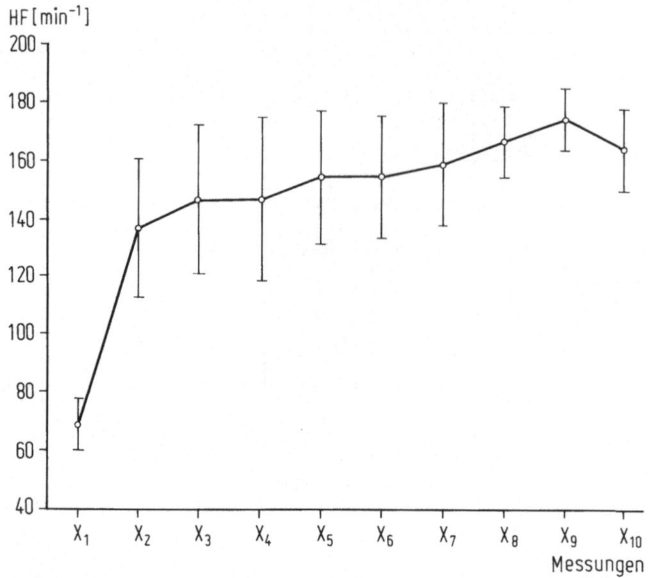

Abb. 42. Verlauf der maximal zwischen den Blutdruckmessungen erreichten Herzfrequenzen während der Spieldauer von 1 Stunde. x_1 Ruhewert (Mittelwert der 8 Spieler), $x_2 - x_{10}$ Belastungswerte (Mittelwert der 8 Spieler)

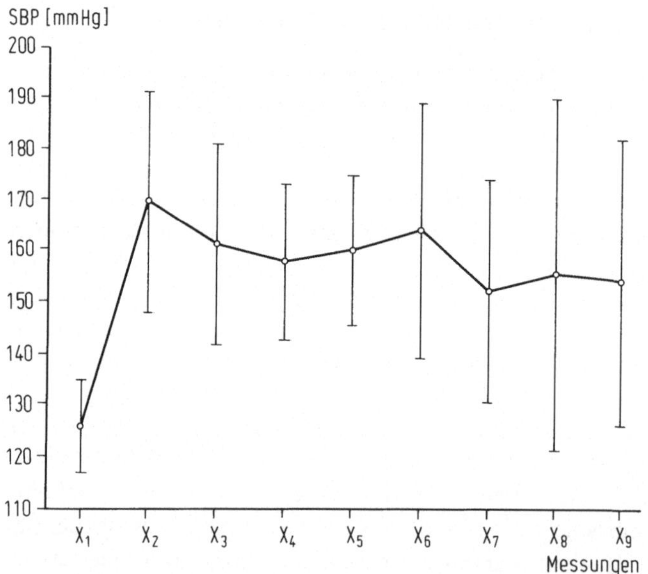

Abb. 43. Verlauf des systolischen Blutdrucks während des Spielverlaufs. x_1 Ruhewert (Mittelwert der 8 Spieler), $x_2 - x_9$ Belastungswerte (Mittelwert der 8 Spieler)

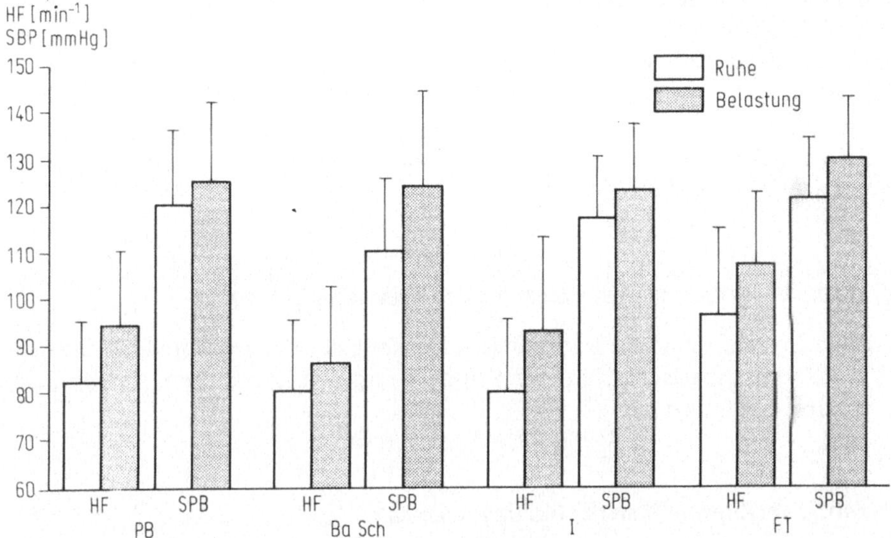

Abb. 44. Durchschnittswerte für Herzfrequenz (*HF*) und systolischen Blutdruck (*SBP*) in Ruhe und bei Belastung vor und während der verschiedenen Spiele. *FT* Fußballtennis, *PB* Prellball, *BaSch* Ball über die Schnur, *I* Indiaka

1.2 Gefäßkranke

1.2.1 Prinzipien

Durch Empirie ist lange bekannt, daß bei Patienten mit Claudicatio ein Gehmuskeltraining die schmerzfreie Gehstrecke verlängert. Auch ist schon früh beschrieben worden, daß dieser Effekt sich nur aufrechterhalten läßt, wenn das Training beibehalten wird. Von der Aggertalklinik (Schoop 1963) sind besondere gymnastische Übungen erarbeitet und publiziert worden. Diese Übungen haben zum Ziel, die distal der wesentlichen hämodynamisch wichtigen Stenose oder des Verschlusses gelegenen Muskelpartien zu belasten. Die Belastungen werden bis zum Eintritt des beginnenden Schmerzes durchgeführt. Dann wird eine 1minütige Pause eingelegt und die Übung wiederholt, und zwar in der Regel 10mal. Sitzen also die wesentlichen stenosierenden oder obliterierenden Veränderungen im Beckenarterienbereich, so muß die Oberschenkelmuskulatur bevorzugt belastet werden. Ist die Lokalisation der wesentlichen peripheren Hindernisse im Oberschenkelbereich, so muß die Unterschenkelmuskulatur belastet werden. Bei Unterschenkelarterienverschlüssen ist es am sinnvollsten, Fußgymnastik zu machen. Gerlach (1992) hat 4 Grundlagen der medizinischen Trainingslehre bei Patienten mit peripherer AVK aufgeführt:

1) Prinzip der zyklischen Gestaltung

Hierunter versteht man ein individuelles optimales Verhältnis zwischen Belastung und Erholungsphase, wobei dieses – anders als im Leistungssport – in der Erholungsphase eine absolute Entspannung und Befreiung von jeglicher Muskelarbeit für den AVK-Patienten bedeutet, damit es zu einer ausreichenden Erholung und zum Einsetzen des Hyperkompensationsphänomens kommen kann. Dabei ist insbesondere auch die rein mechanische völlige Entspannung des Patienten – z. B. beim Hinsetzen – sehr wichtig, da durch den extremen peripheren Druckabfall unter und nach der Belastung die Versorgung und Blutverteilung im Muskel sonst nicht möglich ist.

2) Prinzip der systematischen Steigerung der Trainingsbelastung

Hierunter versteht man die wechselnde Anpassung des Umfanges und der Intensität der Trainingsbelastung, was die Kenntnis und Austestung des nachfolgenden 3. Prinzips voraussetzt.

3) Prinzip der Angepaßtheit der Trainingsbelastung

Hierunter versteht man eine individuelle Trainingsdosierung, die der momentanen Leistungsfähigkeit des Patienten entspricht und eine Unterforderung vermeidet, aber auch eine Überbelastung verhindert. Wie schon angegeben, kommt es unter einer Muskelbelastung durch den Laktatanstieg zu einer peripheren Gefäßdilatation. Die einsetzenden regulatorischen gefäßdilatierenden Vorgänge können bei einer übermaximalen Trainingsbelastung dazu führen, daß es in der Mikrozirkulation durch die maximale Gefäßerweiterung zu einem Zirkulationszusammenbruch kommt und damit zu einer Schädigung der Mikrozirkulation. Dies wird durch individuelle Dosierung vermieden, wobei als Trainingseinheit 75 bis maximal 90% der maximalen Belastungsgrenze angesehen werden. Dies setzt – bei ausreichender Erholungsphase zwischen den einzelnen Trainingsbelastungen – voraus, daß der Patient mindestens 3–4 Trainingszyklen hintereinander ohne Erreichen der Schmerzgrenze durchführen kann. Aber auch die Häufigkeit der Belastungs- bzw. Trainingseinheiten pro Woche muß in diesem Prinzip der Angepaßtheit einer Trainingsbelastung gesehen werden: Es sollte ein wenigstens 4maliges wöchentliches Training erfolgen!

4) Prinzip der Ganzjährigkeit des Trainings

Ein Training sozusagen auf Vorrat ist nach sportmedizinischen Grundlagen nicht möglich. So führt schon eine 2wöchige Trainingspause in der Regel zum Rückgang der maximalen Trainingsleistung. Wesentlicher ist aber – Untersuchungen haben dies klar ergeben –, daß ein Verzicht auf eine dosierte Trainingsbelastung während der Winterzeit, etwa weil der Patient aufgrund der Witterungsverhältnisse ein Gehtraining nicht durchführen kann, auf jeden Fall wieder zu einer Verschlechterung und in keinem Fall zu einer weiteren Verbesserung der Gehleistung führt, auch wenn ein rein gymnastisches Übungsprogramm fortgeführt wird.

Zu 1: Prinzip der zyklischen Gestaltung: Es soll ein optimales Verhältnis zwischen Belastungs- und Erholungsphase eingeübt werden. Die Erholungsphase muß frei sein von jeglicher Muskelarbeit, sie geschieht also am besten im Sitzen oder im Liegen.

Zu 2: Prinzip der systematischen Steigerung der Trainingsbelastung: Umfang und Intensität der Trainingsbelastung müssen an den Schweregrad der Durchblutungsstörung und insbesondere an den Schmerzen angepaßt werden.

Zu 3: Prinzip der Angepaßtheit der Trainingsbelastung: Es müssen Unterforderungen vermieden und Überbelastungen verhindert werden. Die Trainingseinheiten sollten 75 bis maximal 90 % der maximalen Belastungsgrenze ausmachen. Das setzt voraus, daß ausreichende Erholungsphasen eingehalten werden: 3–4 Trainingszyklen hintereinander müssen ohne Erreichen der Schmerzgrenze durchgeführt werden. Aber auch die wöchentlichen Trainingseinheiten müssen diesem Prinzip angepaßt werden. Es sollte wenigstens 4mal pro Woche ein Trainingsprogramm durchgeführt werden, besser aber täglich.

Zu 4: Prinzip der Ganzjährigkeit des Trainings: Das Training muß ganzjährig durchgeführt werden, weil sich sonst die schmerzfreie Gehstrecke wieder verkürzt. Das heißt, im Winter müssen entsprechende räumliche Voraussetzungen geschaffen werden, damit das tägliche Training durchgeführt werden kann.

Am besten wird die Gehleistung durch Bestimmung der Gehgeschwindigkeit mit Hilfe eines Metronoms festgelegt: von 60 bis zu 150 Schritten pro Minute. Die entsprechenden Gehgeschwindigkeiten lassen sich über einen Walkman mit Kopfhörer auf den Patienten übertragen. Dabei soll dann die nächst höhere Gehgeschwindigkeitsstufe vom Patienten erreicht werden, wenn er die maximale Gehleistung von einem ganzen Kilometer bei der vorher definierten Gehgeschwindigkeit erreicht hat. Eine weitere Gehstreckenverlängerung würde nämlich zeitlich unökonomisch sein. So ist es günstiger, eine höhere Gehgeschwindigkeit anzuschlagen.

In der Arbeit von Gerlach (1992) wird auch eine Pedalergometrie vorgestellt. Mit dieser ist es möglich, überwiegend die Wadenmuskulatur zu trainieren.

Für die Praxis wird vorgeschlagen, daß ein Übungsprogramm wenigstens 2mal pro Woche unter Anleitung über 1 h Dauer durchgeführt wird. Es soll bestehen aus:

1) Taktgesteuertem Gehtraining oder Laufband,
2) evtl. metronomtaktgesteuertem Pedalergometertraining,
3) allgemeine gymnastische Übungen zur Koordinations- und Flexibilitätsverbesserung, besonders durch geeignete Spielformen. An den übrigen Tagen soll der Patient selbständig ein 2/3-Intervall-Gehtraining durchführen (Empfehlungen der Deutschen Gesellschaft für Gefäßsport, T6, 25, 68161 Mannheim 1).

1.2.2 Inhalte

Die Deutsche Gesellschaft für Prävention und Rehabilitation von Herz- und Gefäßerkrankungen hat in dem vorher erwähnten „Positionspapier" folgende Empfehlungen gegeben:

1) Bewegungstherapie bei peripherer arterieller Verschlußkrankheit (AVK)

Voraussetzungen:
Kenntnisse der – spezifizierten Diagnose,
– kardialen Belastbarkeit.

1.1) Inhalte des AVK-Trainings

- Der Patient erlernt, bis kurz vor den initialen Schmerz zu gehen und eine Pause von 2 – 4 min einzuhalten.
- Verbesserung der Wahrnehmung des eigenen Gehmusters.
- Koordinationsübungen
  - mit den unteren Extremitäten im Liegen, Sitzen, Stehen, Gehen;
  - Verbesserung der Gehtechnik;
  - Gehen an Stützen;
  - Fahrtspiel nach Gösta Olander in Gehform.

2) Austestung der Gehstrecke

Für den Gehstreckentest werden ein Metronom, eine Stoppuhr und die Schmerzskala nach Borg benötigt.
Gehtempo: 120 Schritte/min.

Wird die Belastbarkeit der AVK-Patienten mit liegender Ergometrie festgelegt, so sollten 80 – 90 % der symptomlimitierten Herzfrequenz beim Training der Patienten erreicht werden. Wird die Ergometrie in sitzender Stellung durchgeführt, so sollten 70 – 80 % der symptomlimitierten Herzfrequenz erreicht werden.

Die Registrierung von Gehzeit und Gehstrecke erfolgt bei der initialen Schmerzgrenze (Schmerzgrad 1 = nur geringer Schmerz); sie dient als Basis für die Dosierung des Gehtempos für das Gehtraining. Läßt die kardiale Belastbarkeit ein Tempo von 120 Schritten/min nicht zu, so kann alternativ ein geringeres Testtempo gewählt werden.

3) AVK-Programm bei unterschiedlichen Schweregraden der Erkrankung

a) Bettlägerigkeit aufgrund AVK (Stadium IV): Einzeltherapie (Zimmer).
   - Allgemeine Mobilisierung zur Vorbeugung von Immobilisationseffekten;
   - Erhaltung der Restdurchblutung;
   - Bewältigung des Alltags.

Je nach Schweregrad der AVK erfolgt die Bewegungstherapie in liegender Position bzw. im Sitzen oder Stehen oder auch stehend und gehend.

b) Deutlich eingeschränkte periphere Leistungsfähigkeit (Beschwerden bereits nach einigen Schritten): Gruppentherapie (Station oder Halle).
   - Erhaltung der Gehleistung bzw. Verbesserung der beschwerdefreien Gehstrecke.
   - Gymnastische Übungen (Koordination, Flexibilität, lokale aerobe Ausdauerbelastung, Körperwahrnehmung) im Liegen, Sitzen, Stehen oder Gehen.

c) Eingeschränkte periphere Leistungsfähigkeit (Beschwerden bei Gehtempo von 90 Schritten/min während einer Gehdauer <5 min): Gruppentherapie (Halle).
   - Verbesserung der beschwerdefreien Gehleistung.
   - Training am Pedalergometer,
   - Gehtraining (70–90 Schritte/min, Gehen einer längeren Strecke (Alltagsrelevanz).

d) Eingeschränkte periphere Leistungsfähigkeit (Beschwerden bei Gehtempo von 120 Schritten/min während einer Gehdauer von <5 min: Gruppentherapie und Einzeltherapie (Halle, Terrain, Laufband).
   - Dosiertes Gehtraining (auf ebener Strecke nach Metronom),
   - Gehtraining auf Laufband (auf der Ebene und an einer Steigung),
   - Gehtraining im Gelände (bei unterschiedlicher Bodenbeschaffenheit und an Steigungen).

Dosierung von Gehtraining auf Strecke und Laufbandtraining: Das Tempo wird individuell dosiert nach vorausgegangenem Gehtest, d.h. bis knapp unterhalb der initialen Schmerzgrenze (keine pauschale Dosierung nach „2/3-Regel"). Das Training erfolgt 2mal täglich und nach dem Intervallprinzip. Die Wiederholungszahl richtet sich nach der Limitierung (bei rascher Limitierung häufigere Wiederholungen, z.B. fünf Wiederholungen).

4) Strategie einer verstärkten Motivation von Patienten zur Teilnahme in Herz- und AVK-Gruppen

Information und Motivation bezüglich gesundheitsfördernder Verhaltensweisen sollte auf einem von allen Disziplinen der Klinik getragenen und miteinander verknüpften Konzept der Gesundheitsbildung basieren (s. Punkt „Gesundheitstraining als begleitende Maßnahme").

Dieses Konzept beinhaltet auch die Information und Motivation zur ambulanten Bewegungstherapie

a) durch Vorträge über Auswirkungen von körperlicher Bewegung bzw. Bewegungsmangel, über Belastungsarten und erforderliche Belastbarkeit, durch Filme zur Herzgruppe u.a. und anschließende Diskussion.
b) In der praktischen Bewegungstherapie sind die Patienten zu positiv erlebbarer Körpererfahrung zu führen (z.B. über Verbesserung der subjektiven und objektiven Belastbarkeit, Erleben von Entspannung, Abbau von Körperangst). Diese Selbsterfahrung sollte durch Gespräche und Beantwortung persönlich relevanter Fragen des Patienten durch den Bewegungstherapeuten gefördert werden.

In Bielefeld haben sich Rösel u. Köster im Auftrage des *Behindertensportverbandes NRW und der Deutschen Gesellschaft für Gefäßsport* mit der Erarbeitung von Lehrgangskonzepten für die Ausbildung von Übungsleitern im Rehabilitationssport bei peripherer AVK befaßt. Die Ergebnisse wurden auf der Apriltagung 1993 „Sport bei peripherer arterieller Verschlußkrankheit" in der Klinik Roderbirken vorgetragen. Sie lassen sich zusammenfassen:

a) Es muß eine gelenkschonende und altersgemäße Gymnastik durchgeführt werden, weil es sich meistens um ältere und z. T. auch übergewichtige Patienten handelt. Andernfalls kann es dazu kommen, daß nicht mehr die AVK die Bewegungseinschränkung bedingt, sondern die durch Gymnastik erworbenen Gelenkschäden.
b) Sollte bei Kraftübungen der Umfang der eingesetzten Muskelmasse 14–17% der Gesamtkörpermasse überschreiten, so muß vorher die kardiale Belastbarkeit des Patienten bekannt sein. Das angegebene Maß der Muskelmasse ist nämlich die Grenze zwischen lokaler und allgemeiner Ausdauerkraft.
   Bei der Durchführung eines Ausdauerkrafttrainings empfiehlt es sich, genauso wie beim Gehtraining das 2/3-Prinzip der Belastung anzuwenden.
c) Beim Ausdauertraining muß für die lokale aerobe Ausdauer die Fähigkeit erworben werden, eine dynamische Arbeit unter Einsatz kleiner Muskelgruppen bei geringen Belastungsintensitäten möglichst lange durchzuhalten.
   Zum Training der allgemeinen aeroben Ausdauer sollte der Einsatz von mehr als 14–17% der gesamten Skelettmuskulatur mit einer Belastungsintensität von um 50% der maximalen Belastungsfähigkeit eingesetzt werden.

Es sollen folgende Ziele angestrebt werden:

Reizintensität	Reizdichte	Reizlänge	Trainingseffekt
ca. 75%	größere Pause ca. 2–3 min	ca. 2–4 min	lokale aerobe Muskelausdauer

Es wurden von Köster u. Rösel Hinweise für die Sportpraxis gegeben:

1) *Koordinationsübungen zur Verbesserung der Gehökonomie*

Gehschule:

- Gehen auf einer Linie,
- Schattengehen,
- rückwärts, seitweits gehen,
- Übersetzen (Kreuzen) der Beine,
- Hindernisparcours,
- Storchengang,
- mit Maissäcken auf Kopf oder Schultern gehen,
- Gehen zu Takt oder Musik (kleine Tänze),
- Polonaise.

2) Allgemeine Koordinationsübungen (z.B. in der Aufwärmphase)

Verbesserung der Durchblutung der unteren Extremitäten:

- Gegenstände mit den Füßen aufnehmen,
- verschiedene Untergrundbeschaffenheiten wahrnehmen,
- Gymnastikstab mit oder unter den Füßen rollen,
- kleine Softbälle rollen und verformen,
- Gleichgewichtsübungen mit Therapiekreisel, Wippe und schräger Ebene.

3) Gehtraining

- Trainingsmodell der DGfG,
- Fartlekspiele,
- Pendelstaffeln,
- Tanzspiele,
- AVK-spezifisches Circuittraining.

Bis auf die erste und die letzte Übung sind diese Trainingsformen doch nur schwer standardisierbar.

4) Gymnastik

Speziell:

- Zehenstandsübungen,
- Rollübungen nach Ratschow,
- Stretching.

5) Spiele und Entspannung

- Ball über die Schnur,
- Hockerfußball,
- Sitzvolleyball (Hocker),
- Minihockey (abgewandelt),
- Tiefenmuskelentspannung nach Jacobsen, autogenes Training.

Im Tagesprogramm einer Rehabilitationsklinik muß darauf geachtet werden, daß bei den verschiedensten Anwendungen, also auch bei der Bewegungstherapie, kein Zeitstreß entsteht. Bei der Durchführung der Bewegungstherapie muß man wissen, daß es zirkadiane Schwankungen der Angina pectoris und Koronarinsuffizienz gibt (Blümchen et al. 1992). Es muß auch darauf geachtet werden, daß die Tabletteneinnahme regelmäßig stattfindet und daß das Training möglichst zu einem Zeitpunkt der besten Belastbarkeit durchgeführt wird.

Die Untergruppen der Patienten wie „Durchläufer“ oder „Aufwärmer“ (Claus u. Blümchen 1988; Claus et al. 1991) dürfen nicht zu häufig in Angina pectoris-Anfälle hineinlaufen. Das ist aber letztlich unklar, weil evtl. gerade der Stimulus der „reaktiven Hyperämie“, der durch das Hineinlaufen in einen Anfall gesetzt wird, dazu führen kann, daß sich Kollateralen am Gefäßsystem öffnen und daß sich eventuell spastische Veränderungen an erkrankten Koronararterien erweitern.

2 Auswirkungen der Bewegungstherapie

2.1 Psyche und Symptomatik

2.1.1 Herzkranke

Bei Patienten mit koronaren und peripheren Durchblutungsstörungen wird zur Erfolgsbeurteilung einer Trainingsbehandlung die Änderung der Angina pectoris oder der Claudicatio intermittens und der Anstieg der körperlichen Leistungsfähigkeit und der Gehstrecke herangezogen. Aus klinisch-pharmakologischen Erfahrungen weiß man, wie stark Schmerzen und Leistungsfähigkeit einer Placebowirkung unterliegen. Derartige Placebowirkungen haben sicherlich eine bedeutsame Rolle in jedem Bewegungstherapieprogramm, denn Ärzte, Bewegungstherapeuten und anderes medizinisches Hilfspersonal weisen immer wieder den Patienten auf den Wert des Trainings hin und suggerieren ihm einen Erfolg bei konsequenter Durchführung, auch schon um die Compliance des Patienten zu verbessern. Die Patienten gewinnen dadurch eine positive Einstellung zu ihrer Erkrankung und entwickeln „einen sportlichen Ehrgeiz“, durch Training ihre Schmerzen zu überwinden und ihre Leistungen zu steigern. Der anfänglich im Brennpunkt des Interesses stehende Angina-pectoris- oder Claudicatio-intermittens-Schmerz tritt zunehmend in den Hintergrund zugunsten positiver Begleiterscheinungen, die der Patient an sich zu verspüren glaubt, wie besseres Durchatmen und leichteres Gehen. Funktionelle Beschwerden werden dadurch besonders schnell gelindert, und der Patient distanziert sich immer mehr von seinem Organ „Herz“ bzw. „Gefäße“. Andere Probleme werden für den Patienten vordergründiger, sie betreffen seine Lebensführung, seine beruflichen und familiären Belastungen und seine gesundheitliche Zukunft. Die Patienten scheinen den organischen Schmerzen eine immer geringere Bedeutung zu schenken, der Schmerz verliert seine Vordergründigkeit, offensichtlich steigt die Toleranzschwelle im Laufe des Trainings an, möglicherweise, weil der Schmerz partiell oder total aus dem Bewußtsein verdrängt wird. Die Patienten scheuen keine körperlichen Aktivitäten mehr, die den Schmerz provozieren könnten, sondern suchen im Gegenteil die Aktivitäten, bei denen sie früher den Schmerz empfunden hatten, und registrieren nun positiv, daß dieser Schmerz für sie von geringerer Bedeutung wird und sie nicht mehr zum Stehenbleiben zwingt. So ist es nicht überraschend, daß die Patienten oft ein Übermaß an körperlichen Aktivitäten entwickeln, regelmäßig ihre Spaziergänge und Radfahrten durchführen und dabei oft Zeichen der Übermotivation entwickeln. Viele Probleme, die zunächst immer wieder an die Ärzte in den Herzgruppen herangetragen werden, scheinen sich im Laufe der Zeit von selbst oder im Kreis der Mitpatienten zu lösen. Insbesondere die Kerngruppe von erfahrenen Trainingspatienten, die die neuen Patienten aufnimmt und berät, kann damit erheblich betreuende Ärzte und Mitarbeiter entlasten. Es werden freundschaftliche Bindungen geknüpft, und es entwickeln sich Führernaturen, die in allen Belangen den Ton angeben. Auch oftmals wenig kooperative und schwierige Patienten integrieren sich im Laufe der Zeit überraschend gut in eine Gruppe und gehören schließlich zu den treuesten Mitgliedern. Die Patienten werden für Kontrolluntersuchungen zunehmend kooperativer, ja fast neugierig erwarten sie die Ergebnisse in der Vorstellung, daß durch das Training wesentliche Verbesserungen eingetreten sein müßten. Nur zu oft sind sie dann enttäuscht, wenn hierfür objektiv keine Nachweise zu erbringen sind. Die Patienten entwickeln eine so starke Anhänglichkeit zu den Bewegungstherapeuten und betreuenden Ärzten, daß ihnen ein Ausscheiden aus der Gruppe nach mehrjähriger Teilnahme nicht möglich ist, auch aus der Angst heraus, es könnten sich die Beschwerden wieder verschlimmern und es würde dann die Geborgenheit in der Gruppe verlorengehen; hinzu kommt der Verlust freundschaftlicher Verbindungen und eines geregelten Rhythmus. Insbesondere Rentner und Pensionäre gehören zu den treuesten Gruppenmitgliedern, die eine Leere verspüren, wenn ihnen die wöchentlichen Trainingsstunden fehlen. Das Training, insbesondere auch in einer Herzgruppe, verhilft dem Patienten zu einem gesteigerten Selbstbewußtsein mit der Überzeugung, gesünder und vernünftiger zu leben als der größte Teil seiner Mitmenschen.

Wieweit bei den günstigen psychischen Auswirkungen eines körperlichen Trainings auch eine hormonelle Umstellung und insbesondere die Freisetzung von sog. Endorphinen, die euphorisierend wirken könnten, eine Rolle spielt, bleibt offen. Zumindest muß man eine gewisse „Suchtentwicklung" nach Endorphin diskutieren für die Patienten, die den Sinn der Bewegungstherapie mißverstehen und sich mehrere Stunden am Tag einem körperlichen Training auf einem Standergometer, beim Jogging oder anderen Ausdaueraktivitäten unterziehen. Diese negative Entwicklung gilt es durch ärztlichen Rat aufzuhalten (zusammenfassende Literatur bei Droste 1987).

Ein regelmäßiges körperliches Training während der stationären oder ambulanten Rehabilitation hat – schon unter motivationalen Gesichtspunkten – den psychischen Status der Herzkranken zu berücksichtigen. Beutel berichtete in 12 Studien zur emotionalen Adaptation im Langzeitverlauf nach einem Herzinfarkt und folgerte, daß ausgeprägte Störungen der Befindlichkeit, insbesondere Angst und Depression, mindestens 1 Jahr nach dem Infarktereignis fortbestehen (Claus et al. 1991).

In einer eigenen Untersuchung während der stationären Rehabilitationsmaßnahmen konnte bei 30 reanimierten Herzinfarktpatienten (durchschnittlich zwei Monate nach Reanimation) mit einem Durchschnittsalter von 50,4 Jahren ein Defizit der intellektuellen Leistungsfähigkeit in bezug auf das Kurzzeitgedächtnis nachgewiesen werden. Die ebenso in der Literatur selten untersuchte Probandengruppe herzkranker Frauen wurde in einer eigenen Studie 32 Monate nach einem Herzinfarkt nachbefragt: Von den 140 Frauen antworteten 83%; das Durchschnittsalter betrug 56,4 Jahre. Bei 51,5% ließen sich auch nach 32 Monaten noch Veränderungen der Stimmungslage in Richtung Depressivität, Ängstlichkeit und Verunsicherung erheben (Eisenriegler et al. 1989).

Effekte des körperlichen Trainings hinsichtlich psychophysiologischer Streßreaktionen wurden von Sinyour et al. (1986) untersucht: 38 männliche Probanden zwischen 20 und 30 Jahren wurden 3 Gruppen zugeordnet (1. Gruppe: aerobes Training; 2. Gruppe: anaerobes Training; 3. Gruppe: Wartekontrollgruppe). Nach der 10wöchigen Trainingsphase (3–4 h pro Woche) wurden die Probanden einer Streßsituation ausgesetzt (Stroop-color-word-Task, Kopfrechnen, weißes Rauschen),

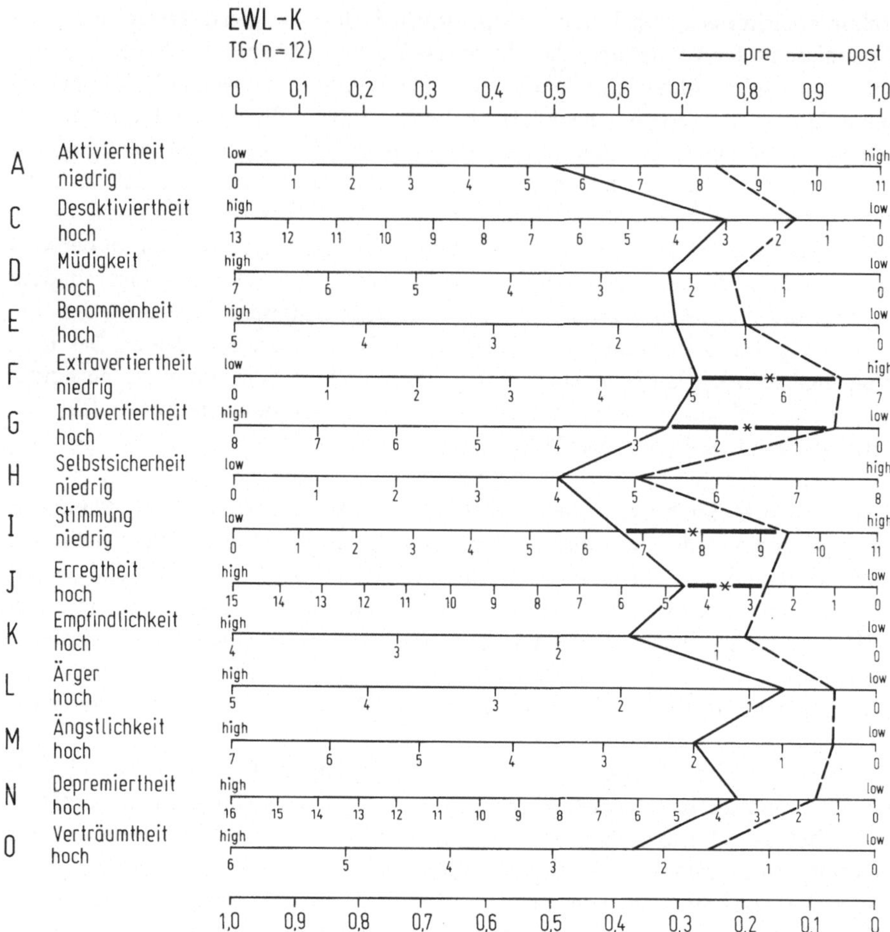

Abb. 45. Psychische Befindlichkeit bei einer Trainingsgruppe (TG) vor und nach einer Bewegungstherapie für 4 Wochen. (Nach Eisenriegler et al. 1990)

während welcher Herzfrequenz, Erregungsniveau und Blutwerte untersucht wurden. Es zeigte sich, daß sich trainierte und untrainierte Probanden in den psychophysiologischen Streßreaktionen nicht unterschieden, das Trainierte jedoch eine verkürzte Erholungszeit der Herzfrequenz nach der Streßsituation aufwiesen. Verbesserungen der aeroben Fitneß korrelierten nicht mit anderen psychischen Veränderungen (Krzymyk, 1982).

In einer eigenen Studie (Eisenriegler et al. 1990; Heller et al. 1990) wurde der Frage nachgegangen, inwieweit sich ein intensives dynamisches Ausdauertraining auf die psychische Befindlichkeit von Herzinfarktpatienten während der stationären Anschlußheilbehandlung auswirkt. 24 Patienten nahmen 4 Wochen lang entweder an einem körperlichen Ausdauertraining (Trainingsgruppe) oder an einem Rehabilitationsprogramm mit leichter körperlicher Belastung (Kontrollgruppe) teil. Vor

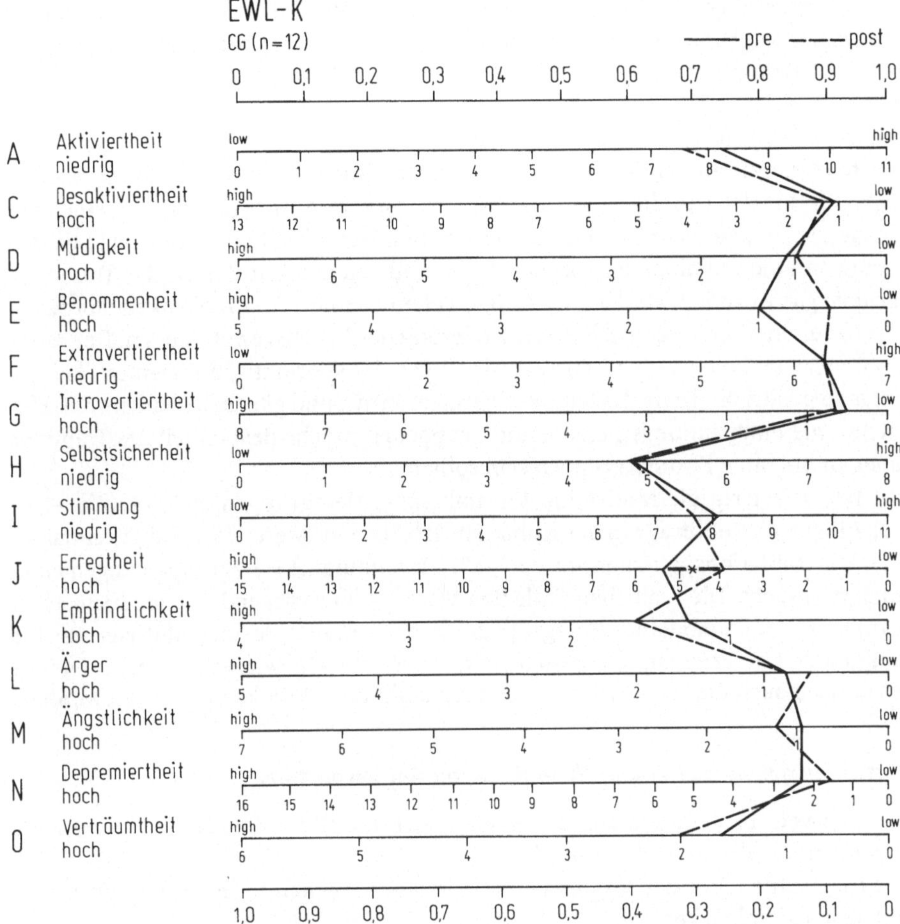

Abb. 46. Psychische Befindlichkeit bei einer Kontrollgruppe (KG) vor und nach einer Bewegungstherapie für 4 Wochen. (Nach Eisenriegler et al. 1990)

und nach der Behandlungsphase wurden die psychischen Befindensveränderungen mit Hilfe eines psychodiagnostischen Verfahrens erfaßt. Der Vergleich der Prä- und Postmessungen ergab in der Trainingsgruppe signifikante Skalenwertanstiege in Extravertiertheit und Stimmung und signifikante Skalenwertverringerungen in Introvertiertheit und Erregtheit. Für die Kontrollgruppe ließ sich lediglich in der Skala „Erregtheit" eine signifikante Verringerung nachweisen. Anzumerken ist, daß sich diese psychischen Befindensverbesserungen in der Trainingsgruppe trotz kardialer Komplikationen erheben ließen: Prozesse der Verleugnung, Übermotiviertheit oder Autosuggestion wurden vermutet (Abb. 45 und 46).

Für die Phase nach der stationären Anschlußheilmaßnahme legte Knobloch (1985) eine kontrollierte Studie vor: Gegenstand der Arbeit waren psychische Befindensveränderungen durch ambulanten Koronarsport. Über einen Zeitraum von

2 Jahren verglich Knobloch 24 Herzinfarktpatienten, die an einer ambulanten Koronarsportgruppe teilnahmen (Trainingsgruppe), mit 17 sportinaktiven Patienten einer Wartekontrollgruppe. Es ließen sich nach 24 Monaten Gruppenunterschiede zugunsten der sportaktiven Patienten nachweisen: weniger Symptome der Anspannung und der Herz-Kreislauf-Beschwerden, zudem geringere berufsbezogene Konkurrenzorientierung. In der Gruppe der sportinaktiven Probanden gab es hinsichtlich emotionaler Labilität und Depressivität stärkere Ausprägungen und eine eher steigende Tendenz zum Untersuchungsende hin. Weiterhin fand Knobloch in beiden Gruppen eine Zunahme an sozialer Angst und innerer Unruhe. In der Trainingsgruppe gab es zudem stärkere Ausprägungen in Schmerzempfindlichkeit, Sorge um die Gesundheit und Bereitschaft zur Änderung der Lebensgewohnheiten. Der Autor resümiert, daß die psychischen Veränderungen der sportaktiven Patienten „keineswegs so positiv sind, wie das teilweise erwartet wird", und gibt zu bedenken, daß Elemente wie Entspannungstherapie und Gruppengespräche Bestandteil des Trainings aller ambulanten Koronargruppen sein sollten.

Wie schwierig die Motivation für ambulante Herzgruppen auch für Ärzte ist, zeigt folgende Rundfrage in der Klinik Roderbirken im Jahre 1993. Von 355 entlassenen Rehabilitationspatienten wurden 30% für ambulante Herzgruppen angemeldet und 30% nicht. Die restlichen Patienten waren – überwiegend aus medizinischen Gründen – für ambulante Herzgruppen nicht geeignet. Bei der Motivierung für ambulante Herzgruppen muß also nicht nur der Patient gewonnen werden, sondern es müssen auch die Stationsärzte in den Rehabilitationskliniken überzeugt werden.

Auswirkungen der Bewegungstherapie auf die Angina pectoris

Es gibt verschiedene Formen der Angina pectoris: Die *stabile Form*, die *instabile Form* und die *Prinzmetal-Form.*

Die *stabile Form* der Angina pectoris ist über Wochen in ihrer Häufigkeit und Intensität ziemlich konstant.

Die *instabile Form* der Angina pectoris zeichnet sich dadurch aus, daß Häufigkeit und Intensität innerhalb von Stunden bis Tagen zunehmen.

Die *Prinzmetal-Form* tritt bevorzugt in den frühen Morgenstunden auf, zeichnet sich durch ST-Streckenanhebungen aus und wird wahrscheinlich durch spastische Vorgänge an den normalen oder erkrankten Koronararterien ausgelöst.

Patienten mit stabiler Form der Angina pectoris gewinnen durch Bewegungstherapie deutlich hinzu. In der Klinik Roderbirken wurde bei 146 Postinfarktpatienten mit stabiler Angina pectoris für 3 Wochen eine Bewegungstherapie durchgeführt. Die Medikamentengabe wurde nicht verändert. Ein Zuwachs von 25 W Leistungsfähigkeit bis zur Angina-pectoris-Schwelle wurde allein durch Bewegungstherapie erreicht. Eine Trainingstherapie ist für stark durch Angina-pectoris-Beschwerden limitierte Patienten schon dadurch eine Hilfe, wenn sie nur eine geringgradige Erweiterung ihres Aktionskreises erreichen können. Stärker limitierte Angina-pectoris-Patienten profitieren also subjektiv mehr als weniger limitierte. Es ist z. B. für jemanden, der im täglichen Leben bei 50 W limitiert ist und nach einer Bewegungstherapie 75 W leisten kann, subjektiv mehr Gewinn entstanden als für jeman-

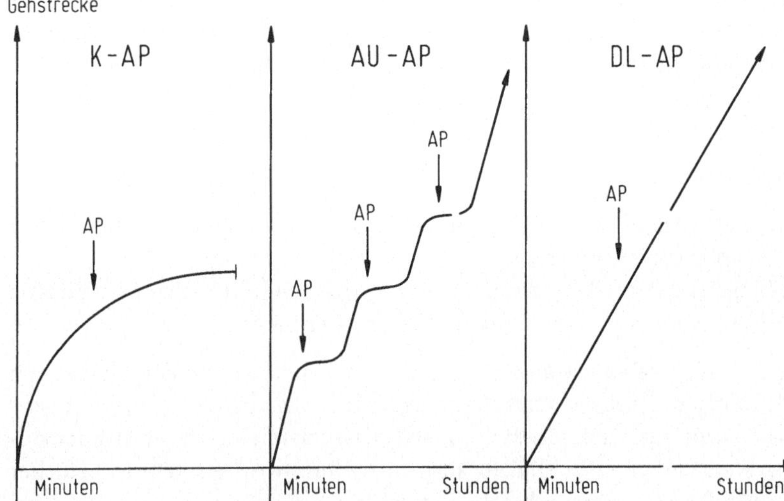

Abb. 47. Verhalten der Gehstrecke bei 3 verschiedenen Formen der Angina pectoris: klassische Angina pectoris (*K-AP*), Aufwärm-Angina-pectoris (*AU-AP*) und Durchlauf-Angina-pectoris (*DL-AP*)

den, der zu Beginn einer Bewegungstherapie bei 200 W Angina -pectoris-limitiert ist und nach Training 250 W leisten kann.

Der Ansatz der Wirkungsweise der Bewegungstherapie ist wahrscheinlich die Ökonomisierung der Herzarbeit durch Training der peripheren Muskulatur, d.h. vor allem also der Beinmuskulatur. Andere Autoren diskutieren eine verbesserte Kollateralisierung des Myokards mit direkter Zunahme der Durchblutung des Herzmuskels und damit einer Erhöhung der Angina-pectoris-Schwelle.

Gelegentlich gibt es Patienten mit stabiler Form der Angina pectoris, die durch mehrmaliges Hineinlaufen in einen Angina-pectoris-Anfall in den folgenden Stunden beschwerdefrei und hoch belastbar sind. Diese Patienten kann man als „Aufwärmer" bezeichnen (Claus u. Blümchen 1988). Sie können durch eine Bewegungstherapie deutlich an Leistungszuwachs gewinnen. Es kann dadurch auch die Häufigkeit des Durchlaufens reduziert werden. Eine weitere kleine Gruppe von Patienten wird als „Durchläufer" bezeichnet. Auch bei dieser Form der Angina pectoris kann durch Bewegungstherapie die Limitierung durch Angina pectoris herabgesetzt werden. Die „Aufwärmer" und „Durchläufer" haben in der Regel eine ausgeprägte Dreigefäßerkrankung und sollten – falls möglich – durch PTCA oder ACVB behandelt werden. Sie zeichnen sich aber auch dadurch aus, daß sie ein besonders ausgeprägtes Netz von Kollateralen haben, wodurch ihre Spontanprognose möglicherweise nicht so schlecht ist wie bei durch „normale" Angina-pectoris-Beschwerden limitierten Patienten (Blümchen et al. 1981).

Abbildung 47 zeigt schematisch das Verhalten der durch Angina pectoris limitierten Gehstrecke bei der klassischen Form der Angina pectoris, der Aufwärm-Angina-pectoris und der Durchlauf-Angina-pectoris.

Bei der Prinzmetal-Angina-pectoris ist eine Bewegungstherapie indiziert. Da die Beschwerden überwiegend in den frühen Morgenstunden auftreten, sollte die Bewegungstherapie eher am späten Vormittag oder nachmittags erfolgen (Blümchen et al. 1992a).

2.1.2 Gefäßkranke

Die theoretischen Grundlagen der Trainingstherapie bei Claudicatio intermittens werden von Schoop (1973) dargestellt.

Es werden Befunde und Hypothesen vorgetragen, die die klinischen Besserungen nach einer Trainingstherapie – zumindest teilweise – erklären können:

1) Aus theroretischen Erwägungen ist eine Stimulierung der Kollateraldilatation durch Training derjenigen Muskulatur, die distal des Strombahnhindernisses lokalisiert ist, zu erwarten. Durch die Muskelarbeit wird eine Steigerung der kollateralen Blutstromgeschwindigkeit ausgelöst. Diese wird als verantwortlicher Stimulus für das Kollateralwachstum angesehen.
Im Tierversuch wird die Entwicklung der Kollateralen nach Unterbindung einer Arterie durch Training gefördert. Bei künstlich angelegter Koronarstenose wird die Kollateralentwicklung auch durch intensives Training beim Tier verbessert.
Bei Messungen des systolischen Blutdruckes in den Arterienabschnitten distal eines Arterienverschlusses tritt im Verlaufe einer Trainingsbehandlung eine Verbesserung auf, was auch für das „Anspringen von Kollateralen" beim Menschen spricht.
Andererseits wurden Befunde erhoben, die gegen eine überwiegende Bedeutung dilatierter Kollateralarterien sprechen können.
Bei Patienten mit Femoralisverschluß waren die maximalen Durchblutungswerte der Wadenmuskulatur im Durchschnitt nicht höher als vor einem Training und ließen auch keine Beziehung zu der gemessenen Verbesserung der schmerzfreien Gehstrecke erkennen.
Weitere Untersuchungsbefunde lassen darauf schließen, daß eine bessere Blutversorgung auch durch eine günstigere Verteilung des kollateralen Blutstroms ermöglicht wird. Der trainierte Muskel benötigt für eine bestimmte Arbeit eine geringere Steigerung der Durchblutung als der untrainierte Muskel. Wenn die noch ausreichend versorgten Muskelpartien, die distal eines Arterienverschlusses liegen, für eine bestimmte Arbeit weniger Blut benötigen, bleibt dann für die schlecht versorgten Muskelanteile ein größerer Anteil der kollateralen Blutzufuhr übrig als vor dem Training. Es wird also das über Kollateralen hinzugeführte Blut besser genutzt. Das wird meßtechnisch auch durch den Befund belegt, daß die O_2-Extraktion bei Kranken mit Claudicatio intermittens nach Training verstärkt ist.

2) Ein regelmäßiges Training bewirkt aber gleichzeitig auch Auswirkungen am Stoffwechsel des Muskels. Seine aerobe Kraft kann erheblich anwachsen. Diese Stoffwechselanpassung beruht auf einer Steigerung der Enzymaktivitäten, der eine Zunahme der Zahl und Größe der Mitochondrien entspricht. Auch durch

diesen Vorgang wird erreicht, daß das durchströmende Blut besser ausgenutzt wird. Diese Befunde wurden von Köhler (1985) durch Bestimmung von Stoffwechselmetaboliten im femoralvenösen Blut vor und nach der Trainingsbehandlung bestätigt.

3) Oft sind die nur nach wenigen Trainingseinheiten schon erheblich verlängerten schmerzfreien Gehstrecken erstaunlich und lassen sich nicht allein durch zirkulatorische oder metabolische Trainingseffekte erklären. Auch ist auffallend, daß Kranke mit einseitigem Verschluß besser als bei doppelseitig erkrankten Patienten ihre schmerzfreie Gehstrecke verlängern können. Außerdem ist auffallend, daß ältere Patienten nicht schlechter bei der Trainingsbehandlung abschneiden als jüngere. Auffallend ist auch, daß trotz nahezu unveränderter Blutversorgung (s. Buchwalsky-Trainingsprogramm) die schmerzfreie Gehstrecke verlängert werden kann. Es wird deshalb angenommen, daß eine Verbesserung der Gehtechnik mit Schonung der schlecht versorgten Muskelpartien eine Rolle bei der Verlängerung der schmerzfreien Gehstrecke spielt. Bei einseitiger arterieller Verschlußkrankheit gelingt diese ökonomischere Gehweise leichter als bei doppelseitiger. Es spielt aber auch wohl die individuelle Geschicklichkeit des einzelnen Patienten eine bedeutende Rolle.

Wir untersuchten in den Jahren 1967–1971 in der Medizinischen Universitätsklinik Freiburg (Forschungsprogramm der VW-Stiftung) 60 Patienten mit arteriographisch belegter peripherer arterieller Durchblutungsstörung auf den Einfluß eines Trainingsprogrammes hin. Diese Patientengruppe war unter Alltagsbedingungen durch eine Claudicatio intermittens in ihrer Gehstrecke auf unter 200 m limitiert. Bei diesen Patienten wurde an 5 Tagen in der Woche über 3 Jahre ein Trainingsprogramm durchgeführt. Sie wurden vorher randomisiert in 2 Gruppen eingeteilt. Die Gruppe A wurde einem intensiven Intervalltraining bis zum ischämischen Schmerz unterzogen, und zwar in Form von Zehenstand- und Kniebeugenbelastungen. Die Gruppe B betrieb zu denselben Tageszeiten nur allgemeine gymnastische Übungen und Radfahren, ohne jedoch gezielte Belastung der ischämischen Extremitäten. Der Gruppe C wurde Trainingsübungen für zu Hause empfohlen. Alle Patienten wurden in 6monatlichen Abständen untersucht, und zwar mit aufwendigen Untersuchungsmethoden, die an anderer Stelle dieses Buches geschildert werden.

Das Ergebnis dieser 3jährigen Serie hinsichtlich der klinischen Stadieneinteilung nach Fontaine ist in Abb. 48 wiedergegeben.

Zu Beginn des Trainingsprogramms litten alle Patienten unter typischer Claudicatio intermittens. Sie befanden sich also im Stadium II einer peripheren arteriellen Verschlußkrankheit. Bereits im ersten Trainingsjahr wurden in beiden Trainingsgruppen A und B 50 Patienten von seiten der peripheren arteriellen Verschlußkrankheit beschwerdefrei. Sie wurden also in das Stadium I übergeführt. Sie litten nämlich jetzt bei den alltäglichen Gehbelastungen nicht mehr unter Claudicatio-intermittens-Beschwerden. Häufig stellte sich bei diesen Patienten das Phänomen des sog. „second wind“ oder des „walking through“ ein: Die Patienten hatten zu Beginn des Laufens noch die Andeutung einer Claudicatio; nach dem Warmlaufen war die Gehstrecke dann aber nicht mehr limitiert. Ein ähnliches Phänomen gibt es

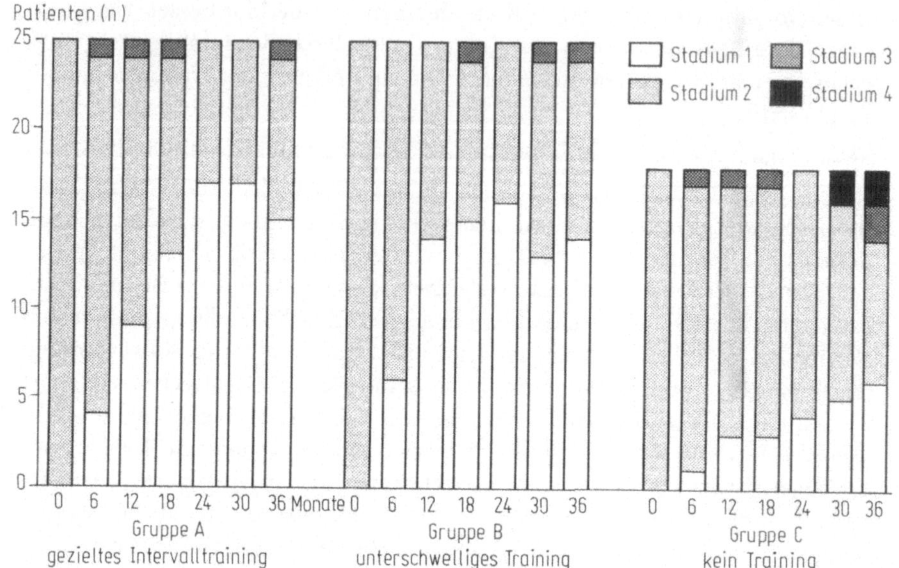

Abb. 48. Entwicklung hinsichtlich der klinischen Stadien nach Fontaine. Es wurden 60 Patienten für 3 Jahre 5mal pro Woche trainiert und in 6monatlichen Abständen von einem der Autoren (R. Buchwalsky) nachuntersucht. *Gruppe A* führte ein gezieltes Intervalltraining unter Aufsicht in der Medizinischen Universitätsklinik Freiburg durch. *Gruppe B* führte nur ein unterschwelliges Training unter Aufsicht in der Medizinischen Universitätsklinik Freiburg durch. Der *Gruppe C* wurde empfohlen, ein Training zu Hause durchzuführen

ja auch bei der koronaren Herzerkrankung. Es wird an anderer Stelle dieses Buches beschrieben. Eine geringe Besserung der Symptomatik trat auch bei den Patienten der Gruppe C auf, die lediglich ein häusliches Training durchführten.

In allen 3 Gruppen kam es aber bei einigen Patienten auch zu einer Verschlechterung der Symptomatik bei neu aufgetretener Claudicatio mit Ruheschmerz und Nekrosen. In der Gruppe C war das häufiger zu beobachten als in den Gruppen A und B. Die Verschlechterung der Symptomatik war meist bedingt durch eine Progredienz der Gefäßerkrankung.

Bei der Beobachtung der Symptomatik war auffallend, daß ein maximales Training der Gruppe A in Intervallform bis an den ischämischen Schmerz heran sich auf die Symptomatik nicht besser auswirkte als das nur unterschwellig durchgeführte Training der Gruppe B. Im Gegenteil, man hatte zunächst den Eindruck, daß die nichtbelastenden Übungen sich günstiger auswirkten, vermutlich deshalb, weil schmerzhafte Muskelverspannungen unter den Trainingsbelastungen seltener zu beobachten waren.

In Kenntnis der nach 3 Jahren durchgeführten Beinangiogramme ist bemerkenswert, daß neu aufgetretene Arterienverschlüsse und -stenosen oftmals ohne Einfluß auf die Symptomatik geblieben waren, von dem Patienten also nicht bemerkt wurden.

2.2 Leistungsfähigkeit und Funktion

2.2.1 Herzkranke

Wattstufen, äußere Herzarbeit und Herzvolumen

Durch eine Bewegungstherapie während des Rehabilitationsverfahrens kann die Leistungsfähigkeit in aller Regel deutlich gesteigert werden, und das sowohl bei Herzinfarktpatienten, Koronarkranken ohne Herzinfarkt, ACVB-Operierten und Patienten mit Zustand nach PTCA.

Abbildungen 49–51 zeigen stichprobenartige Ergebnisse der Klinik Roderbirken bei diesen Patientengruppen.

Durch sportmedizinische Untersuchungen ist bekannt, daß durch ein Ausdauertraining das kardiopulmonale Leistungsvermögen wesentlich gebessert wird mit Anstieg der maximalen O_2-Aufnahme und Senkung der Pulsfrequenz und des Blutdrucks auf vergleichbaren Belastungsstufen. Die Verbesserung der maximalen Leistungsfähigkeit kann am besten dokumentiert werden durch eine stufenweise Ergometrie unter Steady-state-Bedingungen.

In mehreren Untersuchungsreihen prüften wir, ob diese aus der Sportmedizin bekannten Auswirkungen eines Ausdauertrainings auch bei Patienten mit unterschiedlich ausgeprägten Herzkrankheiten zu registrieren waren. Zur Beantwortung dieser Frage wurden an der Schüchtermann-Klinik 4 Kollektive aus jeweils 250 Patienten gebildet (Abb. 52). Im ersten Kollektiv (Gruppe I) fanden sich organisch Herzgesunde mit sog. funktionellen Herz-Kreislauf-Beschwerden. Bei diesen Patienten war eine organische Herzerkrankung durch Anamnese, Elektrokardiogramm, röntgenologische Herzgrößenbestimmung, Ergometrie und Einschwemmkatheteruntersuchung ausgeschlossen worden (Abb. 52, 1. Säule). In das 2. Kollektiv (Gruppe II) wurden Herzinfarktpatienten aufgenommen, bei denen das Infarktereignis schon mehr als ein Jahr zurück lag (Abb. 52, 2. Säule). In die 3. Gruppe wurden Patienten aufgenommen, bei denen das Infarktereignis nicht länger als 6–8 Wochen zurück lag. Diese Patienten wurden im Rahmen einer sog. Anschlußheilbehandlung in die Schüchtermann-Klinik aufgenommen (Abb. 1, 3. Säule). In die 4. Gruppe schließlich wurden Herzinfarktpatienten aufgenommen, die auf mittleren Belastungsstufen von 50–75 W eine Angina pectoris und eine ST-Streckensenkung entwickelten (Abb. 1, 4. Säule). Bei den Patienten der Gruppe II–IV war die koronare Herzkrankheit bzw. der Herzinfarkt durch die entsprechende Anamnese, den typischen enzymatischen und elektrokardiographischen Verlauf, durch Einschwemmkatheteruntersuchung und gegebenenfalls auch durch Koronarangiographie gesichert.

Wie man auch Abb. 52 entnehmen kann, erzielten wir, unabhängig von Dauer und Grad der Herzkrankungen, durch ein Ausdauertraining in allen 4 Patientenkollektiven eine statistisch signifikante Zunahme der maximalen Leistung um 10–20%. Der Leistungszuwachs war am ausgeprägtesten bei Patienten mit limitierender Angina pectoris, wo er sogar 28% betrug, und fiel am geringsten aus bei Patienten mit erst kurz zurückliegendem Herzinfarkt, vermutlich deshalb, weil hier die Trainingsbelastung aufgrund noch nicht ausreichender Erfahrungen nur sehr vorsichtig gesteigert wurde.

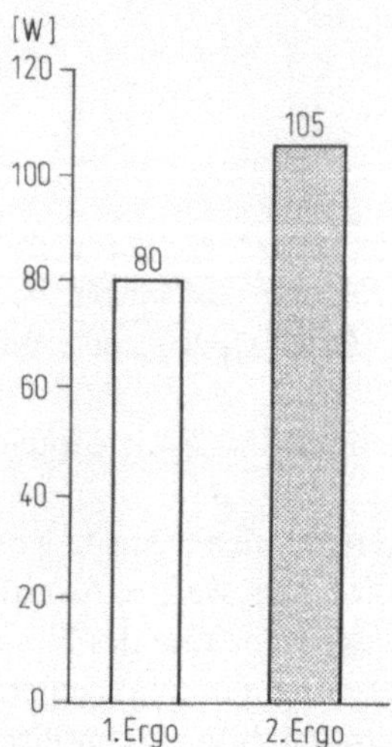

Abb. 49. Zugewinn an Leistungsfähigkeit durch 3 Wochen Bewegungstherapie bei Postinfarktpatienten (n = 146), die durch *eine stabile Angina pectoris limitiert* waren. Es konnte ein durchschnittlicher Anstieg der Wattstufe um 25 W erreicht werden

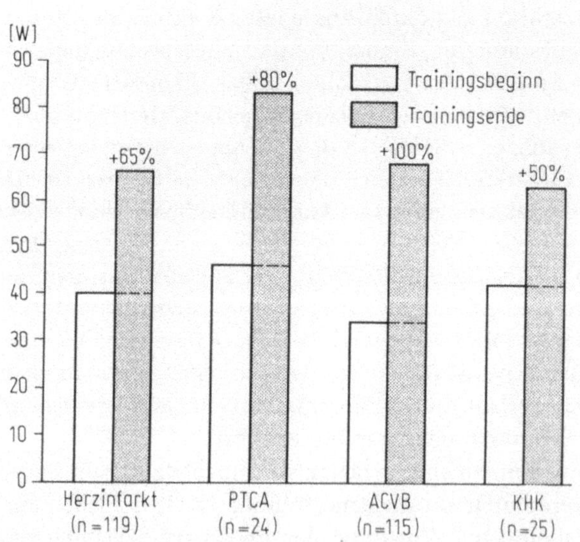

Abb. 50. Zugewinn der Leistungsfähigkeit durch 4 Wochen Bewegungstherapie bei Patienten mit *gut erhaltener Ventrikelfunktion, aber ohne limitierende Angina pectoris*

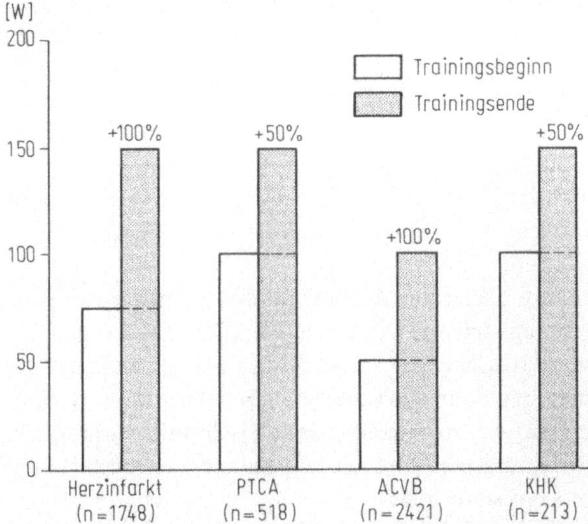

Abb. 51. Leistungszugewinn bei Patienten mit *peripherer arterieller Verschlußkrankheit* mit zusätzlichen Herzerkrankungen (Herzinfarkt, Zustand nach PTCA, Zustand nach ACVB, KHK). Man erkennt, daß auch bei dieser *durch Claudicatio intermittens limitierten* Patientengruppe ein deutlicher Zuwachs durch Bewegungstherapie erreicht wurde

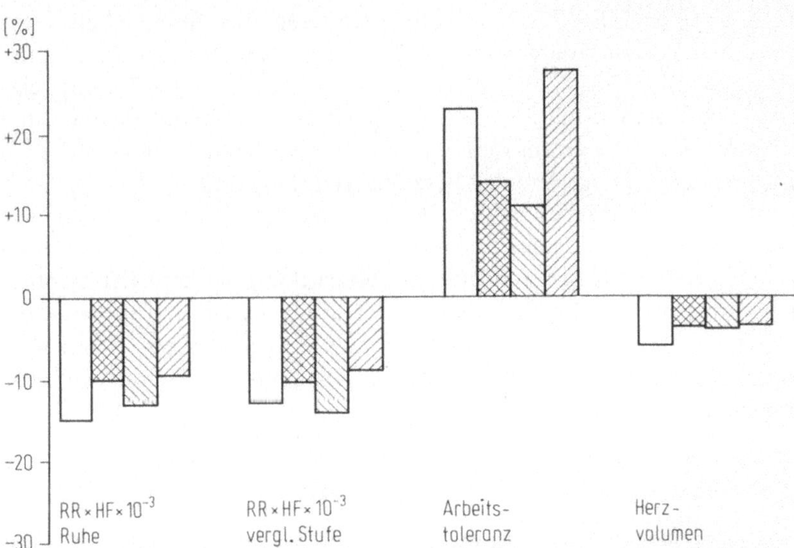

Abb. 52. Äußere Herzarbeit in Ruhe und bei Belastung (charakterisiert als systolischer Blutdruck × Herzfrequenz), Arbeitstoleranz und röntgenologisches Herzvolumen nach einer 5wöchigen Ausdauertrainingsbehandlung für Patienten mit funktionellen Herzbeschwerden (*1. Säule*), für Patienten mit länger zurückliegendem (*2. Säule*) und kürzer zurückliegendem (*3. Säule*) Herzinfarkt und bei Patienten mit Angina pectoris (*4. Säule*). (Nach Buchwalsky et al. 1977)

Obwohl die objektive Leistungsverbesserung mit durchschnittlich 20% nach einem 4wöchigen Ausdauertraining nur relativ gering ausfiel, führte sie bei den Herzkranken zu einem erheblich verbesserten subjektiven Wohlbefinden. Die Patienten mit primär funktionellen Beschwerden waren in der Regel kardial völlig beschwerdefrei geworden, oftmals schon in den ersten Tagen eines Ausdauertrainings. Die Patienten mit limitierender Angina pectoris konnten den Alltagsbelastungen ohne kardiale Beschwerden in der Regel wieder gerecht werden, da die Leistungsverbesserung von 50 W auf 75 W bedeutete, daß sie wieder beschwerdefrei Treppen steigen konnten.

Die aus der Sportmedizin bereits bekannten Auswirkungen auf Pulsfrequenz und Blutdruck waren auch von uns zu registrieren. Die *äußere Herzarbeit* als Produkt aus systolischem Blutdruck und Herzfrequenz zeigte sowohl in Ruhe als auch auf den vergleichbaren Belastungsstufen eine Reduktion um 10–15%, wobei diese Wirkungen am deutlichsten bei Patienten mit funktionellen Herzbeschwerden waren. Dagegen waren sie weniger ausgeprägt bei erst kurz zurückliegendem Herzinfarkt und bei Patienten mit limitierender Angina pectoris.

Entgegen der sportmedizinischen Erfahrung bei Jugendlichen und Herzgesunden kam es bei dem 4wöchigen Ausdauertraining zu keiner morphologischen Anpassung des Herzens im Sinne einer Herzvergrößerung, sondern es wurde von uns erstmals festgestellt, daß bei Herzkranken und untrainierten älteren Menschen unter einem Ausdauertraining eine röntgenologisch nachweisbare *Herzgrößenabnahme* eintritt, die statistisch signifikant war, obwohl sie in allen 3 Gruppen nur 5% betrug. Dieser Befund ist auch durch andere Untersucher inzwischen bestätigt worden (König et al. 1977). Diese Herzgrößenabnahme sprach also für eine Entlastung des Herzens durch Ausdauertraining und war Folge der verminderten äußeren Herzarbeit in Ruhe und bei Belastung. Denkbar ist auch, daß die unter Training einsetzende Arteriendilatation mit Abnahme des peripheren Gefäßwiderstandes und Senkung der Nachlast des Herzens dies bewirkt. Selbstverständlich muß man auch direkte günstige Auswirkungen auf den Herzmuskel diskutieren.

Es besteht also kein Zweifel, daß ein Ausdauertraining bei unterschiedlichen Herzkranken – wie auch bei Herzgesunden – zu einer vergleichbaren Verbesserung der maximalen Leistungsfähigkeit führt mit Unterdrückung der kardialen Symptomatik bei gleichzeitiger Abnahme der äußeren Herzarbeit in Ruhe und bei Belastung und Rückgang der röntgenologisch feststellbaren Herzgröße. Diese Trainingsergebnisse werden auch von König et al. (1977) an einem großen Patientenkollektiv (1000 Herzinfarktpatienten) bestätigt.

Abhängigkeit von pathologischen diagnostischen Befunden

In einer zweiten Fragestellung prüften wir, welche Trainingseffekte bei Patienten mit stark limitierender Angina pectoris, mit elektrokardiographisch großen Infarktnarben, mit röntgenologisch-pathologischer Herzvergrößerung und mit Sinusbradykardie zu erzielen sind.

Bei 25 Patienten mit einer *Angina pectoris* auf einem Belastungsniveau von 50–75 W wurde über insgesamt 5 Wochen täglich ein Ergometertraining von 15 min

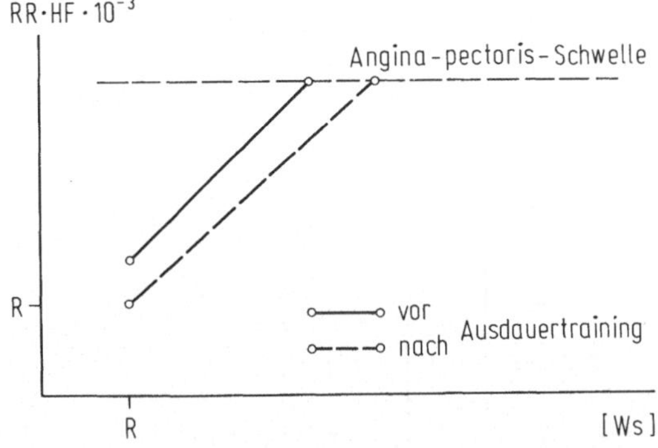

Abb. 53. Maximale Arbeitstoleranz bei Herzinfarktpatienten mit Angina pectoris vor und nach 5 Wochen Ausdauertraining (n = 25). (Nach Buchwalsky et al. 1977)

Dauer im Sitzen bis an die Schmerzwelle heran durchgeführt. Wir wollten prüfen, ob sich unter der immer wieder durch das Training provozierten Angina pectoris eine Myokardinsuffizienz entwickelte, evtl. infolge ischämischer Mikronekrosen. Im Durchschnitt ließ sich durch das Training bei diesen Patienten die maximale Belastbarkeit um 15 W steigern; dies entsprach einem durchschnittlichen Leistungszuwachs von 21% und war vergleichbar mit dem durchschnittlichen Leistungsanstieg anderer Herzkranker. Die Angina-pectoris-Schwelle wurde dabei nicht angehoben, denn der Herzschmerz trat bei der gleichen äußeren Herzarbeit (Blutdruck-Herzfrequenz-Produkt) auf. Die Angina-pectoris-Schwelle wurde aber durch die niedrigeren Pulsfrequenz- und Blutdruckwerte in Ruhe und durch den langsameren Anstieg unter Belastung später erreicht, wodurch die Patienten länger und höher belastet werden konnten (Abb. 53).

Das röntgenologisch gemessene Herzvolumen zeigte in dieser Patientengruppe eine statistisch signifikante Abnahme um 6%, so daß man von einer günstigen Auswirkung des Trainings auf die myokardiale Funktion ausgehen konnte (Abb. 54). Die primär bestehende Sorge über die Entwicklung einer Myokardinsuffizienz infolge ischämischer Mikronekrosen bei rezidivierender Angina pectoris im Rahmen des Ausdauertrainings war also nicht begründet.

Bei Patienten mit *elektrokardiographischem Rieseninfarkt* nach den EKG-Kriterien (Infarkt-Q-Zacken in mehr als 3 Ableitungen, also mit inferodorsaler oder anteroseptolateraler Ausdehnung) fanden wir in der Hälfte der Fälle eine pathologische Herzvergrößerung. Diese Patienten wurden deshalb von vornherein nicht in das Ausdauertrainingsprogramm aufgenommen, weil wir die Herzvergrößerung als Kompensationsmechanismus werteten und unter Ausdauerbelastungen die Entwicklung einer manifesten Herzinsuffizienz befürchteten. Bei den anderen Patienten mit elektrokardiographischen Rieseninfarktnarben wollten wir prüfen, ob noch genügend „trainierbares" Myokard vorhanden war, um von einem Ausdauertraining zu profitieren.

Wie die Zusammenfassung in Tabelle 22 zeigt, fanden wir bei normaler röntgenologischer Herzgröße bei 26 Patienten mit elektrokardiographischem

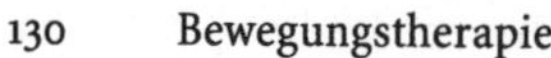

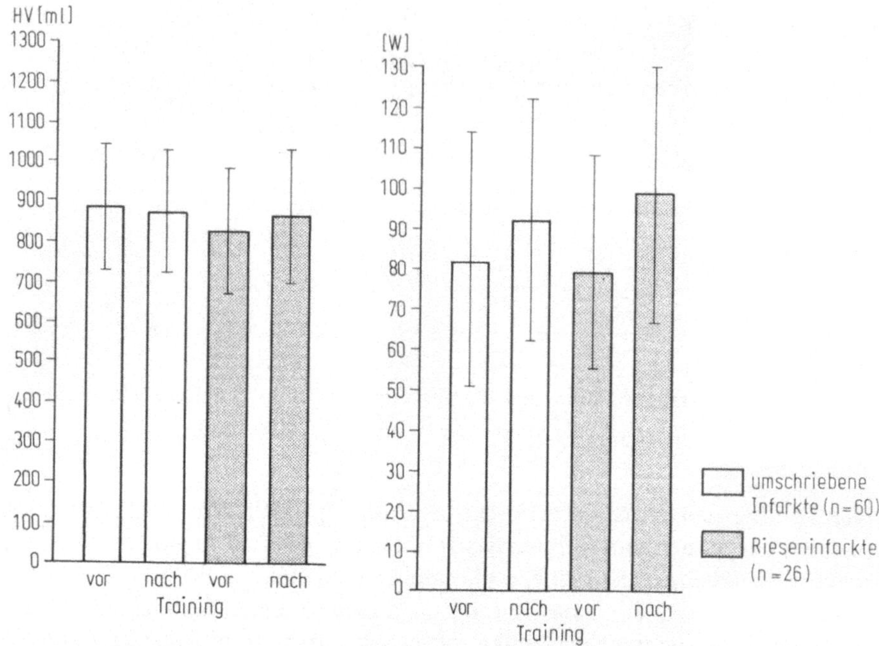

Abb. 54. Röntgenologisches Herzvolumen und maximale Arbeitstoleranz nach 5wöchigem Ausdauertraining bei Patienten mit umschriebenem Herzinfarkt und elektrokardiographischem Rieseninfarkt. (Nach Buchwalsky et al. 1977)

Tabelle 22. Hämodynamische Befunde (Einschwemmkatheter) bei Patienten mit umschriebenem transmuralen und Riseninfarkt bei normalem Herzvolumen

	Umschriebene Infarkte (n = 60)	Riesen-infarkte (n = 26)
Herzminutenvolumen in Ruhe	6,5 l/min	6,4 l/min
Herzminutenvolumen, maximale Wattstufe	12,6 l/min	12,8 l/min
PCP in Ruhe	8,9 mm Hg	9,9 mm Hg
PCP bei 25 W	17,6 mm Hg	18,3 mm Hg
PCP, maximale Wattstufe	22,4 mm Hg	23,4 mm Hg

Rieseninfarkt und bei 60 Patienten mit umschriebenem transmuralen Infarkt vergleichbare zentralhämodynamische Verhältnisse. Beide Patientengruppen wurden einem täglichen Ausdauertrainingsprogramm nach den üblichen sportmedizinischen Gesichtspunkten mit 70 % der maximalen Leistung unterzogen. Nach über 5 Wochen stellten wir bei diesen Patienten mit Rieseninfarktnarben im Mittel einen Leistungszuwachs von 20 % fest. Dies entsprach einem Anstieg der mittleren ergometrischen Leistungsfähigkeit von 82 auf 99 W. Bei dem Kontrollkollektiv mit umschriebenen Infarktnarben war ein mittlerer maximaler Leistungsanstieg von 78 auf 92 W festzustellen, also ein Leistungszuwachs von 12% (Abb. 54). Das Puls- und Blutdruckverhalten in Ruhe und auf vergleichbaren Belastungsstufen änderte sich in gleicher Form wie in den oben beschriebenen Kollektiven mit Absenkungen um 10–15%. In keinem der von uns beobachteten Fälle mit Rieseninfarktnarben oder umschriebenen Infarktnarben trat unter dem 5wöchigen Ausdauertraining eine Herzvergrößerung in pathologische Bereiche auf. Wir fanden aber eine Zunahme des röntgenologischen Herzvolumens bei Patienten mit Rieseninfarktnarben im Mittel von 835 auf 855 ml. Bei den Patienten mit umschriebenen Infarktnarben fanden wir die zu erwartende Abnahme von 850 auf 837 ml. Die zwar statistisch nicht signifikante, aber geringe Herzgrößenzunahme bei den Patienten mit Rieseninfarktnarben könnte dafür sprechen, daß diese Patienten durch ein Ausdauertraining zwar nicht akut gefährdet werden, daß aber durch ein mehrmonatiges oder sogar mehrjähriges Ausdauertraining durchaus eine pathologische Herzvergrößerung und damit die Entwicklung einer chronischen Herzinsuffizienz drohen könnte.

Wenn man also ein Patientenkollektiv mit großen Herzinfarktnarben trainiert, empfiehlt sich die engmaschige Kontrolle der Herzgröße, entweder röntgenologisch oder echokardiographisch, um individuell die Entwicklung einer Myokardinsuffizienz frühzeitig zu erkennen. Jugduett et al. (1988) fand echokardiographisch nach 12wöchigem Training eine Verschlechterung der Ventrikelfunktion mit Zunahme der Asynergien und Ventrikeldurchmesser, wenn die Infarktnarben an der Vorderwand ein größeres Ausmaß hatten. Unabhängig von körperlichem Training, war in einer Multicenterstudie (EAMJ) eine Verschlechterung der Ventrikelfunktion zu beobachten, wenn nach Vorderwandinfarkt die Ejektionsfraktion auf weniger als 40% reduziert war. Zusammenfassend ist festzustellen, daß die Frage, ob bei ausgedehntem Herzinfarkt ein Training sinnvoll ist, noch durch weitere kontrollierte Studien geprüft werden muß.

Eine *pathologische Herzgröße*, sowohl absolut als auch bezogen auf die Körperoberfläche, gilt für uns als Ausschlußkriterium für ein Ausdauertraining. In der Regel werden diese Patienten einer Übungstherapie ohne wesentliche Herz-Kreislauf-Belastung zugeführt. Bei 59 Patienten mit grenzwertig pathologischer Herzgröße (absolutes Herzvolumen zwischen 950 und 1000 ml, relatives Herzvolumen, bezogen auf die Körperoberfläche, um 500 ml) wurde ebenfalls ein fünfwöchiges Ausdauertraining durchgeführt. Wie man der Tabelle 23 entnehmen kann, war die Hälfte dieser Patienten bereits digitalisiert. Wie zu erwarten, war durch das Ausdauertraining ein Rückgang der Herzfrequenz um 10% in Ruhe und auf einer 50-W-Belastungsstufe zu erzielen. Bei den nichtdigitalisierten Patienten mit grenzwertigem Herzvolumen fand sich ein signifikanter Rückgang der Herzgröße um 5% mit Normalisierung des Herzleistungsquotienten. Waren die Patienten bereits digitalisiert und hatten trotzdem noch eine grenzwertig pathologische Herzgröße, dann war eine geringe Herzvolumenzunahme zu registrieren, allerdings auch mit Verbesserung des Herzleistungsquotienten.

Zusammenfassend ist also festzustellen, daß bei Herzinfarktpatienten mit grenzwertig pathologischer Herzgröße noch günstige Trainingseffekte zu erzielen sind und deshalb ein nach sportmedizinischen Gesichtspunkten ausgerichtetes Training

Tabelle 23. Herzfunktionsdiagnostische Befunde vor und nach 5 Wochen Bewegungstherapie bei Patienten mit grenzwertig pathologischen Herzvolumina ohne und mit Glykosidtherapie nach abgelaufenem transmuralen Infarkt

Herzvolumen (VH)	Ruhefrequenz		Belastungsfrequenz 50 W		O_2-Puls		HV absolut		HHV/m² Oberfläche		Herzleistungsquotient: HV/O_2-Puls maximal	
	vor	nach	vor	nach	vor	nach	vor	nach	vor	nach	vor	nach
Grenzwertiges HV ohne Digitalis (n = 29)	75	69	100	98	12	12,9	991	949	502	487	85	75
Grenzwertiges HV mit Digitalis (n = 30)	73	68	101	97	11,5	12,0	969	973	506	511	90	88

Tabelle 24. Herzfrequenz in Ruhe und bei Belastung nach 5wöchiger Bewegungstherapie bei 43 Patienten mit primärer Sinusbradykardie

	In Ruhe [%]	Bei vergleichbarer Belastungsstufe [%]	Bei maximaler Belastungsstufe [%]
Erhöht	70	55	55
Erniedrigt	30	39	39
Gleich	0	6	6

noch zu verantworten ist, wenn die Herzgröße röntgenologisch oder echokardiographisch engmaschig kontrolliert wird. Die Gefahr der Entwicklung einer manifesten Herzinsuffizienz erscheint dabei gering. Sie ist höher einzuschätzen, wenn die Herzgröße trotz Digitalisierung, Nachlastsenkung durch ACE-Blocker und Vorlastsenkung durch Diuretika pathologisch ist.

Sinusbradykardien sind im höheren Lebensalter häufig und gelten als Ermüdungsphänomen des Sinusknotens. Bei diesen Patienten stellt sich die Frage, ob eine Bewegungstherapie mit dosierten Ergometerausdauerbelastungen sinnvoll ist, wenn bereits ein bradykardes Herzfrequenzverhalten in Ruhe und bei Belastung vorliegt. Es wäre ja denkbar, daß diese Patienten sich Ausdauerbelastungen durch ihr gestörtes Herzfrequenzverhalten nicht mehr ausreichend anpassen können und dadurch evtl. eine Herzinsuffizienz entwickeln, oder daß sich das bradykarde Pulsfrequenzverhalten noch weiter verstärkt und damit symptomatisch wird. 42 untrainierte Patienten, die eine Ruhefrequenz von unter 55/min hatten, wurden einem 4- bis 6wöchigen Ausdauertraining unterzogen, wenn sonst keine Kontraindikationen vorlagen. Alle diese Patienten hatten eine Sinusbradykardie, die nicht durch Digitalis, β-Blocker oder andere frequenzsenkende Medikamente bedingt war. Überraschenderweise kam es in 70% der Fälle zu einer Erhöhung der Ruhefrequenz um im Mittel 5 Schläge pro Minute, und bei über der Hälfte der Patienten war auch die maximale Herzfrequenz sowie die Herzfrequenz auf vergleichbaren Belastungsstufen nach einer 5wöchigen Trainingsperiode stärker angestiegen als vor dem Ausdauertraining (Tabelle 24). Die Tendenz zum Frequenzanstieg nach dem Ausdauertraining war bei Patienten mit funktionellen Herzbeschwerden ausgeprägter als bei den Herzinfarktpatienten. Alle Patienten zeigten einen Anstieg der maximalen Arbeitstoleranz um im Durchschnitt 8 W, also um 15%. Wiederum zeigte sich auch bei diesen Patienten eine Abnahme der röntgenologischen Herzgröße, und zwar sank der Herzvolumen-Oberflächen-Quotient von im Mittel 491 auf 463. Bei einem Drittel der Patienten verstärkte sich allerdings das bradykarde Pulsfrequenzverhalten in Ruhe und bei Belastung, unabhängig von der Genese der Herzerkrankung, und ohne daß Symptome oder Schrittmacherbedürftigkeit auftraten.

Bemerkenswert an dieser Beobachtung ist, daß viele Patienten mit Sinusbradykardien durch das Training eine bessere Anpassung ihres Frequenzverhaltens erreichen. Dies kann als günstiger Effekt auf die Sinusknotenfunktion betrachtet werden. Patienten mit pathologischen Sinusbradykardien können deshalb einem Ausdauertraining unterzogen werden, ohne daß die Gefahr besteht, daß sich eine myokardiale Insuffizienz oder Schrittmacherbedürftigkeit entwickelt. Ruhe- und Belastungsherzfrequenzen sollten aber unter der Trainingsbelastung engmaschig kontrolliert werden, damit jenes Drittel der Patienten aufgedeckt wird, das unter der Ausdauerbelastung eine Verstärkung der Sinusbradykardie entwickelt.

Zentrale Hämodynamik

Die koronare Herzkrankheit führt in vielen Fällen zu einer *Beeinträchtigung der zentralen Hämodynamik* mit pathologischem Anstieg der linksventrikulären Füllungsdrucke und erniedrigtem Herzminutenvolumen in Ruhe und bei Belastung. Die linksventrikulären Füllungsdrucke können bei einer Einschwemmkatheteruntersuchung anhand des Pulmonalarterien- oder, besser noch, des Pulmonalkapillardruckes erfaßt werden, da sich der enddiastolische Druck des linken Ventrikels bzw. der mittlere linke Vorhofdruck auf die Lungenstrombahn fortpflanzt. Das Herzminutenvolumen kann entweder nach dem Fick-Prinzip durch O_2-Sättigung des zentralvenösen Blutes aus der Pulmonalarterie (entnommen durch den Herzkatheter) und der Sättigung im arteriellen Kapillarblut des Ohrläppchen errechnet werden, oder es wird mit dem Thermodilutionsverfahren ermittelt.

Bei einem unselektionierten Patientengut von mehreren hundert Herzinfarktpatienten, 6 Wochen nach dem akuten Ereignis, fanden wir bei 40 % eine *ungestörte zentrale Hämodynamik* in Ruhe und bei Belastung. Diese Patienten betrachteten wir als körperlich uneingeschränkt belastbar und führten sie deshalb ohne Bedenken einem Ausdauertraining zu.

Bei 25 % der Infarktpatienten fanden wir dagegen einen pathologischen Druckanstieg in der Pulmonalarterie bzw. Pulmonalkapillare; das Herzminutenvolumen war zwar in Ruhe noch grenzwertig normal, stieg aber unter Belastung nicht mehr adäquat an. Diese Patientengruppe, die in der Regel auch eine pathologische Herzvergrößerung hatte, wurde von einem Ausdauertraining ausgeschlossen und einer herz- und kreislaufmäßig nicht belastenden Übungsbehandlung zugeführt. Bei diesen Patienten gingen wir davon aus, daß sie infolge einer *Pumpinsuffizienz des Herzens* unter Belastung den Bedürfnissen der Arbeitsmuskulatur in der Peripherie bei Ausdauertraining nicht mehr gerecht würden und die Entwicklung einer manifesten Herzinsuffizienz drohen würde.

Wichtig war für uns die Frage, ob das Drittel mit *pathologischer Ventrikelfunktion*, das zwar noch ein adäquates Herzminutenvolumen in Ruhe und bei Belastung, also noch keine Pumpinsuffizienz hatte, dies aber nur durch pathologische Steigerung der Füllungsdrucke erreichte, von einem Ausdauertraining noch profitieren würde.

Um diese Fragestellung zu klären, unterteilten wir ein Kollektiv von 88 Patienten in 3 etwa gleichgroße Gruppen (Abb. 55). Bei der 1. Gruppe lag das Herzminutenvolumen in Ruhe und bei Belastung im Normalbereich, der Druck in der Pulmonalkapillare stieg unter maximaler Belastung nicht über 20 mm Hg an. In der 2. Gruppe lag eine mittelschwere linke Ventrikelfunktionsstörung vor, bei der es bei normalem Ausgangswert zu einem Anstieg des Pulmonalkapillardruckes um 25–30 mm Hg und

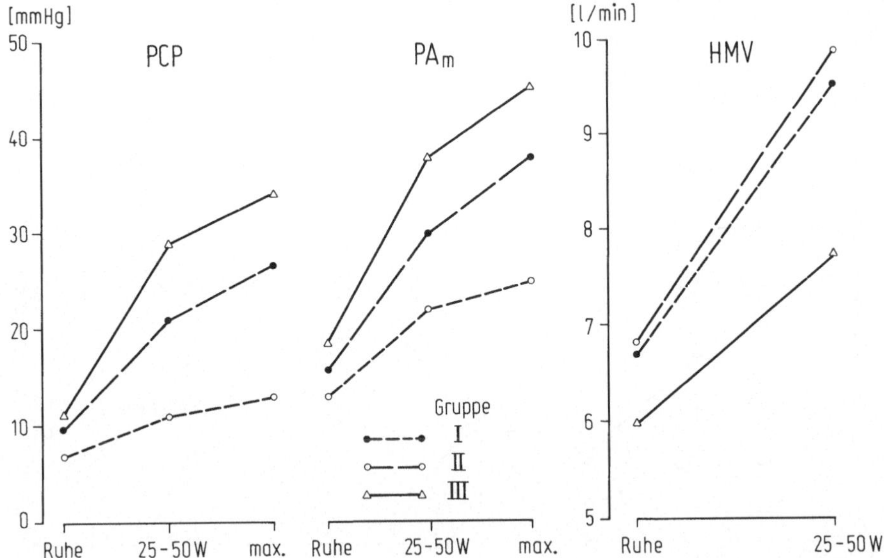

Abb. 55. Pulmonalkapillardruck, Pulmonalarterienmitteldruck und Herzminutenvolumen in Ruhe und bei mittlerer und maximaler Belastungsstufe bei Herzinfarktpatienten mit unterschiedlich schwerer Funktionsstörung. *Gruppe I* normale Hämodynamik, *Gruppe II* mittelschwer gestörte linke Ventrikelfunktion, *Gruppe III* schwer gestörte linke Ventrikelfunktion

des Pulmonalarterienmitteldruckes um 30–40 mmHg kam. Wie in der Gruppe I wurde aber das Herzminutenvolumen noch adäquat gesteigert. In der 3. Gruppe dagegen fanden wir eine schwer gestörte linke Ventrikelfunktion mit Anstieg des Pulmonalkapillardruckes um über 30 mmHg und des Pulmonalarterienmitteldruckes um über 40 mmHg mit einem Herzminutenvolumen an der unteren Grenze der Norm.

Alle 3 Patientengruppen wurden einem 5wöchigen täglichen Ausdauertraining mit 70% der maximalen Leistungsfähigkeit unterzogen. Unabhängig von der zentralhämodynamischen Störung, war bei allen Patienten ein Zuwachs der maximalen Arbeitstoleranz von 15% zu erzielen. Das Pulsfrequenz-Blutdruck-Produkt als Maß der äußeren Herzarbeit zeigte auf allen Belastungsstufen eine statistisch signifikante Abnahme (Abb. 56). Der sog. O_2-Puls als Maß der kardiopulmonalen Leistungsfähigkeit stieg auf allen vergleichbaren Belastungsstufen an.

Es ist bemerkenswert, daß bei keinem Patienten manifeste Zeichen einer Herzinsuffizienz auftraten. Wie bereits zu erwarten war, kam es insbesondere in den ersten beiden Patientenkollektiven zu einem statistisch signifikanten Rückgang der Herzgröße, im 3. Patientenkollektiv blieb die Herzgröße konstant.

Zusammenfassend ist also festzustellen, daß auch bei Patienten mit *pathologischer Ventrikelfunktion* nach Herzinfarkt, unabhängig vom Schweregrad, eine Verbesserung der maximalen Leistungsfähigkeit mit niedrigeren Pulsfrequenz- und Blutdruckwerten auf vergleichbaren Belastungsstufen zu erzielen ist. Zumindest besteht bei einem mehrwöchigen Training nicht die Gefahr einer Herzinsuffizienz,

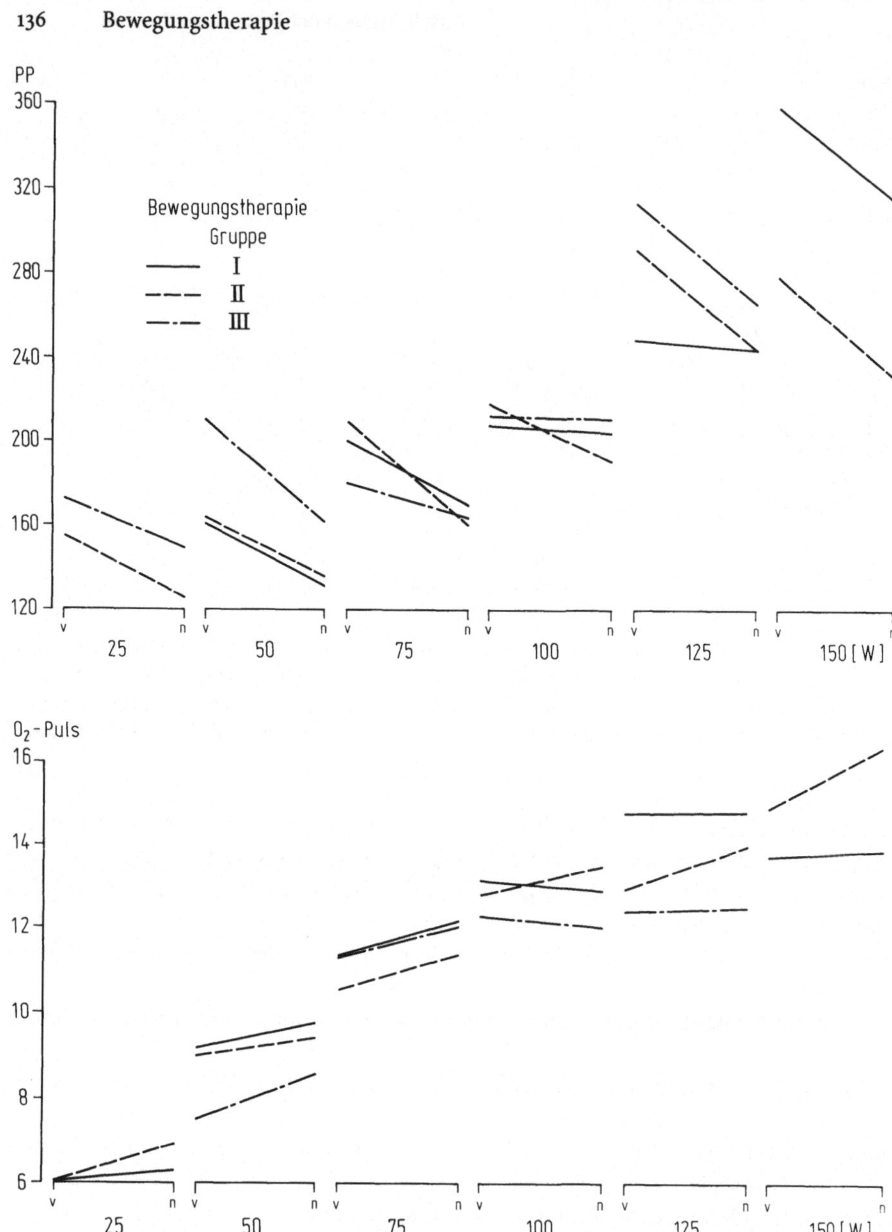

Abb. 56. Puls-Blutdruck-Produkt und O_2-Puls vor und nach 5wöchigem Ausdauertraining bei den verschiedenen Belastungsstufen bei Patienten mit unterschiedlich gestörter linker Ventrikelfunktion nach Herzinfarkt (Gruppe I, II und III). (Nach Buchwalsky 1977)

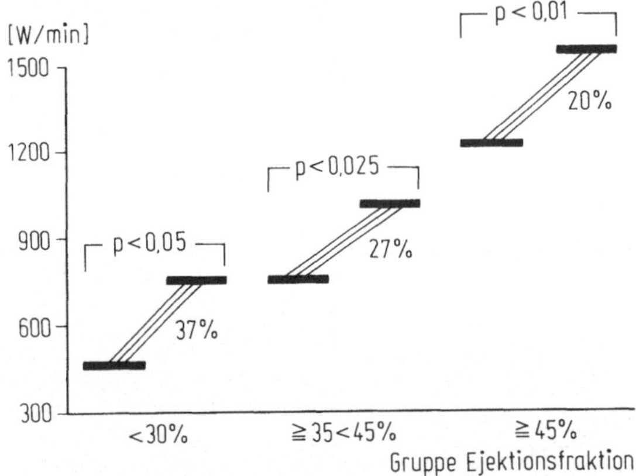

Abb. 57. Entwicklung der physischen Arbeitskapazität nach Konditionierung, unterteilt nach dem Grad der linksventrikulären Funktionsschädigung. (Nach Kothe u. Haase 1992)

wenn die röntgenologische oder echokardiographische Herzgröße zuvor noch im Normalbereich lag.

Schlechte Ventrikelfunktion

Die Zunahme der Arbeitskapazität war auch unabhängig von der *Ejektionsfraktion*, die nach einem Herzinfarkt durch die Radionuklidventrikulographie ermittelt wurde. Bei stärkerer Einschränkung der Ventrikelfunktion war durch Frühmobilisation und Training ein Leistungsanstieg von 37%, bei gering eingeschränkter Funktion von 20% zu erzielen (Abb. 57). Auch von anderen Autoren (Coats 1990; Sullivan et al. 1988) wurden bei Patienten mit einer chronischen Herzinsuffizienz günstige Trainingsauswirkungen im Hinblick auf maximale Arbeitstoleranz („exercise time") und Pulsfrequenzverhalten (Abb. 58) gefunden, ohne daß wesentliche Komplikationen auftraten. In diesen Studien wurden aber die zentralhämodynamischen Verhältnisse mittels Einschwemmkatheter entweder gar nicht überprüft, oder es lagen normale Befunde vor, und die „Herzinsuffizienz" wurde nur durch die verminderte Ejektionsfraktion in der Nuklidventrikulographie definiert.

Es besteht kein Zweifel, daß man auch bei *stark eingeschränkter Ventrikelfunktion* noch positive Trainingseffekte im Hinblick auf die subjektive Leistungsfähigkeit und Pulsfrequenz erzielen kann. Dies zeigten auch Untersuchungen an Patienten, die für eine Herztransplantation vorgesehen waren, und die einem Intervalltraining ohne wesentliche Komplikationen unterzogen wurden (Samek 1992). Es fehlen aber noch kontrollierte Studien mit größeren Patientenkollektiven, bei denen zentralhämodynamische Kontrolluntersuchungen vor und nach einer längeren Trainingsperiode vorgenommen werden, bevor man weiß, ob körperliches Training bei Herzinsuffizienz wirklich unbedenklich ist und auch langfristig günstige Auswirkungen hat, oder ob die Nachteile mit Komplikationen und kardialer Dekompensation nicht überwiegen. Erst wenn solche Studien, z. B. auch mit Einschwemmkatheterkontroll-

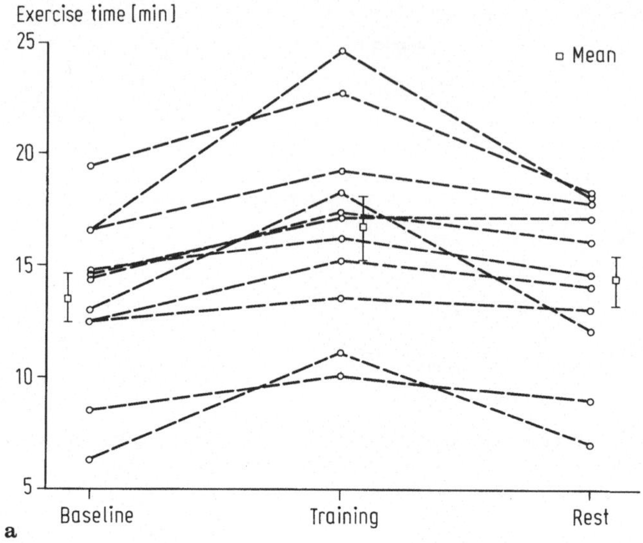

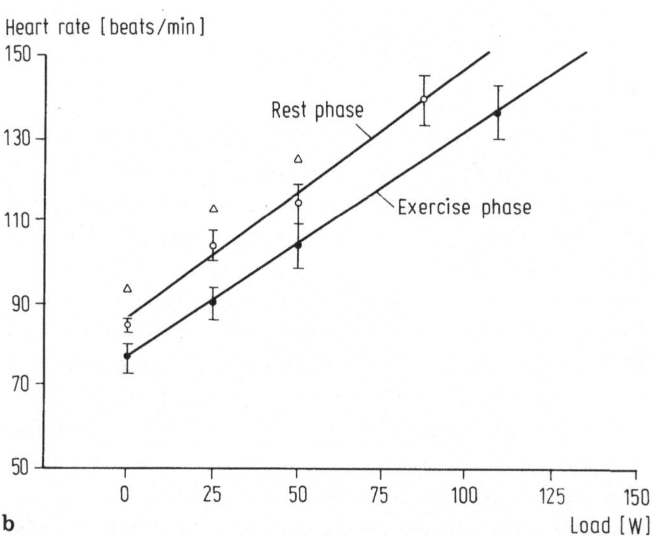

Abb. 58. **a** 11 Patienten mit chronischer Herzinsuffizienz (linksventrikuläre Auswurffraktion 19%), die in einer randomisierten Cross-over-Studie entweder einer körperlichen Schonung oder einem Ausdauertraining unterzogen wurden. **b** Herzfrequenz bei Belastung von 11 Patienten mit chronischer Herzinsuffizienz während Schonungs- und Trainingsphase. (Nach Coats et al. 1990)

untersuchung, abgeschlossen sind, darf man allgemeine Trainingsempfehlungen für *Patienten mit Herzinsuffizienz* aussprechen. Bisherige Erfahrungen mahnen zur Vorsicht.

An der Klinik Roderbirken (Heller et al. 1990) wurden Patienten mit eingeschränkter Ventrikelfunktion, die durch eine Radionuklidangiographie untersucht worden waren, einer Trainings- oder einer Kontrollgruppe zugeteilt. Die Patienten hatten einen ausgedehnten Vorderwandinfarkt von im Durchschnitt 6,4 Wochen vorher erlitten. Insgesamt wurden 39 Patienten für eine Trainingsgruppe, 18 für eine Kontrollgruppe randomisiert. Während die Patienten der Trainingsgruppe 5mal in der Woche ein intensives Ausdauertraining mit 80 % der maximalen Leistungsfähigkeit mit 15minütigem Ergometertraining, mit einem Lauftraining, mit halbstündiger Gymnastik und einem Wanderprogramm durchführten, führten die Patienten der Kontrollgruppe nur eine leichte Gymnastik und Entspannungsübungen sowie ein Ergometertraining auf dem Belastungsniveau von nur 25–30 W durch. In der Trainingsgruppe lag die Ejektionsfraktion bei 30 ± 10 % und fiel unter Belastung auf 28 ± 8 %. In der Kontrollgruppe war die Ejektionsfraktion in Ruhe 32 ± 10 % und fiel unter Belastung auf 31 ± 12 %.

Während des 4wöchigen Trainingsprogramms entwickelten 4 Patienten der Trainingsgruppe *lebensgefährliche Komplikationen* mit akuter Linksherzdekompensation, ventrikulärer Tachykardie und leichteren, medikamentös gut beherrschbaren Linksherzversagenszuständen. Wie die Zusammenstellung (Tabelle 25) zeigt, traten die Komplikationen dann auf, wenn die Ejektionsfraktion in Ruhe unter 30 % lag und der Ruhe-Pulmonalkapillardruck auf über 15 mm Hg erhöht war. Die Patienten, die bei auf 30 % verminderter Ejektionsfraktion noch normale Ruhe-Pulmonalkapillardrücke hatten, konnten dagegen ohne Komplikationen trainiert werden. Aufgrund dieser Erfahrung wurde in der Klinik Roderbirken ein Gefährdungsscore für die Trainingsbehandlung entwickelt, der neben dem Infarktalter röntgenologische, echokardiographische, ergometrische und Holtermonitoring-Daten einbezog (s. Übersicht).

Patienten mit einem Gesamtscore von unter 4 dürfen nach einem Herzinfarkt trainiert werden, während solche mit einem Score von über 4 eher einer Übungsbehandlung zugeführt werden sollten.

Tabelle 25. Komplikationen während bzw. nach dem Trainingsprogramm in der 2. Untersuchungsreihe

Pat.-Nr.	Komplikationen	PCP_R [mm Hg]	EF_R [%]
1	Dekompensation	20	29
2	Ventrikeltachykardie	12	20
3	Dekompensation	15	26
4	Dekompensation	17	7

Punkteverteilung für den bei der 2. Untersuchungsreihe ermittelten Score (nach Heller u. Blümchen 1990)

Infarktalter < 6 Wochen:	1 Punkt
Radiologische Stauungszeichen in der Akutphase:	1 Punkt
QS-Komplexe in V_4, V_5 oder V_6:	1 Punkt
Kardiomegalie in der Rehabilitationsphase:	2 Punkte
Herzrhythmusstörungen Lown IVa im 24-h-Holtermonitoring	2 Punkte
Belastungsfähigkeit < 50 W im Belastungs-EKG:	2 Punkte

Einfluß des körperlichen Trainings auf die Herzpumpfunktion und zentrale Hämodynamik

An der Schüchtermann-Klinik wurden hierzu Einschwemmkatheteruntersuchungen vor und nach einer *5wöchigen Ausdauertrainingsperiode* durchgeführt und die *zentrale Hämodynamik unter verschiedenen Provokationstesten* geprüft. Neben der dynamischen Belastung durch ein Fahrradergometer erfolgten eine statische Belastung mit dem Handgriffergometer, eine Volumenbelastung durch Anheben der Beine, eine Frequenzbelastung durch eine Vorhofstimulation und eine psychomotorische Belastung durch das Wiener Determinationsgerät. Druckmessungen in der Pulmonalarterie sowie Herzminutenvolumenbestimmungen nach dem Fick-Prinzip erfolgten:

1) Nach einer 10minütigen Ruhepause;
2) nach Anheben der Beine in eine 45–60°-Position über 3 min (3);
3) unter einer Vorhofstimulation mit 120–150 elektrischen Stimuli/Minute (5);
4) unter einer submaximalen Handgriffbelastung in der 3. und anschließenden maximalen Belastungsstufe (2);
5) unter einer Fahrradergometerbelastung im Liegen mit in 25 Wattstufen steigender Belastung nach jeweils 6 min (1);
6) unter einer psychomotorischen Streßbelastung mit immer schneller werdenden Reizdarbietungen, wobei akustische und optische Signale eines Wiener Determinationsgerätes beantwortet werden mußten (4).

Nach jeder dieser Belastungsformen wurde solange eine Pause eingelegt, bis die Ruhewerte für Pulsfrequenz und Blutdruck wieder erreicht waren. Dieser Studie unterzogen wir 23 Patienten mit gesichertem transmuralen Infarkt. Der Herzinfarkt lag 2–3 Monate zurück, die Diagnose war gesichert durch den typischen enzymatischen Verlauf und durch die elektrokardiographischen Veränderungen. Limitierende Symptome wie Angina pectoris und Dyspnoe lagen auf den mittleren Belastungsstufen von 50 und 75 W nicht vor, so daß eine medikamentöse Therapie mit Digitalis, β-Blockern, Nitraten und Diuretika während dieser 5wöchigen Trainingsperiode nicht notwendig war.

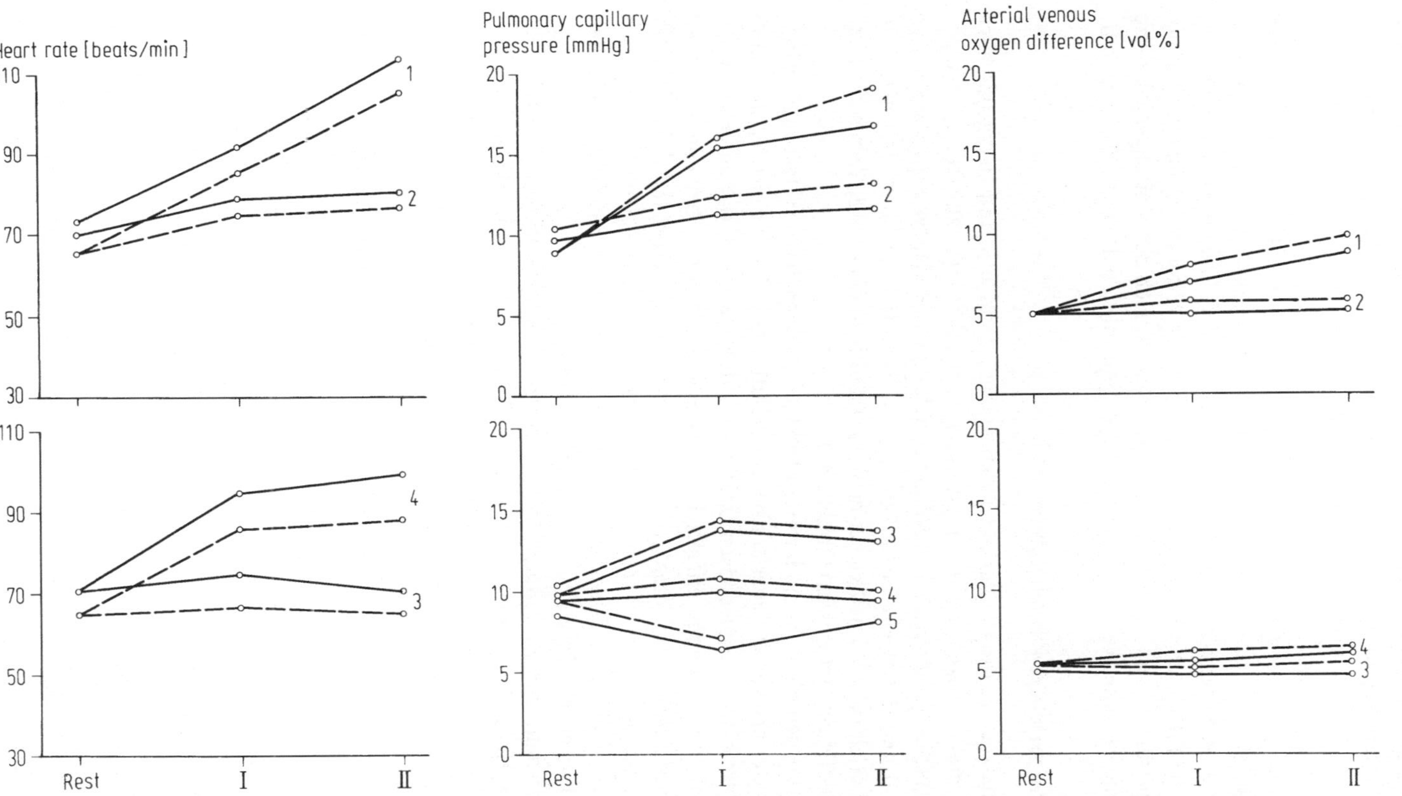

Abb. 59. Herzfrequenz, Pulmonalkapillardruck und arteriovenöse O_2-Differenz bei der Einschwemmkatheteruntersuchung in Ruhe, auf I. und II. Belastungsstufe vor (*ausgezogene Linie*) 5wöchigem Training bei 23 Patienten mit transmuralem Herzinfarkt. *1* dynamische Ergometerbelastung, *2* statische Handgriffbelastung, *3* Volumenbelastung, *4* psychomotorische Streßbelastung, *5* elektrische Vorhofstimulation. (Nach Buchwalsky et al. 1977)

Die *dynamische Ergometerbelastung* war gut geeignet, Ventrikelfunktionsstörungen aufzudecken. Die *statischen Handgriffbelastungen* und auch die Volumenbelastungen führten nur zu einem geringen Druckanstieg in der Pulmonalarterie; die *Vorhofstimulation* und auch die *Streßbelastung* hatten keinen Einfluß auf die zentrale Hämodynamik (Abb. 59).

Durch das 5wöchige Ausdauertraining konnte belegt werden, daß die Ruhe- und Belastungsherzfrequenz bei den verschiedenen Belastungsformen statistisch signifikant um 20% gesenkt werden konnten, die *zentrale Hämodynamik aber nicht statistisch signifikant beeinflußt wurde.* Eher war eine Tendenz zu höheren Pulmonalarteriendrücken und zu niedrigeren $D_{av}O_2$-Werten nach der Trainingsperiode zu registrieren, was einer Verschlechterung der Pumpfunktion des Herzens entsprach.

Kardiale und periphere Muskelfunktion

Ob ein Ausdauertraining außer auf Pulsfrequenz, Blutdruck und Herzgröße auch *direkte kardiale Auswirkungen* hat, ist durch zentralhämodynamische Messungen mittels Einschwemmkatheterkontrolluntersuchungen weder von uns noch von anderen Autoren (Detry et al. 1971; Ditchey et al. 1981; Heller et al. 1990; Lebac et al. 1977; Ressl et al. 1975; Schnellbacher et al. 1972; Sullivan et al. 1988; Varnauska et al. 1966) eindeutig geklärt worden (Tabelle 26).

Es überwiegen die Pulmonalarteriendruckanstiege nach einer Trainingsperiode bei verstärkter arterieller Sauerstoff-O_2-Ausschüttung in der Peripherie, die sich in einer Zunahme der arteriovenösen O_2-Differenz dokumentiert, was einer Abnahme des Herzminutenvolumens entspricht (Abb. 60). Auch wenn bei einem kleinen Kollektiv von herzinsuffizienten Patienten ein negativer Einfluß auf die Pulmonalarteriendrücke nicht nachzuweisen war, so wurde die Herzfrequenzsenkung nach körperlichem Training durch eine Senkung der peripheren O_2-Sättigung und einem Anstieg der arteriovenösen O_2-Differenz erzielt (Abb. 61).

Eine tabellarische Zusammenstellung *zentralhämodynamischer* Befunde (Tabelle 27) bei Herzinfarktpatienten mit eingeschränkter Ventrikelfunktion zeigt, daß durch das körperliche Ausdauertraining eher eine Tendenz zur Verschlechterung der

Tabelle 26. Zentralhämodynamische Kontrollen bei Herzinfarktpatienten nach körperlichem Training

Autor	Jahr	n	Kontrolle	Dauer	Pulmonalarteriendrücke	$AVDO_2$
Schnellbacher	1972	13	ja	8 Wo. 44 Wo.	↑	↑
Buchwalsky	1977	23	nein	5 Wo.	↑	↑
Sullivan	1988	12	nein	4–6 Mon.	⟷	↑
Heller	1990	36	ja	4 Wo.	↑	⟷

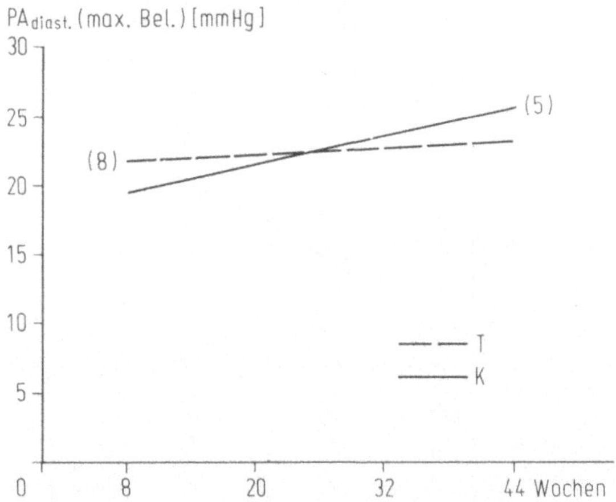

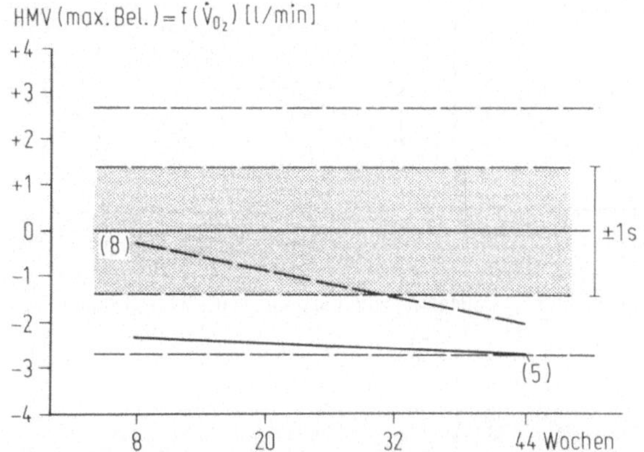

Abb. 60. Verhalten des diastolischen Pulmonalarteriendruckes und des auf die O_2-Aufnahme bezogenen Herzminutenvolumens bei maximaler Belastung der Trainings (*T*)- und Kontrollgruppe (*K*). (Nach Schnellbacher et al. 1972)

zentralen Hämodynamik besteht mit Abfall des Herzminutenvolumens und Anstieg der linksventrikulären Füllungsdrücke.

Ein Ausdauertraining hat also keine direkten kardialen Auswirkungen, da Echokardiographie, Myokardszintigraphie und Nuklidventrikulographie, Einschwemmkatheteruntersuchung und Ventrikulographie mit Koronarangiographie keine Zunahme der Ventrikelkontraktion oder Verbesserung der Myokarddurchblutung oder Veränderung der zentralen Hämodynamik aufzeigen konnten und sich somit keine Hinweise für die Entwicklung von Kollateralarterien ergaben.

Obwohl der Einfluß des Ausdauertrainings auf Pulsfrequenz, Blutdruck und insbesondere auf die Herzgröße direkte kardiale Auswirkungen vermuten läßt, ist dies durch hämodynamische Messungen mittels wiederholter Herzkatheteruntersuchungen weder von uns noch von anderen Autoren bestätigt worden. Auch Schnellbacher et al. (1972) u. Ressl et al. (1975) fanden keine Änderung der zentralen Hämodynamik,

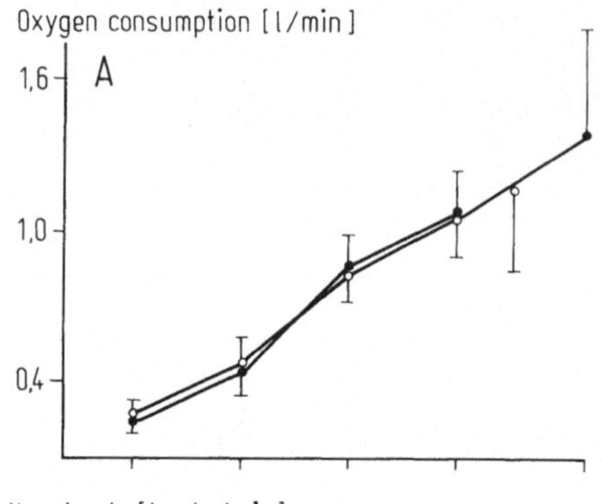
Oxygen consumption [l/min]
A
1,6
1,0
0,4

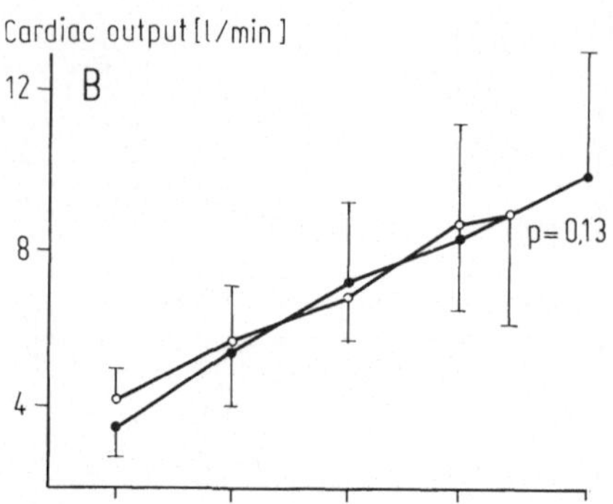
Cardiac output [l/min]
B
12
8
4
p= 0,13

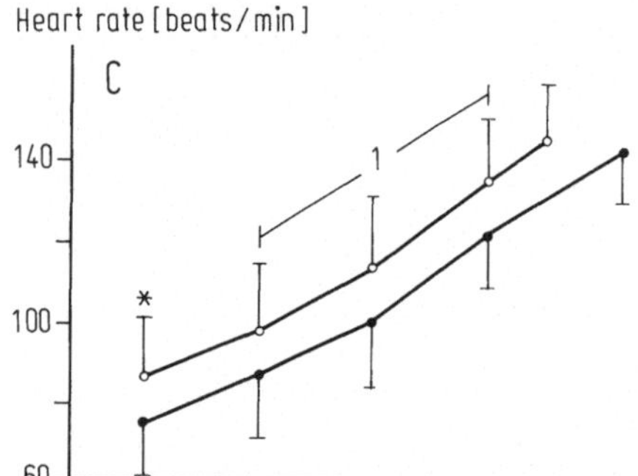
Heart rate [beats/min]
C
140
100
60
1
*
a
Rest
150 kpm
300 kpm
450 kpm
Max.

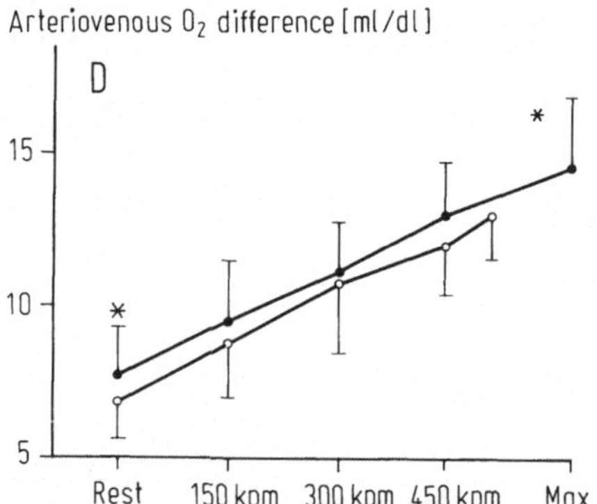
Arteriovenous O_2 difference [ml/dl]
D
15
10
5
*
*
Rest
150 kpm
300 kpm
450 kpm
Max.

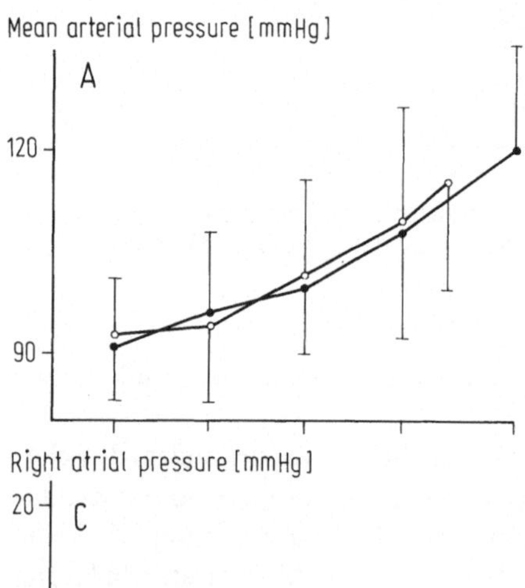
Mean arterial pressure [mmHg]
A
120
90

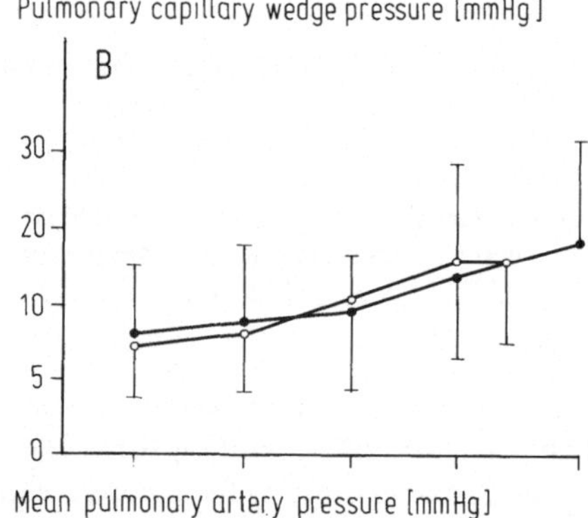
Pulmonary capillary wedge pressure [mmHg]
B
30
20
10
5
0

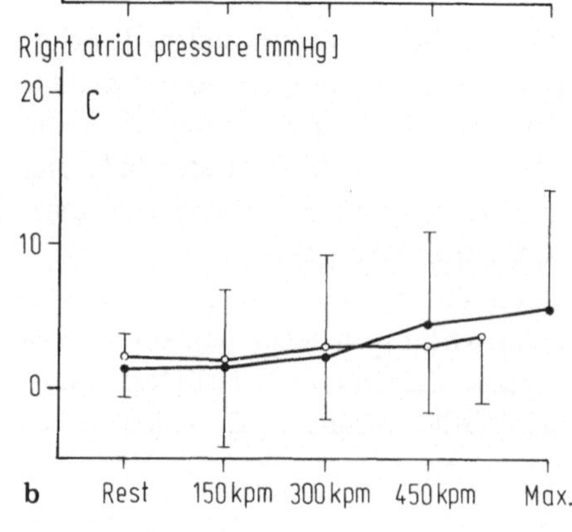
Right atrial pressure [mmHg]
C
20
10
0
b
Rest
150 kpm
300 kpm
450 kpm
Max.

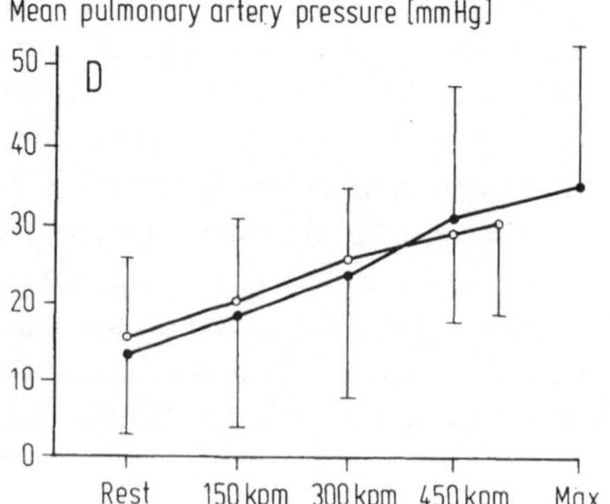
Mean pulmonary artery pressure [mmHg]
D
50
40
30
20
10
0
Rest
150 kpm
300 kpm
450 kpm
Max.

Tabelle 27. Einschwemmkatheteruntersuchung vor und nach 5- bzw. 4wöchigem Ausdauertraining bei Herzinfarktpatienten mit Herzinsuffizienz. (Nach Buchwalsky 1982 sowie Jette et al. 1991)

(n = 12)	Herzminutenvolumen (l/min)		Pulmonalkapillardruck (mm Hg)	
	vor	nach	vor	nach
Ruhe	6,9	6,7	10,8	11,5
25 W	9,6	8,6	21,6	21,5
Maximale Belastung	12,4	11,3	23,8	25,1
(n = 7)	Herzminutenvolumen (l/min)		Pulmonalkapillardruck (mm Hg)	
	vor	nach	vor	nach
Ruhe	5,1	4,7	9,7	8,8
Vergleichbare Belastung	9,2	9,3	24,3	23,5
Maximale Belastung	9,4	10,3	22	31

und Lebac et al. (1977) fand nach 2monatigem Training bei 15 Infarktpatienten keine hämodynamischen oder angiographischen Veränderungen des linken Ventrikels, weder im Hinblick auf sein Volumen und seine Ejektionsfraktion noch im Hinblick auf die Wandbeweglichkeit der Ventrikelsegmente. Auch echokardiographisch fand Ditchey et al. (1981) bei 14 Patienten, die 3 Monate lang trainiert wurden, weder eine Zunahme der Ventrikelwanddicke noch eine Änderung der Ventrikeldurchmesser – außer einer geringen Tendenz zu einer Verkleinerung. Auch eine Änderung des koronaren Blutflusses war von Ferguson et al. (1974) nicht zu registrieren. Nolewajka et al. (1979) konnten weder angiographisch noch myokardszintigraphisch eine Zunahme von Kollateralarterien und Änderung der Myokarddurchblutung finden, auch wenn die Untersuchungen von Raffo et al. (1980) für eine bessere O_2-Ausnutzung durch das Myokard sprechen.

Im Gegensatz hierzu könnten die Befunde einer randomisierten und kontrollierten Trainingsstudie an der Klinik Roderbirken (Grodzinski et al. 1983) für eine verbesserte *myokardiale Funktion* sprechen, bei der die Auswurffraktion des linken Ventrikels durch die Radionuklidventrikulographie in Ruhe und unter Belastung vor und nach einer 4wöchigen Trainingsperiode bestimmt wurde (Abb. 62).

Die Kontrollpatienten wurden nur auf einem Leistungsniveau von 25W, die Patienten der Ausdauertrainingsgruppe aber mit 80% ihrer maximalen Belastbarkeit 15min lang auf dem Ergometer an 5 Tagen der Woche trainiert; hinzu kamen Gym-

◀

Abb. 61. **a** O_2-Verbrauch (*A*), Herzfrequenz (*C*), Herzminutenvolumen (*B*) und arteriovenöse O_2-Differenz (*D*) vor (□) und nach (■) Training. **b** Mittlerer Arteriendruck (*A*), rechter Vorhofdruck (*C*), Pulmonalkapillardruck (*B*) und Pulmonalarteriendruck (*D*) vor (□) und nach (■) Training. (Nach Sullivan et al. 1988)

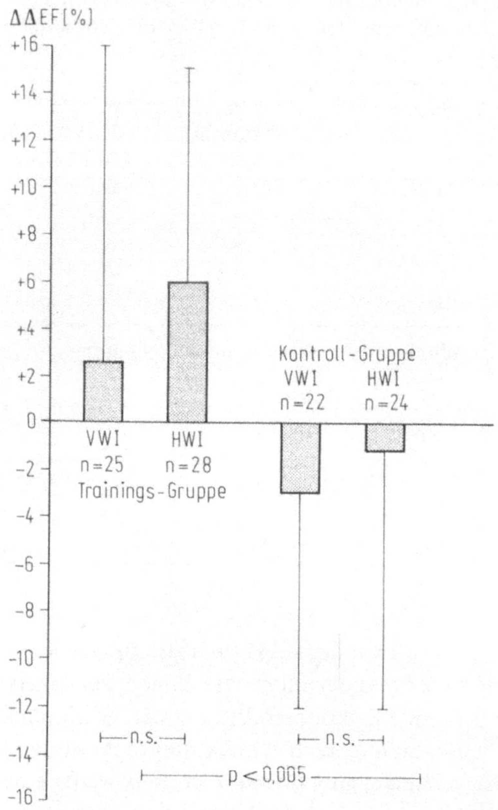

Abb. 62. Mittlere prozentuale Veränderungen der Auswurffraktion (*EF%*) in der Trainingsgruppe (*Training*, n = 53) und in der Kontrollgruppe (*no Training*), n = 46), unterteilt nach Vorderwandinfarkt (*VWI*) und Hinterwandinfarkt (*HWI*). (Nach Grodzinski et al. 1983)

nastik, Geh- oder Lauftraining und Schwimmen. In der Trainingsgruppe kam es zu einem Anstieg der Ejektionsfraktion in Ruhe von 30% auf 36% und unter Belastung von 28% auf 34%, während in der Kontrollgruppe nur die Ruheejektionsfraktion von 32% auf 40% anstieg, die Belastungsejektionsfraktion mit 32% aber konstant blieb.

Diese positiven Trainingseffekte wurden mit der Radionuklidangiographie auch von Jensen et al. (1980) und Kothe et al (1992) bestätigt (Abb. 63). Da sich die zentrale Hämodynamik durch ein Ausdauertraining nicht ändert oder eher verschlechtert, handelt es sich hierbei vermutlich nicht um direkte kardiale Auswirkungen, sondern dies entsteht vielmehr durch eine periphere Entlastung des Herzens. Ein Ausdauertraining führt zur *peripheren arteriellen Widerstandssenkung* (Abnahme der Nachlast), was eine Erhöhung der Auswurffraktion ermöglicht; gleichzeitig kommt es zur Verminderung des Blutbedarfs der peripheren Muskeln.

Schon seit langem ist bekannt, daß bei Minderdurchblutung der Muskulatur infolge einer arteriellen Verschlußkrankheit, ebenso wie bei einer Pumpinsuffizienz des Herzens der periphere Widerstand durch die Ausschüttung von adrenergen Hor-

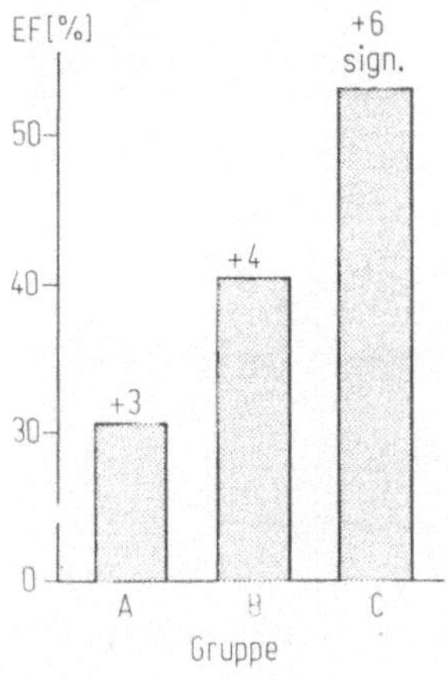

Abb. 63. Änderung der Auswurffraktionen (*EF%*) nach Training in 3 Gruppen mit unterschiedlicher Einschränkung der Ventrikelfunktion. (Nach Kothe et al. 1992)

monen ansteigt. Es entstehen strukturelle und funktionelle Veränderungen in den Muskeln durch Rückbildung von Mitochondrien und Umschaltung vom aeroben zum anaeroben Stoffwechsel.

Bereits 1970 hatten Alexander et al. und Caesar u. Jeschke vermutet, daß die Trainingseffekte bei peripherer arterieller Verschlußkrankheit vorwiegend durch *Muskelstoffwechseländerungen* entstehen. Unter dem Einfluß des Trainings fanden sie eine höhere enzymatische Aktivität in der Skelettmuskulatur sowohl bei Gesunden als auch bei Patienten mit peripherer arterieller Verschlußkrankheit mit Zunahme der Mitochondrienanzahl und Änderung von weißen zu roten Muskelfasern, wie sie durch eine Muskelbiopsie von Zetterquest (1970) und Dahlöff (1974) festgestellt wurde. Auch Köhler (1985) fand nach 4wöchigem Training eine Abnahme der sauren Stoffwechslprodukte Laktat und Pyruvat im Femoralvenenblut (Abb. 64) als Hinweis auf die bessere Verbrennung der energetischen Substanzen. Alle diese Befunde deuten darauf hin, daß durch das Training morphologische und biochemische Veränderungen in gesunden und ischämischen Muskeln bewirkt werden, die eine höhere O_2-Extraktion mit besserer Verbrennung und geringerem Anfall von sauren Stoffwechselprodukten ermöglichen.

Nicht nur bei arterieller Verschlußkrankheit, sondern auch bei einer chronischen Herzinsuffizienz kommt es zu strukturellen und *funktionellen Veränderungen der peripheren Muskulatur* (Tabelle 28), die für die verminderte Belastbarkeit von Herzkranken verantwortlich sein sollen. Durch Herzmuskelbiopsien (Drexler et al. 1987) konnte festgestellt werden, daß sich in der Beinmuskulatur von herzinsuffizienten Patienten Größe und Anzahl der enzymatisch aktiven Mitochondrien zurückbilden und damit der Muskelstoffwechsel von aerob auf anaerob umgeschaltet wird – mit Anfall von sauren Stoffwechselprodukten, die zu einer raschen Ermüdbarkeit der Muskulatur führen.

Durch ein Training kann dieser Prozeß durch Zunahme der Mitochondriendichte und Rückgang der anaeroben Laktatproduktion aufgehalten oder rückgängig gemacht werden. Dies führt zum *verminderten Blutbedarf der Arbeitsmuskulatur* und

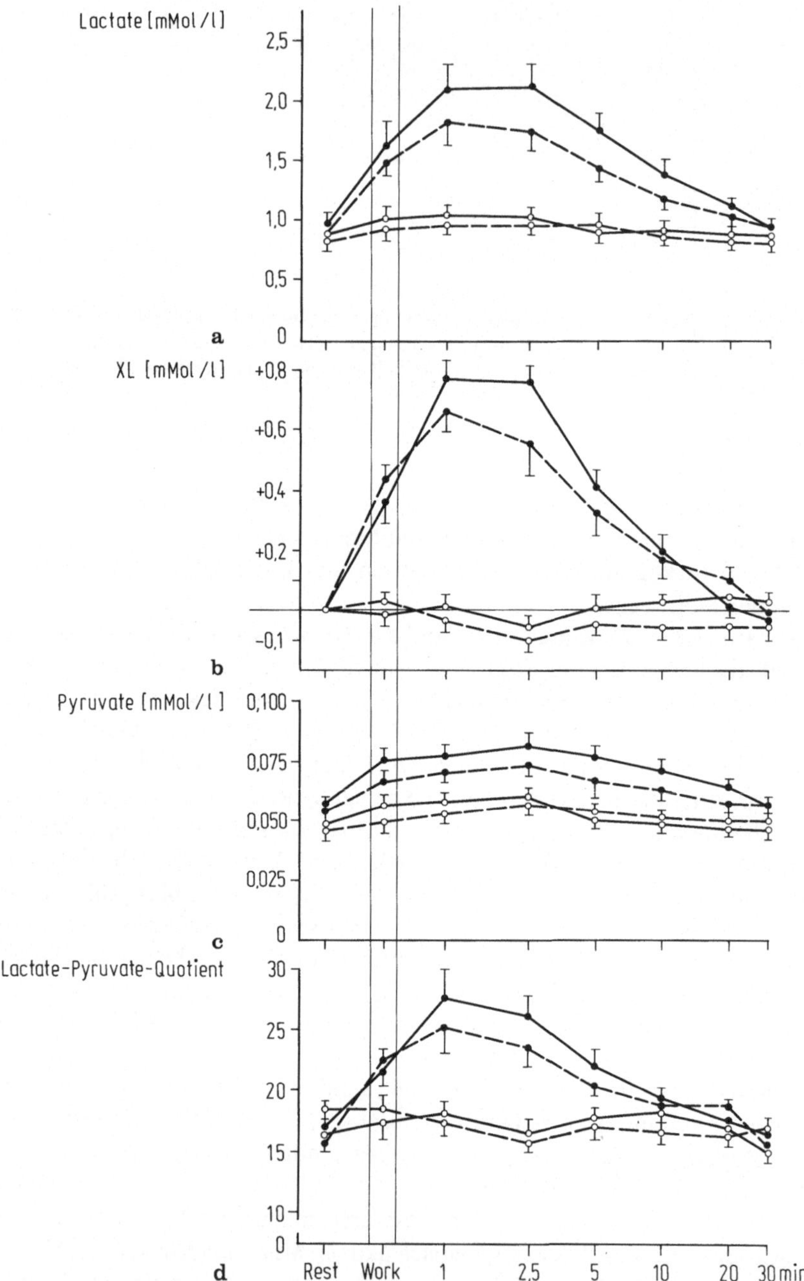

Abb. 64. Laktat- und Pyruvatkonzentration im Blut der Femoralvene vor und nach 4wöchigem Training: 16 Patienten mit Femoralvenenverschluß vor (●—●) und nach (●---●) Training, gesunde Probanden vor (○—○) und nach (○---○) Training. (Nach Köhler 1985)

Tabelle 28. Adaptation des peripheren Muskels an Herzinsuffizienz, Training, Trainingsmangel und periphere Durchblutungsstörung. (Nach Drexler 1987)

	Herzinsuffizienz	Training	Trainingsmangel	PAVK
Mitochondrienvolumen	↓	↑	?	↓
Cytochrom-C-Oxidase	↓	↑	↓	↓
Citratsynthase	↓	↑	↓	↓
Fasertyp	II B	I, II A	?	II b
Kapillardichte	↓	↑	↓	↓

zur Entlastung des Herzens. Hinzu kommt die Abnahme des arteriellen Widerstandes durch Zunahme der Kapillardichte in der Muskulatur, die ebenfalls nachgewiesen werden konnte. Diese Trainingseffekte in der peripheren Muskulatur bewirken die Entlastung des Herzens mit Pulsfrequenz- und arterieller Blutdrucksenkung bei gleichzeitiger Leistungssteigerung, die sowohl für Herzgesunde als auch für unterschiedlich Herzkranke nachgewiesen wurde.

Dies erklärt die *günstigen Auswirkungen bei chronischer Herzinsuffizienz*, wie sie von Lebac et al. (1977), Lee et al. (1979) und von Coats et al. (1990) festgestellt wurden mit signifikanter Zunahme der maximalen Leistung und einer Zunahme der O_2-Extraktion um 15–50%. Selbst bei Patienten, die wegen einer stark eingeschränkten linken Herzkammerfunktion mit Ejektionsfraktion unter 30 % für eine Herztransplantation vorgesehen waren, konnten Samek et al. (1992) diese günstigen peripheren Trainingseffekte auf Leistung, Herzfrequenz, Blutdruck und Leistungsfähigkeit nachweisen.

Sowohl bei Gesunden als auch bei Herzkranken mit und ohne Herzinsuffizienz und auch bei Patienten mit peripherer Durchblutungsstörung führt also ein Training in Ausdauer- oder Intervallform zu einer *Verbesserung des Stoffwechsels* in der peripheren Muskulatur mit verbesserter O_2-Extraktion und vermindertem Anfall saurer Stoffwechselprodukte wie Laktat und Pyruvat, die für die Ermüdung der peripheren Muskulatur verantwortlich sind. Die gleiche muskukäre Leistung erfordert weniger Durchblutung und damit weniger Herzminutenvolumen, was zur Entlastung des Herzens führt. Dies führt nach Clausen u. Trapp-Jensen (1971) zur Verminderung des sympathischen Antriebs von Zwischenhirn und Herz (Abb. 65) mit nachfolgenden Herzfrequenz- und Blutdrucksenkungen.

Diese *günstigen Wirkungen auf das Pulsfrequenz- und Blutdruckverhalten* finden sich auch für Belastungen, die primär nicht trainiert wurden. Unsere oben geschilderte Studie mit Einschwemmkatheterdiagnostik zeigt, daß sich die Frequenz- und Blutdrucksenkungen nicht nur für die dynamische Ausdauerbelastung, sondern auch für die statische Handgripbelastung, für eine Volumenbelastung und sogar für eine psychomotorische Streßbelastung nachweisen läßt.

Auch telemetrische Untersuchungen mit Herzfrequenzregistrierungen an 60 Herzinfarktpatienten vor und nach einem 5wöchigen Ausdauertraining zeigten, daß für alle Patienten eine deutliche Pulsfrequenzverminderung nachweisbar war für die unterschiedlichsten Übungen wie Laufen, Gehen, Armschwingen, Armkreisen,

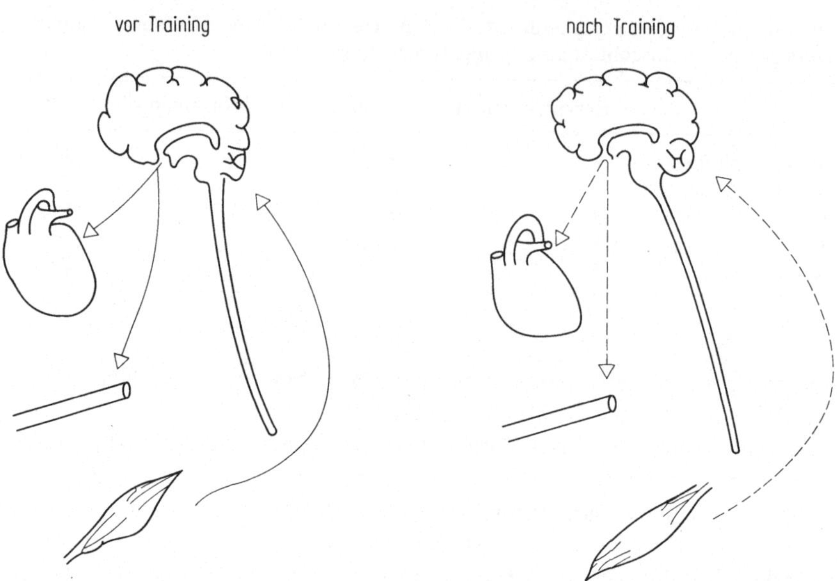

Abb. 65. Peripherer Sympathikusantrieb des Herzens und der Gefäße vor und nach Training. (Nach Clausen u. Trapp-Jensen 1971)

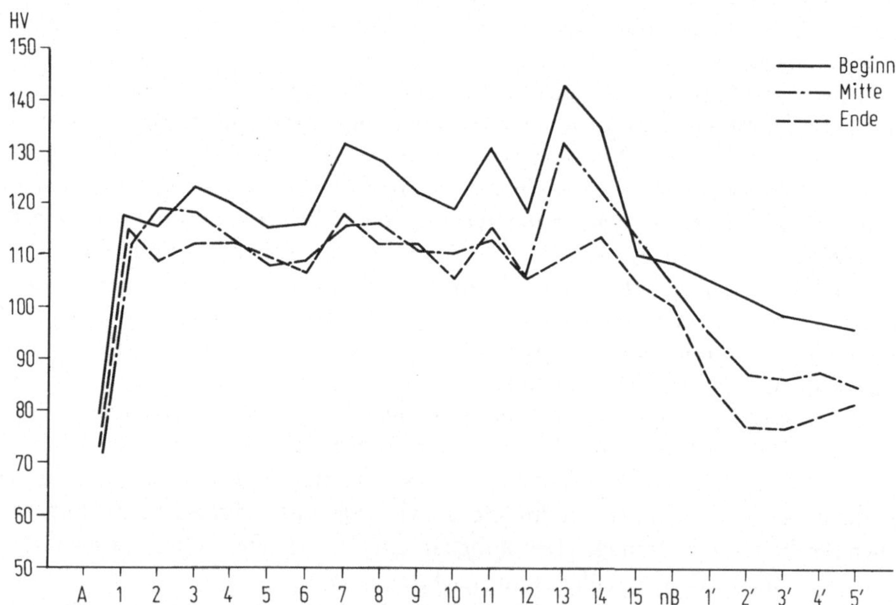

Abb. 66. Durchschnittliches Pulsfrequenzverhalten bei den verschiedenen gymnastischen Übungen der Gruppe I zu Beginn, in der Mitte und am Ende einer 5wöchigen Ausdauertrainingsbehandlung. *A* Ruheherzfrequenz, *1–15* Herzfrequenzen bei verschiedenen Übungen, *nB* 1–5 min nach dem gymnastischen Programm. (Nach Buchwalsky et al. 1977)

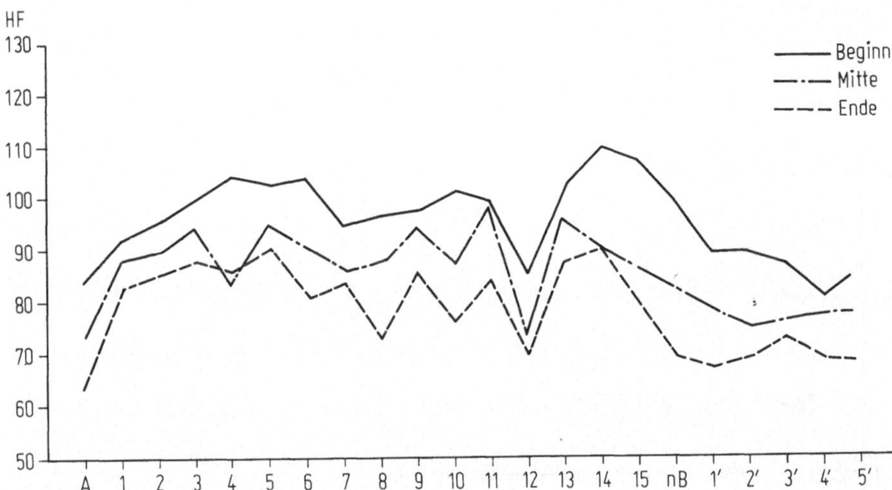

Abb. 67. Durchschnittliches Pulsfrequenzverhalten der Übungsgruppe B bei verschiedenen gymnastischen Übungen zu Beginn, in der Mitte und am Ende einer 5wöchigen Übungsbehandlung (*A* Ruheherzfrequenz, *1–15* Herzfrequenz bei verschiedenen Übungen, *nB* 1–5 min nach dem gymnastischen Programm). (Nach Buchwalsky et al. 1977)

Rumpfbeugen, Flankendehnung und Übungen in Bauchlage (Abb. 66). Alle diese Übungen konnten mit einem deutlich niedrigeren Pulsfrequenzniveau nach der Trainingsperiode absolviert werden, obwohl diese Übungen nicht Bestandteil des 5wöchigen Ausdauertrainingprogramms waren.

Bemerkenswert war, daß diese Effekte auch dann zu sehen waren, wenn die Herzinfarktpatienten nur an einer Übungstherapie teilnahmen, in der einzelne Muskelgruppen nacheinander trainiert wurden, um keine zu großen Herz- und Kreislaufbelastungen zu provozieren (Abb. 67).

Auch eine psychomotorische Streßbelastung, bei der der Patient akustische und optische Signale eines Wiener Determinationsgerätes in zunehmend schnellerer Zeitfolge löschen mußte und die zu einem sehr deutlichen Pulsfrequenz- und Blutdruckanstieg führte (Abb. 68), wurde nach einer 5wöchigen Trainingsperiode nicht nur fehlerfreier und schneller durchgeführt, sondern mit deutlich geringerem Anstieg von Pulsfrequenz und Blutdruck. Der gleiche Effekt wurde auch durch eine nicht herz- und kreislaufbelastende Übungsbehandlung erzielt (Abb. 69) (Krzymyk, 1982).

Zusammenfassend ist also festzustellen, daß jede Form des Trainings, ob in Ausdauer- oder Intervallform oder nur im Rahmen einer Übungsbehandlung, günstige Effekte auf die ischämische Symptomatik und die objektive Leistung hat. Direkte kardiale Wirkungen und Einflüsse auf die periphere Durchblutung sind dabei mit den verschiedensten Untersuchungsmethoden nicht gefunden worden, da die zentralhämodynamischen Verhältnisse weitgehend unverändert bleiben, ebenso wie die Durchblutung der peripheren Muskulatur. Der Muskelstoffwechsel wird aber

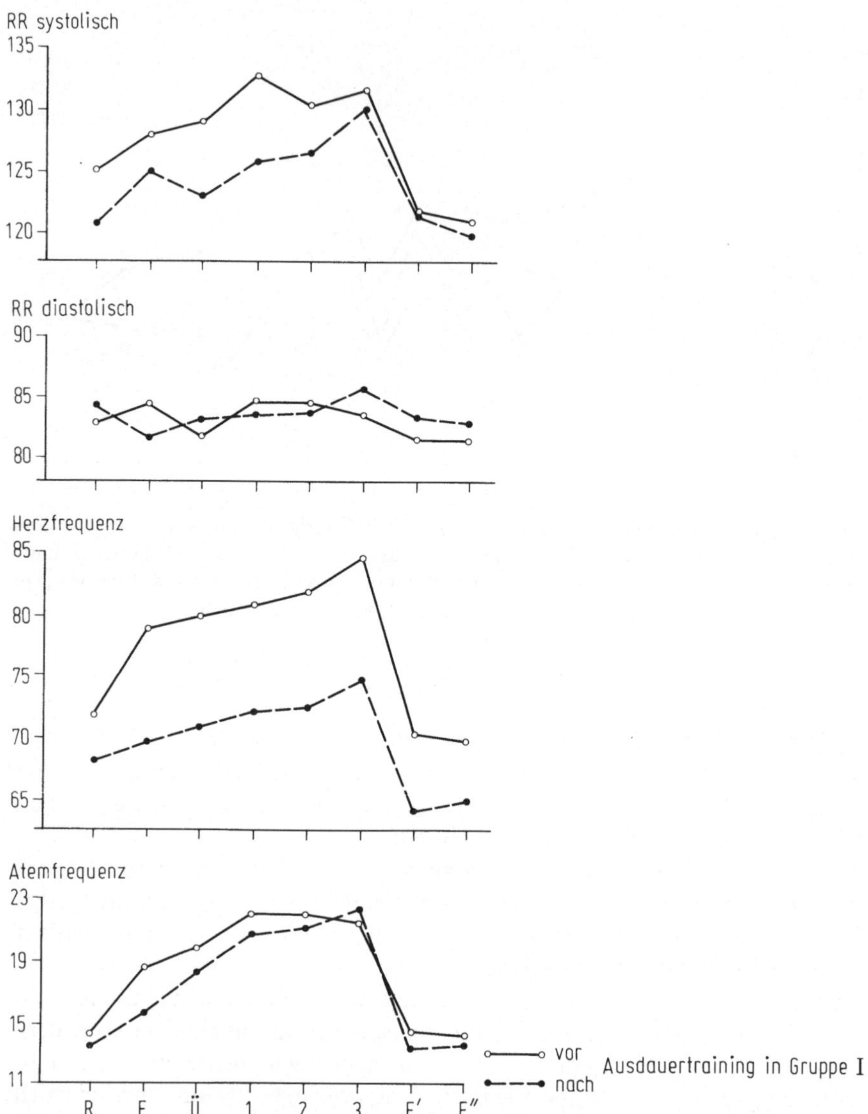

Abb. 68. *1, 2, 3* Belastungsstufen im Streßtest. *R* Ruhe, *E* Einleitung, *Ü* Übung, *E' E"* Erholung nach 2 und 5 h. Reaktionen von Blutdruck, Herzfrequenz und Atemfrequenz beim Streßtest mit dem Wiener Determinationsgerät (n = 21) nach Ausdauertraining. (Nach Buchwalsky et al. 1982)

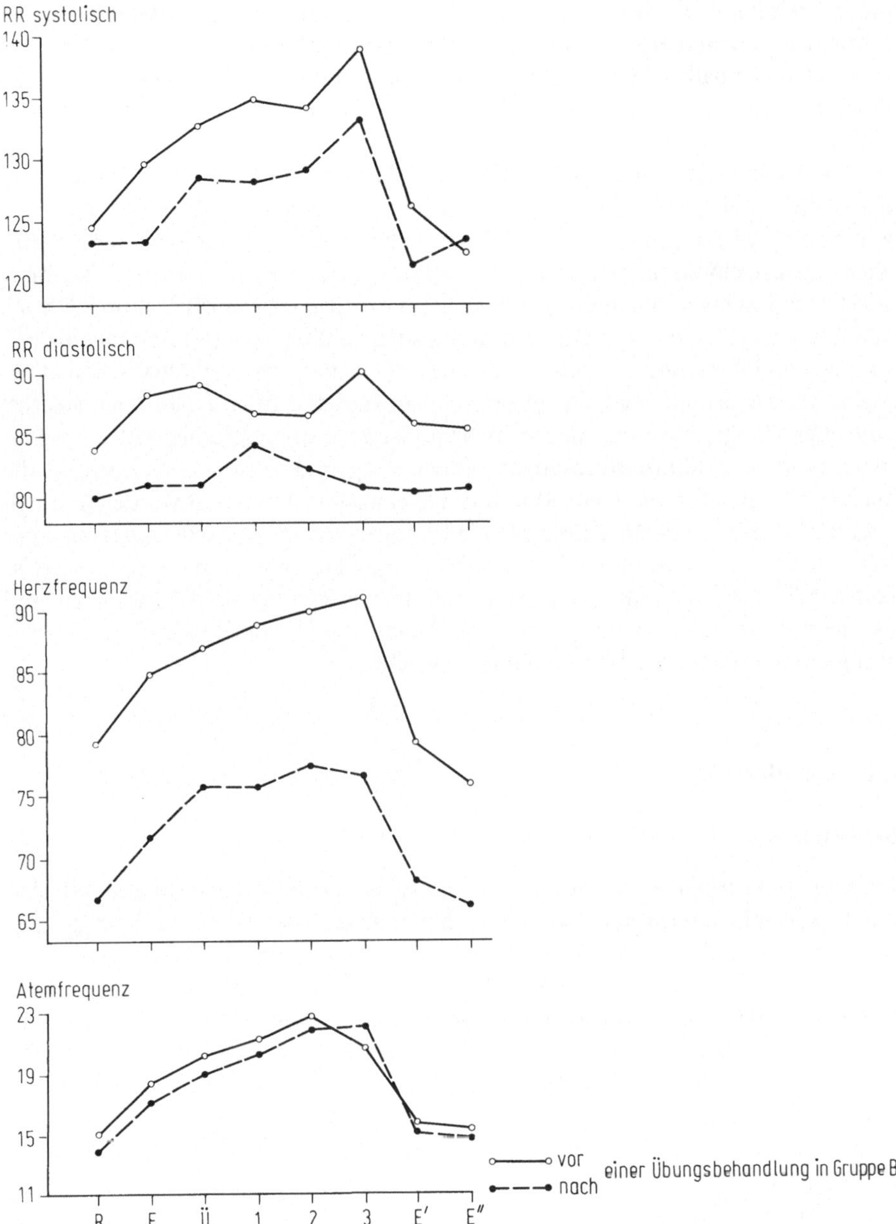

Abb. 69. Reaktionen von Blutdruck, Herzfrequenz und Atemfrequenz beim Streßtest mit dem Wiener Determinationsgerät (n = 22) nach Übungsbehandlung. *R* Ruhe, *E* Einleitung, *Ü* Übung, *E'E"* Erholung nach 2 und 5 h. (Nach Buchwalsky et al. 1982)

durch Training deutlich verändert. Die peripheren Muskelstoffwechseländerungen führen zum verminderten Blutbedarf bei körperlicher Belastung und zu einem verminderten sympathischen Antrieb des Herzens und des Kreislaufs, was die in allen Studien übereinstimmend feststellbaren Pulsfrequenz- und Blutdrucksenkungen erklärt.

Diese günstigen peripheren muskulären Effekte eines Trainings wirken sich dabei nicht bei Belastungen aus, sondern lassen sich auch für nicht trainierte gymnastische Übungen unterschiedlichster Art und für psychomotorische Streßeinwirkungen nachweisen. Die periphere Entlastung des Herzens bewirkt eine statistisch signifikante Verkleinerung mit leichtem Anstieg der Auswurffraktion. Ob aus der Tatsache, daß ein körperliches Training auch bei Patienten mit Herzinsuffizienz günstige periphere Auswirkungen hat und zum Leistungsanstieg führt, schon allgemeine Trainingsempfehlungen ausgesprochen werden dürfen, bleibt noch solange eine offene Frage, wie kontrollierte, mehrmonatige Trainingsstudien mit zentralhämodynamischen Kontrollmessungen fehlen. Aufgrund unserer Erfahrungen, die auch von Blumenthal et al. (1988) und Goble et al. (1991) bestätigt wurden, können auch nicht herz- und kreislaufbelastende Übungen kleiner Muskelgruppen zu einer Umstimmung des vegetativen Tonus führen mit Ökonomisierung der Herz-Kreislauf-Arbeit, d.h. mit Pulsfrequenz- und Blutdrucksenkung bei körperlichen und psychomotorischen Belastungen, ohne daß dabei die Gefahr der kardialen Überlastung durch die körperlichen Aktivitäten besteht.

2.2.2 Gefäßkranke

Gehleistung

Patienten mit *peripherer arterieller Verschlußkrankheit* der Beine im Stadium II, also mit Claudicatio intermittens, verlieren ihre Gehbeschwerden in zwei Drittel der Fälle, wenn sie sich regelmäßig einem Training unterziehen.

Im Vergleich zu diesen subjektiven Angaben ist der objektiv feststellbare *Gehstreckenzuwachs* gering. Hierzu wurde die Gehstrecke eines Gefäßkranken am Arm des Untersuchers mit 120 Schritten pro Minute in Meter gemessen bis zum Auftreten des ersten Ischämieschmerzes (schmerzfreie oder relative Gehstrecke) und bis zum schmerzbedingten Anhalten als Gesamt- oder absolute Gehstrecke. Wie Abb. 70 zu entnehmen ist, hatten alle Patienten durch ein 6wöchiges Vortraining, das sie nach Anleitung zu Hause absolvierten, ihre Gehstrecke bereits mehr als verdoppelt. Nach diesem Vortraining wurden die Patienten nach dem Zufälligkeitsprinzip in 3 Gruppen A, B und C aufgeteilt. Die Gruppe A führte täglich in der Klinik unter Aufsicht ein sog. Gefäßtraining mit gezielten Muskelübungen in Form von Zehenstand, Kniebeugen und Radfahren durch. Die Patienten der Gruppe B nahmen dagegen Übungen der durchblutungsgestörten Extremitäten nicht gezielt vor, sondern unter krankengymnastischer Anleitung nur allgemeine gymnastische Übungen und Spiele, ohne daß die durchblutungsgestörten Extremitäten im Rahmen des Bewegungstherapieprogramms gezielt trainiert wurden. Den Patienten der Gruppe C

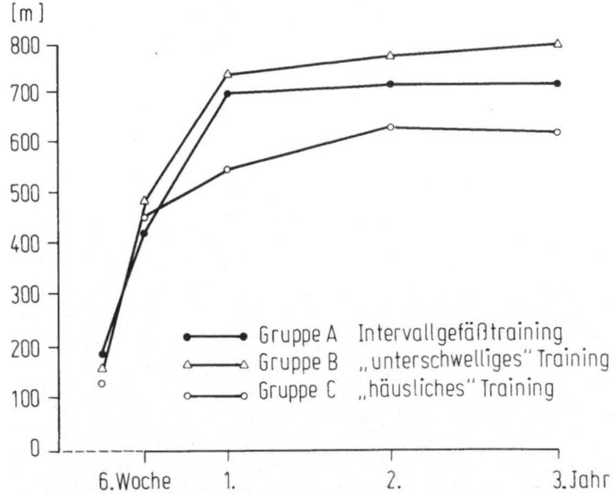

Abb. 70. Schmerzfreie Gehstrecke nach 6 Wochen und 1, 2 und 3 Jahren körperlichen Trainings bei Patienten mit peripherer arterieller Verschlußkrankheit (n = 90). (Nach Buchwalsky et al. 1974)

wurde ein häusliches Training empfohlen, das nicht unter Aufsicht und deshalb in der Regel nur sporadisch durchgeführt wurde.

Bemerkenswert war, daß trotz des über 3 Jahre täglich in der Klinik stattfindenden Trainings neben der eindrucksvollen Verbesserung der subjektiven Symptomatik nur noch ein geringer Gehstreckenzuwachs zu erzielen war. Diese Verbesserung der Gehleistung war in der intensiv trainierenden Gruppe A ebenso hoch wie in der Gruppe B. Auch bei den Patienten der Gruppe C mit häuslichem Training war ein Gehstreckenzuwachs zu sehen, wenn auch nicht so ausgeprägt.

Bei der Gehstreckenmessung fiel auf, daß die Patienten ihre *Gehtechnik* insofern geändert hatten, als sie – wie ein Beinamputierter mit einer Prothese – gelernt hatten, das ischämische Bein durch eine schlendernde Gangart zu schonen und so erreichten, daß der Claudicatio-intermittens-Schmerz erst zu einem späteren Zeitpunkt und nach einer längeren Gehstrecke auftrat.

Eine Gehstreckenverschlechterung trat in der Regel nur dann ein, wenn eine deutliche Progredienz durch neu aufgetretene Arterienverschlüsse zu verzeichnen war, oftmals einhergehend mit Ruheschmerzen und ischämischen Nekrosen.

Es wurde also durch ein tägliches Training, das entweder „intensiv" gezielt nur die ischämischen Extremitäten oder „unterschwellig" als Übungsbehandlung den gesamten Körper erfaßte, ein statistisch signifikanter Anstieg der schmerzfreien und absoluten Gesamtgehstrecke erzielt, wie dies auch von anderen Autoren immer wieder bestätigt wurde. Der größte Gehstreckenzuwachs wurde in allen Studien, wie auch bei uns, mit dem Vortraining in den ersten 3–4 Wochen mit einem Gehstreckenzuwachs von 150–250 % erzielt, was einer Gehstreckenverlängerung von 200 auf 600 m entsprach. Die Fortführung des Trainings über mehrere Wochen und Jahre führte dabei noch zu einer weiteren Steigerung im Mittel von 450 auf 700 m. Dabei war die Wirkung des Trainings nach einem Jahr erschöpft; die folgenden

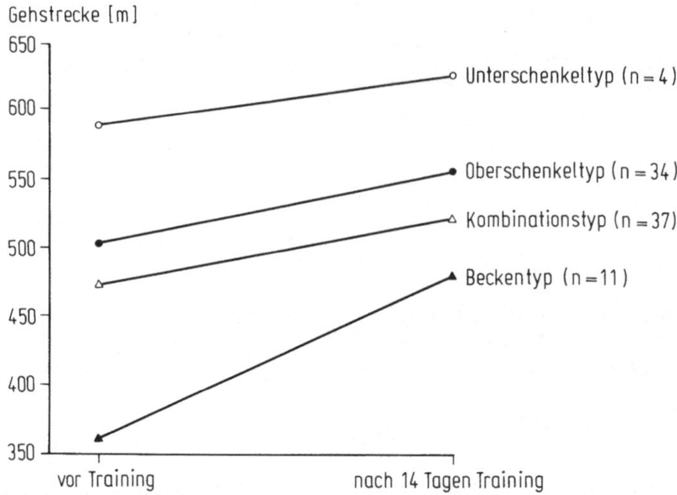

Abb. 71. Gehstrecke von Patienten mit peripherer AVK verschiedener Lokalisation und Herzinfarkt, die durch Claudicatio intermittens (nicht durch Angina pectoris) limitiert war, vor und nach 14 Tagen Training in der Klinik Roderbirken

Trainingsjahre führten nur noch dazu, daß die Gehstrecke konstant blieb (s. auch Abb. 71).

Es fiel außerdem auf, daß zwischen der Gehstrecke und den angiographischen Befunden nur eine schwache Korrelation besteht, wie auch bereits von anderen Autoren (Schmidtke 1972; Schoop 1973) festgestellt wurde. Die besten Trainingseffekte zeigten die Patienten mit isoliertem Verschluß der Femoralarterie. Am ungünstigsten waren die Voraussetzungen für ein Training bei Patienten mit Arterienverschlüssen an beiden Beinen, insbesondere dann, wenn außerdem die Beckenarterien betroffen waren. Relativ gering ist auch der Gehstreckenzuwachs bei Unterschenkelarterienverschlüssen.

Bei kritisch verminderter peripherer arterieller Durchblutung im Stadium III, also mit Ruheschmerzen, und im Stadium IV, also mit ischämischen Nekrosen, verbietet sich, schon wegen der Provozierung von Schmerzen, ein gezieltes Gefäßtraining. Ein Gefäßtraining führt nur zu einer erfolgversprechenden Verlängerung der Gehleistung, wenn die systolischen Drücke bei der Dopplermessung über der A. tibialis posterior oder A. tibialis dorsalis noch über 70 mm Hg liegen. Unterhalb von 70 mm Hg können durch Training eher Ruheschmerzen und sogar ischämische Nekrosen provoziert werden, denn durch die Vermehrung der Muskeldurchblutung infolge der Trainingsbelastung wird der kritisch minderperfundierten Haut noch Blut entzogen und damit die ischämischen Komplikationen provoziert.

Durchblutung

Hypothese der Kollateralarterienentwicklung durch Training: Die Angina pectoris bei der koronaren Herzkrankheit und die Claudicatio intermittens bei Beinarterienverschlüssen entstehen durch das Mißverhältnis zwischen dem Sauerstoff-O_2-Angebot über stenosierte oder obliterierte Gefäße und dem O_2-Verbrauch des arbeitenden Myokards bzw. des peripheren Muskels. Die eindrucksvolle Besserung von ischämischen Symptomen durch ein körperliches Training, wie sie schon seit über 100 Jahren bei koronaren und peripheren Gefäßerkrankungen festgestellt wurde, führte man auf eine Verbesserung des Blutangebotes zurück. Da man nicht davon ausgehen konnte, daß sich Gefäßeinengungen oder Verschlüsse durch ein Training eröffnen, entwickelte man die Hypothese von *Kollateralarterien*, die sich unter Trainingseinfluß um einen Gefäßverschluß eröffnen und entwickeln sollten. Diese Vorstellungen wurden gestützt durch tierexperimentelle Befunde von Stein u. Schoop, die hierzu eine einleuchtende Arbeitshypothese entwickelten: Durch eine Muskelbelastung peripher eines Arterienverschlusses entwickelt sich in der durchblutungsgestörten Muskulatur durch den anaeroben Stoffwechsel eine ischämisch bedingte Azidose. Die sauren Stoffwechselprodukte führen zu einem maximalen vasodilatorischen Reiz mit Abnahme des peripheren Gefäßwiderstandes und, dadurch bedingt, zu einem Blutdruckabfall distal des Arterienverschlusses. Vor und nach dem Arterienverschluß entsteht dadurch eine Erhöhung der Blutdruckdifferenz, die zu einer vermehrten Durchströmung von Kollateralarterien führen soll. Durch die dabei entstehenden Abscherkräfte infolge der vermehrten Durchblutung sollte ein Reiz für Kollateralarterienwachstum und -erweiterung gesetzt werden.

Trotz fehlender Untermauerung durch gezielte Untersuchungen an verschiedenen Patientenkollektiven wurde diese Arbeitshypothese zur Kollateralarterienentwicklung vor 20 Jahren von Sport- und Rehabilitationsmedizinern übernommen und zur Erklärung der oft eindrucksvollen Besserung von Symptomen und Leistungen herangezogen.

Da eine direkte Durchblutungsmessung an den Koronararterien nicht oder methodisch sehr aufwendig ist, kann man nur an indirekten Parametern, wie z.B. den Veränderungen der Ventrikelfunktion in Ruhe und bei Belastung, auf eine Verbesserung der Myokardfunktion und -durchblutung und damit auf direkte kardiale Auswirkungen eines körperlichen Ausdauertrainings schließen. Im Unterschied dazu ist bei einer peripheren Verschlußkrankheit die globale Bein- und die regionale Muskeldurchblutung vor und nach einer Trainingsperiode gut zu erfassen.

Zur Überprüfung der *Kollateralarterienhypothese* als möglichen Trainingsmechanismus schien das Modell der arteriellen Verschlußkrankheit besonders geeignet, weil Messungen direkt am durchblutungsgestörten Organ, nämlich am Bein, möglich sind und weil zur Dokumentation mehrjähriger Trainingseffekte eine Kontrollbeinangiographie aus ethischen Gründen eher zu vertreten ist als eine Kontrollkoronarangiographie.

90 Patienten mit arterieller Verschlußkrankheit der Beine, die an 5 Tagen der Woche in der Freiburger Universitätsklinik über 2 Jahre in 3 unterschiedlichen Gruppen trainierten, wurden in halbjährlichen Abständen mit verschiedenen Methoden der Durchblutungsmessung untersucht. Jeweils 5 Patienten in der Gruppe A und B fielen durch (meist kardialen) Tod oder andere Gründe aus der Verlaufsbeobachtung in den 3 Jahren aus; in der Gruppe C waren es 12 Patienten. Die Studie konnte bei jeweils 15 Patienten mit einer Kontrollangiographie abgeschlossen werden. In der

Tabelle 29. Freiburger Trainingsstudie über drei Jahre mit Fortsetzung durch erneute Trainingsverpflichtung. Gruppe A: intensives Intervalltraining, Gruppe B: unterschwelliges Training, Gruppe C: gelegentliches häusliches Training

	Trainingsgruppen		
	A	B	C
Aufgenommene Patienten	30	30	30
Ausgeschieden durch:			
a) Tod	3	2	3
b) Erkrankung	–	1	1
c) Andere Gründe	2	2	8
Über 3 Jahre verfolgt	25	25	18
Arteriographiert	15	15	9
Erneutes Training	17	16	–

Gruppe C stimmten einer Kontrollangiographie nur 9 Patienten zu (Tabelle 29).

Die statistische Aufarbeitung sämtlicher Meßdaten der verschiedenen Durchblutungsmessungen (s. Übersicht) zeigte keine signifikanten Veränderungen für irgendeine der von uns verwandten Methoden. Wir konnten weder eine globale Beindurchblutungsverbesserung noch eine lokale Muskeldurchblutungsänderung registrieren. Somit ergaben sich anhand dieser Parameter keine statistisch sicheren Hinweise für eine Verbesserung der Kollateralarterienentwicklung bzw. der Beindurchblutung. Bei dem Vergleich sämtlicher Daten über 8 Untersuchungszeitpunkte ergaben sich auch keine Unterschiede zwischen den 3 Gruppen A (intensiv trainierende Patienten), B (unterschwellig trainierende Patienten) und C (nur gelegentlich zu Hause trainierende Patienten).

Halbjährliches Untersuchungsprogramm im Rahmen der Freiburger Trainingsstudie

1) Klinische Untersuchung mit Gefäßstatuserhebung,
2) Ratschow-Lagerungsprobe,
3) mechanische Oszillographie in Ruhe und bei Belastung,
4) akrale, elektronisch verstärkte Oszillographie,
5) Venenverschlußplethysmographie in Ruhe und nach arterieller Drosselung,
6) Xenon 133-Muskelclearance in Ruhe und nach arterieller Drosselung und Muskelarbeit,
7) Kontrollangiographie nach 3 Jahren.

Zur Veranschaulichung dieser Aussage wurden Mittelwerte sämtlicher Meßdaten zu den verschiedenen Untersuchungszeitpunkten graphisch aufgetragen, getrennt

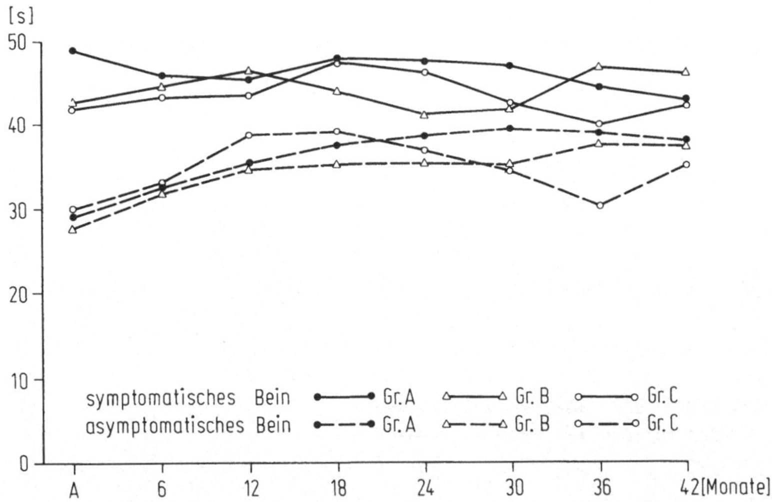

Abb. 72. Ratschow-Lagerungsprobe: Eintritt der reaktiven Hyperämie (in s) am symptomatischen/asymptomatischen Bein nach 12–42 Monaten Training in Gruppe A, B, C. (Nach Buchwalsky et al. 1974)

für die Gruppen A, B und C, wobei auf die Darstellung der Standardabweichung und Signifikanzbereiche aus Gründen der Übersichtlichkeit verzichtet wurde.

Die *Ratschow-Lagerungsprobe* gibt eine gute Orientierung über den Kompensationsgrad einer arteriellen Beindurchblutungsstörung (Abb. 72). Hier war eine Tendenz zur Verbesserung für die intensiv trainierenden Patienten der Gruppe A festzustellen, denn am symptomatischen Bein traten die volle Rötung und Venenauffüllung am Ende des Trainings etwas schneller ein als zu Beginn, wobei einschränkend festgestellt werden muß, daß der Ausgangswert für diese Gruppe primär höher lag als für die beiden Vergleichsgruppen B und C, bei denen sich diese Zeiten während der 3jährigen Beobachtungszeit nicht änderten.

Ein eindeutiger Trend ergab sich für alle 3 Gruppen an dem primär asymptomatischen Bein insofern, als eine zunehmende Verlängerung der Rötungs- und Venenauffüllungszeit auf eine Verschlechterung der arteriellen Durchblutung hinwies als indirekter Hinweis auf die Progredienz der Gefäßerkrankung am asymptomatischen Bein, die nach der 3jährigen Beobachtung durch die Kontrollangiographie bestätigt wurde.

Beim *mechanischen Oszillogramm* ist insbesondere die negative Reaktion nach Zehenstand- und Kniebeugenbelastung ein klinisch brauchbares Maß für den Kompensationsgrad einer peripheren arteriellen Verschlußkrankheit (Abb. 73). Für die negative Reaktion nach Kniebeugenbelastung ergab sich eine Tendenz zur Verkürzung am symptomatischen Bein für alle 3 Gruppen nach 6–12 Monaten Training, die bis zum Ende des 3jährigen Trainingsprogramms anhielt und die bei den unterschwellig trainierenden Patienten der Gruppe B am geringsten war. Nach Zehenstandbelastung war diese Tendenz nicht nachzuweisen. Am asymptomati-

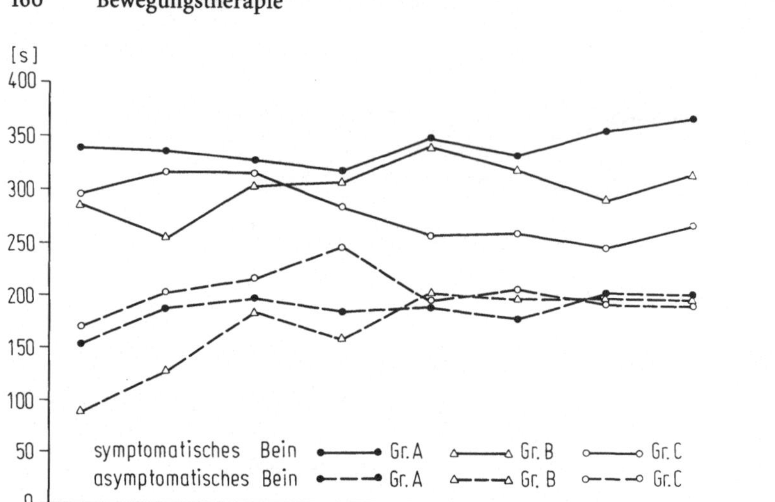

Abb. 73. Mechanisches Oszillogramm: negative Reaktion nach Zehenstandbelastung (in s) nach 6–42 Monaten körperlichen Trainings in Gruppe A, B, C. (Nach Buchwalsky et al. 1974)

schen Bein wiesen die zunehmenden Verlängerungen der negativen Reaktion in allen 3 Patientengruppen wiederum auf die Progredienz der Gefäßerkrankung hin.

Im *akralen Oszillogramm* hätte die Zunahme der Codezahl, mit der die Pulswellenform am Großzehen charakterisiert wurde, auf eine Verbesserung der Durchblutungssituation des Beines hingewiesen. Eine solche Besserung war aber für keine der 3 Patientengruppen weder am symptomatischen noch am asymptomatischen Bein über den gesamten Beobachtungszeitraum zu erkennen. Dies galt auch für die Gipfelzeit, auch wenn hier der Trend nicht so einheitlich war.

Bei der *Venenverschlußplethysmographie* zeigte sich eine leichte Tendenz zur Abnahme der Ruhe- und damit v.a. der Hautdurchblutung (Abb. 74) in allen 3 Patientengruppen, sowohl am symptomatischen als auch am asymptomatischen Bein. Die maximale Hyperämie nach mehrminütiger arterieller Drosselung zeigte uneinheitliche Tendenzen zu den verschiedenen Untersuchungszeitpunkten. Es war hier aber eher eine Zunahme zu sehen, v.a. am asymptomatischen Bein, hier insbesondere für die Patienten der Gruppen B und C. Der Zeitpunkt, an dem die maximale Hyperämie nach der Arteriendrosselung eintrat, verlängerte sich für alle 3 Patientengruppen für beide Beine. Somit zeigte auch die Venenverschlußplethysmographie als Methode der globalen Beindurchblutungsmessung keine verwertbaren Durchblutungsänderungen weder in Ruhe noch unter den Bedingungen der maximalen reaktiven Hyperämie nach arterieller Drosselung.

Bei der *Xenon 133-Clearancemethode* fand sich eine leichte Zunahme der lokalen Muskelruhedurchblutung (MBF in Ruhe) in allen 3 Patientengruppen am symptomatischen und asymptomatischen Bein. Das gleiche galt noch deutlicher für die maximale Durchblutung (MBF_{max}) in der reaktiven Hyperämiephase nach einer mehrminütigen ischämischen Muskelarbeit (Abb. 75). Die unterschiedliche Trai-

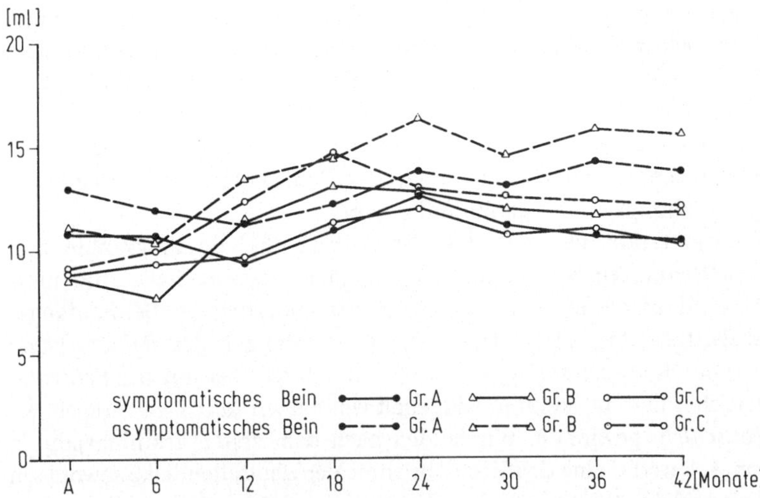

Abb. 74. Venenverschlußplethysmographie: maximale Hyperämie (in ml) nach ischämischer Arbeit am symptomatischen/asymptomatischen Bein nach 12–42 Monaten Training bei Gruppe A, B, C. (Nach Buchwalsky et al. 1974)

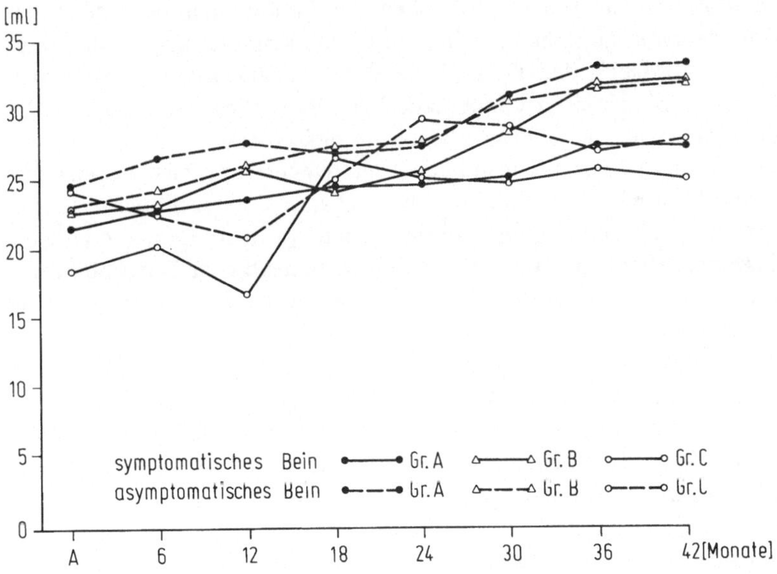

Abb. 75. Xenon 133-Muskelclearancemessung: maximale Hyperämie (in ml) nach ischämischer Arbeit am symptomatischen/asymptomatischen Bein nach 12–42 Monaten Training in Gruppe A, B, C. (Nach Buchwalsky et al. 1974)

ningsform in den Gruppen A, B und C hatte dabei keinen erkennbaren Einfluß ausgeübt. Als Hinweis einer verbesserten lokalen Muskeldurchblutung konnte auch die Zeitverkürzung bis zum Eintritt der maximalen reaktiven Hyperamie (T_{max}) gewertet werden (Abb. 76). Diese zeitliche Änderung des Eintritts der maximalen reaktiven Hyperämie war die einzige statistisch sichere Aussage, und sie galt sowohl für das symptomatische als auch asymptomatische Bein. Aber auch hier hatte die unterschiedliche Trainingsart keinen Einfluß gehabt.

Für die Interpretation der mit der Venenverschlußplethysmographie und Xenon 133-Muskelclearanceuntersuchung festgestellten Veränderungen sind morphologische Veränderungen des Beines, wie z. B. die Änderung des Beinumfanges und des Muskelfettgehaltes, zu berücksichtigen. Änderungen des *Beinumfanges* registrierten wir durch *Wadenumfangmessungen* und durch Messung des *Beinvolumens*, Aussagen über den muskulären Fettgehalt wollten wir durch Messungen der *subkutanen Fettschicht* gewinnen. Wir fanden nach dem ersten Trainingsjahr in allen 3 Gruppen A, B und C eine deutliche Abnahme der Hautfaltendicke sowohl am Oberschenkel als auch an der Wade und am Unterschenkel. Diese Verminderung der subkutanen Fettschicht war sowohl am symptomatischen als auch am asymptomatischen Bein zu registrieren und erklärt die Abnahme des Wadenumfanges und auch des Beinvolumens. Ein verminderter Fettgehalt der Unterhaut und des Muskels könnten verantwortlich sein für Diffusionsänderungen des lipophilen Gases Xenon.

Faßt man unsere Beobachtungen zusammen, dann müßte man nach der Lagerungsprobe und dem mechanischen Oszillogramm eine Verschlechterung der Beindurchblutung als Ausdruck der Progredienz der Gefäßerkrankung annehmen, insbesondere an dem primär asymptomatischen Bein. Dies wurde durch die Kontrollangiographie nach der 3jährigen Beobachtung bestätigt.

Diese *Progredienz der Erkrankung* mit neu aufgetretenen Arterienstenosen und -verschlüssen wurde durch die technisch aufwendigeren Untersuchungsverfahren der Venenverschlußplethysmographie und der Xenon 133-Clearancemethode nicht erfaßt. Nur im Einzelfall führten Arterienverschlüsse zu deutlichen Durchblutungsänderungen. Es kann auch sein, daß sich Durchblutungsverschlechterungen vorübergehend eingestellt hatten, aber mit unseren Funktionsparametern nicht erfaßt wurden.

Auch hatten die temporären Durchblutungsverschlechterungen keine Claudicatiobeschwerden verursacht. Stumme ischämische Vorgänge durchblutungsgestörter Beine sind lange bekannt (Blümchen et al. 1966), v. a. allerdings bei Diabetespatienten. In den vergangenen Jahren hatte ja auch bei der koronaren Herzkrankheit das Syndrom der „stummen Ischämie“ eine vermehrte Aufmerksamkeit gefunden.

Die auffallendsten Veränderungen fanden sich bei der Xenon 133-Clearancemethode insofern, als während der 3jährigen Beobachtungszeit die maximale Durchblutung in der reaktiven Hyperämiephase zunahm und die reaktive Hyperämie insgesamt frühzeitiger einsetzte. Hierauf hatten aber die unterschiedlichen Trainingsarten der Gruppe A (maximales Intervalltraining), der Gruppe B (unterschwelliges Training) und der Gruppe C (unregelmäßiges häusliches Training) keinen Einfluß, so daß es sich hierbei kam ausschließlich um einen Trainingseffekt handeln konnte.

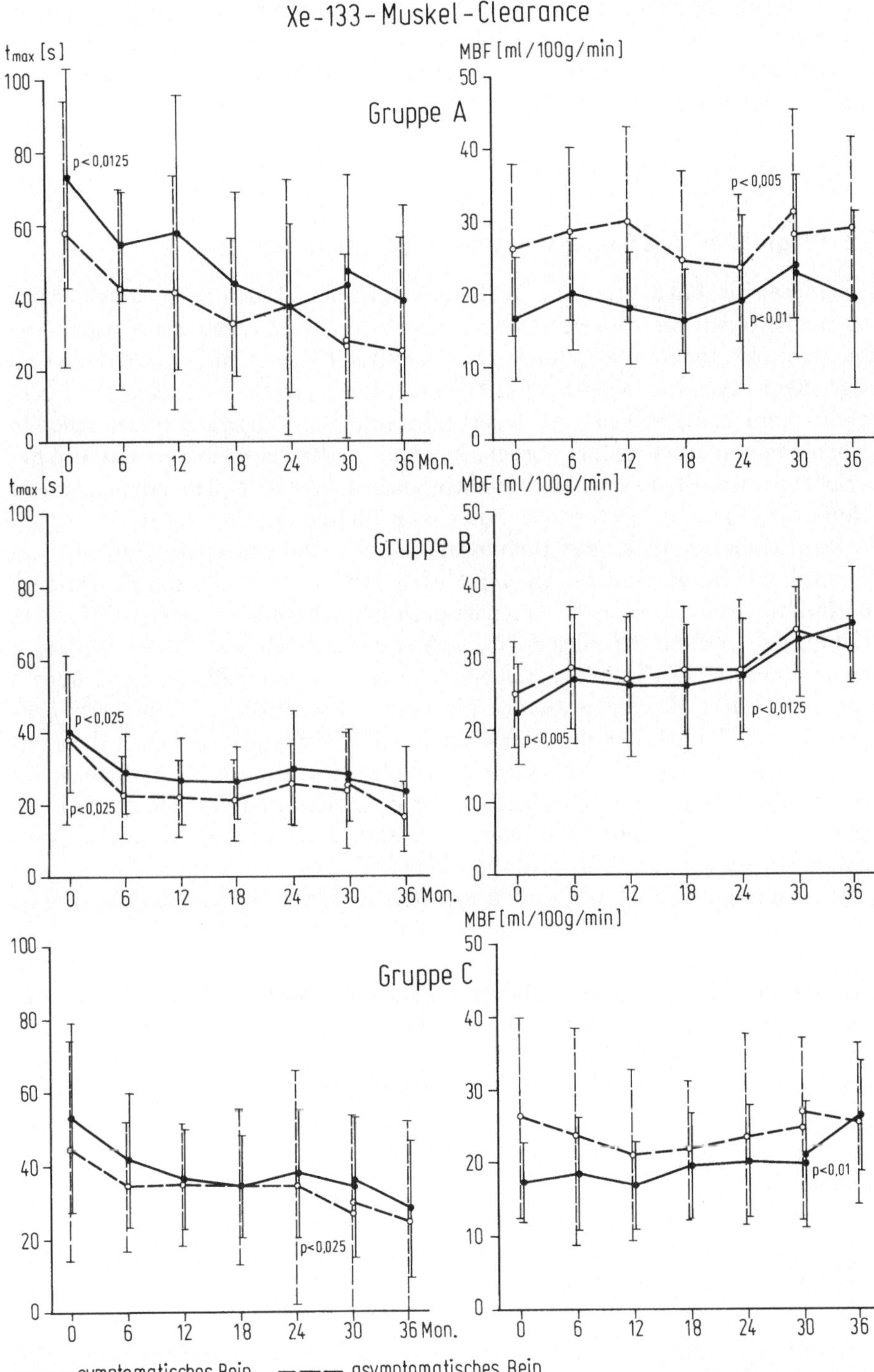

Abb. 76. Zeitlicher Eintritt und Stärke der maximalen Hyperämie nach unterschiedlich intensivem Training in den Gruppen A, B, C. (Messung der Muskelclearance mit 133-Xenon).

Die Trainingseffekte bei arterieller Verschlußkrankheit sind also nicht bedingt durch eine verbesserte Beindurchblutung infolge der Entwicklung von Kollateralarterien, denn auch nach 3jährigem unterschiedlich intensiven Training waren keine entscheidenden Durchblutungsänderungen zu registrieren. Die Verschlechterungen der Werte, v.a. an den primär asymptomatischen Beinen, sprechen für eine Progredienz der stenosierenden obturierenden Arterienveränderungen.

2.3 Progression und Regression von Gefäßveränderungen

Die Progression und Regression einer Gefäßkrankheit und auch die Entwicklung von Kollateralarterien kann am sichersten durch wiederholte Angiogramme erfaßt werden. Kontrollkoronarangiographien zur Dokumentation von Trainingseffekten sind wegen der Risiken erst in neuester Zeit (Schuler et al. 1992; Ornish et al. 1990) durchgeführt worden. An Becken- und Beinarterien sind Kontrollangiographien schon in früheren Jahren durchgeführt worden. Sie haben in der Regel ein Fortschreiten der peripheren arteriellen Verschlußkrankheit, unabhänig von der Behandlung, gezeigt (Blome 1973; Coran u. Warren 1966; Kutan 1971; Tillgren 1963; Tabelle 28).

Kontrollangiographien zur Dokumentation von Trainingseffekten wurden im Rahmen der Trainingsstudie an der Medizinischen Universitätsklinik Freiburg (Buchwalsky et al. 1974) bei 39 Patienten nach drei Jahren nach unterschiedlichem Training durchgeführt. Bei allen angiographierten Patienten fand sich – unabhängig von der Intensität des Trainings (Gruppe A = intensives Intervalltraining, Gruppe B = unterschwellige allgemeine Gymnastik, Gruppe C = häusliche Trainingsempfehlungen) – eine Progression der arteriellen Verschlußkrankheit mit neuen Arterienverschlüssen und -stenosen auf allen vier Gefäßebenen, also sowohl im Bereich der Becken- als auch der Oberschenkel- und Unterschenkelarterien (Abb. 77 und 78). Nur bei 1 Patienten konnte man eine Regression diskutieren, weil eine Beckenarterienstenose weniger höhergradig erschien (Abb. 79).

Die neuen Gefäßläsionen wurden meistens in den primär asymptomatischen Beinen gefunden, mit einer Rate von 0,91 neuen Verschlüssen pro Jahr. Diese Rate entsprach in etwa dem Spontanverlauf, denn Blome (1973) fand eine Okklusionsrate von 0,98 pro Jahr bei nicht trainierten Patienten (Tabellen 30 und 31). In der Trainingsperiode von drei Jahren wurden pro Patient durchschnittlich drei neue Gefäßläsionen gefunden, d.h. neue Arterienverschlüsse und Stenosezunahmen um mehr als 30 %, wobei die Progession am stärksten war in der Gruppe C, die nur einer häuslichen Trainingsempfehlung folgte, und am geringsten ausgeprägt war in der Gruppe B, die täglich nur an einem unterschwelligen gymnastischen Übungsprogramm teilnahm (Tabelle 32).

In Anlehnung zu einem Koronarangiographie-Score von Kaltenbach entwickelten wir ein *Angiographie-Score*, in dem jede Gefäßläsion nach Länge und Stenosegrad mit einem Index belegt wurde. In allen drei Trainingsgruppen wurde, sowohl im Bereich der Beckenarterien als auch im Bereich der Oberschenkel- und Unterschenkelarterien, ein Anstieg der Score-Zahl als Ausdruck der Progression der Gefäßkrankheit festgestellt, ohne daß die Trainingsart irgendeinen Einfluß hierauf zu haben schien (Abb. 80).

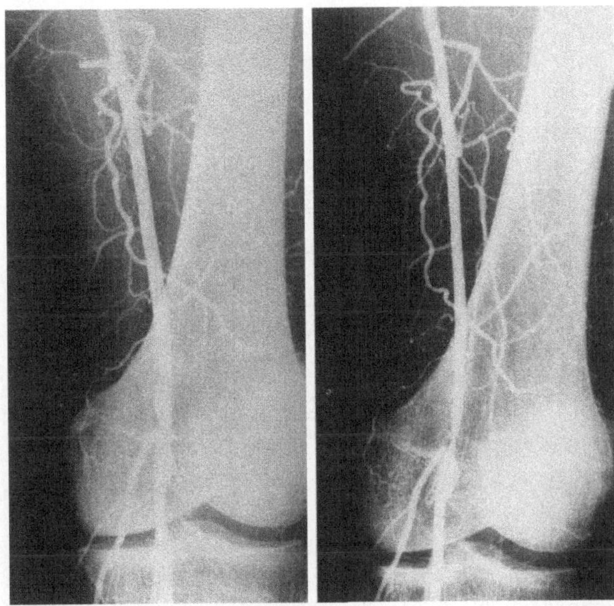

Abb. 77. Progression einer distalen A.-femoralis-superficialis-Stenose trotz 3jährigem Gefäßtraining. (Nach Buchwalsky et al. 1974)

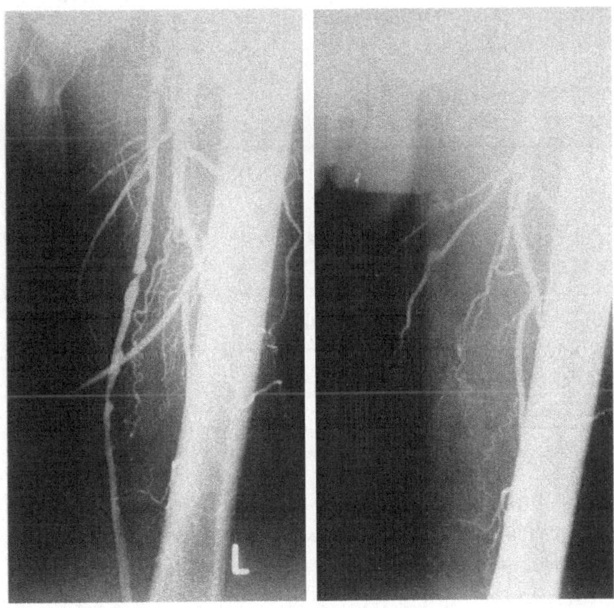

Abb. 78. Progression einer A.-femoralis-superficialis-Stenose zu einem langstreckigen Femoralarterienverschluß trotz 3jährigem Gefäßtraining. (Nach Buchwalsky et al. 1974)

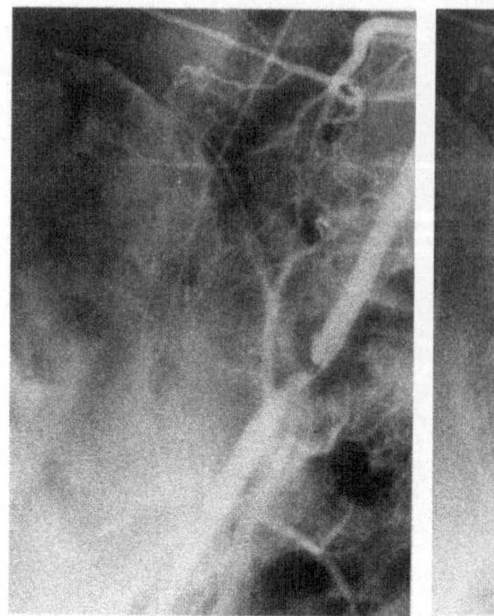
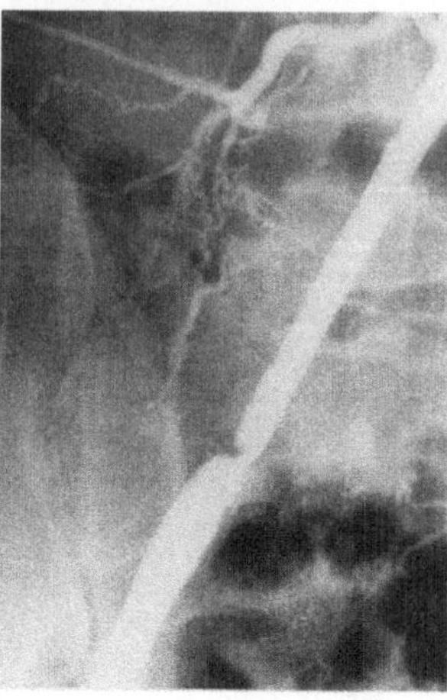

Abb. 79. Regression einer A.-iliaca-externa-Stenose nach 3jährigem Gefäßtraining. (Nach Buchwalsky et al. 1974)

Tabelle 30. Kontrollangiographien bei peripherer arterieller Verschlußkrankheit. Häufigkeit neuer Arterienverschlüsse und -stenosen (ohne Beckenarterien), Veränderungen/Bein/ 100 Monate. (Nach Buchwalsky et al. 1974)

Autoren	Jahr	Training	Neue Verschlüsse	Neue Stenosen	Gesamt
Kuthan	1971	ja	1,03	0,7	1,73
Eigene Beobachtungen	1973	ja	0,49	0,57	1,06
Coran	1966	nein	0,7	0,52	1,22
Tillgren	1963	nein	0,93	–	0,93
Warren	1964	nein	0,65	0,8	1,45
Eigene Beobachtungen	1973	nein	0,95	0,95	1,9

Tabelle 31. Kontrollangiographien nach 3jährigem Spontanverlauf und Training. Häufigkeit neuer Arterienverschlüsse und -stenosen (mit Beckenarterien), Veränderungen/Bein/ 100 Monate. (Nach Buchwalsky et al. 1979)

Autoren	Jahr	Training	Verschlüsse	Stenosen	Gesamt
Blome	1973	nein	0,91	0,38	1,29
Eigene Beobachtungen	1973	ja	0,81	1,47	2,28

Die Auswertung der angiographisch dargestellten Kollateralen zeigte, daß parallel zu dieser Progression die Entwicklung von Kollateralarteriennetzen festzustellen war, ohne daß aber erkennbar wurde, daß das intensive Gefäßträining die Kollateralarterienentwicklung gefördert hätte (Tabelle 33).

Weder die anfängliche Gehstrecke, noch der Gehstreckenzuwachs stand in irgendeiner statistisch erkennbaren Beziehung zu dem Ausmaß der Gefäßerkran-

Tabelle 32. Neue Gefäßläsionen nach 3jährigem intensiven Intervallgefäßtraining (Gruppe A), nach 3jährigem unterschwelligen gymnastischen Übungen (Gruppe B) und unregelmäßigem häuslichen Training (Gruppe C)

Häufigkeit arteriosklerotische Befundänderungen in den einzelnen Gruppen und Gefäßetagen nach der Zweitangiographie

	A	B	C	Gesamt	Gesamtveränderung [%]
Neue Verschlüsse					
Becken	1	3	–	4	5,6
Femoralis	1	2	–	3	4,2
Poplitea	1	1	1	3	4,2
Unterschenkel	4	4	5	13	18,4
Längere Verschlüsse					
Becken	–	–	1	1	1,4
Femoralis	3	2	–	5	7,8
Poplitea	1	1	–	2	2,8
Unterschenkel	–	–	–	–	–
Neue Stenosen					
Becken	5	6	3	14	19,9
Femoralis	4	1	3	8	11,3
Poplitea	1	2	–	3	4,2
Unterschenkel	3	2	–	5	7,0
Engere Stenosen					
Becken	3	3	–	6	8,0
Femoralis	1	–	–	1	1,4
Poplitea	–	1	1	2	2,8
Unterschenkel	1	–	–	1	1,4
Durchschnittliche Veränderungen (n)	2,9	2,6	3,5	–	100,0

kung und der Progression. Auch der Grad der Kollateralisierung war ohne signifikanten Einfluß auf die Gehleistung.

Bemerkenswert ist, daß trotz Auftretens neuer Arterienläsionen bis hin zur Entwicklung langstreckiger Femoralarterienverschlüsse die Patienten in den Trainingsgruppen keine plötzliche Einschränkung ihrer Gehstrecke spürten und häufig asymptomatisch blieben.

Die Kontrollangiographie nach dem Langzeittraining bestätigte also die Befunde der verschiedenen Durchblutungsmessungen insofern, als sich trotz des Training die *Progression der peripheren arteriellen Verschlußkrankheit* nicht aufhalten ließ und kein Einfluß auf die Kollateralarterienentwicklung nachweisbar war (Abb. 81).

Körperliches Training kann nur in Verbindung mit zusätzlichen Änderungen der Ernährungs- und Lebensgewohnheiten zu einer Regression von Koronararterienver-

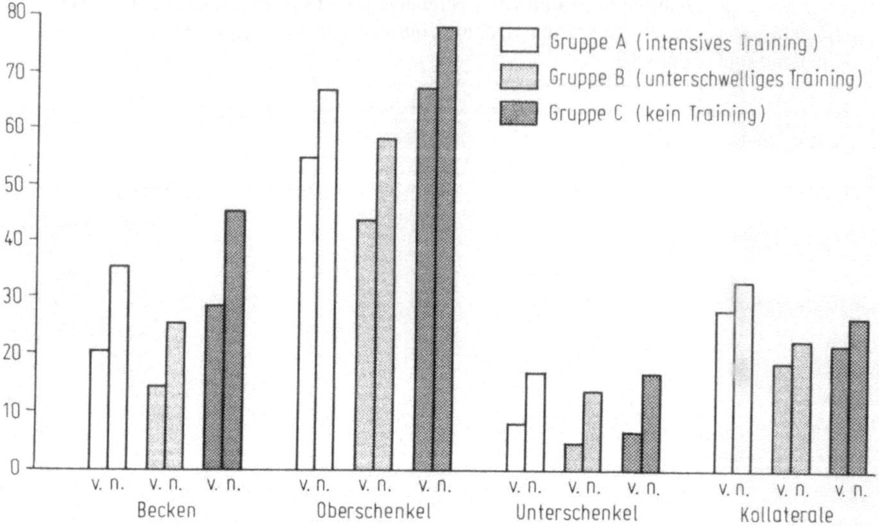

Abb. 80. Änderungen im Arteriographiescore nach 3 Jahren in den verschiedenen Gefäßetagen (*v.* vor, *n.* nach Trainingsperiode). (Nach Buchwalsky et al. 1974)

Tabelle 33. Zu- und Abnahme von Kollateralarteriennetzen nach 3jährigem unterschiedlich intensivem Training. (Nach Buchwalsky et al. 1974)

	Zunahme	Abnahme	Keine Änderung
Gruppe A (gezieltes Intervalltraining)	11 (7)	5 (13)	6 (1)
Gruppe B (unterschwelliges Training)	10 (6)	7 (3)	8 (3)
Gruppe C (kaum Training)	7 (4)	2 (1)[a]	4 (1)

[a] Neue Arterienverschlüsse und Stenosen in Klammern

änderungen führen. So erreichte Ornish et al. (1990) eine statistisch signifikante Abnahme des mittleren prozentualen Stenosedurchmessers von 40% auf 37,86% in einer Interventionsgruppe, gegenüber einer Zunahme von 42,7 auf 46,1% in einer Kontrollgruppe, die ihre Lebensgewohnheiten nicht änderte. Außerdem kam es zu einer signifikanten Abnahme der Häufigkeit, der Dauer und der Intensität von Angina pectoris-Anfällen, während es in der Kontrollgruppe zu einer Zunahme kam (Tabelle 34). Ornish und Mitarbeiter erreichten dies durch eine fast fettfreie, vegetarische Ernährung, Einstellung des Nikotinabusus, durch Streßbewältigungsstrategien in Form von Atemtherapie, Dehnungsübungen, progressiver Muskelentspannung von insgesamt mindestens einer Stunde täglich. Zusätzlich absolvierten die Patienten täglich ein Ausdauertraining von 30 Minuten und zweimal wöchentlich

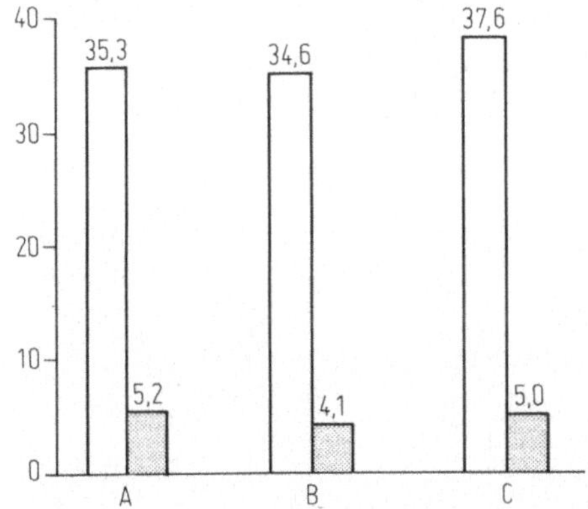

Abb. 81. Angiographiescoreänderungen an den Becken- und Beinarterien und Änderung der Kollateralnetze nach 3jährigem Training. *Gruppe A:* intensives Training, *Gruppe B:* unterschwelliges Training, *Gruppe C:* häusliches Training. ▭ Arterien, ▨ Kollateralen. (Nach Buchwalsky et al. 1974)

Tabelle 34. Änderung von Koronararterienveränderungen und Angina pectoris-Anfälle durch Intervention, im Vergleich zu einer Kontrollgruppe. (Nach Ornish et al. 1990)

		Interventionsgruppe	Kontrollgruppe
Koronararterien-stenose	>50%	40% → 37,8%	42,7% → 46,1%
	<50%	61% → 51%	61% → 65%
Angina pectoris-Anfälle		91% ↓	165% ↑
- Dauer		42% ↓	95% ↑
- Intensität		28% ↓	39% ↑

eine Gruppendiskussion von zwei Stunden mit Erfahrungsaustausch und erneuter Motivation.

Schuler et al. (1992) erreichte, ebenfalls durch ein tägliches körperliches Training von 30 min über 1 Jahr in Verbindung mit einer fettarmen Kost, eine Regression von Koronararterienveränderungen (Abb. 82) bei 30% der Patienten einer Interventionsgruppe, während die Progression nur bei 20% festzustellen war. In einer Kontrollgruppe fand sich eine Regression nur bei 4%, eine Progression aber bei 42% der Patienten (Tabelle 41).

Zusammenfassend ist also festzustellen, daß körperliches Training allein nicht ausreicht, die Progredienz einer Gefäßkrankheit aufzuhalten. Es hatte auch keinen Einfluß auf die Kollateralarterienentwicklung. Nur durch drastische Änderungen der Ernährungs- und Lebensgewohnheiten kann eine Regression der Gefäßkrankheiten erreicht werden, wenn die Patienten außerordentlich hoch motiviert sind (Ornish et al. 1990). Die dabei festgestellten Änderungen an den Koronararterien sind gering und betragen durchschnittlich nur 1% Stenosereduktion bei der Interventionsgruppe, im Vergleich zu 3% Zunahme in der Kontrollgruppe (Schuler et al. 1992).

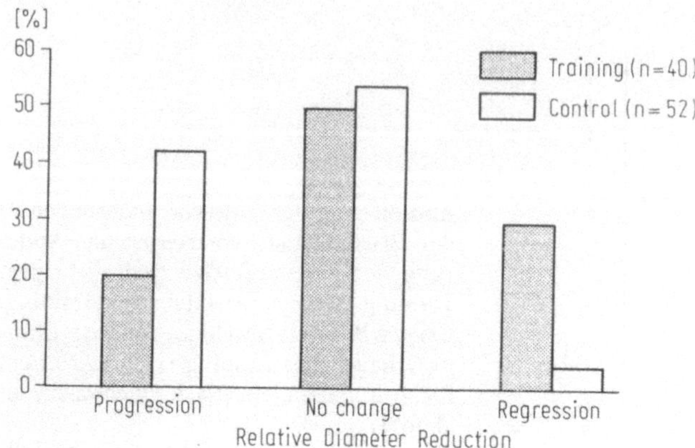

Abb. 82. Koronararterienveränderungen nach einjährigem Training und Diät – im Vergleich zu einer Kontrollgruppe. (Nach Schuler et al. 1992)

Tabelle 35. Beeinflussung der Blutfettwerte während eines AHB nach Herzinfarkt in der Schüchtermann-Klinik (bei 325 Patienten)

	Anfang	Ende	
Cholesterin	218 mg%	196 mg%	−10 %
Triglyzeride	169 mg%	145 mg%	−15 %
HDL	36	36	0 %
Index	5,96	5,44	−10 %

Aufteilung nach Anfangswerten für Serumcholesterin

	Unter 250 mg% n = 230		250–300 mg% n = 60		Über 300 mg% n = 23	
	Anfang	Ende	Anfang	Ende	Anfang	Ende
Cholesterin	193	181	271	215	330	242
Senkung nach 4 Wochen AHB [%]	7		21		27	

2.4 Risikofaktoren

2.4.1 Herzkranke

Nach Epstein (1983) müssen Risikofaktoren, die eine Krankheit „auszeichnen", folgende Bedingungen erfüllen:

- Querschnittsuntersuchungen bei verschiedenen Bevölkerungen, die geographisch und genetisch unterschiedlich sind, müssen eine enge Beziehung zwischen Risikofaktor und Erkrankung zeigen (Ubiquität).

- Je stärker der Risikofaktor ausgeprägt ist und je länger er dann einwirkt, um so eher muß es zur Erkrankung kommen (Proportionalität).
- Die Einwirkung der Risikofaktoren muß im Tierexperiment zum Auftreten der Erkrankung führen (Reproduzierbarkeit).
- Bei Verschwinden des Risikofaktors oder bei seiner Reduzierung muß es zu einer Verlangsamung des Fortschreitens, zum Stillstand oder zur Regression der Erkrankung kommen (Reversibilität).
- Pathogenetische, gängige Vorstellungen muß es darüber geben, *wie* ein Risikofaktor die Erkrankung herbeiführen kann.

Die Darstellung von Epstein ist z.T. theoretisch ausgerichtet. In der Praxis spielt es oft eine größere Rolle, daß die Risikofaktoren einfach meßbar sind. Das geht auch aus dem Folgenden hervor, in dem die Risikofaktoren und auch Risikoindikatoren für eine koronare Herzerkrankung besprochen werden, insbesondere hinsichtlich ihrer Beeinflusung durch körperliche Aktivität.

Die stationäre Rehabilitation in der Phase II hat einen großen Einfluß auf die Risikofaktoren der koronaren und der peripheren Gefäßkrankheit. Im Rahmen einer 4- bis 6wöchigen Anschlußheilbehandlung nach einem Herzinfarkt, nach Bypassoperation oder nach PTCA gelingt es in der Regel, hypertone Blutdruckwerte und überhöhte Fettwerte deutlich zu bessern oder zu normalisieren. Es ist eine durchschnittliche Gewichtsreduzierung um 3–5 kg die Regel. Diese Möglichkeiten sollen im folgenden näher dargestellt werden.

Schwieriger ist es dagegen, das *Risikoverhalten des Rauchens* zu beeinflussen. Nach Herzinfarkt hatten 40% der Patienten vor Antritt der Anschlußheilbehandlung wieder mit dem Rauchen begonnen. Trotz Bemühungen mit einem Antirauchertraining und anderen Suggestivmethoden gelang es nur bei 36% dieser Patienten, das Rauchen völlig abzustellen. Der Anteil der Nichtraucher erhöhte sich nach 9 Monaten und nach 24 Monaten dann noch, und zwar wahrscheinlich deswegen, weil durch ständige Mahnungen des Hausarztes zusätzlich Exraucher geschaffen wurden.

In der Schüchtermann-Klinik wurde festgestellt, daß nach einer Anschlußheilbehandlung der günstige *Einfluß auf das Körpergewicht* nach 6 Monaten nachließ und nach fast 2 Jahren das Ausgangsgewicht wieder erreicht worden war und später sogar um 2 kg höher lag als vorher. Die Blutfettwerte erreichten allerdings die ursprüngliche Höhe – trotz Gewichtserhöhung – nicht wieder, vermutlich deswegen nicht, weil eine medikamentöse Therapie eingeleitet wurde. Nach der Entlassung aus einer Anschlußheilbehandlung mußten wir bei Patienten, die wir über 2 Jahre verfolgten, feststellen, daß der günstige Einfluß auf das Körpergewicht schon nach 6 Monaten nachließ und nach 2 Jahren das Ausgangsgewicht fast wieder erreicht war (Tabelle 38).

Wie weit eine Trainingstherapie – ohne diätetische Maßnahmen – die Fettwerte absenkt, ist nicht sicher. Es ist aber sicher, daß die Kombination zwischen diätetischen Maßnahmen und körperlichem Training einen günstigeren Einfluß auf die *Normalisierung der Fettwerte* hat als Diät alleine (Berg et al. 1979).

In der Klinik Roderbirken wurde 1980 eine Serie veröffentlicht, die bei 49 übergewichtigen männlichen Herzinfarktpatienten – im Vergleich zu einer Kontroll-

Tabelle 36. Gesamtlipide, Triglyzeride, Phospholipide, Gesamtcholesterin, HDL-Cholesterin, atherogener Index, Gesamtcholesterin in den HDL und Alter von 49 Herzinfarktpatienten und 19 gesunden, normalgewichtigen Probanden

	Herzinfarktpatienten (n = 49) $\bar{x} \pm s$	gesunde Probanden (n = 19) $\bar{x} \pm s$
Gesamtlipide (mg/dl)	779,8 ± 155,7	531,8 ± 85,6
Triglyzeride (mg/dl)	144,9 ± 62,2	61,1 ± 15,6
Phospholipide (mg/dl)	219,6 ± 37,7	197,3 ± 31,0
Cholesterin (mg/dl)	249,6 ± 48,4	166,8 ± 28,4
HDL-Cholesterin (mg/dl)	36,7 ± 6,9	52,0 ± 11,6
LDL-Cholesterin (mg/dl) / HDL-Cholesterin (mg/dl)	4,80 ± 1,39	2,07 ± 0,76
Cholesterin in den HDL [%]	15,1 ± 3,4	31,5 ± 7,1
Alter (Jahre)	47,0 ± 5,1 (34 – 60)	35,5 ± 11,3 (15 – 61)

Tabelle 37. Gewicht und Blutfettwerte bei koronarkranken Patienten vor und nach 14 Tagen Bewegungstherapie und Diät an der Klinik Roderbirken (n = 40)

	Vorher	Nachher
Gewicht (kg)	81,5	79,9
Cholesterin (mg/dl)	268	238
Triglyzeride (mg/dl)	188	185

gruppe von 19 Nichtinfarktpatienten – den Effekt einer kombinierten Behandlung mit Diät und körperlichem Training auf die Lipoproteinlipide untersuchte. Die Ergebnisse dieser 6wöchigen Bemühungen sind in Tabelle 36 wiedergegeben. Das Körpergewicht wurde in beiden Gruppen, also in der Herzinfarktgruppe und in der Gruppe der Normalpersonen um durchschnittlich 4 kg reduziert. Die Untersuchung zeigt aber auch, daß mit dieser 6wöchigen Bewegungstherapie und Reduktionskost eine nennenswerte Erhöhung des HDL-Cholesterins nicht erreicht werden konnte. Infolge der gleichzeitigen Abnahme des Gesamtcholesterins aber wurde prozentual mehr Cholesterin in den HDL transportiert (Leiss et al. 1980; Tabelle 37).

60 % der Patienten hatten mit dem Herzinfarkt das Rauchen spontan aufgegeben, von den restlichen noch rauchenden Patienten konnten ca. 40 % anhaltend durch die Anschlußheilbehandlung entwöhnt werden.

Eine stationäre Heilmaßnahme führt also zur *Normalisierung von Risikofaktoren* mit Beeinflussung von Körpergewicht und Raucherverhalten durch die in der Rehabilitationsklinik verordneten Diäten durch das Gesundheitstraining. Inwieweit diese Effekte auf die Risikofaktoren noch durch ein Training verstärkt werden, bleibt eine

Tabelle 38. Risikofaktoren nach Abschluß einer Anschlußheilbehandlung (AHB) nach Herzinfarkt bei 235 Patienten der Schüchtermann-Klinik

AHB	Nach 4 Wochen	Nach 6 Monaten	Nach 12 Monaten	Nach 18 Monaten	Nach 24 Monaten
Gewichtsreduktion (kg)	−5	−3	−2,7	−2,5	−1
Nichtraucher geblieben [%]	36		47		44

Tabelle 39. Beeinflussung der Blutfettwerte während einer AHB nach Herzinfarkt in der Schüchtermann-Klinik (bei 325 Patienten)

	Anfang	Ende	
Cholesterin (mg%)	218	196	−10%
Triglyzeride (mg%)	169	145	−15%
HDL	36	36	0%
Index	5,96	5,44	−10%

Tabelle 40. Ergebnisse bei Patienten mit unterschiedlichen Anfangswerten des Serumcholesterins

	Unter 250 mg% (n = 230)		250–300 mg% (n = 60)		Über 300 mg% (n = 23)	
	Anfang	Ende	Anfang	Ende	Anfang	Ende
Cholesterin	193	181	271	215	330	242
Senkung nach 4 Wochen AHB [%]	7		21		27	

offene Frage, da die Einflüsse der verschiedenen Faktoren nicht voneinander zu trennen sind. Die Bewegungstherapie motiviert die Patienten aber zur gesünderen Lebensweise und kann als Vehikel zur Gesundheitserziehung dienen.

In der Schüchtermann-Klinik wurden die Fettwerte bei 325 Patienten vor und nach dem 4wöchigen Anschlußheilverfahren bei Herzinfarkt-Patienten zusammengestellt. Die Ergebnisse finden sich in der Tabelle 35. Tabelle 35 läßt erkennen, daß bei überhöhteren Fettwerten stärkere Senkungen möglich sind als bei annähernd normalen oder etwas erhöhten Fettwerten.

In der Klinik Roderbirken wurden die Zigarettenkippen, die während 1 Woche in den verschiedenen Raucherecken des Parkgeländes gesammelt wurden, gezählt und in Weckgläser verfrachtet. Das zeigt Abb. 83. In 1 Woche fanden sich ca. 2500 Ziga-

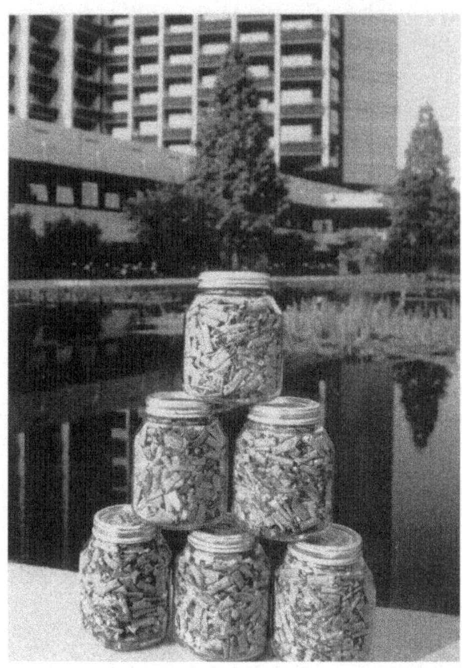

Abb. 83. Zigarettenkippen, die in 1 Woche in den Raucherecken des Parkgeländes der Klinik Roderbirken gesammelt wurden

rettenkippen. Auch dieses Ergebnis zeigt, daß die Bemühungen bei Rauchern in der Sekundärprophylaxe schwierig sind. Die Raucher selbst behaupteten, daß die meisten Zigarettenkippen von Besuchern stammten.

Das Problem der *Risikofaktorenbekämpfung* „Zigarettenrauchen" ist viel günstiger zu lösen, wie es Gohlke (1993) vorgeschlagen hat, nämlich Beratung der anfälligen Jahrgänge in den Schulen. Die Untersuchung von Gohlke zeigte, daß ein weitaus größerer Teil der Jugendlichen nicht mit dem Zigarettenrauchen begann, wenn er intensiv aufgeklärt wurde. Dagegen begann eine gleichaltrige Schülergruppe, die nicht aufgeklärt wurde, wesentlich häufiger mit dem Rauchen.

Auch in der über 10 Jahre an der Schüchtermann-Klinik geführten ambulanten Koronargruppe, die sich 1mal wöchentlich zur Bewegungstherapie einfand, wurden regelmäßig Kontrolluntersuchungen durchgeführt und *nur geringe Einflüsse auf die Risikofaktoren* gefunden. Allerdings war der Anteil der noch rauchenden Patienten im Laufe der Jahre deutlich geringer geworden, vermutlich deswegen, weil eine größere Angst vor einem Reinfarkt vorlag, also bei den Patienten mit peripherer arterieller Verschlußkrankheit.

In der Regel – nämlich ohne Intervention – schreitet die koronare Herzerkrankung ja fort, wie von Kramer et al. (1981) mit 47% und von Bruschke et al. (1981) mit 40% in 1 Jahr beschrieben wurde.

Bei *massiver Intervention* (allerdings bisher nur bei einer kleinen Gruppe) konnten Ornish et al. (1990) zeigen, daß bei einer vegetarischen Kost, bei eingestelltem Nikotinabusus, kombinierter Streßbewältigungstherapie mit Spannungsübungen

Tabelle 41. Konorarmorphologische Veränderungen. (Nach Schuster et al. 1992)

	Progression	Keine Änderung	Regression
Interventionsgruppe (n = 40) [%]	23	45	32
Kontrollgruppe (n = 52) [%]	48	35	17

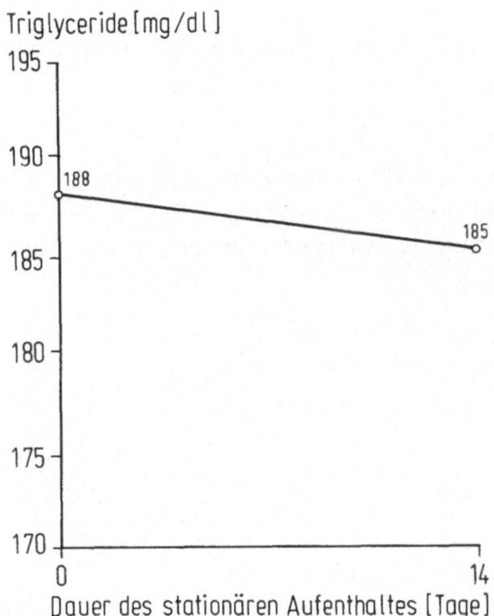

Abb. 84. Verhalten der Triglyceride bei Diät und Sport in der Klinik Roderbirken bei KHK-Patienten während der ersten 14 Tage (n = 40)

und bei 3 Stunden Bewegungstherapie pro Woche der Cholesterinwert um 24% abnahm, die Angina-pectoris-Anfälle sich signifikant reduzierten und koronarangiographisch eine Regression von Stenosen von 61 auf 55% stattfand.

Im Vergleich dazu zeigten in der Kontrollgruppe, die also nicht dieser Intervention unterworfen worden war, die koronarangiographischen Kontrolluntersuchungen eine Tendenz zur Neubildung von Läsionen von 61 auf 65%.

In einer Verbundserie von 4 Rehabilitationskliniken wurde der Einfluß von Diät, körperlichem Training und fettreduzierender Medikation randomisiert koronarangiographisch über 2 Jahre kontrolliert. Bei der Untergruppe der in der Klinik Roderbirken rekrutierten Patienten wurden in der „Einschlußphase" in die Studie folgende Fett- und Gewichtsergebnisse nach 14 Tagen Diät und körperlichem Training gefunden: Sowohl Körpergewicht, als auch Cholesterin, als auch Triglyceride wurden reduziert. Abbildungen 84–86 zeigen die Veränderungen von Körpergewicht und Fettwerten nach 14 Tagen Diät und körperlichem Training bei 39 Herzinfarkt-Patienten der Klinik Roderbirken.

Deeg et al. (1993) berichten bei 154 Patienten über das Verhalten der Risikofaktoren vor und nach Rehabilitation bei Herz- und Kreislauferkrankten. Die Änderungen des Körpergewichtes, des Blutdrucks, der Herzfrequenz, der Belastbarkeit und der Fett-, Blutzucker- und Harnsäurewerte sind in Tabelle 42 wiedergegeben. Man erkennt aus der Tabelle 42, daß die als Risikofaktoren geltenden Werte sich inner-

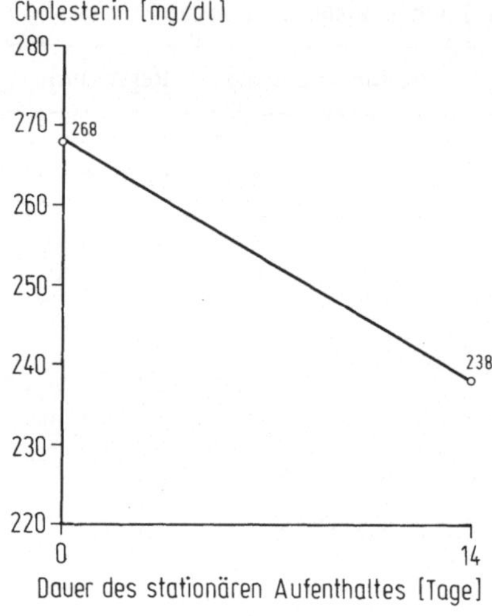

Abb. 85. Verhalten der Cholesterinwerte bei Diät und Sport in der Klinik Roderbirken bei KHK-Patienten während der ersten 14 Tage (n = 40)

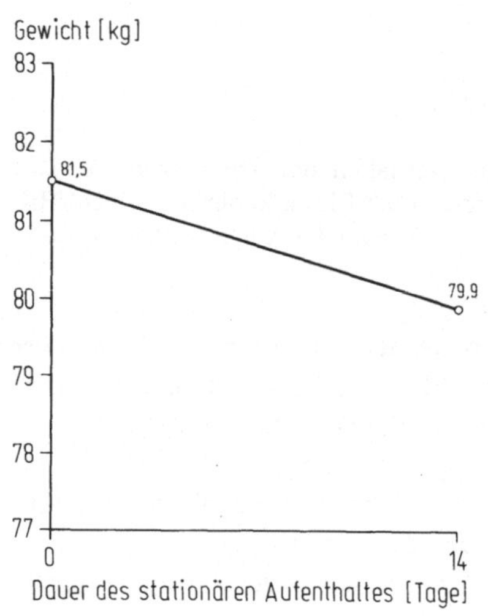

Abb. 86. Verhalten des Körpergewichtes bei Diät und Sport in der Klinik Roderbirken bei KHK-Patienten während der ersten 14 Tage (n = 40)

halb von 4 Wochen deutlich besserten. Das Verhalten von systolischem Blutdruck, Cholesterin, Triglyceride und Blutdruck ist in den Abb. 87–90 wiedergegeben. Man erkennt aus den Abbildungen, daß 4 Monate und 1 Jahr nach Entlassung aus der Rehabilitationsklinik, daß die Cholesterin- und Triglyzeridwerte einen Wiederanstieg nach bis zu 4 Monaten zeigten und danach eine dezente Abnahme bis zum ersten Jahr nach Rehabilitationsende auftrat, ohne daß Normalwerte erreicht wurden.

Abbildung 91 zeigt das Verhalten des Indexes für ein *Gesamtrisikofaktorenpotential* zu Beginn und zu Ende der Rehabilitation sowie 4 Monate und 1 Jahr danach. Es sind die Mittelwerte und die mittleren Abweichungen vom Mittelwert

Tabelle 42. Änderungen der Parameter Körpergewicht, Blutdruck, Pulsfrequenz, Belastbarkeit sowie Laborwerte während der Rehabilitation. (Nach Deeg et al. 1993)

Parameter	Mittelwerte		Anzahl der Patienten, bei denen die Werte zum Rehabilitationsende			Gesamt	Signifikanz
	vor der Rehabilitation	nach der Rehabilitation	erhöht	unverändert sind	verringert		
Körpergewicht (kg)	75,4 ± 10,1	74,3 ± 9,4	34	32	88	154	***
Körpergewicht über dem Normalgewicht (kg)	6,6 ± 12,4	5,0 ± 10,9	34	32	88	154	***
Blutdruck, systolisch (mm Hg)	144,1 ± 19,2	131,2 ± 16,9	28	30	96	154	***
Blutdruck, diastolisch (mm Hg)	88,1 ± 12,4	80,7 ± 9,3	18	51	85	154	***
Pulsfrequenz (Schläge/min)	75,2 ± 10,8	74,0 ± 11,1	51	27	71	149	n. s.
Maximale Belastbarkeit (W/min)	1266 ± 1408	2699 ± 2698	105	38	11	154	***
Maximale Watthöhe	83 ± 33	108 ± 41	103	42	9	154	***
Cholesterin (mg/dl)	241 ± 43	221 ± 35	21	2	81	104	***
Triglyzeride (mg/dl)	192 ± 120	155 ± 86	21	1	45	67	***
Harnsäure (mg/dl)	7,3 ± 1,7	6,3 ± 1,2	22	1	49	72	***
Blutzucker (mg/dl)	117 ± 28	104 ± 21	12	1	36	49	***

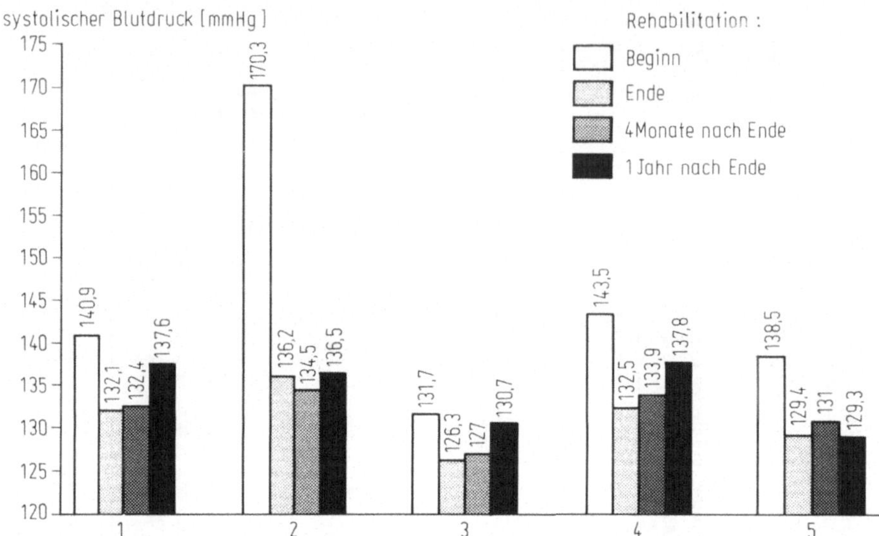

Abb. 87. Mittelwerte des systolischen Blutdrucks für einzelne Patientengruppen bei 4 verschiedenen Zeitpunkten: Rehabilitationsbeginn, Rehabilitationsende, 4 Monate und 1 Jahr danach. (Nach Deeg et al. 1993)

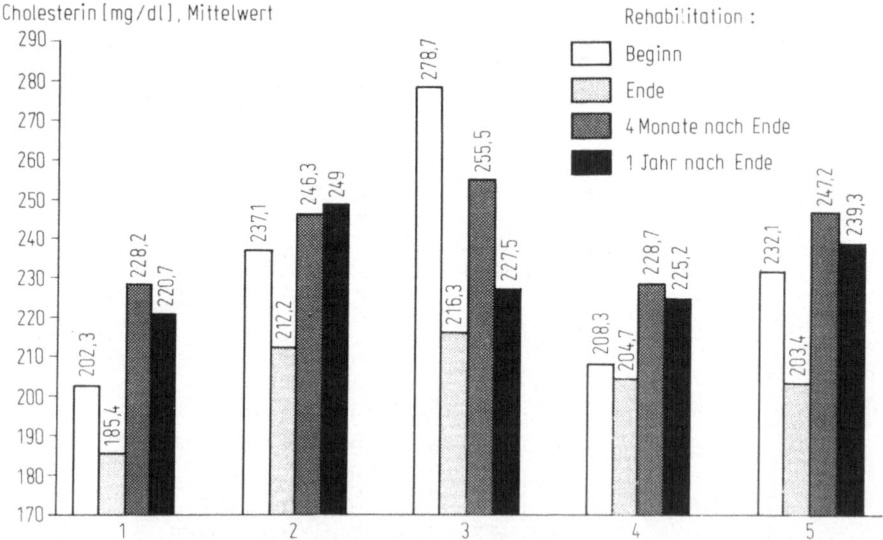

Abb. 88. Cholesterinmittelwerte für einzelne Patientengruppen bei 4 verschiedenen Zeitpunkten: Rehabilitationsbeginn, Rehabilitationsende, 4 Monate und 1 Jahr danach. (Nach Deeg et al. 1993)

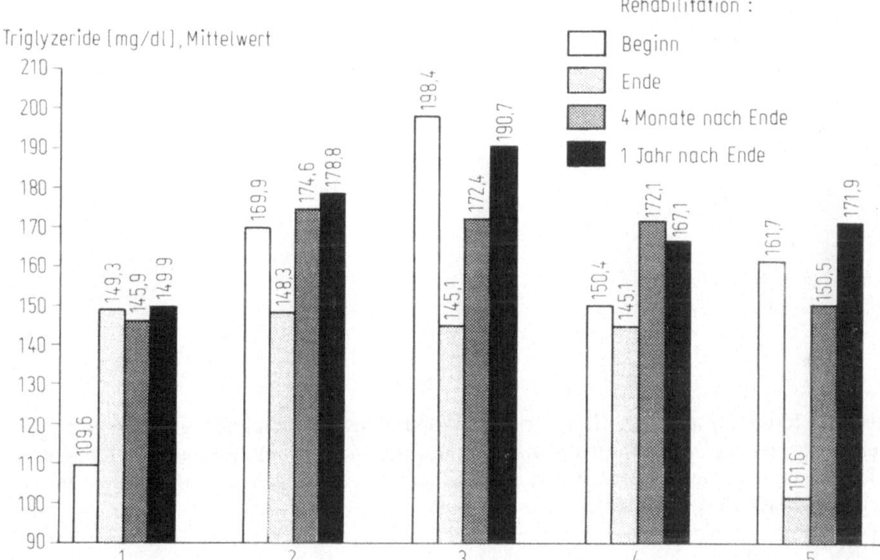

Abb. 89. Triglyceridmittelwerte für einzelne Patientengruppen bei 4 verschiedenen Zeitpunkten: Rehabilitationsbeginn, Rehabilitationsende, 4 Monate und 1 Jahr danach. (Nach Deeg et al. 1993)

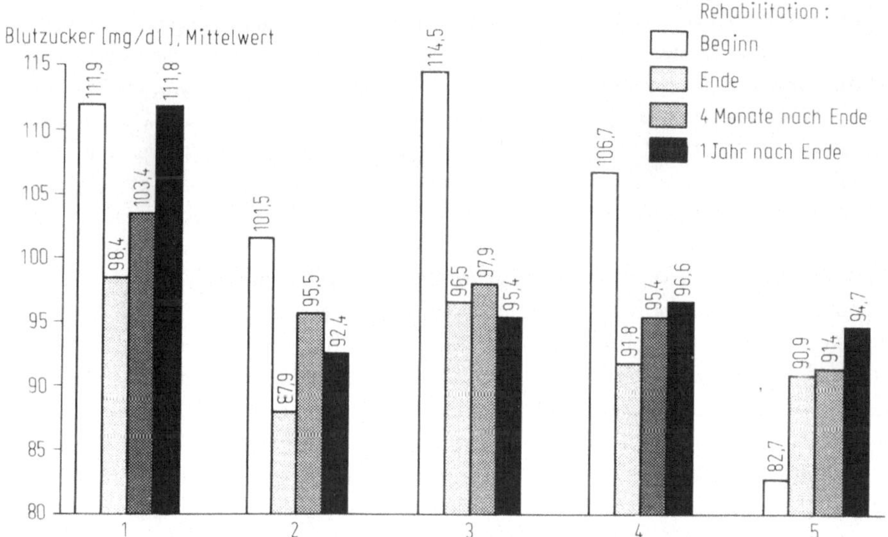

Abb. 90. Blutzuckermittelwerte für einzelne Patientengruppen bei 4 verschiedenen Zeitpunkten: Rehabilitationsbeginn, Rehabilitationsende, 4 Monate und 1 Jahr danach. (Nach Deeg et al. 1993)

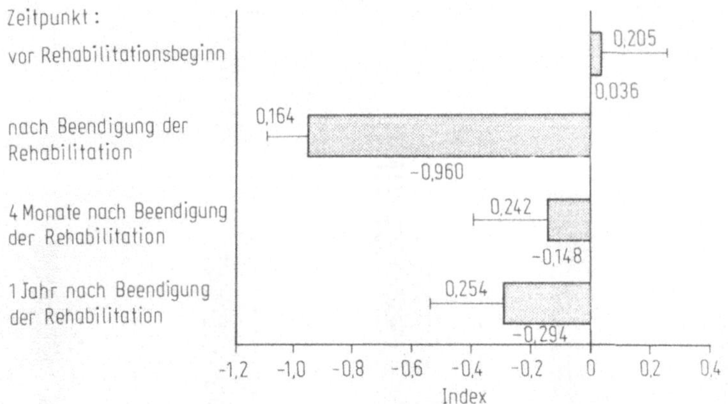

Abb. 91. Index für ein sog. Gesamtrisikofaktorenpotential für einzelne Patientengruppen bei 4 verschiedenen Zeitpunkten: Rehabilitationsbeginn, Rehabilitationsende, 4 Monate und 1 Jahr danach. Es werden Mittelwerte und mittlere Abweichungen vom Mittelpunkt wiedergegeben. (Nach Deeg et al. 1993)

aufgeführt. In diesen Index wurden aufgenommen: prozentuales Übergewicht, systolischer Blutdruck, Cholesterin, Triglyzeride, Blutzucker und Rauchen. Man erkennt, daß dieser Index auch durch die Rehabilitation günstig zu beeinflussen ist und auch 1 Jahr nach Beendigung der Rehabilitation immer noch niedriger ist als vor ihr.

Von Koenig (1992) wird auf den Risikofaktor „Bewegungsmangel" und seine Bedeutung auch in der Sekundärprävention übersichtsmäßig eingegangen. Die wichtigsten Arbeiten zu diesem Fragenkomplex kommen von Hollmann et al. (1985), Kannel (1986), Kannel et al. (1987), Leon et al. 1987), Morris et al. (1990), O'Connor et al. (1989), Oldridge et al. (1988), Paffenburger (1986), Pekkanen (1987) und Shaper et al. (1991).

Viele dieser Arbeiten sind in einer *Metaanalyse* von Berlin (1990) zusammengefaßt. Die Metaanalyse wurde an 10 randomisierten Studien mit insgesamt 4340 Patienten (nach Oldridge 1988) vorgenommen. Durchschnittlich wurden diese Patienten für 42 Monate (24–60 Monate) verfolgt. Die Analyse zeigte die Auswirkungen der Bewegungstherapie auf die Gesamtmortalität, die kardiovaskuläre Mortalität und auf das Auftreten von nichttödlichen Reinfarkten, und zwar in Abhängigkeit vom Beginn der Bewegungstherapie nach durchgemachtem Herzinfarkt und einer zusätzlichen Risikofaktorenreduktion sowie nach der Dauer der Intervention. Die Gesamtmortalität konnte um 24% reduziert werden, kardiovaskulären Todesfälle um 25%. Die Inzidenz nichttödlicher Reinfarkte blieb unbeeinflußt. In einer weiteren Metaanalyse (O'Connor 1989) wurden diese Ergebnisse bestätigt. In dieser Serie wurde zusätzlich der Effekt der Bewegungstherapie auf den plötzlichen Herztod und auf tödliche Reinfarkte untersucht. Nach 1jähriger Beobachtungszeit war das Auftreten von plötzlichem Herztod in der Rehabilitationsgruppe um 37% geringer. Nach 2 und 3 Jahren war die Signifikanz aber verschwunden. Das Auftreten tödliche Reinfarkte waren dagegen nach 3 Jahren signifikant um 25% geringer.

Tabelle 43. Raucherverhalten von Gefäßkranken über 3 Jahre im Rahmen der Freiburger Trainingsstudie (n = 90). Anteil der Nichtraucher in % in der Gruppe *A* intensives Training; Gruppe *B* unterschwelliges Training und Gruppe *C* häusliches Training

	0	Nach 1 Jahr	Nach 2 Jahren	Nach 3 Jahren
Gruppe A [%]	50	33,3	38,5	50
Gruppe B [%]	46,7	46,4	50,0	48
Gruppe C [%]	43,3	46,2	40,9	47,1

Tabelle 44. Risikofaktoren bei Gefäßkranken vor und nach 3 Jahren im Rahmen der Freiburger Trainingsstudie (n = 90)

		Gewicht (kg)	Cholesterin (mg/dl)	Triglyceride (mg/dl)	Blutzucker (mg/dl; 2-h-Wert)
Gruppe A	vor	75,7	269,2	235,5	104,4
	nach	72,3	280,8	231,0	112,3
Gruppe B	vor	74,4	285,2	249,3	114,7
	nach	73,4	256,5	178,7	108,8
Gruppe C	vor	72,9	274,2	242,7	105,2
	nach	72,4	268,0	283,1	123,9

2.4.2 Gefäßkranke

Wichtig ist die Frage, wie sich diese günstigen Auswirkungen auf die Risikofaktoren durch die Teilnahme an ambulanten Koronar- und Gefäßgruppen erhalten lassen. Schon in der *Trainingsstudie an der Freiburger Universitätsklinik* waren die Erfahrungen diesbezüglich enttäuschend. Obwohl die Patienten an 5 Wochentagen für 1 Stunde in die Klinik kamen, um am Trainingsprogramm teilzunehmen und täglich mit dem Bewegungstherapeuten und dem betreuenden Arzt Kontakt hatten, die immer wieder vor den Gefahren des Rauchens warnten, waren ca. 50% der Gefäßkranken nach 3 Jahren noch Raucher (Tabelle 43). Die Patienten wurden regelmäßig durch Diätassistentinnen und den betreuenden Arzt, gemeinsam mit den Ehefrauen, in den Fragen der Diät geschult und erhielten Anweisungen zur Kalorien- und Fettreduktion, Fettmodifikation und Kohlenhydrateinschränkung. Trotzdem konnte nur eine geringe durchschnittliche Gewichtsreduktion von 2 kg in den 3 Trainingsjahren erreicht werden, während die Cholesterin- und Triglyzeridwerte unverändert blieben und die Glukosetoleranz sich sogar verschlechterte (Tabelle 44). Herzfrequenz und systolische und diastolische Blutdrücke in Ruhe und bei ergometrischer Belastung zeigten nur geringe Änderungen, unabhängig von den Trainingsgruppen mit tendenziellem Anstieg der systolischen und diastolischen Blutdruckwerte (Tabelle 45).

Untersucht man den Einfluß der verschiedenen Risikofaktoren Alter, Blutlipide, Blutzucker, Blutdruck, Übergewicht, Diät und Nikotin unabhängig von der Grup-

Tabelle 45. Herzfrequenz- und Blutdruckverhalten bei Gefäßkranken in Ruhe und bei maximaler Ergometerbelastung (max) vor und nach 3 Jahren im Rahmen der Freiburger Trainingsstudie

		Herzfrequenz		Systolischer Blutdruck		Diastolischer Blutdruck	
		Ruhe	max	Ruhe	max	Ruhe	max
Gruppe A	vor	72,9	107,0	141,8	193,3	84,5	103,3
	nach	71,3	103,1	148,8	203,9	90,0	105,9
Gruppe B	vor	73,5	111,5	147,2	189,9	88,3	103,2
	nach	69,3	106,7	153,8	198,3	91,2	110,0
Gruppe C	vor	72,4	110,2	189,9	188,7	90,0	103,7
	nach	80,0	108,9	198,3	200,9	90,3	108,2

penzugehörigkeit auf die Progredienz der Gefäßerkrankung, so war statistisch für den fortbestehenden Nikotinabusus ein sicherer, negativer Einfluß festzustellen. Das Alter und die Blutcholesterinwerte schienen für die Progredienz ohne Bedeutung, eher dagegen ein erhöhter Blutdruck und Übergewicht. Eine normale Glukosetoleranz und konsequente Diäteinhaltung schienen den Verlauf der Gefäßkrankheit eher „paradox" ungünstig zu beeinflussen. Stets war die Progredienz an dem primär asymptomatischen Bein ausgeprägter (Abb. 92).

Zusammenfassend ist also festzustellen, daß intensive körperliche Aktivität zwar auf den Glukose- und Fettstoffwechsel nachweisbare Auswirkungen hat (Tabelle 46), diese aber im Rahmen einer Bewegungstherapie nur in Verbindung mit diätetischen Maßnahmen zu erzielen und über einen längeren Zeitraum nur bei sehr hochmotivierten Patienten zu erhalten sind. Es steht aber außer Zweifel, daß Training nach Herzinfarkt das Schicksal der Patienten verbessert (Abb. 93), wie eine Metaanalyse von 22 randomisierten und kontrollierten Studien zeigt (O'Connor 1989). Die Mortalität konnte um 20 % über 3 Jahre für Sekundenherztod und fatale Reinfarkte gesenkt werden. Nur in 3 Studien schnitt die nicht trainierende Gruppe besser ab. Bei den meisten Studien wurde neben dem Training zusätzlich ein Einfluß auf die Risikofaktoren durch gezielte Maßnahmen genommen (Trainingsplus). Nur eine Studie (Abb. 94), nämlich das „National Exercise Heart Disease Project" (NEHDP; Shaw et al. 1981) zeigte allein eine statistische Signifikanz für die Trainingsgruppe.

Es ist offen, welche Faktoren die Mortalitätssenkung durch Training bewirken. Zu diskutieren ist neben den Effekten auf das Hämostasesystem (Tabelle 46) der verminderte Sympathikotonus, was zur verminderten Anfälligkeit für lebensbedrohliche Rhythmusstörungen wie bei einer medikamentösen β-Blockade führen könnte.

Wie die zusammenfassende Darstellung (Tabelle 47) zeigt, führt körperliches Training zum Leistungsanstieg, ohne daß direkte kardiale oder periphere muskuläre Wirkungen nachzuweisen sind. Die Leistungsverbesserungen, die auch bei herzinsuffizienten Patienten zu erzielen sind, sind vermutlich durch eine periphere Entlastung infolge verbesserter peripherer Muskelfunktion bedingt. Training allein kann

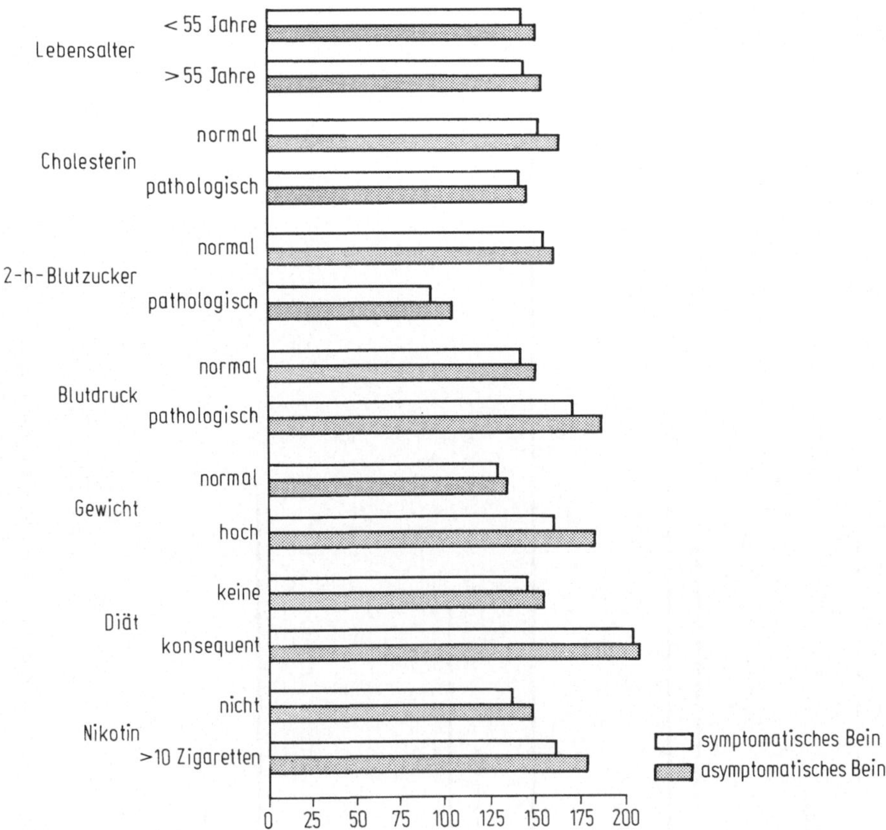

Abb. 92. Änderung im Angiographiescore nach 3 Jahren in Abhängigkeit von Risikofaktoren (für alle 3 Gruppen zusammengefaßt). (Nach Buchwalsky et al. 1974)

Tabelle 46. Auswirkungen körperlichen Ausdauertrainings

Glukosestoffwechsel	Fettstoffwechsel	Hämostasesystem
Insulinsekretion ↑	HDL-Cholesterin ↑	Fibrinogen ↓
Glukosetoleranz ↑	Triglyzeride ↓	Fibrinolytische Aktivität ↑
Insulinsensitivität ↑	VLDL-Cholesterin ↓	Thrombozytenüberlebenszeit ↑
Plasmaglukose ↓	LDL-Cholesterin ↓	Thrombozytenaggregation ↓
	Lipoproteinlipase (in Fettgewebe und Muskel) ↑	
	Freie Fettsäuren ↓	

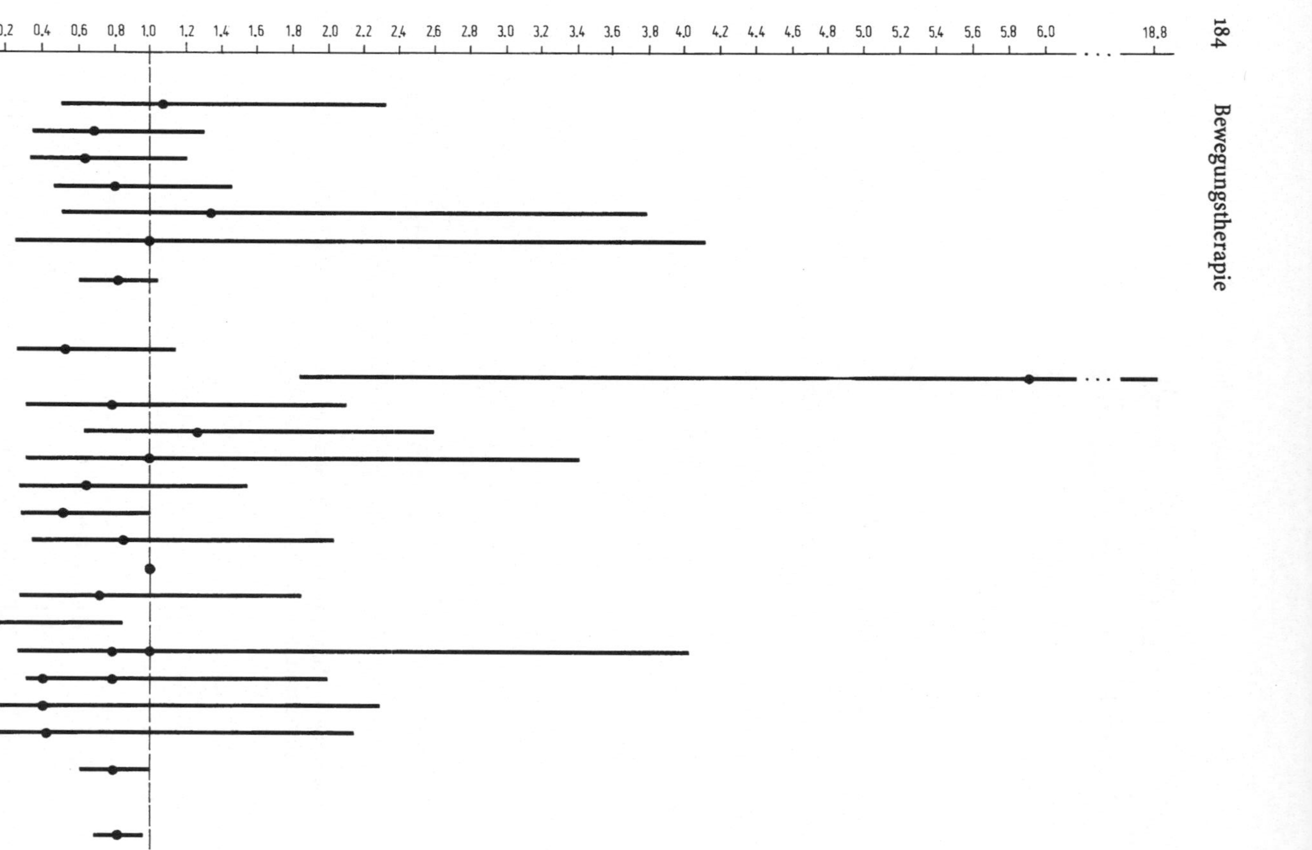

Abb. 93. Dreijahresmortalität von Herzinfarktpatienten in 22 randomisierten Trainingsstudien mit Training allein („*exercise only*") und Training mit zusätzlichen anderen Interventionen („*exercise plus*"). *Links von der horizontalen Linie* Mortalität: besser als Kontrolle, *rechts:* schlechter als Kontrolle. (Nach O'Connor et al. 1989)

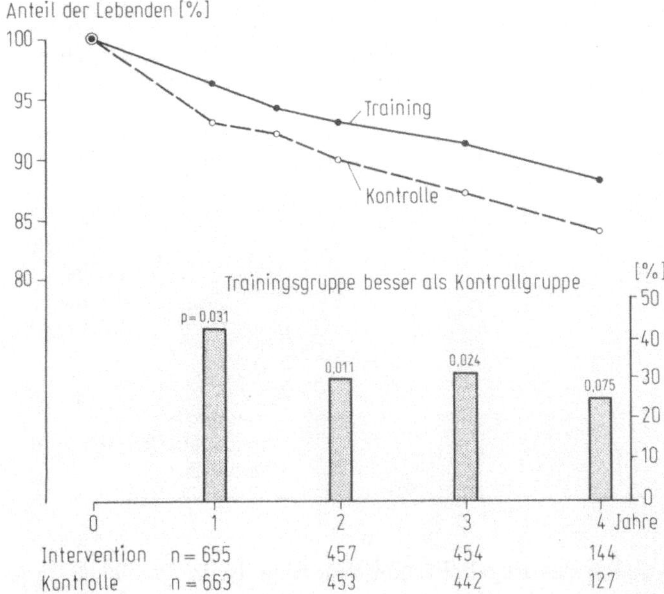

Abb. 94. Traningsstudie (NEHDP) nach Herzinfarkt. (Nach Shaw et al. 1981)

Tabelle 47. Trainingseffekte bei konorarer und peripherer Gefäßkrankheit

	Koronar	Peripher
Leistung	↑	↑
Durchblutung	Ø	Ø
Herzfunktion	Ø	Ø
Muskelfunktion	↑	↑
Progredienz	(↑)	↑
Regression	?	Ø

vermutlich die Progression einer koronaren und peripheren Gefäßkrankheit nicht aufhalten; Regressionen sind nur durch zusätzliche Interventionen erzielt worden.

Im Folgenden werden einige *Risikoindikatoren* besprochen. Diese sind bisher nicht sicher als Risikofaktoren für die KHK identifiziert. Es gibt aber Hinweise darauf, das sie als Risikofaktoren gelten.

Metabolisches Syndrom: Es ist folgendermaßen definiert (Wicklmayr 1993):

1) Insulinresistenz mit Hyperinsulinämie;
2) (androide) Adipositas, essentielle Hypertonie, Hyperlipidämie (v.a. erhöhte Triglyzeride, niedriges HDL-Cholesterin);
3) gestörte Glukosetoleranz;
4) manifester Diabetes mellitus Typ II.

Tabelle 48. Metabolisches Syndrom – diagnostischer Leitfaden. (Nach Wicklmayr 1993)

Familien-anamnese	Stammbetonte (androide) Fettverteilung	Erhöhter Blutdruck	Erhöhte Triglyzeride	Erhöhte Harnsäure	Fettleber
Typ-II-Diabetes	Quotient Taille/Hüfte > 0,85	> 140/90 mm Hg	> 170 mg/dl	> 6,5 mg/dl	γ-GT > 25 U/l Sono-graphische Dichte erhöht Herzinfarkt
Punkte 2	1	1	1	1	1
Summe < 3: metabolisches Syndrom unwahrscheinlich				Summe > 3: metabolisches Syndrom möglich	

Der diagnostische Leitfaden des metabolischen Syndroms ist in Tabelle 48 angegeben.

Beim metabolischen Syndrom besteht die Therapie in:

- Verbesserung der Insulinresistenz durch
  - Gewichtsabnahme,
  - körperliche Aktivität;
- frühe medikamentöse Intervention bei Hypertonie und Hyperlipidämie, dabei sind Medikamente zu vermeiden, die die Insulinresistenz weiter verschlechtern.

Die körperliche Aktivität ist also ein wichtiges Therapieprinzip beim metabolischen Syndrom.

Belastungshypertonie

Tammen et al. (1984, 1986) gingen in der Klinik Roderbirken der Frage nach, ob eine Belastungshypertonie ein Risikoindikator bei Herzinfarktpatienten ist. Es wurden dazu 83 Herzinfarktpatienten, die während der Rehabilitationsphase eine Belastungshypertonie bei der Ergometrie zeigten (Definition: systolischer Blutdruck ≤ 200 mm Hg bei 100 W im Liegen) für 8 Jahre verfolgt und dann nachuntersucht. Die Ergebnisse dieser Gruppe wurden mit 30 Kontrollpatienten verglichen, die weder eine Ruhe-, noch eine Belastungshypertonie in der Rehabilitationsphase nach Herzinfarkt hatten.

Die Ergebnisse sind in Abb. 95 wiedergegeben. Man erkennt, daß 62% der nachuntersuchten Patienten mit Belastungshypertonie 8 Jahre nach Herzinfarkt eine Ruhehypertonie entwickelt hatten. In der Kontrollgruppe hatten nur 23% eine Ruhehypertonie entwickelt. 11% der Belastungshypertoniker und 56% in der Kontrollgruppe wiesen nach 8 Jahren normotone Blutdruckwerte auf. Die Letalitätsrate war mit 12% bei den Belastungshypertonikern nach 8 Jahren im Vergleich zu 17% der

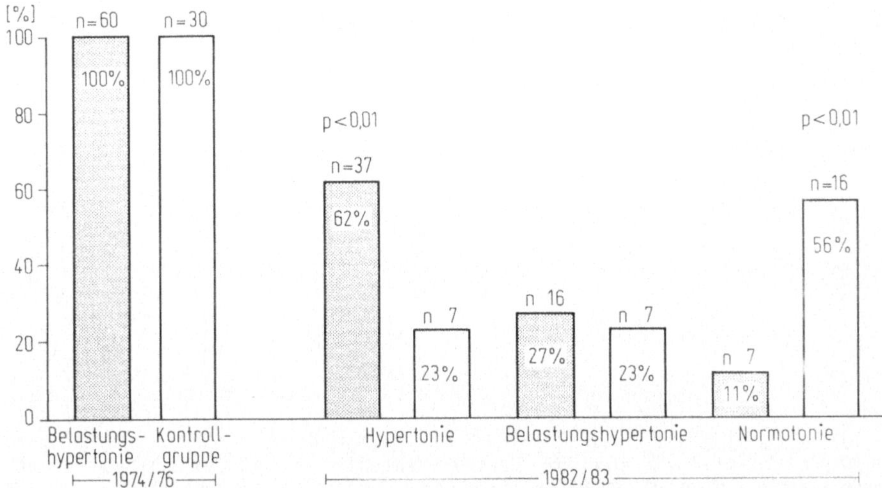

Abb. 95. Entwicklung der Blutdruckwerte innerhalb von 8 Jahren bei 60 Patienten mit einer Belastungshypertonie und 30 Patienten, die keine Belastungshypertonie hatten. Nach 8 Jahren hatten 60 % der anfänglichen Belastungshypertoniker eine *Ruhehypertonie* entwickelt

Normotonikern gleich hoch. Die verstorbenen Belastungshypertoniker hatten die höchsten Belastungsblutdruckwerte aufgewiesen. Der klinische Verlauf war bei den Patienten aus der Belastungshypertoniegruppe, die dann im Laufe der Jahre eine Hypertonie entwickelten, insbesondere im Hinblick auf eine Progredienz der Angina-pectoris-Symptomatik deutlich ungünstiger. Diese Ergebnisse sprechen also für die prognostische Bedeutung des Blutdruckverhaltens unter Ergometrie bei Herzinfarktpatienten und zeigen, daß die Belastungshypertonie wahrscheinlich ein Risikoindikator für koronare Herzerkrankung ist.

Auch bei diesem Risikoindikator wirkt sich eine körperliche Aktivität günstig aus.

Mit den automatisch messenden, tragbaren Blutdruckgeräten (um die Uhr) kann man die Blutdruckwerte in Ruhe und bei verschiedenen Aktivitäten in kurzen Abständen messen. In der Klinik Roderbirken ist ein für den täglichen Gebrauch zu verwendender Standardtest entwickelt worden: 3 Etagen Treppensteigen nach Metronom in 1 min und Ergometrie von 80 W im Sitzen. Die Normalwerte für diese beiden Tests sind in Abb. 96 wiedergegeben. Auch mit diesen tragbaren automatisch messenden Blutdruckgeräten sind die Patienten mit einer eventuellen Belastungshypertonie zu identifizieren.

Kleinwuchs

Aus epidemiologischen Untersuchungen gab es Hinweise darauf, daß Patienten mit koronarer Herzerkrankung kleiner sind als gleichaltrige ohne diese Erkrankungen (Walker et al. 1989; Palmer et al. 1990; Forsdahl 1977).

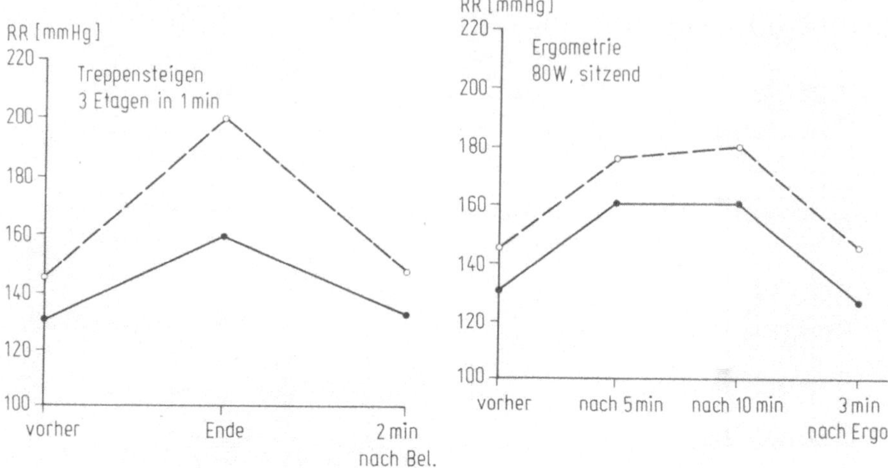

Abb. 96. Automatische Blutdrucklangzeitmessung. RR-Verhalten unter Standardbelastungen: systolische Normalwerte nach Treppensteigen (3 Etagen) sowie Fahrradergometrie im Sitzen (80 W). Durchschnittswerte von 15 männlichen Personen mit normalem Blutdruck ohne Herzinfarkt, Durchschnittsalter 43 Jahre (30–57 Jahre)

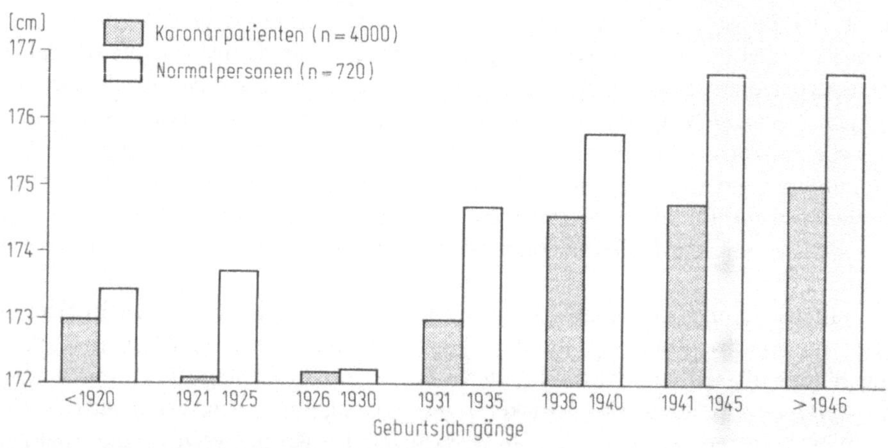

Abb. 97. Körpergröße von 4000 koronarangiographierten an KHK Erkrankten und von 720 koronarangiographierten nicht erkrankten Männern. Die Ergebnisse sind nach Geburtsjahrgängen geordnet. Man erkennt, daß Koronarkranke kleiner sind als gleichaltrige Nichtkoronarkranke. (Nach Robi 1991)

In der Klinik Roderbirken wurden daraufhin (Blümchen u. Jette 1992) koronarangiographisch und lävokardiographisch abgeklärte Patienten retrospektiv auf ihre Körpergröße hin ausgewertet. Die Ergebnisse sind von 4000 Koronarkranken und 720 koronar Normal-Personen in Abb. 97 – nach Geburtsjahrgängen von 1920 bis 1946 geordnet – dargestellt. Man erkennt aus dieser Abbildung, daß die Koronarpatienten in den verschiedenen Altersgruppen kleiner waren als die koronarangiographierten „Normalpersonen“, und zwar im Durchschnitt um 1,8 cm.

Der Risikoindikator Kleinwuchs kann zwar durch körperliches Training direkt nicht beeinflußt werden. Man könnte sich aber vorstellen, daß kleingewachsene Personen, insbesondere wenn sie auch andere Risikofaktoren oder Risikoindikatoren haben, zur vermehrter körperlicher Aktivität angehalten werden müßten.

2.5 Herz- und Gefäßoperierte

Eine gestörte zentrale und periphere Hämodynamik kann durch eine Herz- und Gefäßoperation behoben oder entscheidend gebessert werden. Die Trainings- bzw. Bewegungstherapie setzt im Rahmen der Frühmobilisation schon auf der operativen Intensivstation ein und wird in einem Rehabilitationszentrum 10–14 Tage als Anschlußheilbehandlung nach dem operativen Eingriff fortgeführt. Ziel dieser Maßnahmen ist es, neben der Thrombose- und Pneumonieprophylaxe die Folgen der Immobilisation zu beheben. Die Auswirkungen der präoperativen körperlichen Schonung, die den ärztlichen Empfehlungen entsprach und nicht selten aus einer mehrwöchigen Bettruhe bestand, sollen durch die Bewegungstherapie behoben werden. Nach einer koronaren oder peripheren Gefäßoperation geht es aber auch darum, durch ein Training einem thrombotischen Bypassverschluß entgegenzuwirken und die Progredienz der Gefäßkrankheit aufzuhalten. Bei körperlicher Beanspruchung wird nicht nur das Herzminutenvolumen um das 3- bis 4fache gesteigert, sondern es werden auch die koronaren und peripheren Gefäße entsprechend mehr durchblutet. Die Studie von Nakai (1987) zeigte eine signifikant verminderte Bypassverschlußrate bei trainierenden Patienten mit Offenheitsrate von 98% im Vergleich bei nicht trainierenden Patienten mit 80% (Tabelle 49).

Zeitlicher Ablauf und Ausmaß des Trainings sind abhängig von der Art der *Herz- und Gefäßoperation* und dem postoperativen Verlauf. Wundheilung, postoperative Pleura- und Perikardergüsse, perioperative Komplikationen wie Herzinfarkt, Blutungen und Rhythmusstörungen verzögern von Beginn der Trainingsbehandlung. In der Regel wird man 10–14 Tage nach der Operation die Rehabilitation auf der Basis einer Bewegungstherapie und eines körperlichen Trainings beginnen können. Dabei muß, auch bei kardialer Beschwerdefreiheit, individuell entschieden werden, welches Ausmaß der körperlichen Belastung dem Patienten zugemutet werden darf. Eine entscheidende Rolle spielen dabei die myokardiale Vorschädigung des Herzens durch präoperative oder perioperative Herzinfarkte und der Grad der Revaskularisation, der durch die Operation erreicht wurde. Am Ende der Mobilisationsphase, 10–14 Tage nach der Herzoperation, muß deshalb die Frage nach der körperlichen Belastbarkeit auf der Basis der Stufendiagnostik ermittelt und entschieden werden,

Tabelle 49. Auswirkungen einer Bewegungstherapie auf die Bypass-Offenheitsrate nach Herzchirurgie. (Nach Nakai et al. 1987)

	Gruppe I (n = 60) mit Training		Gruppe II (n = 55) ohne Training		p-Wert
	n	[%]	n	[%]	
offen/verschlossen	177/3	98	142/36	80	< 0,05

ob der Patient einem Ausdauertraining oder einer Übungstherapie zugeteilt werden kann.

Die Patienten haben nach der Herzoperation oft eine hyperkinetische Kreislauflage mit erhöhten Ruheherzfrequenzen. Sie müssen an höhere Belastungen bei Training in Intervallform (Samek 1992) herangeführt werden, also wiederholt höheren und kürzeren Belastungsstufen mit Belastungen auf niedrigerem Niveau bis zur Erholung.

Nach einer *Gefäßoperation* sollten die Patienten eine Gefäßgymnastik und ein Gehtraining in Intervallform durchführen, um durch wiederholte Steigerungen des Blutbedarfs in der peripheren Muskulatur die Durchblutung so anzuregen, daß die Bypässe „freigespült" werden und einer Thrombosierung vorgebeugt wird. Ohne Training nach einer Operation bei Femoralarterienverschlüssen im Stadium II ist die Prognose langfristig ungünstiger als nach Training allein (Abb. 98). Bei der Verwendung von Kunststoffprothesen zur Überbrückung eines Bauchaortenaneurysmas müssen aber alle Kraftübungen, die mit Preßatmung einhergehen, gemieden werden, weil es bei solchen Übungen zu starken Blutdrucksteigerungen mit der Gefahr der Ruptur kommen kann.

Ist es durch die *Operation angeborener Herzfehler* gelungen, den Fehler vollständig zu korrigieren und damit die Hämodynamik zu normalisieren, kann bei diesen Patienten schon frühzeitig nach der 2. Woche ein körperliches Training durchgeführt werden. In einigen Fällen, z. B. nach Korrektur eines Shuntvitiums, wird man sich aber vorher durch eine Einschwemmkatheteruntersuchung davon überzeugen müssen, daß sich die pulmonalen Druckverhältnisse normalisiert haben, da bei fortbestehender pulmonaler Hypertonie schon geringe körperliche Belastungen im Rahmen einer Bewegungstherapie den Lungenarteriendruck erheblich ansteigen lassen und deshalb nur nicht kreislaufbelastende Übungen infrage kommen.

Nach *Herzklappenoperation* ist es entscheidend, in welcher Position welcher Klappentyp implantiert wurde, welcher Herzklappenfehler also präoperativ vorlag und in welchem Ausmaß die Ventrikel vorgeschädigt waren. Newell et al. (1980) konnte an 12 Patienten zeigen, daß nach *Aortenklappenersatz* die kardiorespiratorische Leistungsfähigkeit sich durch die Beseitigung der hämodynamischen Störung verbesserte, aber nur durch ein Ausdauertraining über 3 Monate ein weiterer Leistungszuwachs zu erzielen war im Vergleich zu einer Kontrollgruppe. Auch in einer randomisierten Studie von Sire (1987) konnte gezeigt werden, daß Patienten nach

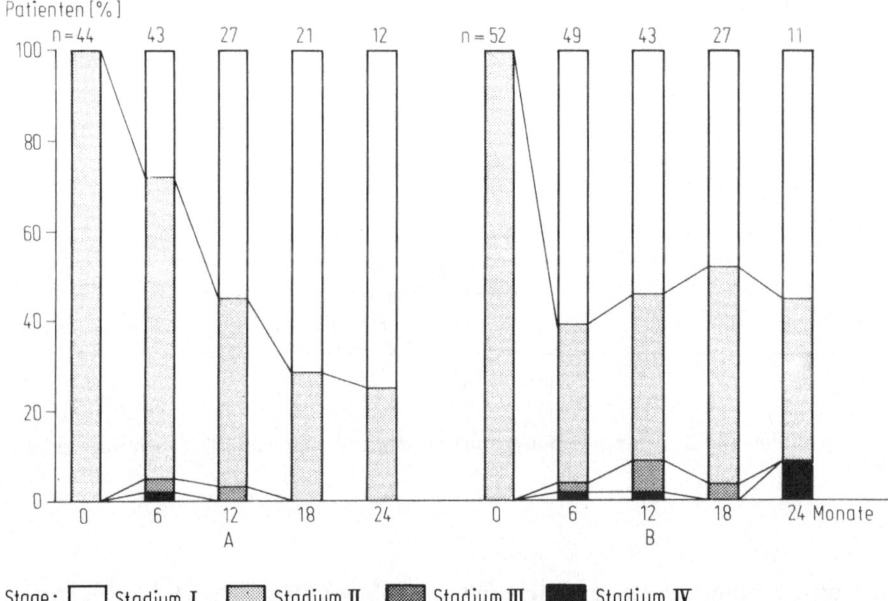

Abb. 98. Entwicklung der ischämischen Symptomatik nach Gefäßtraining (*A*) und nach Gefäßoperation (*B*) über einen Zeitraum von 2 Jahren bei Femoralarterienverschluß mit Claudicatio intermittens (Stadium IV). (Nach Buchwalsky et al. 1972)

Aortenklappenersatz durch Training eine deutliche Zunahme ihrer Leistungsfähigkeit erreichen im Vergleich zu Kontrollpatienten.

Bei *Klappenersatz wegen Aorteninsuffizienz* muß man davon ausgehen, daß sich die linksventrikuläre Hypertrophie und Schädigung wesentlich langsamer zurückbildet als bei einer Aortenstenose. Die Hälfte der Patienten hat 6 Monate nach Operation noch eine erniedrigte Ejektionsfraktion. Aus diesem Grund wird man bei Patienten mit Aortenklappenersatz wegen Aorteninsuffizienz zunächst nur eine Übungstherapie durchführen und ein Ausdauertraining nach sportmedizinischen Gesichtspunkten erst zu einem späteren Zeitpunkt beginnen, wenn sich die Herzvolumenvergrößerung und -hypertrophie zurückgebildet haben.

Das gleiche gilt für Patienten nach *Mitralklappenoperation*. Nur nach einer operativen *Mitralklappenrekonstruktion* wegen Mitralklappenprolaps und Chordaabriß kann man davon ausgehen, daß durch die Operation eine Normalisierung der zentralen Hämodynamik erreicht worden ist. In diesen Fällen kann nach hämodynamischer Überprüfung durch die Einschwemmkatheterkontrolluntersuchung eine Bewegungstherapie wie nach Herzinfarkt oder Bypassoperation durchgeführt werden. Nach *Mitralklappenersatz* wegen einer Mitralklappenstenose wird der Patient oftmals nur um einen klinischen Schweregrad verbessert, und die pulmonale Hypertonie wird sich trotz der Klappenoperation nur langsam und oft nicht vollständig zurückbilden. Hinzu kommt, daß auch bei modernen Klappentypen noch deutliche diastolische Flußgradienten unter Belastung auftreten, die zu einer deutlichen An-

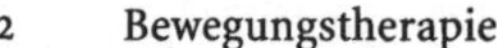

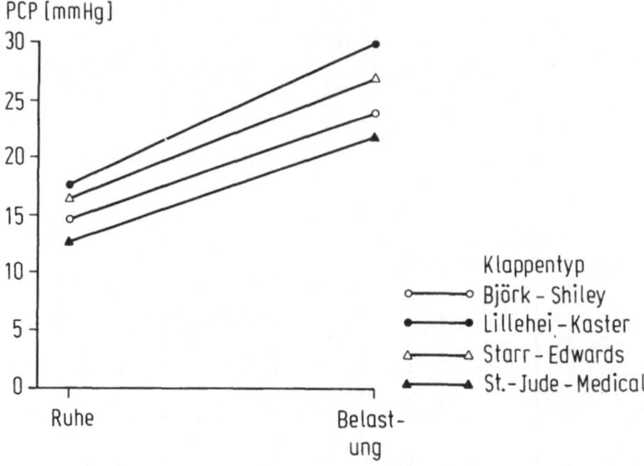

Abb. 99. Ruhe- und Belastungshämodynamik nach Mitralklappenersatz. (Nach Haerten et al. 1983)

hebung der Pulmonalarteriendrücke führen (Abb 99). Dies gilt auch für den Mitralklappenersatz nach Mitralinsuffizienz, obwohl in diesen Fällen die präoperative Leistungseinschränkung nicht so hochgradig und das postoperative Ergebnis häufig besser ist. Bei Patienten mit Mitralklappenersatz wegen Mitralinsuffizienz kann deshalb ein Training versucht werden, denn eine Studie von Habel-Verge et al. (1987) zeigte eine deutliche Steigerung der Leistung bei Frauen, bei denen ein Mitralklappenersatz durchgeführt wurde.

Zum physischen und psychischen Wohlbefinden trägt die Bewegungstherapie auch nach *Herztransplantation* bei (Theisen 1993). Cordes et al. (1992) nahmen die Patienten durchschnittlich am 20. postoperativen Tag in das Rehabilitationszentrum auf. Je nach Verlauf der Abstoßungsreaktion wurden sie trainiert, wobei an einem 15minütigen Ergometertraining fast 70% der herztransplantierten Patienten teilnehmen konnten. Nach diesem Training erreichten 24% ein Leistungsniveau von 50 W, 52% eine Leistung von 75 W, und 24% erreichten sogar 100–150 W. Diese erzielten Leistungsverbesserungen sind erstaunlich, wenn man bedenkt, daß diese Patienten oft monate- und jahrelang vor der Herztransplantation eine körperliche Schonung einhalten mußten und damit präoperativ erhebliche Leistungseinbußen hatten. Bedacht werden muß dabei, daß das Spenderherz denerviert ist und keine Schmerzsensationen hat, z.B. eine Angina pectoris als Warnsymptom.

Außerdem fehlt die nervale Frequenzregulation. Das Spenderherz paßt sich körperlichen Belastungen deshalb nur über den Frank-Starling-Mechanismus über Herzvolumenänderungen an. Die Herzfrequenz bleibt starr ohne zirkadiane Rhythmik auf höherem Niveau.

Zusammenfassend ist festzustellen, daß die Bewegungstherapie nach Herz- und Gefäßoperationen nicht nur die präoperativen Auswirkungen einer körperlichen Schonung ausgleicht, sondern auch bewirkt, daß Bypässe häufiger offen bleiben und zur Befreiung von Ängsten und Wiederherstellung der Leistungsebene führt.

3 Komplikationen

3.1 Herzkranke

Lebensbedrohliche Zwischenfälle sind in einer Zusammenstellung von Weidemann et al. (1991) wiedergegeben (s. Übersichten). Sie umfassen Ergebnisse von Brusis, Waldkirch, Pall, Höhenried, Buchwalsky, Bad Rothenfelde, Zipp, Bad Wildungen, Stürzenhofecker, Bad Krozingen, Weidemann und Thiesing, Rotenburg/Fulda, Samek, Bad Krozingen und Jung, Ohlstadt.

Brusis hatte für die damalige Tagung 23 Rehabilitationskliniken und Kuranstalten angeschrieben mit der Bitte, Fragen in bezug auf Todesfälle in den Häusern zu beantworten.

Diese Antworten sind in den folgenden Übersichten wiedergegeben:

Komplikationen bei der Bewegungstherapie von Koronarpatienten sind selten. Insbesondere dann, wenn die linksventrikuläre Funktion normal oder nur wenig eingeschränkt ist und wenn keine Herzrhythmusstörungen bestehen.

Bei deutlich eingeschränkter linksventrikulärer Funktion muß die Bewegungstherapie unter erhöhten Vorsichtsmaßnahmen durchgeführt werden.

Kurheime mit Vorsorgekuren:	*sechs*
– durchgeführte HV:	98929
– Todesfälle insgesamt:	11 (0,01 %)
– koronare Herzkrankheit:	8 (0,008 %)
– davon männlich:	7
weiblich:	1
– Durchschnittsalter:	52,8 Jahre
REHA-Kliniken:	*zehn*
– durchgeführte HV:	68861
– Todesfälle insgesamt:	82 (0,12 %)
– koronare Herzkrankheit:	75 (0,11 %)
– davon männlich:	74
weiblich:	1
– Durchschnittsalter:	54,4 Jahre

Die Todesumstände von 71 Patienten verteilen sich folgendermaßen:

Bewegungstherapie	11	(15%)
Belastungstest	4	(5,6%)
physikalische Anwendung	3	(4,2%)
Intensivstation	11	(15,5%)
Zimmer	13	(18,3%)
im Bett tot gefunden	19	(26,7%)
sonstige	10	(14,1%)
Gesamt	71	(99,4%)

Tabelle 50. Todesfälle bei Bewegungstherapie

Autoren und Beobachtungszeitraum	Tod bei Bewegungstherapie/ Tod nicht bei Bewegungstherapie	Bei Bewegungstherapie verstorbene Patienten [%]
Weidemann (I/74–IV/75)	2/13	15
Pall (1968–1974)	10/40	25
Stürzenhofecker (1972–1975)	4/27	15
Blümchen (1973–1980)	12/98	13
Buchwalsky (1973–1983)	2/70	3

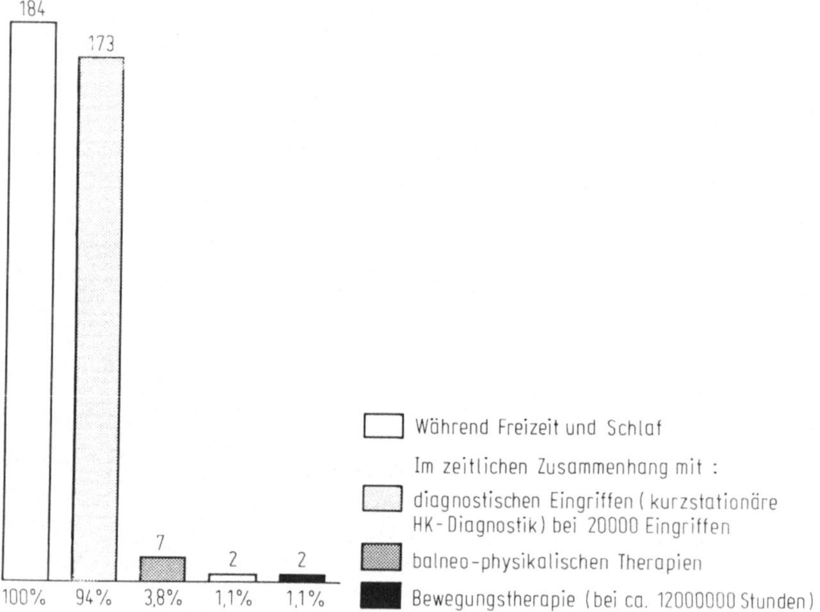

Abb. 100. In 18 Jahren Verstorbene in der Schüchtermann-Klinik

Diese Befragung zeigte also bei 69 000 durchgeführten *Heilverfahren*, daß 82mal *Todesfälle* aufgetreten waren. Davon waren 75 direkt Folge einer koronaren Herzerkrankung. Von diesen 75 Patienten hatten 66 einen Herzinfarkt. Ein Drittel davon hatte einen oder mehrere Reinfarkte erlitten. Von 71 Patienten mit koronarer Herzerkrankung litten 37 unter Herzrhythmusstörungen, während 34 anamnestisch keine Rhythmusstörungen hatten. Ein Zusammenhang zwischen Rhythmusstörungen und Todesursache bestand nicht. Wurden Herzrhythmusstörungen mit der Größe des röntgenologisch ermittelten Herzvolumens untersucht, so ergaben sich bei Herzvergrößerungen häufiger Herzrhythmusstörungen. Tabelle 50 zeigt die Todesfälle bei einer Bewegungstherapie in 4 Rehabilitationskliniken, wie sie 1979 von Buchwalsky zusammengestellt wurden. Abbildung 100 zeigt die 18jährige Erfahrung der Schüchtermann-Klinik mit der Mortalität von Herzinfarkt-Patienten. Man erkennt, daß während der Freizeit und im Schlaf die meisten Todesfälle (184) auftraten. Die Bewegungstherapie bei ca. 12 Mio. Stunden zeigte deutlich geringere Mortalitätsziffern (7).

Es gibt Hinweise darauf, daß bei zu starkem Training (sowohl bei gesunden Personen, aber auch bei KHK-Patienten) ein *erhöhtes Risiko* besteht. So haben Paffenberger et al. einen Anstieg der Mortalität bei sehr starkem Training (mehr als 3500 kcal/Woche) beobachtet. Ähnliche Ergebnisse wurden von der Puertorican Heart Study für Patienten und von Erikssen für gesunde Männer mittleren Alters beschrieben. Im Multiple Risc Factor Intervention Trial (MRFIT) fand man bei sehr starkem Training keine zusätzliche Protection hinsichtlich der Mortalität im Vergleich zum nur mittelgradigem Training.

Siscowick et al. (1984) fanden, daß starkes Training bei KHK-Patienten die Mortalitätszahlen ansteigen läßt, und zwar auch in den jüngeren Altersgruppen (Shaper u. Wannamethee 1991). Krasemann et al. (1989) berichten über Komplikationen in ambulanten Herzgruppen. Danach tritt bei 17136 Personenstunden eine Komplikation und bei 111384 Personenstunden eine tödliche Komplikation auf. Schwere kardiale Zwischenfälle sind beim Herzsport also selten. Bei der Umfrage von Krasemann et al. wurden aber 5 Defibrillationen erfolgreich durchgeführt. Das zeigt also, daß ein Defibrillator beim Herzsport notwendig ist. Vier der defibrillierten Patienten hatten schon vor Beginn der Sportstunde Beschwerden angegeben. Das zeigt, daß vor jeder Sportstunde eine kurze Anamnese erhoben werden muß. Die *Notfallausrüstung*, die bei den Sportstunden vorhanden sein sollte, ist in der folgenden Aufzählung wiedergegeben:

- 1 Infusionsflasche mit 5%iger Glukose- oder Ringer-Laktatlösung,
- 1 Ampulle Lidocain 2% und 20%,
- 5 Ampullen Adrenalin (Minijetampulle zu 1 mg),
- 3 Ampullen Atropin,
- 2 Ampullen Furosemid,
- 2 Ampullen Verapamil,
- 2 Ampullen Sympathikomimetikum (z.B. Dopamin)
- 2 Ampullen Antiarrhythmikum (z.B. Gilurytmal, Propafenon),
- 2 Ampullen β-Blocker,
- Nitrospray oder -kapseln,
- Morphinderivate oder Tramal (2 Ampullen oder Tropfen), Nifedipinkapseln.

Nicht unbedingt erforderlich sind: Natriumbikarbonat, Digoxin, Antihypertensiva, Sedativa.

Schönstedt et al. berichten über *Erfahrungen mit ambulanten Herzpatienten* in der poststationären kardialen Rehabilitation (Phase II) bei über 5000 Patienten. Diese Patientengruppe wurde in Berlin in ihrer Praxis einer ambulanten Rehabilitation zugeführt. Dabei gab es 2 gravierende Komplikationen (einmal Kammerflimmern und einmal ein Reinfarktsyndrom) in einer Beobachtungszeit von 10 Jahren.

Einige Autoren wiesen darauf hin, daß beim *Schwimmen* eine erhöhte Komplikationsrate zur Rate bei Postinfarktpatienten auftritt.

Tabelle 51. Art und Zeitpunkt des Auftretens von Komplikationen (4 Patienten)

Komplikationen	Tage nach Trainingsbeginn
Linksdekompensation	16
Linksdekompensation	7
Linksdekompensation	16
Ventrikuläre Tachykardie	17

In der Klinik Roderbirken wurden in den Jahren 1990–1992 ca. 12000 Patientenschwimmstunden durchgeführt. Dabei traten keine Komplikationen auf. Das Schwimmtraining wurde in der Regel nach einer vorhergehenden Telemetrie während des Schwimmens eingeleitet. Insbesondere aber soll betont werden, daß bei vielen Patienten eine Eingewöhnungswassergymnastik vorher durchgeführt wurde. Dabei wurde auf richtiges Schwimmen und das Vermeiden von Tauchen geachtet.

Die Komplikationsrate wird aber sicher – außer von den Herzrhythmusstörungen – von dem Ausmaß der gestörten linksventrikulären Funktion bestimmt. Es soll noch einmal auf die Serie von Blümchen et al. 1992 (bei 18 Patienten mit großem Vorderwand-Infarkt) hingewiesen werden. Während einer 4wöchigen intensiven Bewegungstherapie traten bei der Trainingsgruppe 4 schwerwiegende Komplikationen auf (Tabelle 51). Bei einer Kontrollgruppe von Patienten mit gleich stark eingeschränkter Ventrikelfunktion, die kein Training durchführten, traten keine Komplikationen auf.

Es wurde im Anschluß daran in der Klinik Roderbirken bei 98 Patienten eine *Scoreeinteilung* auf das Auftreten von Komplikationen bei großen Herzvorderwandinfarkten überprüft Wer mehr als 4 Punkte in diesem Score erreichte, wurde in eine Übungsgruppe eingeteilt, wer weniger als 4 Punkte oder 4 Punkte erreichte, kam in eine Trainingsgruppe. Bei diesem Vorgehen traten bei den 98 Patienten während eines 4wöchigen Heilverfahrens keine Komplikationen auf. Es wird also empfohlen, daß bei Patienten mit eingeschränkter linksventrikulärer Funktion dieser – im klinisch-kardiologischen Alter – einzuhaltende Score verwandt wird.

Komplikationen bei der Bewegungstherapie von Koronarpatienten sind selten, insbesondere dann, wenn die linksventrikuläre Funktion normal oder nur wenig eingeschränkt ist und wenn keine Herzrhythmusstörungen bestehen.

Bei deutlich eingeschränkter linksventrikulärer Funktion muß die Bewegungstherapie unter erhöhten Vorsichtsmaßnahmen durchgeführt werden.

Tabelle 52. Resultate einer Bewegungstherapie

Patient	Mittlere HF während des Tages (min^{-1})	Maximale HF bei AVK-Training (min^{-1})	ES während AVK-Training	ST-Streckenabsenkungen im Bandspeicher-EKG während des Trainings
1	79	80	1 VES	Ø
2	57	100	(+) m VES	Ø
3	45	70	+ SES	Ø
4	54	75	Ø	Ø
5	57	75	+ mVES 1 Couplet	Ø
6	70	90	(+) mVES	Ø
7	75	82	+ SES	Ø
8	63	76	+ mVES	Ø
9	70	85	Ø	Ø
10	73	88	(+) mVES	Ø
11	67	72	1 VES 2 SES	Ø
12	68	80	Ø	Ø

3.2 Gefäßkranke

Worin liegen die Gefahren der Bewegungstherapie?

Die Gefahren sind:

1) Entwicklung eines Trainingskultes bei Patient, Bewegungstherapeut und Arzt;
2) Überforderung durch Spiele mit Wettkampfcharakter;
3) unbegründete Hoffnung auf ein längeres Leben;
4) unkorrekte Einschätzung der Belastbarkeit/Leistungsfähigkeit des Patienten.

Über schwerwiegende Komplikationen beim Training von Patienten mit pAVK gibt es in der Literatur keine Berichte. Es wurden deshalb in Roderbirken je 10 Patienten mit Zustand nach Herzinfarkt, Zustand nach PTCA und Zustand nach ACVB (jeweils ca. 4 Wochen zurückliegend) auf das Auftreten von Herzrhythmusstörungen und/oder ST-Streckensenkungen mit Hilfe des Bandspeicher-EKGs routinemäßig beim AVK-Training untersucht. Die Resultate sind in Tabelle 52 wiedergegeben.

Bei keinem Patienten fand also eine quantitative oder qualitative Zunahme der Ektopie während des AVK-Trainings statt.

Bei jedem Patienten wurden höhere Herzfrequenzen erreicht als bei der Freizeitbelastung (Bandspeicher-EKG-Kontrolle).

Blutdruckverhalten bei Patienten mit arterieller Verschlußkrankheit während des arteriellen Gefäßtrainings

In der Klinik Roderbirken wurden 22 Patienten nach Herzinfarkt und mit pAVK während des Gefäßtrainings auf das Verhalten ihres *Blutdrucks* und ihrer *Herzfrequenz* untersucht. Die Ergebnisse waren folgende:

Bei 22 Patienten mit pAVK fanden sich: 12 mit Beckentyp, 3 mit Oberschenkeltyp, 2 mit Unterschenkeltyp und 5 mit Kombination von Becken- und Oberschenkeltyp. Als Kontrollgruppe wurden 5 Normalpersonen gemessen. Die Patienten wurden mit 2/3 der maximal möglichen gymnastischen Übungen bis zum Eintritt der Schmerzgrenze der Beine belastet. Die Herzfrequenzmessung erfolgte fortlaufend mit dem Langzeit-EKG-Gerät. Die Blutdruckmessung erfolgte mit dem automatisch messenden, tragbaren Blutdruckmeßgerät auf dem Höhepunkt der Belastung.

Die Normalpersonen mußten das Trainingsprogramm durchführen, das der am besten belastbare Patient in der Gruppe durchführte. Bei den 22 Patienten fanden wir bei 6 Patienten Blutdruckanstiege auf mehr als 160 mm Hg, 4 Patienten mit Iliakastenosen, 1 Patient mit einer Kombination von Becken- und Oberschenkelbefall und 1 Patient mit Femoralisverschluß. Eine der Normalpersonen zeigte auch einen Anstieg auf mehr als 160 mm Hg. Die stärksten Blutdruckanstiege fanden sich also bei solchen Patienten, die aufgrund ihrer Lokalisation vorwiegend durch Kniebeugenbelastungen trainiert wurden. Der oberste gemessene Blutdruckwert betrug 200 mm Hg. Die durchschnittlichen Herzfrequenzanstiege bei Patienten und Normalpersonengruppe betrugen 25%. Nach Kniebeugenübungen waren die Frequenzanstiege höher als nach Zehenstandsübungen. Bei allen Meßwerten waren Herzfrequenz und Blutdruck bei der 3. Trainingsbelastung höher als bei den vorherigen Messungen. Zwischen 1., 2. und 3. Trainingsbelastung lag jeweils 2 min Pause.

Aus dieser Meßserie kann gefolgt werden: Während eines Gefäßtrainings bei Patienten mit peripherer AVK und zusätzlicher koronarer Herzkrankheit sind die Blutdruckanstiege und Herzfrequenzanstiege bei ausgetesteter Übungszahl und Übungsintensität in der Regel für das Herz ungefährlich. Das ist auch wohl der Grund dafür, warum es extrem selten zu Komplikationen während des Trainings kommt.

In der Klinik Roderbirken wurde bei ca. 4000 Herzinfarktpatienten mit gleichzeitig bestehender pAVK ein AVK-Training durchgeführt. Es wurden dabei keine Komplikationen am Herz-Kreislauf-System beobachtet.

Mit zunehmendem AVK-Training kommt es bei manchen – oft ungeübten – Patienten zu Gelenkbeschwerden in den Beinen, den Hüften, der Wirbelsäule und den Schultergelenken. Diese Beschwerden müssen intensiv krankengymnastisch und durch physikalische Maßnahmen angegangen werden. Oft wird eine Steigerung des Trainings durch die Beschwerden verhindert. Es ist deshalb wichtig, daß bei dem AVK-Training darauf geachtet wird, daß bei den oft älteren Patienten nicht sekundär Beschwerden hervorgerufen werden.

Auf 2 Besonderheiten soll hingewiesen werden, weil sie oft verkannt werden:

- Ein Hartspann der Unterschenkelwaden-Muskulatur entsteht häufig bei AVK-Training dadurch, daß zu stark in den „ischämischen Bereich" hinein trainiert

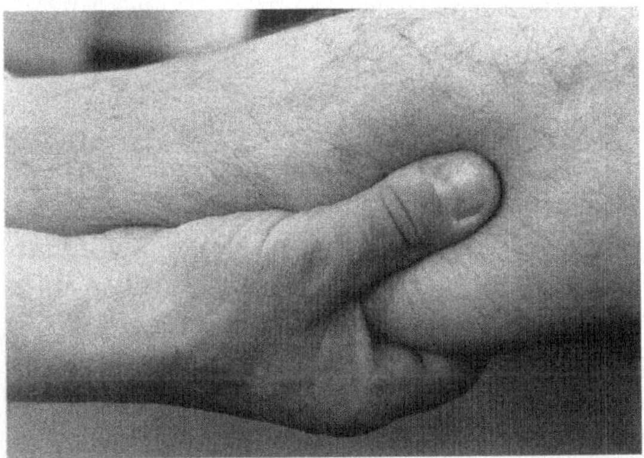

Abb. 101. Diagnose eines Hartspanns durch einen Druckversuch in der distalen Wade. Dieser Druckversuch erzeugt *ganz erhebliche Beschwerden*, die der Patient durch „Aufschrei" äußert. Dieser Hartspann kann durch zu ausgedehntes (Übertraining) oder durch unsachgemäßes Training entstehen. Natürlich gibt es diese Hartspänne auch bei nicht durchblutungsgestörten Extremitäten, z. B. bei Übertraining von Ausdauerleistungssportlern. Auch diese Hartspänne können durch eine Massage der Wadenmuskulatur einschließlich der Achillessehne günstig beeinflußt werden, meistens in wenigen Tagen

wird. Das führt dann zum Auftreten eines subfaszialen Ödems im Bereich der Soleusköpfe und zu einer Achillessehnenreizung. Die dadurch ausgelösten Schmerzen werden häufig als Claudicatiobeschwerden verkannt. Sie können aber durch einen speziellen Untersuchungsgriff leicht als Hartspann identifiziert werden. Mit diesem Griff fühlt man eine deutliche Verhärtung der Soleusköpfe und löst erhebliche Beschwerden durch den Druck aus. Der Untersuchungsgriff wird in Abb. 101 gezeigt. Durch physikomechanische Behandlungen und durch Massagen können diese Muskelverhärtungen in wenigen Tagen gelindert werden. Die schmerzfreie Gehstrecke der Patienten mit pAVK verlängert sich dann deutlich.

- Bei Patienten, die einer aortokoronaren Bypassoperation unterzogen wurden und bei denen die Venen aus den Beinen entnommen wurden, kommt es fast immer zu einem Stauungsgefühl in den entsprechenden Extremitäten. Man kann eine Erleichterung durch das Tragen von Gummistützstrümpfen, durch Wickelverbände und auch durch intermittierende Druckmassage mit dem Jobst-Gerät bewirken.

4 Zusammenfassung

Der angestrebte Nutzen der Bewegungstherapie liegt in folgendem:

- Ökonomisierung der Herz-Kreislauf-Arbeit durch adäquate Bewegungstherapie/Trainingstherapie,
- dadurch Anheben der körperlichen Leistungsfähigkeit,
- dadurch psychische Stabilisierung und Erhöhung des Selbstbewußtseins,
- günstige Beeinflussung der Risikofaktoren.

Es gibt also Hinweise dafür, daß die Rehabilitation nach einem Herzinfarkt oder nach einer Herzoperation nicht nur die Lebensqualität des Patienten verbessert und ihn von seiner Herzangst befreit, sondern auch nachhaltig die Risikofaktoren günstig beeinflußt. Die Zahl derjenigen, die nach einer Rehabilitation in das Berufsleben zurückkehren, wurde durch eine Anschlußheilbehandlung um mindestens 20% gesteigert. Die Mortalität nach Herzinfarkt wurde durch die umfassende stationäre und ambulante Rehabilitation um 20–50% gesenkt im Vergleich zu Literaturangaben über den Spontanverlauf. Dazu hat sicher der günstige Effekt einer Bewegungstherapie beigetragen mit besserer peripherer Adaptation und Steigerung der Leistungsfähigkeit um 20–30%. Es wird durch Absenken der Herzfrequenz und Normalisierung des Blutdrucks die äußere Herzarbeit um 10–20% reduziert. Durch die Fortsetzung der Bewegungstherapie in ambulanten Herzgruppen kann dieser Effekt erhalten werden, allerdings in der Regel nicht mehr wesentlich gesteigert werden.

Wenn dieser Zustand einer kardiologischen/angiologischen Rehabilitation erreicht wird, hat sich das angewandte Verfahren rentiert: Überwindung von körperlichen Begleiterscheinungen und psychischen Hemmnissen, Ökonomisierung der Herz-Kreislauf-Arbeit, günstige Beeinflussung der Risikofaktoren und damit der Prognose, höhere Wiedereingliederungsquote in das Berufs- und Erwerbsleben und vermutlich auch Verminderung von Reinfarkten und Verbesserung der Mortalität.

Literatur

Alexander K, Pabel H, Hundeshagen H, Feuerhake S (1970) Experimentelle Untersuchungen zur Korrelation von Kreislauf und Stoffwechselgrößen beim Gliedmaßenarterienverschluß des Menschen. Arch Kreislaufforsch 60:261

Berg A, Keul J, Stippig L, Huber G (1979) Effekte eines ambulanten Trainingsprogramms auf Herz, Kreislauf und Stoffwechsel bei Patienten mit koronarer Herzkrankheit. Herz/Kreislauf 11:236

Berlin JA, Colditz GA (1990) Meta-analysis of physical activity in the prevention of coronary heart disease. Am J Epidemiol 132:612–628

Blome J (1973) Dissertation, Universität Freiburg i. Br.

Blümchen G, Jette M (1992a) Daily variations in ST segment depression in patients with coronary heart disease. In: Schmidt TFH, Engel BT, Blümchen G (eds) Temporal variations of the cardiovascular system. Springer, Berlin Heidelberg New York Tokyo

Blümchen G, Jette M (1992 b) Relationship between stature and coronary heart disease in a German male population. Int J Cardiol 36:351–355

Blümchen G, Schoop W, Büchner C (1966) Symptomarme Herzinfarkte bei Kranken mit Verschluß von Extremitätenarterien. Med Klin 61/34:1319–1321

Blümchen G, Brandt D, Scharf-Bornhofen E (1981) Durchlauf-Angina-pectoris: Langzeitbeobachtungen (38 Monate) bei 10 Patienten. Z Kardiol 70:95–103

Blümchen G, Jette M, Zurmann J (1990) Fußball-Tennis: Herz-Kreislauf-Belastung bei Normalpersonen. Krankengymnastik 4:419–425

Borg G (1970) Perceived exertion as an indicator of somatic stress. Scand J Rehabil Med 2:92

Buchwalsky R, Köhrle U, Schlosser V et al. (1972) Verlauf der peripheren arteriellen Verschlußkrankheit (Oberschenkeltyp Stadium II) 15 Monate nach Gefäßoperation und nach 17 Monaten Langzeittraining. Verh Dtsch Ges Inn Med 78:639

Buchwalsky R, Battke K, Hansen W, Blümchen G, Barmeyer J, Baumeister L, Reindell H (1974) Arteriographischer Verlauf der peripheren arteriellen Verschlußkrankheit unter dreijährigem körperlichem Training. Verhandl Dtsch Ges Kreislaufforsch 40:239

Buchwalsky R, Bahls J, Pinno D, Caliman J (1977) Auswirkungen eines körperlichen Trainings auf die gestörte Hämodynamik nach Herzinfarkt. Verh Dtsch Ges Inn Med 83: 43

Buchwalsky R, Bauer E, Tanczos P, Huber H (1977) „Ist jeder Herzinfarktpatient trainierbar?" Herz/Kreislauf 9 : 622

Buchwalsky R (1979) Periphere arterielle Verschlußkrankheit: Medikamentöse Behandlung versus Bewegungstherapie. In: Heiss HW (Hrsg) Bewegungstherapie bei Herz- und Gefäßkrankheiten. Witzstrock, Baden-Baden

Buchwalsky R (1982) Hemodynamics before and after physical endurance training in patients with myocardial infarction under various physical and psychomotor stress tests. Clin Cardiol 5:332–339

Caesar K, Jeschke D (1970) Trainingseinflüsse auf die Kreislaufperipherie. Internist 2:283

Claus J, Blümchen G (1988) Durchlauf-Angina-pectoris (DLAP): Langzeitbeobachtung (10 Jahre) bei zehn Patienten. Z Kardiol 77:172–176

Claus J, Eisenriegler E, Grodzinski E, Hollenstein U, Jette M, Kottmann W (1991) Besondere Gesichtspunkte des körperlichen Trainings während der Rehabilitationsphase von Koronarpatienten. Herz 16 (Nr. 4):199–209

Coats AJS, Adampoulus S, Meyer TE, Conway J, Sleyt P (1990) Effects of physical training in chronic heart failurer. Lancet 13:64

Coran AC, Warsen R (1966) Arteriographic changes in femoropopliteal arteriosclerosis obliterans. N Engl J Med 274:643

Cordes C, Bertram R, Rosenblatt K, Mertens HM (1992) Stationäre Rehabilitation nach Herztransplantation. Präv Rehab 4:89

Dahllöf AG, Björntorp J, Holm J, Scherstén T (1974) Metabolic activity of skeletal muscle in patients with peripheral arterial insufficiency, effect of physical training. Eur J Clin Invest 4:9

Deeg P, Daunor R, Haubitz I (1993) Die Risikofaktorenkonstellation vor und nach Rehabilitation bei Patienten mit Herz- und Kreislauferkrankungen. Herz/Kreislauf 25:22–25

Detry JMR, Rousseau M, Vandenbroucke G, Usumi F, Brasseur LA, Bruce RA (1971) Increased arterio-venous oxygen difference after physical training in coronary heart disease. Circulation 44:109

Ditchey RV, Watkins J, McKirnan MD, Froelicher V (1981) Effects of exercise training on left ventricular mass in patients with ischemic heart disease. Am Heart J 101:701

Drexler H, Ride U, Schäfer H-E (1987) Reduced oxidative capacity of skeletal muscle in patients with severe heart failure. Circulation 76:IV-178

Droste C (1987) Pathophysiologie schmerzhafter und stummer Myokardischämie. Herz 6:369–386

Eisenriegler E, Jokiel R, Jetté M, Blümchen G (1989) Cerebral functioning of cardiac patients after reanimation. Eur Heart J 10:194

Eisenriegler E, Jokiel R, Heller R, Jetté M, Blümchen G (1990) Psychological effects on patients with myocardial infarction after a dynamic exercise training during rehabilitation. In: Doll-Tepper G, Dahms C, Doll B, Salzem H. v. (eds.) Adapted physical activity. Springer, Berlin Heidelberg New York Tokyo

Ericsson B, Haeger K, Lindell SE (1970) Effect of physical training on intermittent claudication. Angiology 21:188

Fentrop T, Tiemann B, Blümchen G (1985) Langzeit-EKG-Untersuchungen von Patienten mit koronarer Herzkrankheit während eines Tennisspiels. Dtsch Z Sportmed 12:355–360

Ferguson RJ, Petitclerc R, Choquette G et al. (1974) Effect of physical training on treadmill exercise capacity, collateral circulation and progression of coronary disease. Am J Cardiol 34:764

Forsdahl A (1977) Are poor living conditions in childhood and abdolescence an important risk factor for arteriosclerotic heart disease? Br J Prev Soc Med 3:91–95

Gerlach H (1992) Kontrollierte Trainingstherapie bei arterieller Verschlußkrankheit. Bei Clauticatio nicht rasten! Arzt + Sport 1:30–39

Gohlke H (1993) Prävention des Zigarettenrauchens in der Schule. Steinkopff, Darmstadt

Grodzinski E, Kreutz F, Blümchen G, Borer J (1983) Über das Verhalten der Ruhe- und Belastungs-Auswurffraktion (EF) bei Herzinfarktpatienten vor und nach vierwöchigem Training. Vergleich zu einer Kontrollgruppe. Z Kardiol 72:105–118

Habel-Verge C, Landry F, Desaolneer D (1987) L'entraenement physic aprais remplacement valvulaere mitral. Can Med Ass C J 136:142

Heller R, Blümchen G, Zurmann J, Jetté M, Bannies H, Meiser M (1990) Vierwöchiges Training bei Patienten mit großem Vorderwandinfarkt: Vergleich zu einer randomisierten nichttrainierenden Kontrollgruppe. Z Kardiol 79:831–836

Hollmann W, Liesen H, Rost R, Heck H, Satomi J (1985) Präventive Kardiologie: Bewegungsmangel und körperliches Training aus epidemiologischer und experimenteller Sicht. Z Kardiol 74:46–54

Jensen D, Atwood JE, Froelicher V, McKirnan MD, Battler A, Ashburn W, Ross J (1980) Improvement in ventricular function during exercise studied with radionuclide ventriculography after cardiac rehabilitation. Am J Cardiol 46:770

Jetté M, Kottmann W, Landry F, Blümchen G (1990) Effects of isometric stress (handgrip) during dynamic exercise (supine cycling) on left ventricular function. J Applied Cardiol 5:283–290

Jetté M, Heller R, Landry F, Blümchen G (1991) Randomised 4-week exercise program in patients with impaired left ventricular function. Circulation 84:1561

Jugduett BI, Michorowski BL, Kappagoda CT (1988) Exercise training after anterior Q-wave myocardial infarction: importance of regional left ventricular function and topography. J Am Coll Cardiol 12:362

Kannel EB, Belanger A, D'Agostino R, Israel I (1986) Physical activity and physical demand on the job and risk of cardiovascular disease and death: The Framingham Study. Am Heart J 112:820–825

Kannel WB, Kannel C, Paffenbarger RS, Cupples LA (1987) Heart rat and cardiovascular mortality: The Framingham Study. Am Heart J 113:1489–1494

Knobloch J (1985) Befunde einer psychologischen Verlaufsstudie an sportaktiven und -inaktiven Herzinfarktpatienten. In: Langosch W (Hrsg) Psychische Bewältigung der chronischen Herzerkrankung. Springer, Berlin Heidelberg New York, S 364–373

Köhler M (1985) Physio- und Bewegungstherapie bei peripheren arteriellen Durchblutungsstörungen. Intern Welt 8:232

König K, Dieterle J, Brusis O (1977) Die Wirkung körperlichen Trainings auf Funktion und Leistung des Herzens bei 1000 Patienten mit Zustand nach Herzinfarkt. Herz/Kreislauf 9:607

Koenig W (1992) Bewegungsmangel als kardiovaskulärer Risikofaktor – Bedeutung in der Primär- und Sekundärprävention. Herz-Kreislauf 24:147–150

Kothe K, Haase J (1992) Bewegungstherapie bei Herzinsuffizienz. Herz + Gefäße 12:401

Kottmann W, Jetté M, Schrader M, Claus J, Blümchen G (1988) Füllungsdrücke (PCP, Einschwemmkatheter) unter kombinierter statischer (Handgriff) und dynamischer (Fahrradergometer) Belastung bei Postinfarktpatienten. Z Kardiol 77:291–298

Kottmann W, Linders A, Zurmann J, Blümchen G (1990) Fußballtennis: Herz-Kreislauf-Belastung bei Herzpatienten. Krankengymnastik 42/10:1119–1123

Krasemann E, Traenckner K (1989) Herz-Kreislauf-Komplikationen und Verletzungen in Herzgruppen. Herz/Kreislauf 21:421

Krzymyk CP (1982) Psychosomatische Leistungsbereitschaft, Kreislauf und Atmungsverhalten unter reproduzierbarem und standardisiertem Streß bei Patienten mit gesichertem Herzinfarkt vor und nach einem Ausdauertraining bzw. bei einer Übungsbehandlung. Dissertationsarbeit

Kuthan, Burkhalter, Baitsch, Luchi H, Widmer K (1971) Development of occlusive arterial disease in lower limbs. Arch Surg 103:545

Lebac B, Cribier, A, Desplanches JF (1977) A study of left ventricular function in coronary patients before and after physical training. Circulation 56:375–378

Lee AP, Ice R, Blessy R, Sanmarco ME (1979) Long-term effects of physical training on coronary patients with impaired ventricular function. Circulation 60:1519

Leiß O, Bauer H, Murawski U, Egge H, Schumacher A, Blümchen G (1980) Effekt einer kombinierten Behandlung mit Diät und körperlichem Training auf die Lipoproteinlipide von Herzinfarktpatienten. Herz/Kreislauf 12/4:174–180

Leon AS, Connett J, Jacobs DR, Rauramaa R (1987) Leisure-time physical activity levels and risk of coronary heart disease and death. The Multiple Risk Factor Intervention Trial. JAMA 258:2388–2395

Meyer K, Weidemann H (1985) Arterielle Laktatspiegel und Trainingsherzfrequenzen während Bewegungstherapie bei Herzinfarktpatienten. In: Franz I-W, Mellerowicz H, Noack W (Hrsg) Training und Sport zur Prävention und Rehabilitation in der technisierten Umwelt. Springer, Berlin Heidelberg New York Tokyo, S 685

Meyer K, Weidemann H (1986) Dosierungskriterien für Bewegungstherapie mit Koronarkranken in Anschlußheilbehandlung und ambulanten Koronargruppen. In: Loskot F (Hrsg) Herzerkrankungen. Steinkopff, Darmstadt, S 313

Morris JN, Clayton DG, Everitt MG, Semmence AM, Burgess EH (1990) Exercise in leisure time: coronary attack and death rates. Br Heart J 63:325–334

Nakai J, Kataoka J, Bando M, Hiasa J et al. (1987) Effects of physical exercise training on cardiac function and graft patency after coronary artery bypass grafting. J Thorac Cardiovasc Surg 93:65

Newell JP, Kappagoda CT, Stoker JB, Deverall PB, Watson DA, Linden RJ (1980) Physical training after heartvalve replacement. Br Heart J 44:638

Nolewajka AJ, Kostuk WJ, Rechnitzer PA, Cunningham DA (1979) Exercise and human collateralization: an angiographic and scintigraphic assessment. Circulation 60:114

O'Connor GT, Buring JE, Yusuf S, Goldhaber SZ, Olmstead EM, Paffenborger RS, Hennekens CH (1989) An overview of randomized trials of rehabilitation with exercise after myocardial infarction. Circulation 80:234

Oldridge NB, Guyatt GH, Fischer MR, Rimm AA (1988) Cardiac rehabilitation after myocardial infarction. JAMA 260:945–950

Ornish D, Brown SE, Scherwitz LW et al. (1990) Can lifestyle changes reverse coronary heart disease? Lancet 336:129

Paffenburger RS, Hyde RT, Wing AL, Hsieh Ch-Ch (1986) Physical activity, all-case mortality, and longevity of college alumni. N Engl J Med 314:605–613

Palmer JR, Rosenberg L, Shapiro S (1990) Stature and the risk of myocardial infarction in women. Am J Epidemiol 132:27–32

Pekkanen J, Marti B, Nissinen A, Tuomilehto J, Punsar S, Karvonen MJ (1987) Reduction of premature mortality by high physical activity: a 20-year follow-up of middle-age Finnish men. Lancet 332:1473–1477

Raffo JA, Luksic JY, Kappagoda CT, Mary DASG, Whitaker W, Linden RJ (1980) Effects of physical training on myocardial ischemia in patients with coronary artery disease. Br Heart J 43:262

Ratschow M (Hrsg) (1959) Angiologie. Thieme, Stuttgart

Ressl J, Jandová R, Stolz J, Widimsky J (1975) Effect of physical training on central haemodynamics and working capacity in myocardial infarction. Cor Vasa 17: 241

Rost R (1984) Herz und Sport: eine Standortbestimmung der modernen Sportkardiologie. perimed Fachbuch, Erlangen

Samek L (1992) Bewegungstherapie bei Patienten vor und nach Herztransplantation. RHZ-aktuell 3:4

Samek L, Hauf GF, Jadue AA, Vogt D-C, Wiegand A, Betz P, Roskamm H (1991) Anpassungsvorgänge in der Arbeitsmuskulatur durch Training bei Patienten mit schwerer linksventrikulärer Schädigung. Z Kardiol 80: Abstr. 160

Schmidtke J (1973) Bisherige Ergebnisse eines mehrwöchigen Trainings: In: Köhler M, Schoop W (Hrsg) Metabolische und hämodynamische Trainingseffekte bei normaler und gestörter Muskeldurchblutung. Huber, Bern

Schnellbacher K, Roskamm H, Weidemann H, Bergmann R, Buchwalsky R, Barmeyer J, Reindell H (1972) Effekte langzeitigen körperlichen Trainings auf den Verlauf der koronaren Herzkrankheit. MMW 31:1343

Schoop W (1963) Grundlagen der konservativen Therapie arterieller Verschlußkrankheiten. Verhandlungsbericht Dtsch Ges Kreislaufforsch 29:118

Schoop W (1973) Mechanism of beneficial action of daily walking training of patients with intermittent claudication. Scand J Clin Lab Invest 31 [Suppl 128]:197

Schoop W (1973) Theoretische Grundlagen der Trainingstherapie bei Claudicatio intermittens. Vasa II/2

Schuler GR, Hambrecht G, Schlierf J et al (1992) Regular physical exercise and low-fat-diet-Effects on Progressions of coronary heart disease. Circulation 86:1

Schuler G, Hambrecht R, Schlierf G et al. (1992) Myocardial perfusion and regression of coronary artery disease in patients on a regimen of intensive physical exercise and low fat diet. JACC 19/1:34–42

Seiffert A, Seiffert KR, Völkel D (1990) Kraftausdauertraining in der kardialen Rehabilitation. Dtsch Z Sportmed 41:84–92

Shaper AG, Wannamethee G (1991) Physical activity and ischaemic heart disease in middle-aged British men. Br Heart J 66:384–394

Shaw LW (1981) Effects of a prescribed supervised exercise program on mortality and cardiovascular morbidity in patients after a myocardial infarction. The National Exercise and Heart Disease Project. Am J Cardiol 48:39

Sinyour D, Golden M, Steinert Y, Seraganian O (1986) Experimental manipulation of aerobic fitness and the response to psychosocial stress: heart rate and self-report measures. Psychosom Med 48:324–337

Sire S (1987) Physical training and occupational rehabilitation after aortic valve replacement. Eur Heart J 8:1215

Siscowick DS, Weis NS, Fletcher PHR, Lasky T (1984) The incidence of primary cardiac arrest during vigorous exercise. N Engl J Med 311:874

Sullivan MJ, Higginbotham MB, Cobb FR (1988) Exercise training in patients with severe left ventricular dysfunction – hemodynamic and metabolic effects. Circulation 178:506–515

Tammen AT, Bierck G, Fentrop T, Blümchen G (1986) The prognostic significance of exercise induced hypertension in heart infarction patients. In: Schmidt TH, Dembroski TM, Blümchen G (eds) Biological and psychological factors in cardiovascular disease. Springer, Berlin Heidelberg New York Tokyo, p 447

Theisen F (1993) Managementprobleme bei der Frührehabilitation von Patienten nach Herztransplantation. Herbsttagung der Deutschen Gesellschaft für Herz- und Kreislaufforschung

Tillgren C, Stenson S, Lund F (1963) Obliterative arterial disease of the lower limbs studied by means of repeated femoral arteriography. Acta Radiol Diagnost 11:1161

Varnauska E, Bergmann H, Honk P, Bjorntop P (1966) Hemodynamic effects of physical training in coronary patients. Lancet 2:8

Walker M, Shaper AG, Phillips AN, Cook DG (1989) Short stature, lung function and risk of a heart attack. Int J Epidemiol 18:602–606

Weidemann H, Meyer K (1991) Lehrbuch der Bewegungstherapie mit Herzkranken. Pathophysiologie, Trainingslehre, Praxis. Steinkopff, Darmstadt

Wicklmayr M (1993) Metabolisches Syndrom: Diagnose und Behandlung. Arzneimitteltherapie express, Nr. 10

Zettequist S (1970) The effect of active training on the nutritive blood flow in exercising ischemic legs. Scand J Clin Lab Invest 25:101

V. Begleitende Therapien

1 Interaktionen von Medikamenten mit Bewegungstherapie

Bei Herz- und Gefäßkranken werden Medikamente eingesetzt, bei denen die *Pharmakokinetik und -dynamik* nur unter Ruhebedingungen geprüft worden sind und die Wirkung unter Belastungsbedingungen oft unbekannt ist. Deshalb stellt sich die klinisch relevante Frage, ob positive oder negative Interaktionen zwischen einem körperlichen Training unter einer medikamentösen Therapie bestehen. Grundsätzlich könnte die Belastbarkeit eines Patienten durch Medikamente vermindert, aber auch durch Unterdrückung von Symptomen erst ermöglicht werden. Auf der anderen Seite ist es denkbar, daß die Trainierbarkeit durch Medikamente beeinträchtigt wird, weil die Effekte eines Ausdauertrainings abgeschwächt oder aufgehoben werden.

Die Therapie der Herzkrankheiten ist in den letzten 20 Jahren einem Wandel unterlegen gewesen, wie die Verordnungspraxis an Mitgliedern der ambulanten Herzgruppe an der Sporthochschule Köln über einen Zeitraum von 10 Jahren zeigt (Abb. 102). Die *Verordnung* von Nitraten, β-Blockern und Kalziumantagonisten bei koronarer Herzkrankheit hat deutlich zugenommen, die von nur zweifelhaft wirksamen Medikamenten jedoch abgenommen. Dabei war die Entwicklung und Anwendung der Koronardilatatoren (z.B. Dipyridamol), die sklerosierte Koronargefäße aufweiten und die Kollateralentwicklung fördern sollten, die aufwendigste medikamentöse Sackgasse in der Therapie der koronaren Herzkrankheit. Diese Medikamente können sogar eine Angina pectoris auslösen und werden deshalb heute auch als Provokationstest eingesetzt, denn sie führen zur Mehrdurchblutung gesunder Myokardanteile zu Ungunsten minderversorgter Areale (Stealphänomen). Das Mißverhältnis zwischen O_2-Angebot und O_2 Verbrauch, das für die Entwicklung der Angina pectoris verantwortlich ist, läßt sich auf der Angebotsseite nur durch die Revaskularisation über Bypassanlage oder Ballondilatation verbessern oder durch die medikamentöse und bewegungstherapeutische Verminderung der äußeren Herzarbeit und damit des myokardialen O_2-Bedarfs auf der Verbrauchsseite.

Nitrate, β-Blocker und Kalziumantagonisten wirken auf die *Determinanten des myokardialen O_2-Verbrauchs* und erhöhen die Belastungstoleranz bei Angina-pectoris-Beschwerden. β-Blocker wirken vorwiegend über eine Senkung der Herzfrequenz und der Kontraktilität, Kalziumantagonisten v.a. über die Senkung des peripheren arteriellen Wiederstandes (Nachlastsenkung) und Nitrate über die

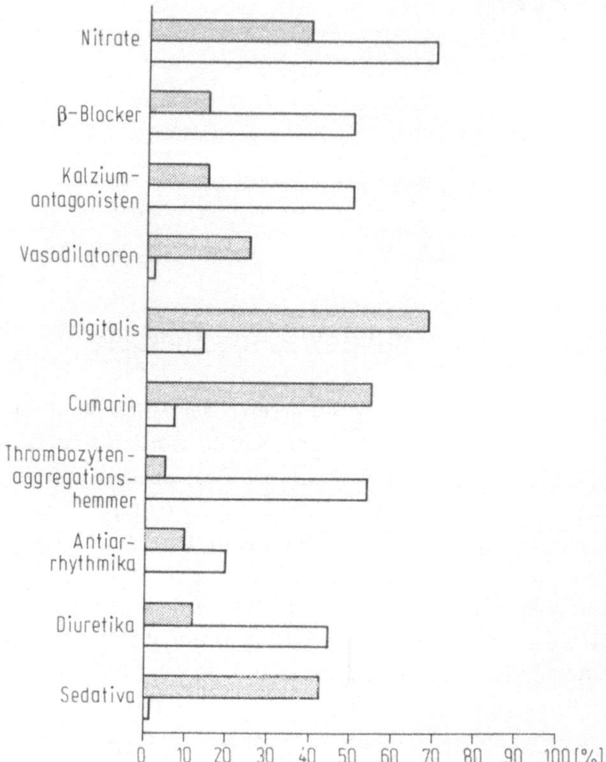

Abb. 102. Medikamenteneinnahme von Mitgliedern Kölner Koronargruppen (*1. Säule* 1976, *2. Säule* 1986). (Nach Rost 1992)

Venendilatation (Vorlastsenkung). Auf alle diese Determinanten des O_2-Verbrauchs wirkt die Bewegungstherapie gleichsinnig und unterstützend (Abb. 103). Dabei können sich bei Medikamenten Wirkungen und Nebenwirkungen ergänzen bzw. aufheben, wie z.B. bei der kombinierten Verordnung von β-Blockern und Nitraten (Tabelle 53). Zur richtigen Bewertung eines Belastungselektrokardiogramms muß für Nitrate und Kalziumantagonisten ein therapiefreies Intervall von mindestens 8–24 h, für β-Blocker sogar von 24–28 h eingelegt werden.

In unzähligen Studien konnte für die *β-Blocker* ohne intrinsische Aktivität (ISA) nachgewiesen werden, daß sie die Postinfarktmortalität um ca. 30% und die Reinfarktrate um 20% senken, wobei diese Therapie schon in der Akutphase eingeleitet und zeitlebens durchgeführt werden sollte. Die Selektivität soll ohne Bedeutung sein; die intrinsische Aktivität wirkt sich auf die Infarktmortalität sogar ungünstig aus, wie die Metaanalyse vieler Studien mit β-Blockern zeigte (Abb. 104).

Kalziumantagonisten vom modernen Typ (z.B. Nisoldipin) werden zwar gut toleriert, haben aber keinen gesicherten Einfluß auf die Postinfarktmortalität und Reinfarktrate; sie können aber evtl. das Fortschreiten arteriosklerotischer Läsionen aufhalten. Nur bei intramuralem Infarkt (Non-Q-Waveinfarkt) und bei guter Ven-

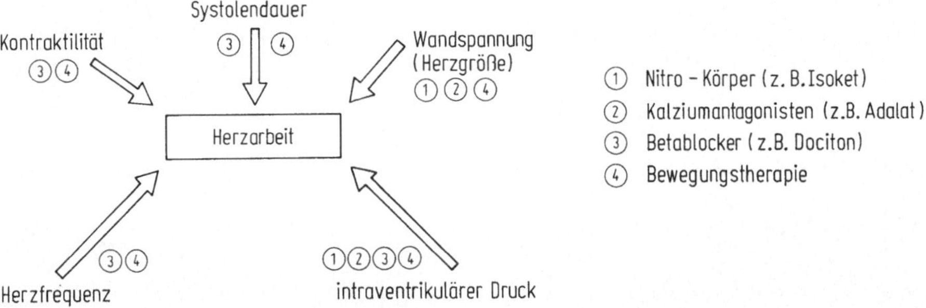

Abb. 103. Beeinflussung der Determinanten des myokardialen O_2-Bedarfs durch Medikamente und Bewegungstherapie

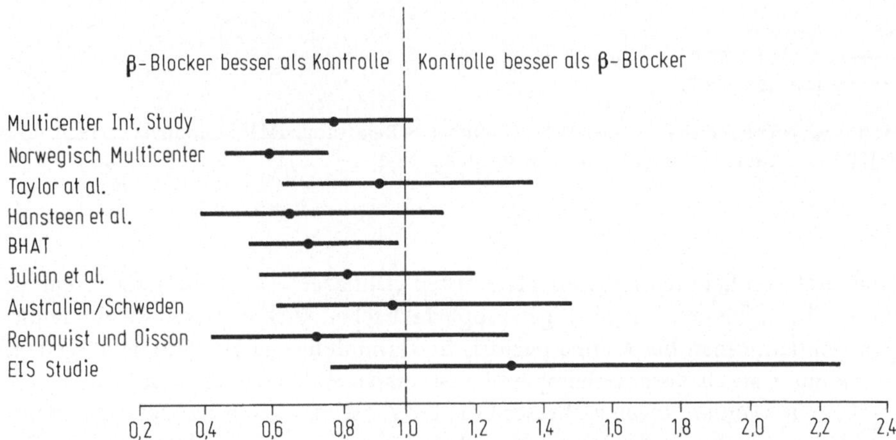

Abb. 104. Langzeit-β-Blockerstudien. Die *Punkte* geben das jeweilige Mortalitätsverhältnis zwischen dem β-Blocker- und dem Placebokollektiv wieder, die *Striche* symbolisieren den 95%-Vertrauensbereich. Ein Mortalitätsverhältnis <1 bedeutet, daß die Sterblichkeit in der β-Blockergruppe niedriger war als in der Placebogruppe. Ein Mortalitätsverhältnis >1 bedeutet eine höhere Sterblichkeit in der β-Blockergruppe. (Nach Schröder et al. 1990)

Tabelle 53. Wirkung und Nebenwirkung von Koronartherapeutika

	Herzfrequenz	enddiastolischer Ventrikeldruck
Nitrate Kalziumantagonisten (vom Nifedipin-Typ)	↑	↓
β-Blocker	↓	↑

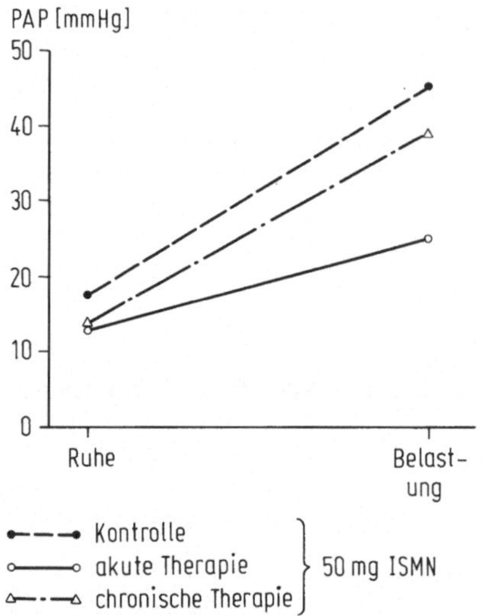

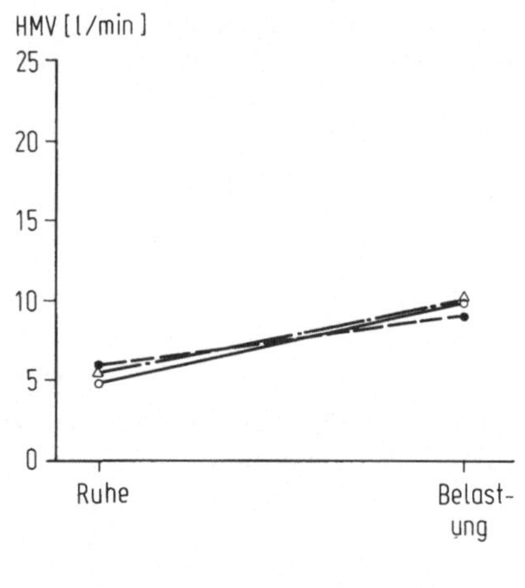

Abb. 105. Nitratbehandlung bei KHK (*R* Ruhe, *B* Belastung, *PAP* Pulmonalarteriendruck, *HMV* Herzminutenvolumen). (Nach Jansen et al. 1983)

trikelfunktion konnten Kalziumantagonisten (Diltiazem, Verapamil) die Prognose günstig beeinflussen. Von günstigen prophylaktischen Wirkungen der Kalziumantagonisten kann man bei Angina pectoris in Verbindung mit Hypertonie ausgehen; hier können sie als Koronartherapeutika der ersten Wahl angesehen werden.

Die *Nitroverbindungen* verbessern die Prognose im akuten Herzinfarktstadium und helfen im akuten Angina-pectoris-Anfall durch raschen Wirkungseintritt. Bei chronischer Anwendung entwickelt sich nach intravenöser Zufuhr schon nach 48 h eine Wirkungsabschwächung; auch nach oraler Einnahme wird eine Toleranzentwicklung beobachtet, wenn nicht eine nitratfreie Pause von 6–8 h (z.B. nachts) eingelegt wird. Bei gleichzeitiger Gabe von ACE-Blockern soll diese Toleranzentwicklung nicht eintreten.

Auch die *ACE-Blocker* senken die Nachlast durch Herabsenkung des peripheren arteriellen Gefäßwiderstandes und beeinflussen deshalb die Angina pectoris günstig; sie können aber auch durch Entzugsphänomene (Steal) und zu starker Blutdrucksenkung bei einer Dreigefäßerkrankung und kritischen Koronarstenosen eine Angina pectoris provozieren. Sie sind die Medikamente der ersten Wahl bei Herzinsuffizienz und begleitender Angina pectoris, wenn man nicht einen modernen Kalziumantagonisten wie z.B. Nisoldipin einsetzen möchte. Der Wirkungsverlust von Nitraten durch *Toleranzentwicklung* konnte durch Einschwemmkatheteruntersuchungen (Niestegge et al. 1989) unter Belastungsbedingungen nachgewiesen werden (Abb. 105). Diese Toleranzentwicklung scheint unter Kalziumantagonisten vom Nifedipintyp nicht einzutreten (Abb. 106). Daraus ergibt sich die grundätzliche Empfehlung für die Durchführung einer Bewegungstherapie, 10–20 min vor einer körperlichen Belastung ein kurzwirkendes Nitrat zur Anhebung der Leistungsfähig-

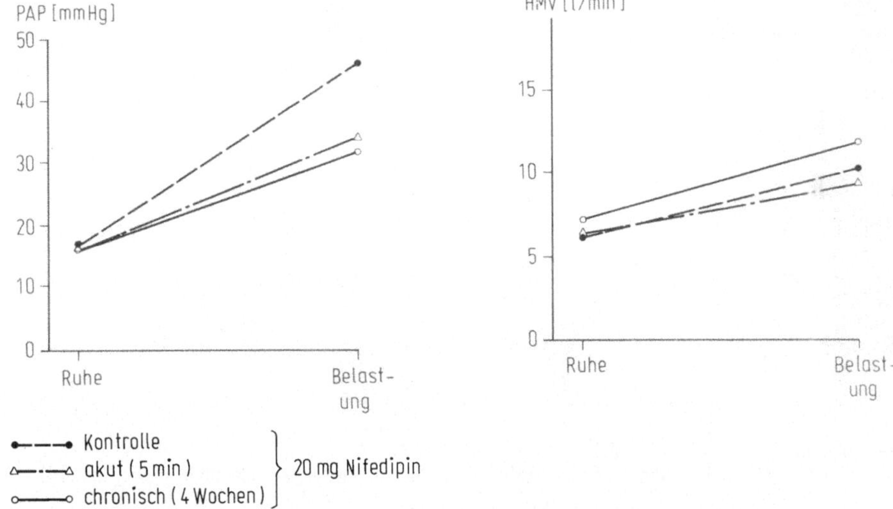

Abb. 106. Ruhe- und Belastungshämodynamik bei KHK nach Nifedipin (Adalat; *R* Ruhe, *B* Belastung, *PAP* Pulmonalarteriendruck, *HMV* Herzminutenvolumen). (Nach Jansen et al. 1983)

keit einzunehmen. Zur *Kupierung* des *Angina-pectoris-Anfalls* sind die seit Jahrzehnten bewährten Nitroverbindungen in Form der Zerbeißkapseln oder des Sprays mit einem Wirkungseintritt nach 2 min am besten geeignet, gefolgt von Nifedipin, das sublingual (Zerbeißkapsel) nach 4 min wirkt (s. Übersicht).

Medikamentöse Behandlung der Angina pectoris

1) *Im Anfall:*
   a) Nitroglyzerin (z. B. Nitrolingual, Isoket Spray),
   b) Nifedipin (z. B. Adalat sublingual).

2) *Zur Prophylaxe:*
   a) β-Blocker (z. B. Sotalex),
   b) Kalziumantagonist (z. B. Baymycard),
   c) Nitrat (z. B. Isoket, 10 Minuten vor Belastung).

Zur antianginösen *Dauertherapie* ist ein Kalziumantagonist wie Nisoldipin vorzuziehen, der frequenzneutral ist und deshalb nicht das Problem mit sich bringt, daß die einmal ermittelte Trainingsherzfrequenz nach oben oder unten korrigiert werden muß. Grundsätzlich kann man davon ausgehen, daß dieser frequenzneutrale Kalziumantagonist mit langanhaltender Wirkungsdauer Trainingseffekte verstärkt und die zentralhämodynamischen Auswirkungen einer körperlichen Belastung bei pathologischer linker Ventrikelfunktion abschwächt.

Dies gilt nicht für β-Blocker, denn sie senken die Herzfrequenz und machen es notwendig, daß die Trainingsherzfrequenz individuell neu ermittelt werden muß.

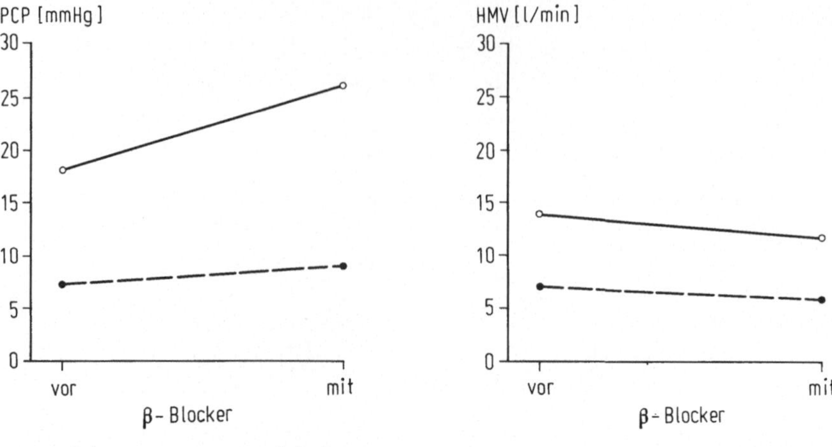

Abb. 107. β**-Blockerbehandlung bei KHK (*PCP* Pulmonalkapillardruck, *HMV* Herzminutenvolumen). (Nach Blümchen et al. 1981)**

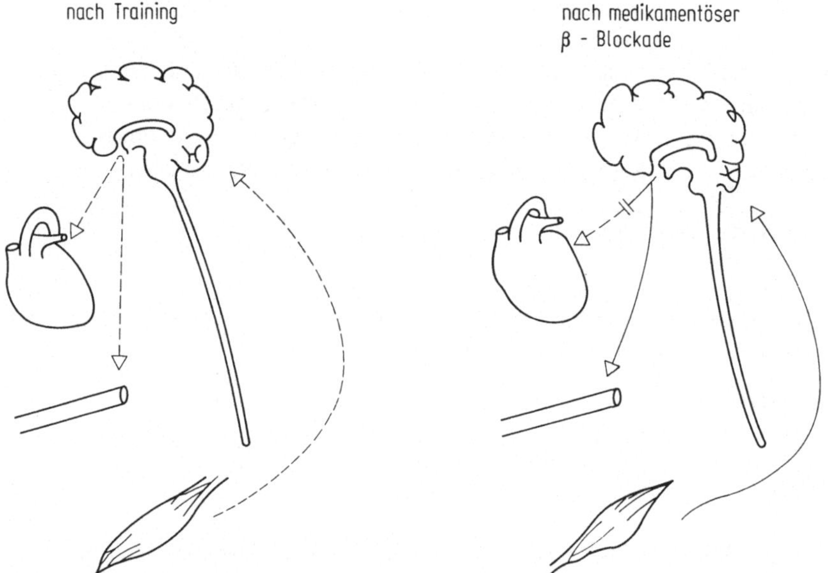

Abb. 108. Sympathikusantrieb des Herzens nach Training und nach medikamentöser β-Blockade. (Mod. nach Clausen u. Trapp-Jensen 1971)

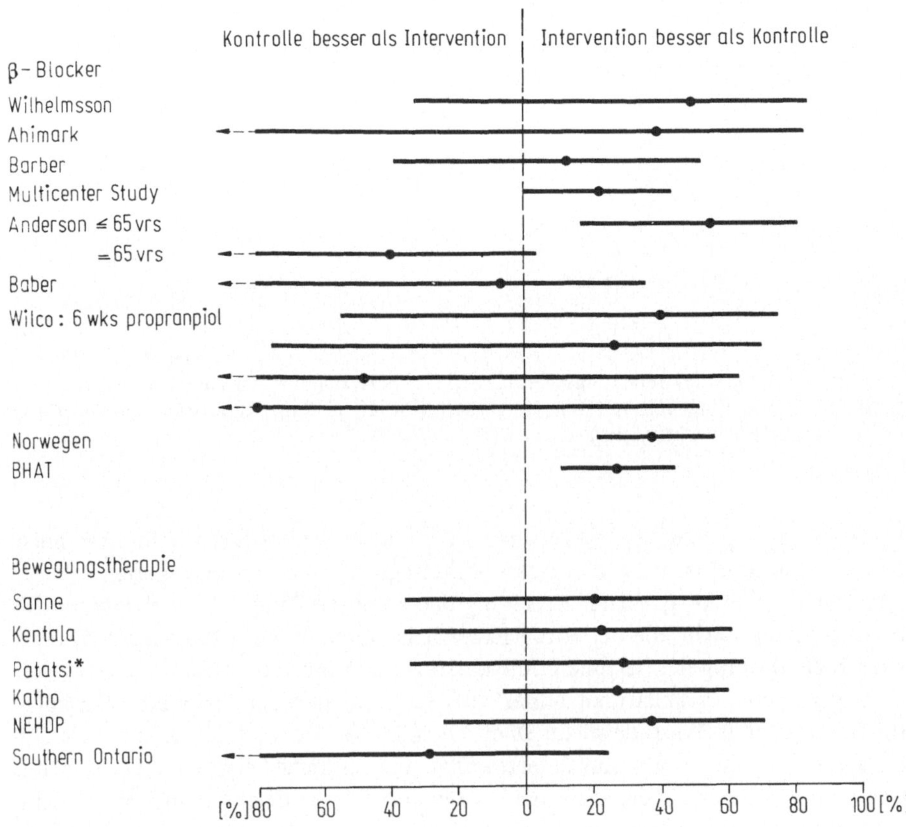

Abb. 109. Mittelwerte und 95%ige Vertrauensgrenze relativer Differenzen der Gesamtletalität zwischen Kontrollgruppen und Interventionsgruppen bei Patienten nach Herzinfarkt. (Nach May et al.)

Die ungünstigen Auswirkungen der β-Blocker auf die zentrale Belastungshämodynamik sollten bedacht werden (Abb. 107), es ist auch denkbar, daß die Verminderung der sympathischen Aktivität die Trainingseffekte abschwächt. Wären die zentralhämodynamischen Auswirkungen einer Therapie mit β-Blockern bei koronarer Herzkrankheit schon in der Einführungsphase dieser Medikamente bekannt gewesen, wären die β-Blocker vielleicht nie oder sehr viel später für die Koronartherapie zugelassen worden.

Die Effekte der β-Blockade sind denen einer *Bewegungstherapie* vergleichbar im Hinblick auf die Auswirkungen auf das Pulsfrequenz- und Blutdruckverhalten und die zentrale Hämodynamik. Der verminderte sympathische Antrieb, der nach medikamentöser Blockade zentral, nach Bewegungstherapie peripher einsetzt (Abb. 108), bewirkt eine geringere Anfälligkeit für lebensbedrohliche Rhythmusstörungen und verbessert die Prognose nach Herzinfarkt in gleichem Maße um 20–30% (Abb. 109).

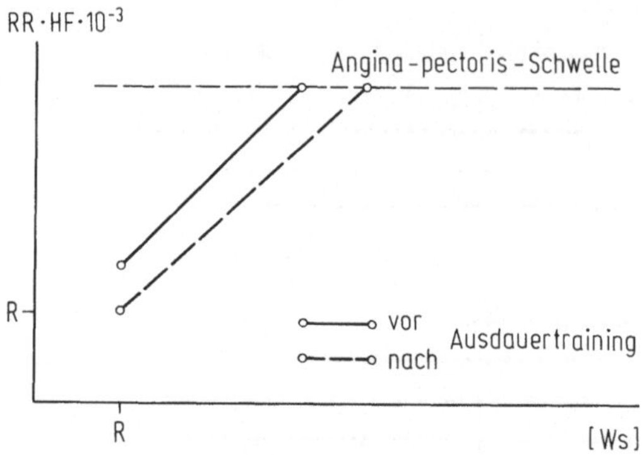

Abb. 110. Änderung der Belastungstoleranz (W · s) bei Herzinfarktpatienten mit Angina pectoris durch Abnahme der äußeren Herzarbeit ($PR \cdot H \cdot 10^{-3}$) in Ruhe und bei Belastung ($n = 25$). (Nach Buchwalsky 1980)

Die Angina-pectoris-Schwelle ändert sich dabei weder durch β-Blocker noch durch Training. Durch die niedrigere Ruhefrequenz und den geringeren Pulsfrequenzanstieg bei körperlicher Belastung dauert es nur länger, bis der Patient die Angina-pectoris-Schwelle bei körperlicher Belastung erreicht (Abb. 110). Während aber nach Training die periphere Muskulatur durch die verbesserte O_2-Extraktion einen geringeren O_2-Bedarf hat, ändert sich der Blutbedarf der peripheren Muskulatur unter einer β-Blockade nicht. Dadurch spürt der Herzkranke, ebenso wie der Herzgesunde, unter einem Ausdauertraining eine deutliche Leistungsverbesserung, unter einer β-Blockade dagegen nicht selten eine körperliche und auch psychische Leistungseinbuße. Insbesondere für extreme Ausdauerbelastungen wird er die Verminderung der Energiereserven mit der Gefahr der Unterzuckerung spüren, die er, insbesondere bei medikamentenpflichtigem Diabetes mellitus, oft nicht spürt, weil die Symptome der Unterzuckerung durch die β-Blockade unterdrückt werden. Hinzu kommen ungünstige Auswirkungen der β-Blocker auf den Stoffwechsel, weil die Triglyzeride im Blut ansteigen und sich eine Insulinresidenz entwickelt. Körperliche Aktivität beeinflußt dagegen günstig den Zucker- und Fettstoffwechsel durch verbesserte Glukoseverbrennung und Insulineinsparung, durch Gewichtsabnahme mit Senkung der Cholesterin- und Triglyceridwerte und Erhöhung der günstigen HDL-Werte. Damit unterstützt die Bewegungstherapie die Wirkung von Insulin, oralen Antidiabetika, Clofibraten und CSE-Blockern, wobei negative Interaktionen zu diesen Medikamenten nicht bekannt sind.

Wenn Skeptiker der *Bewegungstherapie* darauf hinweisen, daß die Einnahme einer Tablette bequemer, sicherer und zuverlässiger ist als die Durchführung eines täglichen Trainings mit Schwitzen auf einem Ergometer und mit dem Risiko, bei falscher Selektion der Gefahr einer kardialen Dekompensation oder einer lebensbedrohlichen Herzrhythmusstörung ausgesetzt zu sein, dann kann ihnen entgegengehalten werden, daß mit Hilfe der Bewegungstherapie die Patienten ihre Selbstsicherheit wiedergewinnen und ihre Herzangst verrlieren, während unter einer medikamentösen Betablockade nicht selten seelische Depressionen mit Abnahme der Vigilanz, der Leistungsfähigkeit und der sexuellen Potenz auftreten, denn β-Blocker führen durch eine Verminderung der Kontraktilitäts- und Frequenzreserven zu einer Herabsetzung der physischen und psychischen Anpassung, die unter einem Ausdauertraining voll erhalten bleibt und sich eher verbessert (s. Übersicht). Wir konnten uns deshalb nicht entschließen, generell jedem Herzinfarktpatienten einen β-Blocker zu verordnen, wie es von skandinavischen Kardiologen gefordert wurde.

Training	*Kontra*	*β-Blockade*	
Psychische und physische Leistung	↑	Psychische und physische Leistung	↔
Kontraktilitätsreserve und Frequenzreserve	↑	Kontraktilitätsreserve und Frequenzreserve	↓
unbequem!		bequem!	
billig!		teuer	

Unter den Vorstellungen einer *prophylaktischen Digitalisierung* zur Vermeidung einer chronischen Herzinsuffizienz sah man jedes durch einen Infarkt geschädigte Herz als digitalisbedürftig an, besonders dann, wenn es sportlich belastet werden sollte. Dies führte zu einer großzügigen Verordnung von Digitalispräparaten, so daß zeitweilig fast zwei Drittel aller Herzinfarktpatienten digitalisiert wurden. Die prophylaktische Digitalisierung mit oralem Strophantin zur Prophylaxe des Herzinfarktes entbehrt jeder wissenschaftlichen Grundlage und Überprüfung. Durch zentralhämodynamische Untersuchungen vor und nach 4wöchiger Digitalisbehandlung (Abb. 111) weiß man, daß bei koronarer Herzkrankheit nur bei erheblich eingeschränkter Myokardfunktion, mit einer Ejektionsfraktion unter 45 %, ein positiver Effekt auf die linksventrikulären Füllungsdrücke und Herzminutenvolumina in Ruhe und bei Belastung eintritt. Bei kompensierten Herzinfarktkranken überwiegen dagegen die negativen Auswirkungen einer Digitalistherapie durch Steigerung des O_2-Bedarfs und Provokation von lebensbedrohlichen Rhythmusstörungen. Diese Erkenntnisse haben zu einer veränderten Verordnungspraxis von Digitalispräparaten in den letzten 20 Jahren geführt, wobei Digitalis unverändert seinen Stellenwert bei chronischem Vorhofflimmern zur Senkung der Kammerfrequenz hat. Bei Herzinsuffizienz im Stadium III und IV ist Digitalis nach wie vor die einzige chronisch anwendbare positiv-inotrope Substanz, denn die Diphosphoesterasehemmer (DPE-Hemmer) dürfen z. Z. wegen arrhythmogener Nebenwirkungen nur parenteral in der akuten Phase gegeben werden. Wie eine jüngst publizierte randomisierte Studie (RADIANCE 1993) zeigte, nehmen die Beschwerden bei herzinsuffizienten Patienten zu und die Belastbarkeit ab, wenn Digitalis abgesetzt wird – trotz Fortführung der Therapie mit ACE-Blockern und Diuretika. Bisher fehlt für Digitalis aber der Nachweis der Lebensverlängerung.

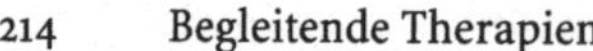

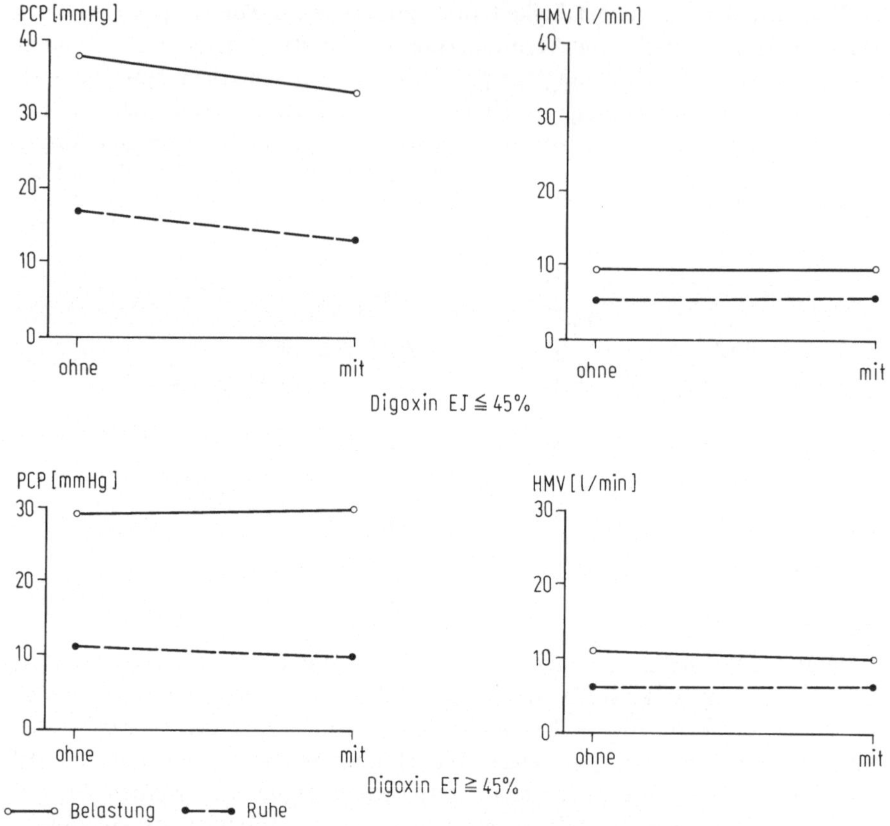

PCP [mmHg]
HMV [l/min]
ohne
mit
Digoxin EJ ≦ 45%

PCP [mmHg]
HMV [l/min]
ohne
mit
Digoxin EJ ≧ 45%

○——○ Belastung ●——● Ruhe

Abb. 111. 4 Wochen dauernde Digitalisbehandlung bei KHK. (Nach Jaedicke et al. 1982)

Wenn Digitalispräparate eingesetzt werden, muß man berücksichtigen, daß die ohne Digitalispräparate ermittelte Trainingsherzfrequenz um 10 % zu reduzieren ist. Man muß auch berücksichtigen, daß diese Präparate elektrokardiographische Erregungsrückbildungsstörungen in Ruhe und unter Belastung bewirken, die sehr verdächtig auf ischämische EKG-Veränderungen sind und die selbst nach einer 2- bis 3wöchigen Digitalispause noch auftreten. Aus diesem Grund kann unter einer Digitalistherapie ein Belastungselektrokardiogramm nur mit Vorbehalten verwertet werden, und es sind oftmals ergänzende Untersuchungen mit Einschwemmkatheter und Myokardszintigraphie zum Ausschluß oder zur Bestätigung einer Myokardischämie notwendig.

Während vor einem Jahrzehnt kontrollierte Studien einen ungünstigen Effekt von Digitalis und Diuretika auf die Postinfarktmortalität erbrachten, haben mehrere großangelegte Studien mit *ACE-Blockern* (Consensus 1987, Solvd 1991, Save 1992) unabhängig voneinander eine Senkung der Mortalität um 19 %, der Reinfarktrate um 25 % und der Herzinsuffizienz um 37 % gezeigt (Abb. 112), wenn sie bei Herzinsuffizienz im NYHA-Stadium III und IV drei Tage nach dem akuten Infarktereignis in

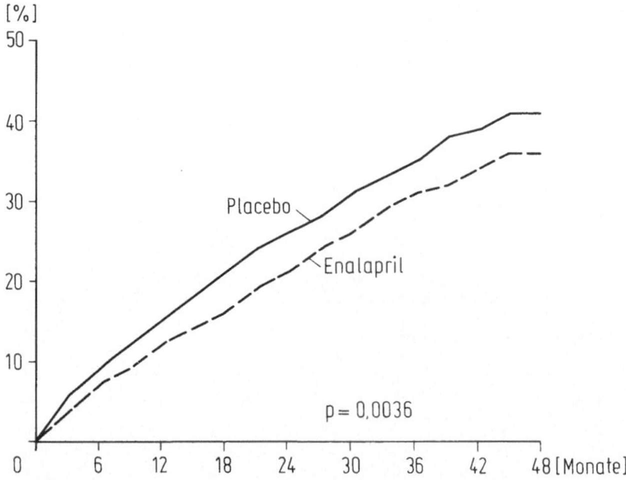

Abb. 112. Mortalität nach Herzinfarkt in % über einen Beobachtungszeitraum von 4 Jahren

Form von 2- bis 3mal täglich Captopril (Save) oder 2mal täglich 10 mg Enalapril (Solvd) eingesetzt wurden.

Es ist zu erwarten, daß in Zukunft bereits bei eingeschränkter Ventrikelfunktion im NYHA-Stadium II nach Herzinfarkt ACE-Hemmer prophylaktisch anstelle der in den 70er und 80er Jahren üblichen Digitalis- und Diuretikpräparate eingesetzt werden. Die günstigen Wirkungen der ACE-Blocker sollen durch die Verhinderung des sog. „Remodeling" nach Herzinfarkt bedingt sein, das man auch den Nitraten (Isosorbiddinitrat) und Kalziumantagonisten (Nisoldipin) zuspricht. Dabei sollen durch die ACE-Blocker die morphologischen Veränderungen im Herzmuskel nach dem Herzinfarkt aufgehalten und die Herzdilatation verhindert werden.

Im Hinblick auf eine Bewegungstherapie ergeben sich synergistische Effekte, denn auch die körperliche Aktivität führt über die periphere Vasodilatation und Blutdrucksenkung zu einer Abnahme der Herzgröße. Ob unter einer Entlastung durch ACE-Blocker bei einer Herzinsuffizienz generell ein körperliches Training empfohlen werden darf, ist noch eine offene Frage, denn es fehlen noch Studien mit zentralhämodynamischen Kontrolluntersuchungen nach einem Training. Es gibt aber Hinweise dafür, daß trotz stark eingeschränkter Herzmuskelfunktion positive Trainingseffekte in der Skelettmuskulatur zu erzielen sind und die strenge körperliche Schonung nicht mehr generell eingehalten werden muß – bei den heutigen Möglichkeiten der medikamentösen Therapie einer Herzinsuffizienz (Tabelle 54).

Da bei hypotonen Blutdruckwerten der Einsatz der ACE-Blocker wegen der Gefahr des orthostatischen Kollapses limitiert ist, ist als medikamentöse Alternative ein Kalziumantagonist wie Nisoldipin zu erwägen, der auch das Remodeling nach Herzinfarkt bei Frequenz- und Blutdruckneutralität beeinflussen soll. Durch die Verbesserung der diastolischen Funktion (Relaxation) bei Ischämie werden durch Nisoldipin die Myokardperfusion verbessert und die ungünstigen Auswirkungen der körperlichen Aktivität auf die Lungenstrombahn gemildert (DEFIANT-Studie).

Tabelle 54. Therapie der Dyspnoe (Herzinsuffizienz)

NYHA-Stadium	Bewegungstherapie	Medikamente
I	Ja	Keine
II	Ja mit Einschränkung	ACE-Blocker
III	Nur Übungstherapie	ACE-Blocker Diuretika Digitalis bei Vorhofflimmern
IV	Körperliche Schonung	ACE-Blocker Diuretika Digitalis

Diuretika haben ihren Stellenwert bei der Behandlung der Herzinsuffizienz und Hypertonie behalten; ihre breite Anwendung wird heute allerdings durch den Einsatz vasodilatorischer Substanzen vom ACE-Blockertyp eingeschränkt. Bei der Verwendung von Diuretika muß beachtet werden, daß die körperliche Aktivität zu vermehrtem Kochsalz- und Elektrolytverlust über die Schweißsekretion führt, der durch die Diuretika verstärkt wird und deshalb durch Flüssigkeits- und Kaliumzufuhr ausgeglichen werden muß, wenn eine Bewegungstherapie erfolgt. Hinzu kommen ungünstige Auswirkungen auf den Fettstoffwechsel, da Saluretika zu einer Erhöhung der Neutralfette führen. Diese Nebenwirkungen der Diuretika sind bei den Vasodilatanzien vom ACE-Blockertyp und blutdrucksenkenden Kalziumantagonisten (Verapamil, Nitrendipin) nicht zu befürchten. Diese Medikamente sind deshalb zur Hypertoniebehandlung bei Patienten mit vorwiegend diastolischer Blutdruckerhöhung vorzuziehen. Sie beeinträchtigen nicht das Leistungsvermögen und sind stoffwechselneutral. Die Kalziumantagonisten lassen sich im Bedarfsfall gut mit ACE-Blockern kombinieren, falls keine ausreichende Blutdruckkontrolle unter Verwendung einer Monosubstanz zu erzielen ist. Der Einsatz von β-Blockern bei Hypertonie ist sinnvoll, wenn eine hyperkinetische Kreislauflage mit hohen Herzfrequenzen in Ruhe und bei Belastung vorliegt (Tabelle 55). Wegen der Nebenwirkungen

Tabelle 55. Therapie der ersten Wahl bei unterschiedlichen Hypertonieformen

Antihypertensive Therapie	Hypertonieform		
	hyperkinetisch	diastolisch	hydropisch
Diuretikum			x
Kalziumantagonist		x	
ACE-Blocker		x	
β-Blocker	x		
Training	x	x	(x)

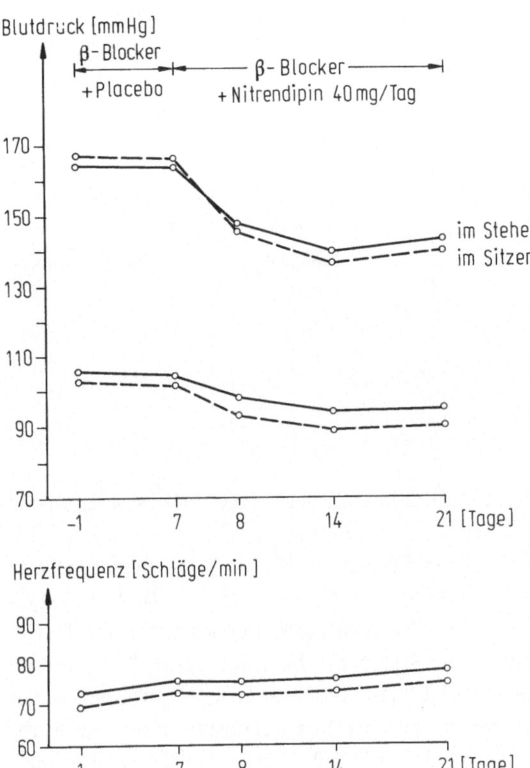

Abb. 113. Kombination von β-Blockern (Metoprolol oder Propranolol) und Nitrendipin zur Hypertoniebehandlung. (Nach Tammen et al. 1984)

der β-Blocker auf Vigilanz, Leistungsfähigkeit, sexuelle Potenz und Zuckerstoffwechsel wird man heute, insbesondere bei jugendlichen Hypertonikern, den Kalziumantagonisten den Vorzug geben, die, nebenwirkungsarm, sich bei bewegungstherapeutischen Aktivitäten frequenzneutral verhalten und noch günstige kardiale Wirkungen haben. Zu diesen Kalziumantagonisten gehört Nitrendipin, das weder die Herzfrequenz anhebt wie Nifedipin, noch die Herzfrequenz senkt wie Verapamil und sich außerdem problemlos zur Blutdrucksenkung mit β-Blockern kombinieren läßt (Abb. 113).

Während in den Jahren 1976–1986 eher ein Trend zur häufigeren Verordnung von *Antiarrhythmika* bei Herzkranken bestand, ergab sich 1991 eine Trendwende durch die Ergebnisse der CAST-Studie. Sie zeigte, daß die Sterblichkeit von Herzinfarktpatienten durch den Einsatz von Antiarrhythmika der Klasse I eher erhöht wird (Tabelle 56). Antiarrhythmika dieser Klasse werden in Zukunft nur noch bei supraventrikulären Rhythmusstörungen wie Vorhofflimmern und paroxysmalen supraventrikulären Tachykardien bei Ausschluß einer koronaren Herzkrankheit eingesetzt werden. Man ist heute der Auffassung, daß man ventrikuläre Extrasystolen

Tabelle 56. Ergebnisse der CAST-Studie: Häufigkeit der einzelnen Todesursachen in der Antiarrhythmika- und Placebogruppe

	Encainid/ Flecainid (n)	Placebo (n)	relatives Risiko
	755	743	
Nachbeobachtung (10 Monate)			
Verstorben	63	26	2,4
Plötzlicher HT	43	16	2,7
Nichtplötzlicher HT	17	5	3,4
Nichtkardialer Tod	3	5	

bei koronarer Herzkrankheit tolerieren sollte. Bei ventrikulären Tachykardien wird zunächst die Effektivität eines β-Blockers (Sotalol) geprüft, bevor eine nebenwirkungsreiche antiarrhythmische Substanz der Klasse III (Amiodarone) eingesetzt oder die Implantation eines antidefibrillatorischen Schrittmachers (ICD) erwogen wird (s. Übersicht). Die Einpflanzung eines Defibrillators, der ventrikuläre Tachykardien und Kammerflimmern durch einen Stromstoß beendet, kann für Patienten lebensrettend sein, die vom Sekundenherztod bedroht sind. Trotz der hohen Kosten wird die Indikation für diese Maßnahme in Zukunft die Alternative zu den Arrhythmien sein. Ein körperliches Training ist oft erst möglich, wenn die Rhythmusstörungen medikamentös kontrolliert worden sind, zumal wenn sie durch körperliche Belastungen provoziert werden. Auf der anderen Seite führt ein körperliches Training zu einer Verminderung von Rhythmusstörungen durch die Reduktion des arrhythmogenen Sympathikotonus.

Medikamentöse Therapie der ersten Wahl bei Herzrhythmusstörungen

a) *Supraventrikulär*
   1) β-Blocker
   2) Kalziumantagonisten (Verapamiltyp)
   3) Klasse-I a-Antiarrhythmika

b) *Ventrikulär*
   1) β-Blocker (Sotaloltyp)
   2) Amiodaron (keine Klasse-I-Antiarrhythmika bei koronarer Herzkrankheit)

Die antiarrhythmischen Substanzen der Klasse I haben negativ-inotrope Auswirkungen und sind auch unterschiedlich wirksam auf die Herzfrequenz; dies muß bei der Dosierung der Bewegungstherapie bedacht werden. Bei der Verordnung von Antiarrhythmika der Klasse II (Sotalol) muß die Trainingsherzfrequenz neu ermittelt werden. Amiodaron interferiert zwar nicht mit der Bewegungstherapie und dem Sport, hat aber Nebenwirkungen auf die Schilddrüsenfunktion, auf die Lichtempfindlichkeit der Haut und auf die Lungenfunktion, so daß der generelle Einsatz

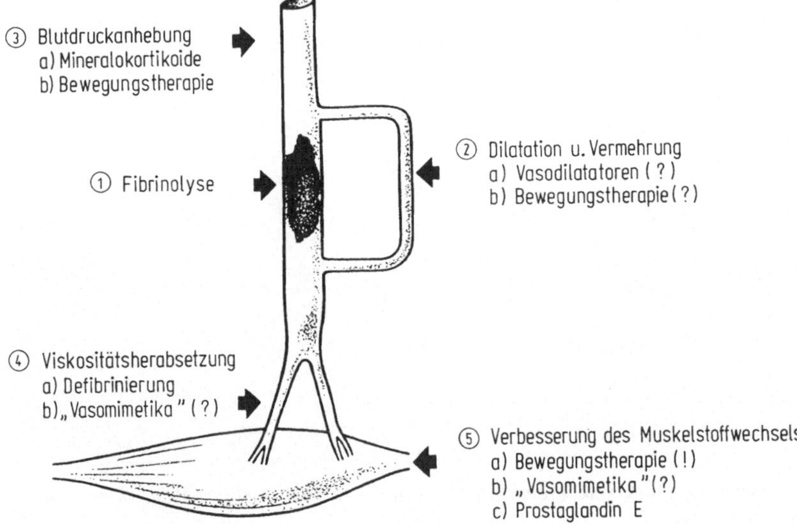

Abb. 114. Therapeutische Angriffspunkte bei der peripheren arteriellen Verschlußkrankheit. (Nach Buchwalsky 1976)

dieses Medikamentes bei Rhythmusstörungen nach Herzinfarkt limitiert ist. Es ist zu erwarten, daß in Zukunft weitere, nebenwirkungsfreiere Antiarrhythmika in dieser Klasse III angeboten werden.

Was für die koronare Herzkrankheit bereits ausgeführt wurde, gilt auch für die *periphere arterielle Verschlußkrankheit.* Auch hier haben sich die *Gefäßdilatatoren* nicht bewährt, weil die Claudicatio intermittens dadurch nicht gebessert und in einzelnen Fällen durch Stealphänomene Ruheschmerzen und Nekrosen provoziert wurden. Für einige Medikamente (Buflomedil, Flunarizin, Pentoxifyllin und Naftidrofuryl) wurden aber neben den gefäßdilatierenden Wirkungen auch positive Effekte auf die Aggregation von Thrombozyten, auf die Viskosität des Blutes und auf die Flexibilität von Erythrozyten nachgewiesen, was in der Mikrostrombahn zur besseren Blutperfusion führen soll. Deshalb kommt diesen 4 Substanzen ein gewisser Stellenwert im Stadium III und IV, also bei Ruheschmerzen und ischämischen Nekrosen, zu, falls eine Intervention mit Ballonkatheter oder eine Gefäßoperation nicht möglich ist (Abb. 114). Ob sie im Stadium II Trainingseffekte verstärken können, bleibt eine offene Frage, auch wenn einige Studien positive Effekte erbrachten.

Offensichtlich kommt den energiereichen Phosphaten, die entweder intravenös oder intraarteriell verabreicht werden, eine Bedeutung zu, weil durch sie der Stoffwechsel der Muskulatur und der Haut verbessert wird. So wurde ein Gemisch aus Nukleotid und Nukleosid (Laevadosin) parenteral während einer Pedalergometerarbeit der Beine verabreicht. Man erzielte dadurch eine signifikante Verbesserung der Gehstrecke. Auch die parenterale Gabe von *Prostaglandin* E_1 (PGE_1) verbessert nicht nur die Symptomatik im Stadium III und IV, sondern soll auch die *Trainingseffekte* im Stadium II verstärken.

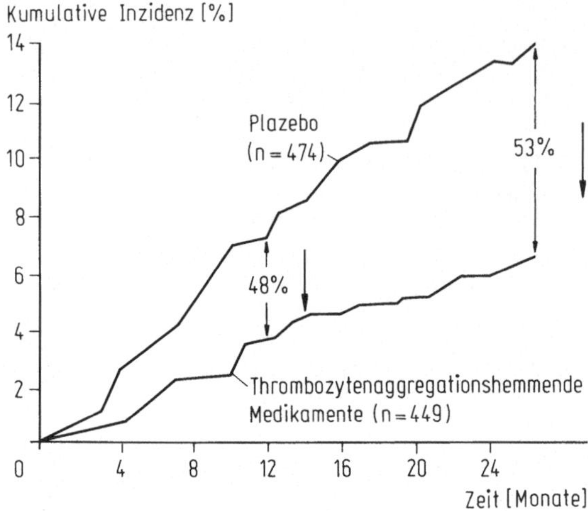

Abb. 115. Tod oder Reinfarktrate unter Placebo oder Aggregationshemmung über 2 Jahre. (Nach Klimt et al. 1986)

Eine Bewegungstherapie bzw. ein Gefäßtraining in Intervallform kann die medikamentöse Wirkung von vasoaktiven Substanzen bei Claudicatio intermittens verstärken. Wenn das Gefäßtraining kontraindiziert ist, weil durch die körperliche Aktivität den minderdurchbluteten Muskel- und Hautarealen Blut entzogen und dadurch der Ruheschmerz und die ischämischen Nekrosen verschlimmert werden, sind die vasoaktiven Medikamente, besonders die energiereichen Phosphate, eine Alternative, wenn eine Intervention durch Angioplastie oder Bypassoperation nicht möglich ist. Im Stadium II einer arteriellen Verschlußkrankheit ist aber dem Training vor allen medikamentösen und operativen Maßnahmen der Vorzug zu geben, weil neben der guten Beeinflussung der Symptomatik die Prognose nach Training deutlich besser ist als nach operativen Interventionen.

In den Jahren 1976–1986 gab es einen Trendwandel in der *medikamentösen Prophylaxe von Thromboembolien*: Nach jahrelanger Diskusstion über den Stellenwert einer Antikoagulation durch Phenprocoumon zur Reinfarktprophylaxe wird heute der *Thrombozytenaggregationshemmung* durch Acetylsalicylsäure der Vorzug gegeben (Abb. 115). Dieser Trendwandel folgt der Kenntnis über pathophysiologische Zusammenhänge (Tabelle 57). Bei langsamer Blutströmung im venösen System überwiegen plasmatische Gerinnungsvorgänge, während bei schneller Strömung im arteriellen System die korpuskuläre Gerinnung vorherrscht.

Bei venösen Thrombosen, Vorhof- und Aneurysmathromben werden unverändert *Antikoagulanzien* zur Embolieprophylaxe eingesetzt, und zwar akut als Heparin oder chronisch als Phenprocoumon. Das gleiche gilt für die Thromboembolieprophylaxe an Kunstklappen in Aorten- und Mitralklappenposition. In der Regel handelt es sich um lebenslange Indikationen; nur bei Implantation von Bioprothesen zum Ersatz der Aortenklappe kann nach 3–6 Monaten auf Acetylsalicylsäure übergegangen werden, wenn der Endothelialisierungsprozeß abgeschlossen ist (Tabelle 58).

Tabelle 57. Vorherrschende Gerinnungsvorgänge in Arterien, Venen und im Herzen

	Blutgerinnungsmechanismus
Venöse Strömung (langsam)	Plasmatisch (Fibrin)
Arterielle Strömung (schnell)	Korpuskulär (Thrombozyten)

Tabelle 58. Indikationen von Phenprocoumon und Acetylsalicylsäure (++ streng indiziert; + alternativ; – nicht indiziert)

Indikation	Phenprocoumon	Acetylsalicylsäure
Embolieprophylaxe	++	–
– Bei venöser Thrombose	++	–
– Vorhofflimmern	++	+
– Kunstklappen	++	–
– Bioprothesen	+	+
Thromboseprophylaxe	+	++
– Koronararterien	+	+
– Karotisarterien	–	++
– Periphere Arterien	–	++
– Bypässe	+	+

Beim Vorhofflimmern ist die beste Embolieprophylaxe die Wiederherstellung des Sinusrhythmus. Die Antikoagulation ist bei chronischem Vorhofflimmern angezeigt, wenn der linke Vorhof groß ist und Thromben enthält und der Patient ein höheres Lebensalter hat. Nur bei jüngeren Patienten mit paroxysmalem Vorhofflimmern ohne organische Herzkrankheit kann als Alternative Acetylsalicylsäure zur Embolieprophylaxe erwogen werden.

In den verschiedenen arteriellen Gefäßprovinzen haben sich in mehreren Studien die Aggregationshemmer als effektiv zur thromboembolischen Prophylaxe erwiesen, wobei nur die Dosis diskutiert wird. Zur Reinfarktprophylaxe reichen offensichtlich 50–100 mg Acetylsalicylsäure; zur Prophylaxe zerebraler Ischämien bei Karotisstenosen werden 300–500 mg eingesetzt, und bei der peripheren arteriellen Verschlußkrankheit werden noch höhere Dosen empfohlen.

Die Antikoagulation kann bei Traumatisierung in Rahmen von Ballspielen und *sportlichen Aktivitäten* zur Gefahr ausgedehnter Hämatome führen. Diese Gefahr besteht nicht bei Aggregationshemmern. Der preiswerteste Aggregationshemmer Acetylsalicylsäure ist durch seine gastritischen Nebenwirkungen belastet; eine Alternative bietet das teurere Ticlopidin, das sich zur Prophylaxe zerebraler Ischämien wirksamer erwies als Acetylsalicylsäure und Phenprocoumon. Der Trend zur prophylaktischen Verordnung von Thromboaggregationshemmern bei koronarer und peripherer Gefäßkrankheit wird sich in den 90er Jahren fortsetzen. Man wird diese Medikamente keinem Herz- und Gefäßkranken und Herzoperierten in Zukunft vorenthalten, es sei denn, daß er antikoaguliert werden muß. Außer einer verstärkten Blutungsneigung bei Prellungen und Schnittverletzungen beeinträchtigen Aggregationshemmer nicht die körperlichen Aktivitäten und haben keinen Einfluß auf die körperliche Leistungsfähigkeit.

2 Thermo-, Hydro- und Balneotherapie als begleitende Maßnahme der Bewegungstherapie

Ortsgebundene Heilmittel wie Klima, Sole und Moor haben in der kardiologischen Rehabilitation keine oder nur eine untergeordnete Bedeutung. Die Tatsache, daß kardiologische Rehabilitationskliniken in Kurorten angesiedelt sind, entspricht eher einer historischen Entwicklung als einer Anforderung. In der kardiologischen Rehabilitation können aber die Infrastruktur und das Ambiente des Kurortes im Rahmen der Freizeitgestaltung und des Terraintrainings genutzt werden.

Die aktiven Maßnahmen der Bewegungstherapie und der Krankengymnastik lassen sich unterstützen durch die passiven Maßnahmen der Massage, der Moor- oder Fangopackungen, der medizinischen Bäder, der Kneipp-Anwendungen, der Inhalationen und Elektrotherapie. Nach kardiochirurgischen Eingriffen und nach Herzinfarkt haben sie sich als begleitende Maßnahmen bewährt, solange eine differenzierte Bewegungstherapie noch nicht möglich oder wegen kardialer Dekompensation die Teilnahme am aktiven Bewegungstherapieprogramm kontraindiziert ist.

Nach Herzoperation sollen Rückenmassage und Wärmeanwendungen zur Lockerung und Kräftigung der Schultermuskulatur und zur Schmerzlinderung beitragen. Nach Abschluß der primären Wundheilung haben sich Moorpackungen auf die Sternotomienarbe bewährt. Diese Form der lokalen Wärmeanwendung führt zu einer bemerkenswerten Linderung der bewegungsabhängigen Sternotomieschmerzen und trägt damit wesentlich zur Verbesserung der Beweglichkeit und der Atemtechnik bei. Ein medizinisches Bad mit den unterschiedlichen Badezusätzen von Kamille, Fichtennadeln oder Brombaldrian führt zu einer Verbesserung der Befindlichkeit, wenn nach mehrtägiger oder mehrwöchiger Bettruhe das erste Bad wieder genommen werden kann. Diese medizinischen Bäder mit den unterschiedlichen Badezusätzen lassen wir auch multimorbiden, älteren Patienten zukommen – in Form von mildtemperierten Halbbädern.

Auch wenn wissenschaftlich nicht erwiesen ist, daß die Badezusätze wirklich über die Haut in ausreichender Menge resorbiert werden, werden diesen Zusätzen die verschiedensten Wirkungen zugeschrieben (s. Übersicht). Die Badezusätze sollen zur Milderung oder Verstärkung der hydrotherapeutischen gesetzten Reize führen. Aromatische Badezusätze mit dem Gehalt angenehm duftender ätherischer Öle erhöhen das Wohlbefinden des Patienten. Manche ätherische Öle wirken mit dem eingeatmeten Dampf sekretionsfördernd auf die Schleimhaut der Luftwege, die

Balneophysikalische Behandlungsmaßnahmen in der Schüchtermann-Klinik

Massage: Von der Hand des Masseurs ausgeführte Behandlung zur mechanischen Beeinflussung von Haut und Muskulatur, um Verspannungen zu lösen.

Bestrahlung und Elektrotherapie: Mit elektrisch erzeugter Wärme, Schallwellen oder Strahlung wird auf tiefe Körperstrukturen (Muskeln, Sehnen, Knochen) schmerzlindernd und muskelentspannend eingewirkt.

Jobst-Massage oder Lymphdrainage: Durch wiederholtes Aufblasen luftgefüllter Manschetten wird der venöse Rückfluß des Blutes gefördert und eine Wassereinlagerung in den Beinen bei Venenerkrankung und Venenentnahme nach einer Herzoperation positiv beeinflußt.

Manuelle Lymphdrainage: Diese Drainage ist eine von Hand ausgeführte Spezialbehandlung mit dem Ziel, Ödeme und Lymphstauungen zu beseitigen.

Aufsteigende Armbäder: Durch zunehmende Erwärmung des Wassers soll über die in das Bad eingetauchten Arme eine Entspannung und Mehrdurchblutung am Herzen über die Beeinflussung von Reflexzonen eintreten, mit günstiger Wirkung bei funktionell-nervösen Herzschmerzen.

Arm- und Fußbäder im Wechsel: Durch das wechselnde Eintauchen von Armen und Beinen in kühles und warmes Wasser wird eine Stabilisierung des Kreislaufs nach längerer Bettruhe erreicht.

Sauna: Durch starkes Erhitzen mit anschließender Abkühlung wird der Kreislauf stabilisiert und der Körper abgehärtet.

Kneipp-Güsse: Durch Übergießen von Armen, Beinen und/oder des ganzen Körpers mit warmem und kaltem Wasser im Wechsel soll der Kreislauf stabilisiert werden.

Packungen: Durch wärmeabgebende Materialien (Fango, Moor oder Heu) werden Haut und Muskulatur länger anhaltend und schonend erwärmt, um Muskeln zu entspannen und schmerzhafte degenerative Veränderungen zu lindern (Wirbelsäule, Schulter, Hüfte, Knie). Moorpackungen lindern z.B. den Brustbeinschmerz nach Herzoperationen. Bei Entzündungen tritt aber oft auch eine Schmerzlinderung durch Eispackungen ein.

Medizinische Bäder: Es werden medizinische Zusätze in eine Badewanne gegeben, die unterschiedlich wirken.

Zum Beispiel: Sole fördert die Hautdurchblutung und ist blutdrucksenkend; Kamille wirkt entzündungslindernd; Brombaldrian beruhigend; Kleie entzündungshemmend bei Hauterkrankungen; Heublume stoffwechselanregend bei Übergewicht.

Kohlensäuregasbad: fördert die Hautdurchblutung und senkt schonend den Blutdruck und ist auch bei peripheren arteriellen Durchblutungsstörungen angezeigt.

Stanger-Bad: Anwendung von Gleichstrom oder Impulsströmen in einem Vollbad. Es wirkt schmerzlindernd und durchblutungsfördernd und ist beruhigend oder anregend, je nach auf- oder absteigender Strömungsrichtung.

Inhalationen: Durch das Einatmen von Dampf, evtl. mit Überdruck (Bird), sollen Salze (Sole) Sekret lösen. Oftmals werden auch Medikamente in Luftröhre und Lunge bei Erkrankungen der Bronchien eingebracht, besonders wenn nach einer Herzoperation eine längere künstliche Beatmung notwendig war.

insbesondere nach längerer Intubation nach einer Herzoperation gereizt sein kann. Solebäder in 2- bis 6%iger Konzentration haben belebende Wirkung und sollen durch den Gehalt an Kohlensäure den Hautwiderstand herabsetzen und blutdrucksenkend wirken. Diese blutdrucksenkende Wirkung wird auch Kohlensäurebädern mit Trockengas nachgesagt, die wegen ihrer milden Wirkung auch bei kardialer Dekompensation ohne Bedenken eingesetzt werden können und von dem Patienten als angenehm empfunden werden.

Ein nicht zu verkennender Effekt dieser begleitenden Maßnahmen liegt im persönlichen Kontakt mit dem Therapeuten, der den Patienten während der Durchführung der Anwendungen aufmuntert. Der Patient erfährt eine persönliche Zuwendung und kann oftmals seine Sorgen und Nöte in einem befreienden Gespräch loswerden. Vermutlich auch aus diesem Grunde genießen diese passiven Anwendungen bei Herzkranken einen hohen Stellenwert. Der Ausfall einer Massage wiegt für sie oft schwerer als der Wegfall einer bewegungstherapeutischen oder gesundheitserzieherischen Maßnahme.

Weil durch die primäre Konzeption als Kurklinik in der Schüchtermann-Klinik die personellen, räumlichen und apparativen Voraussetzungen für die Balneotherapie und Hydrotherapie gegeben waren, haben wir die Kuranwendungen stets begleitend zur Bewegungstherapie mitverordnet, insbesondere dann, wenn die Herzkranken nur an einer nicht kreislaufbelastenden Übungstherapie teilnehmen dürfen und somit der Behandlungsplan durch die Bewegungstherapie nicht in dem Maße ausgefüllt ist wie bei Patienten der Ausdauertrainingsgruppen.

Im einzelnen hat sich bei uns die Reizstromtherapie zur Überwindung der postoperativen Folgen einer Nervenläsion, z.B. bei Lagerungsschaden des Armes (N. ulnaris), bewährt. Venöse Ödeme nach Venektomie an den Beinen lassen sich durch eine Wechseldruckmassage mit Luftdruckmanschetten zurückdrängen, bei der mit unterschiedlich hohem Kompressionsdruck der venöse Rückstrom aus dem Bein gefördert wird.

Nach längerer Immobilisation durch Bettruhe können orthostatische Herz-Kreislauf-Störungen durch Kneipp-Güsse günstig beeinflußt werden. Das gleiche gilt für Fußbäder im Wechsel, die allerdings nur dann in Frage kommen, wenn keine venöse Insuffizienz vorliegt und die Venektomienarben primär verheilt sind.

Unter den Anwendungen nach Kneipp haben sich aufsteigende Armbäder bei funktionell-nervösen Herzbeschwerden bewährt, weil offensichtlich das subjektiv angenehm empfundene Gefühl der Erwärmung der Arme bis zu den Schultern und Brustkorb den oft als stechend und punktförmig empfundenen Schmerz in der Herzgegend mildert.

Günstig sind auch Inhalationen mit Sole oder medikamentösen Zusätzen bei Patienten, die einer Raucherentwöhnung unterzogen werden. Die Inhalationen helfen den Drang nach der Zigarette zu unterdrücken und sind schleimlösend bei chronischer Raucherbronchitis. Die Inhalationen erfolgen an Einzelgeräten, bei denen die Mundstücke anschließend desinfiziert werden. Rauminhalationen kennen wir nicht.

Saunaanwendungen werden von Herzkranken in der Regel gut toleriert und fördern das Gruppenerlebnis. Bei uns werden vorwiegend aber nur Patienten der sehr gut belastbaren Ausdauertrainingsgruppen von einem Bademeister in die Sauna begleitet. Wir verzichten auf zu drastische Abkühlung, z. B. im Tauchbecken, wegen der zu starken und unkontrollierten Blutdrucksteigung und bevorzugen mildere Abkühlungsformen durch die Freiluft oder durch Kneipp-Güsse.

Auch wenn sich die positiven Wirkungen balneo-hydrotherapeutischer Maßnahmen wissenschaftlicher Nachweise entziehen und vorwiegend die empirischen Erfahrungen der Kurmediziner Indikation und Verordnung bestimmen, so haben diese Kuranwendungen als begleitende Maßnahmen der aktiven Bewegungstherapie und Krankengymnastik doch einen gewissen Stellenwert in der kardiologischen Rehabilitation erlangt.

3 Gesundheitserziehung als wichtige Maßnahme der kardiologischen Rehabilitation

Da die Bewegungstherapie die Progredienz einer koronaren Herzkrankheit und anderer arteriosklerotischer Gefäßerkrankungen kaum aufhält und nur einen begrenzten Einfluß auf Risikofaktoren hat, muß sie als Vehikel für *gesundheitserzieherische Maßnahmen* dienen, die die somatischen und psychosozialen Faktoren günstig beeinflussen. Ziel ist eine umfassende Lebens- und Verhaltensänderung im Sinne der Sekundär- bzw. Tertiärprävention nach Manifestation von Herz- und Gefäßkrankheiten. In Rehabilitationskliniken soll dem Patienten der Zusammenhang zwischen seiner Krankheit und seinem persönlichem Risikoverhalten verdeutlicht werden. Er soll Richtlinien für eine individuelle Gesundheitsplanung durch ärztliche Empfehlungen erhalten. Der Patient soll motiviert werden, „Spezialist für seine eigene Erkrankung“ und mündiger Partner für weiterbehandelnde Ärzte zu werden.

In der Schüchtermann-Klinik besteht das gesundheitserzieherische Programm aus Veranstaltungen, die der *Gesundheitsinformation, Gesundheitsberatung und dem*

Gesundheitstraining dienen. In größeren Vortragsveranstaltungen vor 100 und mehr Patienten werden von Chef- und Oberärzten übergreifende Themen unter Verwendung von Folien, Diapositiven und Filmen abgehandelt. Diese Veranstaltungen finden in der Schüchtermann-Klinik immer ein sehr großes Interesse mit anschließenden Fragen und Diskussionen, die oft durch den Referenten beendet werden müssen, da das Informationsbedürfnis der Patienten kaum zu befriedigen ist.

Gesundheitserziehung in der Rehabilitation

1) *Gesundheitsinformation*
Sie erfolgt 2mal pro Woche durch Ärzte mit Vorträgen zur Entstehung, Diagnostik, medikamentösen und chirurgischen Therapien von Herz- und Gefäßkrankheiten und mit Seminaren zur Hypertonie, zur Zucker- und Fettstoffwechselstörung, Selbstkontrolltechnik (Quick-Wert) und zu Problemen nach Herzoperation.

2) *Gesundheitsberatung*
Sie erfolgt durch Diätassistenten u. a. in der Lehrküche, durch Psychologen mit Antirauchertraining, Entspannungstraining, Einzelgespräch, durch Ärzte bei Visiten, Sprechstunden, Abschlußberatung und durch Bewegungstherapeuten zur Anleitung von Freizeitaktivitäten.

3) *Gesundheitstraining*
Es finden insgesamt 6 Gruppendiskussionen in 4 Wochen mit einem Arzt und einem Psychologen statt, um den Patienten zum Streß- und Gewichtsabbau und zur Meidung von Genußgiften (Rauchen) und Bewegungsmangel zu motivieren.

In kleineren Gruppen und Kursen finden für die Betroffenen Gesundheitsberatungen statt zu Problemkreisen des Diabetes mellitus, der Hypertonie, des Übergewichtes, der Fettstoffwechselstörung und der Herzklappenoperation. Diese Schulungskurse werden z. T. von Diätassistentinnen unterstützt mit Unterrichtung in einer Lehrküche. Wesentlicher Bestandteil dieser Kurse ist auch die Erlernung von *Selbstkontrolltechniken* für Körpergewicht, Blutzucker-, Blutdruck- und Quick-Wert. Diese Selbstkontrolle soll zu einer Verbesserung der Compliance für eine zuverlässigere Medikamenteneinnahme und für die Befolgung von ärztlichen Ratschlägen führen.

Für bestimmte Zielgruppen werden zur Vorbereitung auf eine Herzoperation Veranstaltungen von Ärzten, Psychologen und Krankengymnasten angeboten, die den Patienten und seine Angehörigen über den Ablauf einer Herzoperation informieren und Ängste vor operativen Eingriffen abbauen sollen.

Ein Pflichtangebot ist das Gesundheitstrainingsprogramm „*Gesundheit selber machen*", das 1984 vom Verband der Deutschen Rentenversicherungsträger (VDR) in die Rehabilitationskliniken eingeführt wurde. Dieses Gesundheitstrainingspro-

Gesundheitstrainingsprogramm in der Schüchtermann-Klinik

Tag	Zeit	Thema	Raum	Referenten
Mo	11.00	Fehlernährung/Übergewicht	170	Arzt/Diätassistentin
Di	11.00	Streß	170	Psychologe/in
Di	17.00	Diskussion zum Abschluß der Heilbehandlung	170	Chefarzt/Oberarzt
Mi	11.00	Alltagsdrogen	170	Arzt/Psychologe/in
Do	17.00	Grundgedanken – Sinn und Zweck der Heilbehandlung	170	Chefarzt/Oberarzt
Fr	15.00	Bewegungstherapie	170	Arzt/Bewegungs-therapeut/in
Mo	18.30	Bluthochdruck	170	Arzt
Di	15.00	Leben mit dem Schlaganfall	170	
Di	15.00	– ärztl. Information	170	Stat.-Arzt III
Di	15.00	– krankengymn. Information	170	Krankengymnastin
Mi	17.00	Leben mit der künstlichen Herzklappe	170	Arzt
Mi	18.30	Fettstoffwechselstörungen	170	Arzt
Do	18.30	Diabetes mellitus	170	Arzt
Fr	11.00	Entspannungstherapie	170	Psychologe/in
Di	18.30	Vorträge* – Entstehung von Herz- und Gefäßkrankheiten – Medizinische Therapie – Wirkung u. Nebenwirkung – Diagnostische Möglichkeiten bei Herz- und Gefäßkrankheiten – Chirurgische Möglichkeiten bei Herz- und Gefäßkrankheiten	E 21	Chefarzt und Oberärzte

- Die Themen im **umrandeten Feld** sind für **alle** Patienten vorgesehen und verpflichtend.
- Zu allen Veranstaltungen sind die Angehörigen herzlich eingeladen.
- Weitere Vorträge durch die Bewegungstherapeuten im Gruppenrahmen zu den Themen: Bewegungstherapie in der Klinik, Bewegungstherapie zu Hause, Bürstenmassage und ambulante Herzgruppe.

gramm soll Hilfen zur Selbsthilfe geben und zu einem selbstverantwortlichen Handeln führen. Dabei wird nicht nur durch Information Wissen vermittelt, sondern eine positive Einstellung zur *Selbstverantwortung* für die eigene Gesundheit erzeugt, was sich in Verhaltensveränderungen niederschlagen soll. Es geht dabei nicht um die „Belehrung unvernünftiger Menschen", sondern es sollen gesundheitsgerechtere Wege für eine Lebensführung aufgezeigt werden. In überschaubaren Gruppen von 15 bis maximal 30 Teilnehmern werden die Patienten in Gesprächen zur Diskussion aufgefordert, wobei der Arzt oder Psychologe eine solche Diskussionsrunde nur anleiten und die Diskussion moderieren sollte. Neue Einsichten werden dabei gemeinsam erarbeitet. Im Gegensatz zu den reinen Informationsveranstaltungen, bei denen oftmals Barrieren zur Verdrängung von den Patienten aufgebaut werden, sollten durch die veränderte Beziehung zwischen Arzt und Patient gesündere Ernährungs- und Lebensgewohnheiten aus innerer Überzeugung und Motivaton gefunden werden.

Das Gesundheitstrainingsprogramm mit Seminarstunden über 45–60 min erstreckt sich mit 6 Veranstaltungen über insgesamt 3 Wochen und ist im Rahmen eines 4wöchigen Rehabilitationsaufenthaltes in der Klinik entweder in offenen oder in geschlossenen Gruppen durchzuführen. In der Schüchtermann-Klinik wird der Patient zur Teilnahme durch Testat verpflichtet. Die Seminarstunden werden in den Tagesablauf so integriert, daß dem Patienten deutlich wird, daß dieses Gesundheitstraining den gleichen Stellenwert hat wie die Bewegungstherapie. Es sollte vermieden werden, Seminarstunden in die Mittags- oder Abendstunden zu legen, in denen nach einem intensiven Bewegungstherapieprogramm die Konzentrationsfähigkeit des Patienten vermindert ist. Dies ist in unserer Klinik bei dem komplexen Therapieangebot am Tage oft nicht vermeidbar. Es wurden Manuale und Folien zu den grundlegenden Risikofaktoren des Übergewichtes, des Bewegungsmangels, des Stresses und der Alltagsdrogen vom VDR erarbeitet. Unmittelbar nach Klinikaufnahme soll der Patient in einer Einführungsstunde, die vom Chefarzt oder einem leitenden Oberarzt abgehalten wird, auf dieses Programm eingestimmt werden. In einer abschließenden Stunde sollen die Erfahrungen des Patienten und noch offene Fragen zur Diskussion gestellt werden. Nicht selten wird bei dieser Gelegenheit vom Patienten Kritik an Klinikeinrichtungen, ärztlicher Betreuung etc. geübt, die für notwendige Änderungen und Verbesserung eines Rehabilitationskonzeptes wichtig ist.

Bevor dieses standardisierte Programm eines Gesundheitstrainings durch den VDR in den Rehabilitationskliniken eingeführt wurde, waren wesentliche Aktivitäten seitens der Kostenträger der Rehabilitation schon seit 1975, u.a. von den Landesversicherungsanstalten Baden und Oberbayern, vorausgegangen. In einer Analyse der derzeitigen Situation der *Gesundheitsbildung* in der medizinischen Rehabilitation (Vogel 1993) konnte festgestellt werden, daß dieses Programm „Gesundheit selber machen" in 92% der Einrichtungen für kardiovaskuläre Rehabilitation durchgeführt wird unter regelmäßiger Beteiligung auch des Chefarztes in fast 70% der befragten Kliniken. 54% der Kliniken hatten sich entschlossen, dieses Programm als eine Pflichtveranstaltung in das Standardrepertoire der kardiologischen Rehabilitation aufzunehmen.

In der Schüchtermann-Klinik wird seit Einführung dieses Programms bis heute konsequent nach den Vorstellungen des VDR (Kijanski 1984, 1989) verfahren. Das Programm wird nicht nur von Chef- und Oberärzten, sondern auch von allen nachgeordneten Ärzten und den Psychologen durchgeführt. Dabei stellte sich heraus, daß mangelnde pädagogische Ausbildung und didaktische Fähigkeiten der Referenten zu Kritik und Unmut bei Patienten führen. Häufig beschränkten sich die Gruppenstunden nicht nur auf die 15minütige Vermittlung von Informationen, sondern sein Vortrag füllte die gesamte Stunde aus, was nicht dem Konzept des Gesundheitstrainings entsprach. Eine Diskussion kam deshalb oft nicht zustande oder verflachte mangels geschickter Führung und Lenkung durch den Referenten.

Trotz Einführungs- und Schulungskursen durch den VDR und trotz ständiger exemplarischer Darstellung derartiger Veranstaltungen ist es nachgeordneten Ärzten und Psychologen oftmals nicht gegeben, diese Veranstaltungen im befriedigenden Sinn zu leiten und zu dem vorgegebenen Ziel der Gesundheitsmotivation zu führen. So stoßen die Veranstaltungen des Gesundheitstrainings bei Patienten nicht selten auf Ablehnung, während die Oberarztvorträge in größerer Runde von 100 und mehr Besuchern starkes Interesse finden. Aus diesem Grunde müssen die *methodisch-didaktischen Aspekte* des Gesundheitstrainings und die Inhalte neu überdacht werden. Die Qualifizierung ärztlicher Mitarbeiter für präventive Aufgaben muß in der universitären Ausbildung verbessert werden. Häufig fehlt es den Rehabilitationskliniken auch an räumlicher Ausstattung und notwendigen Kommunikationsmedien.

Wenn diese Rahmenbedingungen nicht erfüllt sind, wird der Herzpatient kaum zur aktiven Mitarbeit zu motivieren sein, und das Ziel, längerfristige Verhaltensveränderung durch emotionelle Beteiligung des Herzkranken zu erreichen, bleibt eine Illusion. Aus diesem Grunde hat auch die Rehabilitationskommission des VDR 1991 auf die Bedeutung der Gesundheitsbildung als wesentlichen Bestandteil der Rehabilitation hingewiesen (Kommission zur Weiterentwicklung der Rehabilitation in der gesetzlichen Rentenversicherung, Arbeitsbereich „Rehabilitationskonzepte" Band III, Teilband I des Verbandes Deutscher Rentenversicherungsträger, Frankfurt am Main, Eysseneckstr. 55, September 1991). Das Gesundheitstraining muß auch Inhalt ambulanter Herzgruppen werden, in denen oft genug zu stark der Schwerpunkt auf die physikalische Therapie gelegt wird. Die Bewegungstherapie in ambulanten Herzgruppen muß zu einem Vehikel für gesundheitsfördernde Lebens- und Ernährungsgewohnheiten werden.

Die Aufgabe der Gesundheitserziehung muß in einem überzeugenden Kontext von einem *Rehabilitationsteam*, bestehend aus Ärzten, Psychologen, Diätassistenten, Bewegungstherapeuten und Pflegekräften, getragen werden. Nur wenn dieses Team mit einer gemeinsamen Sprache auf den Patienten einwirkt, wird das Ziel erreicht, daß das in einer Rehabilitationsklinik Erlernte und Erfahrene auch zu Hause und in ambulanten Herzgruppen umgesetzt und fortgeführt wird. Das Gesundheitstraining muß wesentlicher Bestandteil, wenn nicht sogar der Kern einer kardiologischen Rehabilitation sein. Hiervon müssen nicht nur die Patienten, sondern insbesondere auch die Mitarbeiter einer kardiologischen Rehabilitationsklinik überzeugt werden.

4 Psychologische Betreuung in der Rehabilitationsklinik

Mit Beginn der 70er Jahre wurde der Psychologe als wichtiger Partner des Arztes in die kardiologische Rehabilitation integriert. Er soll in psychischen Ausnahmesituationen Hilfen geben zur emotionellen Entlastung bei der Krankheitsverarbeitung und bei der Suche nach neuen Zukunftsperspektiven. Er soll den Patienten zum *gesundheitsfördernden Lebensstil* führen und Probleme der Partnerschaft, der Familie und des sozialen Umfeldes lösen helfen. Bei diesen Aufgaben wird er oft unterstützt durch einen Sozialarbeiter, der sich gezielt der sozialmedizinischen Problemstellungen des Arbeitsplatzes annimmt.

Die psychologischen Behandlungen erfolgen in Form von Einzelgesprächen, ggf. gemeinsam mit Angehörigen, und es werden Verhaltensanalysen erstellt und kognitiv-verhaltenstherapeutische Techniken angewandt. In Gruppen werden *Entspannungstechniken* (progressive Muskelrelaxation und autogenes Training) erlernt.

Der Psychologe hilft also in der *Krisenintervention* durch Beratungen und Entscheidungshilfen. Um bestimmte Funktionsstörungen gezielt zu beeinflussen, bedient er sich der Biofeedback-Verfahren, die über eine Rückmeldung der Atmung (bei Hyperventilation), des Hautwiderstandes (bei Schweißneigung), des Blutdrucks (bei essentiellen Hypertonikern) und des Elektromyogramms (bei Kopfschmerz) zu einer bewußten Entspannung und Symptomlinderung führen sollen.

Die Psychologen werden eingebunden in das oben beschriebene gesundheitserzieherische Programm „Gesundheit selber machen" und behandeln die Themen „Streß" und „Alltagsdrogen".

Da weder die personelle Besetzung (2–3 Psychologen für 200 bis 250 Patienten einer kardiologischen Rehabilitationsklinik) noch die Aufenthaltsdauer der Patienten (4- bis 6wöchiges Heilverfahren) für eine erfolgversprechende *verhaltenstherapeutische Einzelbehandlung* ausreichen, liegt der Schwerpunkt der Tätigkeit von Psychologen in einer kardiologischen Rehabilitationsklinik auf der Durchführung von *Gruppentherapien* (s. Übersicht). Hierzu gehört ein Entspannungstraining in Gruppen von maximal 15 Patienten, bei dem in 9 Sitzungen über 45–60 min Entspannungstechniken eingeübt werden, die auch in den Alltag umzusetzen sind. Auch diese Gruppentherapien sollen in die Kernzeit des Klinikprogramms fallen und nicht an einen schon ausgefüllten Tag angehängt werden. Die Entspannungstherapie genießt bei den Patienten einen hohen Stellenwert. Eine Teilnahmeverpflichtung ist in der Regel nicht notwendig, da die Patienten sehr schnell den Nutzen der Entspannungstechniken erkennen.

Eine deutlich geringere Akzeptanz findet das *Streßbewältigungstraining*, das zum Ziel hat, für die alltäglichen Belastungen des Berufes angemessene Verhaltensmuster zu vermitteln. Offensichtlich sind die Streßbewältigungsstrategien schwieriger zu formulieren und dem Patienten inhaltlich zu vermitteln. Unsere Patienten neigen häufig dazu, diese Veranstaltungen nach dem ersten Besuch nicht mehr aufzusuchen. Sie kritisieren, daß keine wesentlichen Informationen und neuen Erkenntnisse vermittelt werden und die Ratschläge und Lebenshilfen zu allgemein gehalten sind.

Psychologische Gruppentherapien in der Schüchtermann-Klinik

1) *Entspannungstraining*
Tiefenmuskelentspannung oder autogenes Training in Sitzungen von 45–60 min Dauer mit mindestens 8 Sitzungen in 4 Wochen in offenen oder geschlossenen Gruppen von 15 Patienten.

2) *Streßbewältigungstraining*
für Patienten, die noch im Berufsleben stehen, in mindestens 4 Sitzungen von 45–60 min Dauer in geschlossenen Gruppen über 2 Wochen.

3) *Nichtrauchertraining*
in 4 Sitzungen von 45–60 min Dauer in geschlossenen Gruppen für Patienten, die noch rauchen oder wieder rückfällig werden könnten.

4) *Gewichtsreduktionsgruppe*
für Patienten mit einem Übergewicht von mehr als 20% des Broca-Indexes, in geschlossenen Gruppen von 15 Personen in 4–6 Sitzungen über 45–60 min.

Ähnlich verhält es sich auch mit dem *Nichtrauchertraining*, das ebenfalls in kleineren Gruppen für Patienten durchgeführt wird, die zum Zeitpunkt der Aufnahme in die kardiologische Rehabilitation noch rauchen oder bei denen nicht die Gewißheit besteht, daß sie nicht wieder rückfällig werden. Wir führen das Nichtrauchertraining in geschlossenen Gruppen mit 2 Treffen pro Woche über 2 Wochen durch. Der Psychologe bedient sich dabei nicht nur der Information, sondern nutzt verhaltenstherapeutische und suggestive Verfahren oder andere unterstützende Maßnahmen wie das Nikotinpflaster, um den Patienten vom Rauchen abzubringen. Eine Studie vor 10 Jahren, an der wir auch teilnahmen, hat gezeigt, daß nicht die Methode des Antirauchertrainings für den Langzeiterfolg entscheidend ist, sondern die Überzeugungskraft der Therapeuten und der von allen Mitarbeitern getragene Geist einer Klinik (Vorbildfunktion) den Erfolg sichern.

Die Zuführung der Patienten zum Nichtrauchertraining erweist sich oft als problematisch, weil sie bei der Aufnahmeuntersuchung häufig unkorrekte Angaben bezüglich ihres Rauchverhaltens machen. Für Raucher ist das Antirauchertraining bei uns eine Pflichtveranstaltung, wobei der Patient an seine *Mitwirkungspflicht* zur Überwindung seiner Sucht ermahnt wird. Wichtig erscheint uns, daß in kardiologischen Rehabilitationskliniken ein Rauchverbot nicht nur für die Patienten, sondern auch für die Mitarbeiter besteht. Wird ein Patient nach Abmahnung rauchend in seinem Zimmer angetroffen und verweigert er die Teilnahme am Antirauchertraining, dann wird er vom Chefarzt disziplinarisch entlassen.

Das Antirauchertraining darf nicht nur aus Abschreckung durch Darstellung ungünstiger Krankheitsverläufe bestehen, sondern muß die positive Seite des Nikotinverzichtes hervorheben. Vermutlich infolge der oftmals geringen Akzeptanz bei den Patienten sehen die Psychologen das Nichtrauchertraining bei uns als eine ungeliebte Pflichtveranstaltung, der sie sich lieber entziehen würden.

Günstiger stellt sich die Situation in den *Gewichtsreduktionsgruppen* dar. In kleineren Gruppen von maximal 15 Teilnehmern wird gemeinsam mit Diätassistenten eine Beratung und Verhaltenstherapie bei oft hochmotivierten Patienten durchgeführt, die mehr als 20% des Broca-Indexes an Übergewicht haben. Neben Schulung von Ernährungsweisen in der Lehrküche sollen Fertigkeiten zur Sicherung der Gewichtsabnahme und Vermeidung einer erneuten Gewichtszunahme vermittelt werden. Bei uns hat sich im Rahmen dieser Veranstaltungen neben der Gewichtskontrolle auch die *Hautfaltenmessung* bewährt. Die Abnahme der Hautfaltendicke und damit der subkutanen Fettschicht in Zentimetern verdeutlicht dem Patienten eindrucksvoller als die Gewichtsabnahme in Kilogramm, was er durch eine disziplinierte Ernährungsweise im Rahmen der Rehabilitation erreichen konnte.

Die 20jährige Erfahrung in der *Zusammenarbeit mit Psychologen* zeigt einige spezifische Probleme: die Ärzte gehen davon aus, daß für alle seelischen Probleme der Psychologe zuständig ist und sie sich selbst auf die rein somatischen Felder zurückziehen können. Sie werden damit den Ansprüchen ihrer Patienten nicht gerecht und überfordern den personell zu schwach besetzten psychologischen Dienst einer Rehabilitationsklinik. Die Psychologen selbst würden sich lieber Einzelschicksalen zuwenden und ihre Aufgaben in den Gruppentherapien einschränken, insbesondere beim Streßbewältigungs- und Antirauchertraining. Die Psychologen erwarten, daß motivierte Patienten freiwillig den Weg zu ihnen finden, und sträuben sich gegen zwanghafte Zuweisungen durch Ärzte. Sie verkennen dabei, daß Patienten auf dem Weg zum Psychologen erhebliche Schwellenängste und Vorurteile überwinden müssen und ihnen dieser Weg durch ärztliche Verordnungen erleichtert und so selbstverständlich wird, wie der Weg in die Bewegungstherapie.

5 Beschäftigungstherapie als begleitende Maßnahme der kardiologischen Rehabilitation

Die *Beschäftigungstherapie* soll die Patienten an eine neue Freizeitgestaltung heranführen und Erfolgserlebnisse vermitteln. Hierzu ist in vielen Rehabilitationskliniken eine Einrichtung für *kreatives Gestalten* geschaffen worden. Die Akzeptanz der Patienten für diese Angebote ist sehr unterschiedlich und hängt ab von der Persönlichkeit des Kunst- bzw. Beschäftigungstherapeuten und von den Inhalten, die er zu vermitteln versteht. Großer Beliebtheit erfreuen sich moderne Techniken der Seidenmalerei, weil dadurch Gegenstände entstehen, die als Souvenir Angehörigen mitgebracht werden können. Die Angebote eines Kreativstudios schließen Flechten, Knüpfen, Weben, Holzarbeiten, Keramik, Malen, Zeichnen und Drucken ein, wobei die Patienten einer kardiologischen Rehabilitationsklinik v.a. den Zeichen- und Maltechniken gegenüber aufgeschlossen sind. Die Beschäftigungstherapie in einem Kreativstudio ist auch eine Art Psychotherapie, die neben der Selbstwertfindung auch zur seelischen Entspannung beiträgt.

In der Schüchtermann-Klinik existiert ein *Kreativstudio* seit 10 Jahren. Es wird von maximal 10% der Patienten auf freiwilliger Basis in Abend- und Wochenendstunden in Anspruch genommen. Einige Patienten glauben, durch die Beschäftigungstherapie eine wesentliche Erfahrung für ihre künftige *Freizeitgestaltung* gewonnen zu haben. Enttäuschend war aber die geringe Resonanz, die Kunstausstellungen, Musikabende, Lichtbildervorträge und Tanzabende fanden, weil die Patienten offensichtlich mit anderen Zielvorstellungen ein Heilverfahren antreten und solche Angebote nicht erwarten und deshalb auch nicht annehmen. Auf der anderen Seite klagen sie aber über mangelnde Freizeitangebote während ihres Aufenthaltes in einer Rehabilitationsklinik. Diese Klagen verstummten bei uns mit Einrichtung einer Cafeteria, die als Kommunikationszentrum in Abend- und Freizeitstunden dient.

Literatur

Blümchen G, Brand D, Scharf-Bornhofen E (1981) Durchlauf-Angina pectoris: Langzeitbeobachtung (38 Monate) bei 10 Patienten . Z Kardiol 70:95–103

Budde H-G, Kulick B (1992) Gesundheitsbildungsmaßnahmen in der stationären Rehabilitation eines Rentenversicherungsträgers. In: Häussler B, Schliehe F, Brennecke R, Weber-Falkensammer H (Hrsg) Sozialmedizinische Ansätze der Evaluation im Gesundheitswesen. Bd 2: Qualitätssicherung in der ambulanten Versorgung und medizinische Rehabilitation. Springer, Berlin Heidelberg New York, S 418–422

Buschmann E, Kijanski H-D (1987) Gesundheitstraining während der stationären Heilbehandlungsmaßnahme. Angestelltenversicherung 9:347–353

Clausen JP, Trapp-Jensen J (1971) Regulation and distribution of cardiac output during exercise in patients with coronary artery disease and effect of training. In: Coronary heart disease and physical fitness. Munksgaard, Kopenhagen, p 74

Deutscher Bäderverband, Verband Deutscher Rentenversicherungsträger, Bundesvereinigung für Gesundheitserziehung, Deutsche Gesellschaft für Ernährung (1976) Richtlinien für die Gesundheitserziehung in den Heilbädern und Kurorten. Meister, Kassel

Drexel H, Hildebrandt G, Schlegel, KF, Weimann G (1990) Physikalische Medizin. Hippokrates Verlag, Stuttgart

Hübel M, Kauderer-Hübel, M, Weber-Falkensammer H (1988) Gesundheitstraining: Bedeutung der Prävention in der Klinischen Rehabilitation – Umsetzungsaspekte. Deutsche Rentenversicherung 4–5:167–178

Kijanski H-D (1984) Gesundheit selber machen – Praktische Hinweise. Verband Deutscher Rentenversicherungsträger, Frankfurt am Main. Jünger-Verlag, Offenbach

Kijanski H-D (1989) Gesundheitstraining in der Rehabilitation. Prävention 12:99–103

Krauß H (1990) Hydrotherapie. Fischer, Stuttgart New York

Mittag O, Becker U (1991) Ziele und Methoden des Gesundheitstrainings in der Rehabilitationsklinik für Herz-Kreislauf-Krankheiten. Rehabilitation 30:138–143

Niestegge H, Cordes G, Blümchen G (1989) Toleranzentwicklung unter kontinuierlicher Nitroglycerin-Infusion. Herz 14:66–70

Rost R (1992) Medikamentöse Therapie von Herz-Kreislauferkrankungen und Sport. Internist 33:136–141

Tammen AT, Bierck G, Fentrop T, Blümchen G (1984 a) Langzeitverhalten der Belastungshypertonie bei Herzinfarktpatienten. Z Kardiol 73:129–136

Tammen AT, Bierck G, Fentrop T, Blümchen G (1984 b) Prognostische Bedeutung des Belastungsblutdrucks bei Herzinfarktpatienten. In: Anlauf D, Bock KD (Hrsg) Blutdruck unter körperlicher Belastung. Steinkopff, Darmstadt

Troschke J von (1992) Voraussetzungen und Ziele einer modernen Gesundheitserziehung. In: Bundesvereinigung für Gesundheitserziehung (Hrsg) „Leben mit Herz" (Arbeitsmaterialien). Bonn, S 13–24

Verband Deutscher Rentenversicherungsträger/Reha-Kommission (Hrsg) (1991) Abschlußberichte der Kommission zur Weiterentwicklung der Rehabilitation in der gesetzlichen Rentenversicherung. Bd III: Arbeitsbereich „Rehabilitationskonzepte". Projektuntergruppe „Herz und Kreislauf" (Leitung R. Buchwalsky). VDR, Frankfurt am Main

Vogel H (1993) Gesundheitsbildung in der medizinischen Rehabilitation der Rentenversicherung. Präv-Rehab 5:1–13

Weidemann H, Seer P, Hildebrand N, Bruhn T, Bert S (1987) Gesundheitserziehung in einer Rehabilitationsklinik. Herz und Gefäße 7:74–81

Weidemann H (1990) Gesundheitserziehung in der kardiologischen Rehabilitation – eine vergleichende Strukturanalyse. Prävention 13:48–51

Wolters J, Kaufmann F-W (1986) Gesundheit selber machen. Heilbad und Kurort 38:200–208

VI. Sozialmedizinische Aspekte

1 Sozialmedizinische Ergebnisse und sozialmedizinische Begutachtung

1.1 Sozialmedizinische Beurteilung für die berufliche und soziale Reintegration

Die sozialmedizinische Beurteilung für die berufliche und soziale Reintegration ist unverzichtbarer Bestandteil der umfassenden Betreuung im Rahmen der kardiologischen Rehabilitation. Sie schafft die Voraussetzungen für die Wiedereingliederung des Patienten in das Berufsleben als eine entscheidende Grundlage für die wirtschaftliche Existenz, damit aber auch für das Persönlichkeitsbild und das Selbstvertrauen des Patienten. Eine weitere Aufgabe im Sinne der sozialen Indikation beinhaltet die Vorbereitung einer dem jeweiligen Gesundheitszustand angepaßten Wiederaufnahme in die Gesamtheit zwischenmenschlicher Ordnungen und Beziehungen auf familiärer, politischer, kultureller und sportlicher Ebene, entsprechend den Neigungen und Fähigkeiten des Patienten. Weiteres Ziel ist die Abwendung der Pflegebedürftigkeit des chronisch kranken Patienten; dies setzt eine entsprechende, individuell abgestufte kardiologische Funktionsdiagnostik voraus.

Die Erfüllung dieser sehr komplexen Aufgabe erfordert ein interdisziplinäres Team unter der Leitung eines Kardiologen; dieses setzt sich zusammen aus sozialmedizinisch und sportmedizinisch erfahrenen Ärzten, speziell geschulten klinischen Psychologen, Bewegungstherapeuten, Diätassistenten, Rehabilitationsberatern und Sozialarbeitern. Die Art dieses interdisziplinär orientierten Teams schafft die Grundlage für eine differenzierte sozialmedizinische Begutachtung. Die weiterführende Literatur findet sich im Literaturverzeichnis dieses Kapitels.

1.2 Einschätzung der Leistungsfähigkeit und Belastbarkeit von Herzkranken

Bei der Ermittlung der *Leistungsfähigkeit* ist entscheidend, ob der Ergometertest im Sitzen oder im Liegen durchgeführt wird. In sitzender Position verlagert sich das Blutvolumen mehr in die abhängigen Körperpartien, der Druck in der Pulmonalarterie steigt entsprechend geringer an, und die Symptome, wie Dyspnoe und Angina pectoris, treten erst auf höherer Belastungsstufe auf (Abb. 116). Bei der Übertragung

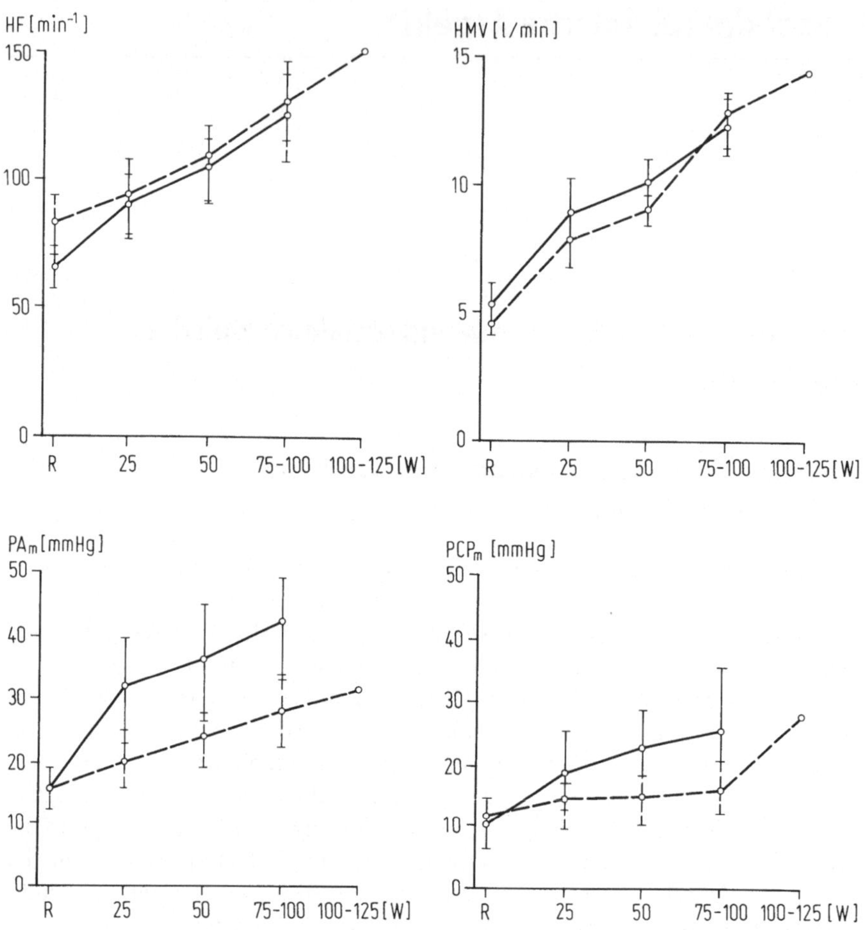

Abb.116. Einschwemmkatheterdaten bei KHK im Liegen und Sitzen. (Nach Buchwalsky 1992)

der im Liegen gewonnenen Ergometerdaten auf die Bedingungen des Sports und des beruflichen Alltages muß dies bedacht werden. Zur Ermittlung einer Trainingsbelastung, z.B. in Form einer Trainingsherzfrequenz, muß deshalb die liegende Ergometrie durch eine sitzende ergänzt werden, wobei der Patient in der Regel um eine 25-W-Stufe höher belastbar ist und die Herzfrequenz um 10 bis 20 Schläge pro Minute stärker ansteigt, bevor Symptome auftreten.

1.2.1 Herzinfarktpatienten

1) Eine sehr *gute Leistungsfähigkeit und uneingeschränkte Belastbarkeit* ist anzunehmen, wenn der Herzinfarktpatient beschwerdefrei 125–150 W im Liegen leistet, er im Elektrokardiogramm nur eine umschriebene Infarktnarbe mit Q-Zacken in 1 bis maximal 2 EKG-Ableitungen aufweist, seine röntgenologische Herzgröße normal ist, seine Ventrikelfunktion echokardiographisch nicht eingeschränkt ist

und durch Belastung keine Rhythmusstörungen provoziert werden. Bei der Einschwemmkatheteruntersuchung steigen unter maximaler Belastung die Pulmonalkapillardrücke bis maximal 22 mg Hg, das Herzminutenvolumen auf über 14 l/min an.

In der Regel wird man bei diesem Patienten angiographisch eine koronare Eingefäßerkrankung feststellen bei einer Auswurffraktion des linken Ventrikel von über 60 %. Man kann davon ausgehen, daß dieser Patient von einem Ausdauertraining profitiert und in seiner Berufs- und Erwerbsfähigkeit nicht eingeschränkt ist.

2) Die *Leistungsfähigkeit und Belastbarkeit sind eingeschränkt* (Tabelle 59), wenn auf einer Belastungsstufe von 75–100 W Symptome wie Dyspnoe und Angina pectoris auftreten, wenn sich elektrokardiographisch größere Narben mit Q-Zacken in 2–3 Ableitungen finden, der Pulmonalkapillardruck auf 30 mm Hg ansteigt und das Herzminutenvolumen nicht mehr wesentlich über 10–14 l/min gesteigert werden kann und die Herzgröße grenzwertig pathologisch ist (absolutes Herzvolumen um 1000 ml, V/kg bis 14,5, HV/m^2 bis 600). Angiographisch wird man bei diesem Patienten häufig eine Ein- bis Dreigefäßerkrankung und Einschränkung der Auswurffraktion auf unter 60 % finden.

Nur unter engmaschigen Kontrolluntersuchungen ist bei diesem Patienten eine Bewegungstherapie in Form eines Ausdauertrainings unter Vermeidung starker körperlicher Belastungen, wie Schwimmen und Waldlauf, möglich. Dem Patienten empfehlen wir, alle körperlichen Aktivitäten so auszuführen, daß er nicht durch Kurzatmigkeit am Sprechen gehindert bzw. durch das Auftreten einer Angina pectoris zur Ruhe gezwungen wird. Berufliche Tätigkeiten, vorwiegend im Sitzen, sind noch möglich, ebenso leichte Handarbeiten, nicht jedoch schwere körperliche Arbeiten beim Bauhandwerk, in der Landwirtschaft und des Lagerarbeiters.

3) Die *Leistungsfähigkeit und Belastbarkeit sind stark eingeschränkt,* wenn die Leistungsfähigkeit auf 25–75 W vermindert ist, wenn sich elektrokardiographisch große Infarktnarben mit Q-Zacken in mehr als 3 Ableitungen und persistierende ST-Streckenhebungen als Hinweis auf eine aneurysmatische Aussackung finden, die Herzgröße im pathologischen Bereich liegt (Herzvolumen über 1000, HV/kg zwischen 15 und 20, HV/m^2 zwischen 600–1000) und sich bei der Einschwemmkatheteruntersuchung Pulmonalkapillardruckwerte in Ruhe von über 13 mm Hg finden, die unter geringer Belastung von 25 W auf über 40 mm Hg ansteigen, und das Herzminutenvolumen nicht mehr über 10 l/min gesteigert wird. Bei der Koronarangiographie findet sich oft eine ausgedehnte koronare Dreigefäßerkrankung, gelegentlich auch eine Hauptstammstenose, bei der Ventrikulographie finden sich ausgedehnte Akinesien und aneurysmatische Aussackungen mit einer Auswurffraktion von unter 45 %.

Schon aus prognostischen Gründen wird man bei diesen Patienten prüfen, ob nicht eine Intervention in Richtung einer operativen Revaskularisation möglich ist. Ein Ausdauertraining ist bei diesen Patienten aus heutiger Sicht gefährlich: es sind nur Übungen ohne wesentliche Herz-Kreislauf-Belastung möglich. Mit Einschränkung wird diesen Patienten noch eine Schreibtischtätigkeit zugemutet werden können, jedoch keine berufliche Tätigkeit, die mit einer körperlichen Belastung einhergeht.

Tabelle 59. Belastbarkeit von Herzinfarktpatienten und Empfehlungen für Ausdauertraining bzw. Übungstherapie (*R* Ruhe, *B* Belastung; ++ alle Ausdauersportarten möglich, + Ausdauersport empfehlenswert mit Einschränkungen, o nicht herz- und kreislaufbelastende Übungen empfehlenswert, oo körperliche Schonung notwendig

Belastbarkeit	Herzgröße (HV) (ml/m^2)	Ergometrie (W)	Einschwemmkatheter-untersuchung PCP (mm Hg) (HMV (l/min)		Ventrikel funktion (EF) [%]	Ausdauer-training	Übungs-therapie
1) Uneingeschränkt	unter 500	über 125	PCP_B HMV_B	unter 23 über 14	über 60	++ +	
2) Leicht eingeschränkt	500–600	75–125	PCP_B HMV_B	bis 30 10–14	45–60	+	
3) Stark eingeschränkt	600–1000	25–75	PCP_B HMV_B	über 30 unter 10	20–45		o
4) Aufgehoben	über 1000	unter 25	PCP_R HMV_R	über 15–20 unter 6	unter 20		oo

Anmerkung: In jedem Stadium einer Herzkrankheit kann die Belastbarkeit durch komplexe Rhythmusstörungen eingeschränkt sein, insbesondere wenn sie durch körperliche Belastungen provoziert werden.

4) Bei einigen Herzinfarktpatienten ist die *Leistungsfähigkeit völlig aufgehoben*, da sie beim Vorhandensein großer Infarktnarben unter Alltagsbelastungen kardiale Beschwerden, wie Dyspnoe oder Angina pectoris, haben. Bei einer Herzgröße über 2000 ml (HV/kg über 20, HV/m^2 über 1000), bei einem Pulmonalkapillardruck in Ruhe von über 20 mm Hg und einem Herzminutenvolumen von unter 6 l/min ist die körperliche Belastbarkeit aufgehoben. Ventrikulographisch findet man bei diesen Patienten eine stark eingeschränkte Auswurffraktion von unter 20%, häufig mit aneurysmatischer Aussackung ausgedehnter Ventrikelwandabschnitte.

Diesen Patienten wird man von jeder körperlichen Belastung abraten; die Berufs- und Erwerbsfähigkeit muß als aufgehoben gelten. Eine leichte Übungstherapie darf, wenn überhaupt, nur unter Anleitung und Aufsicht eines erfahrenen Kardiologen erfolgen, weil sich auch für diese Patienten die Leistungsbreite durch eine Bewegungstherapie noch etwas verbessern läßt.

1.2.2 Patienten mit Herzmuskelerkrankung oder Herzfehler

Die für Herzinfarktpatienten getroffene Einteilung gilt in gleicher Form für Patienten mit Herzmuskelerkrankungen und angeborenen oder erworbenen Herzfehlern.

1) Bei der *dilatativen Kardiomyopathie* finden sich oft über längere Zeit normale Einschwemmkatheterbefunde bei gut erhaltener Leistungsfähigkeit und geringer oder fehlender Symptomatik – trotz erheblicher röntgenologischer Herzvergrößerung, diffuser Hypo- und Aktinesie aller Wandabschnitte im Echokardiogramm und Einschränkung der Auswurffraktion.

Ob diese Patienten mit einer Störung der systolischen Ventrikelfunktion von einem Ausdauertraining profitieren, bedarf noch wissenschaftlicher Überprüfung. Falls sie am Koronarsport teilnehmen, ist eine engmaschige kardiologische Kontrolluntersuchung mit röntgenologischer oder echokardiographischer Herzgrößenvermessung notwendig. Vermutlich profitieren diese Patienten mehr von einer medikamentösen Nachlastsenkung durch ACE-Blocker und Digitalisierung bei Alkoholabstinenz. Alltagsbelastungen und beruflichen Belastungen oder größerer körperlicher Anstrengung, die nicht über 75 W hinausgehen, können diese Patienten oft noch lange gerecht werden.

Bei der *hypertrophen Kardiomyopathie* findet sich dagegen schon frühzeitig eine Einschränkung der körperlichen Leistungsfähigkeit durch Symptome wie Atembeklemmung, Kurzatmigkeit und Angina pectoris, weil bei normaler Herzgröße und hyperkinetischem Ventrikelkontraktionsverhalten erhebliche pathologische Druckanstiege in der Pulmonalarterie unter Belastung durch die diastolische Funktionsstörung (Compliancestörung) des linken Ventrikels auftreten. Bei diesen Patienten steht die medikamentöse Therapie mit Kalziumantagonisten und β-Blockern im Vordergrund.

Man wird diesen Patienten zur körperlichen Schonung raten und sie, falls sie überhaupt in einer Koronargruppe erscheinen, einer Übungsgruppe zuteilen. Die Frage der Berufs- und Erwerbsfähigkeit muß individuell entschieden werden, wobei aber Kraftanstrengungen in Form von schwerem Heben und Tragen (Druckbelastungen) vermieden werden müssen.

2) Bei *erworbenen Herzfehlern* hängt die Leistungsfähigkeit und Belastbarkeit von den systolischen Druckgradienten an der Aortenklappe, den diastolischen Gradienten an der Mitralklappe, von den Regurgitationsfraktionen an diesen Klappen und von der Funktion des linken Ventrikels ab (s. Übersicht).

Bei erworbenen oder angeborenen Herzkrankheiten werden Leistungsfähigkeit, Berufs- und Erwerbsfähigkeit beeinflußt

1) durch die Myokardschädigung mit Beeinträchtigung der Pumpfunktion des Herzens,
2) durch die sekundäre pulmonale Hypertonie in Ruhe und bei Belastung,
3) durch die systolischen oder diastolischen Gradienten an stenosierten Aorten- und Mitralklappen bzw. durch den Grad der Regurgitation an diesen Herzklappen,
4) von dem Volumen und der Richtung der Shuntverbindungen zwischen dem arteriellen und venösen Kreislauf.

Liegt der systolische Gradient bei einem *Aortenklappenfehler* unter 30 mm Hg, die Regurgitationsfraktion unter 30% und besteht noch eine normale Ventrikelfunktion im Echokardiogramm und bei der Einschwemmkatheteruntersuchung, dann ist ein Ausdauertraining auf einem Belastungsniveau von 75–100 W möglich, auch im Rahmen einer ambulanten Koronargruppe. Eine berufliche Tätigkeit bis zu einer Belastung von 75 W kann noch wahrgenommen werden. Ist dagegen die linke Ventrikelfunktion echokardiographisch eingeschränkt mit röntgenologischer Herzvergrößerung und zeigt die Einschwemmkatheteruntersuchung einen pathologischen Druckanstieg unter Belastung, dann sind diese Patienten nur für die Übungsgruppe geeignet, und es kann nur noch eine sitzende berufliche Tätigkeit ausgeübt werden. Eine Herzklappenoperation ist angezeigt.

Liegt bei normaler rechter und linker Ventrikelfunktion mit normalen Pulmonalarteriendruckwerten unter Belastung der diastolische Druckgradient an der *Mitralklappe* unter 5 mm Hg und die Regurgitationsfraktion unter 20–30%, dann ist die körperliche Belastbarkeit nicht eingeschränkt. Bei diastolischen Gradienten von 5–10 mm Hg an der Mitralklappe sind Alltagsbelastungen noch möglich, bei Gradienten über 10 mm Hg wird man eine Klappenoperation diskutieren, weil unter Alltagsbedingungen limitierende Symptome auftreten. Dies gilt auch für eine Mitralklappeninsuffizienz mit pathologischen Druckwerten in der Pulmonalarterie in Ruhe und bei Belastung.

Patienten mit hochgradigen Aortenklappenstenosen sind lange beschwerdefrei. Oft ist die Synkope im Rahmen einer schweren körperlichen Belastung das erste lebensgefährliche Symptom des Herzfehlers. Bei chronischem Verlauf fühlt sich der Patient mit Mitralklappenfehler noch lange leistungsfähig, trotz stark pathologischer Druckwerte in der Pulmonalarterie, weil er sich an seine eingeschränkte Leistungsbreite auch im Berufsleben anpaßt. Dennoch muß seine Belastbarkeit für alle körperlichen Tätigkeiten auch im Berufsleben schon früh als aufgehoben angesehen werden. Patienten mit einer *akuten Mitralklappeninsuffizienz*, z. B. durch

Chordaabriß, haben dagegen sehr früh Symptome, weil sich die Lungenstrombahn nicht so schnell der akuten Volumenbelastung durch die Regurgitationswelle anpassen kann.

3) Bei *angeborenen Herzfehlern* sind Leistungsfähigkeit und Belastbarkeit abhängig von den Druckverhältnissen in der Pulmonalarterie und im rechten Ventrikel sowie von den Shuntgrößen und -richtungen. Liegen die Pulmonalarteriendrücke in Ruhe und bei Belastung im Normbereich und liegt der Links-Rechts-Shunt unter 30%, dann sind sportliche Aktivitäten auf dem Niveau von 100–150 W auch bei Patienten mit einem Vorhof- oder Ventrikelseptumdefekt möglich. Finden sich erhöhte Pulmonalarteriendrücke in Ruhe und bei Belastung durch einen erhöhten Lungengefäßwiderstand und besteht eine Tendenz zum Rechts-Links-Shunt, dann ist die Belastbarkeit aufgehoben, und der Patient muß sich körperlich schonen. Beim Auftreten von Symptomen, wie Dyspnoe, Angina pectoris und Synkopen, ist bei angeborenen Herzfehlern die Berufs- und Erwerbsfähigkeit aufgehoben, und man wird die korrigierende Herzoperation anstreben. Dies gilt auch für Shuntgrößen von über 50% und Gradienten an der Pulmonalklappe von über 100 mmHg, auch wenn die Patienten noch asymptomatisch sind, um Folgeschäden zu vermeiden. Bei Shuntumkehr ist oft eine korrigierende Operation nicht mehr möglich.

1.2.3 Patienten nach Herzoperationen

Nach Herzoperation hängen die Leistungsfähigkeit und Belastbarkeit davon ab, wieweit eine Normalisierung der zentralen Hämodyamik erreicht werden konnte (s. Übersicht).

Nach einer Herzoperation wird die Leistungsfähigkeit im Erwerbsleben bestimmt

1) durch den Grad der präoperativen myokardialen Schädigung infolge der vorher durchgemachten Herzinfarkte oder Druck- und Volumenbelastungen,
2) durch die Komplettheit einer operativen Revaskularisation oder der Korrektur eines Klappenfehlers durch Rekonstruktion oder Klappenersatz,
3) durch intra- und postoperative Komplikationen wie Herzinfarkt, Hämoperikard, Wundheilungsstörungen etc.,
4) durch psychische Hemmnisse des Patienten mit Angst vor einem Rückfall und durch Vorurteile der Angehörigen, Arbeitskollegen und des Arbeitgebers, die sich nicht vorstellen können, daß nach einer Herzoperation wieder eine volle Berufs- und Erwerbsfähigkeit möglich ist,
5) durch das Netz der sozialen Absicherung mit Krankengeldfortzahlung, Vorruhestandsregelung, Schwerbehindertengesetz.

Gelang eine komplette *Revaskularisation* bei normaler präoperativer Ventrikelfunktion, dann wird man nach einer Bypassoperation bei Beschwerdefreiheit des Patienten einen normalen Einschwemmkatheterbefund in Ruhe und bei Belastung erheben. Der Patient kann 2–3 Wochen nach der Herzoperation ein Ausdauer-

Tabelle 60. Belastbarkeit nach Herzoperation und Empfehlungen für ein Ausdauertraining bzw. Übungstherapie (++ uneingeschränkt möglich und empfehlenswert, + eingeschränkt möglich, o nicht herz- und kreislaufbelastende Übungen möglich, oo nur Schonung empfehlenswert)

Art der Herzoperation	Belastbarkeit	Ausdauertraining	Übungstherapie
a) *Normale Ventrikelfunktion und Pulmonalarteriendrücke:*			
1) Aortokoronare Bypassoperation	uneingeschränkt	++	
2) Aortenklappenersatz	eingeschränkt	+	
3) Mitralklappenersatz	stärker eingeschränkt		o
4) Mitralklappenkorrektur	oft uneingeschränkt	+	
5) Korrektur angeborener Herzfehler	uneingeschränkt	+	
6) Herztransplantation	oft uneingeschränkt	++	
b) *Einschränkung der Ventrikelfunktion:* prä- bzw. postoperative Ventrikelschädigung (Auswurffraktion unter 45 %) und postoperative pulmonale Hypertonie (Pulmonalarterienmitteldruck über 30 mm Hg)	stark eingeschränkt		oo

training absolvieren und nach 4–6 Wochen wieder allen beruflichen Belastungen von seiten des Herzens gerecht werden. Limitierend könnten noch der Sternotomieschmerz und die venöse Stauung an den Beinen durch die Venektomie sein. Bei inkompletter Revaskularisaton und bei ausgeprägter präoperativer Ventrikelschädigung gelten für die Beurteilung der Belastbarkeit und der Berufs- und Erwerbsfähigkeit die oben aufgeführten Kriterien.

Ist durch die Herzoperation eine Normalisierung der zentralen Hämodynamik erreicht worden, z.B. durch eine *Rekonstruktion* der Mitralklappe oder durch den *Verschluß* eines Septumdefektes, dann kann der Patient 4–6 Wochen nach dem Eingriff als normal belastbar gelten, sowohl im Alltags- als auch im Berufsleben. Werden Herzklappen prothetisch ersetzt, dann muß man davon ausgehen, daß unter körperlicher Belastung noch Flußgradienten an den Kunstklappen auftreten, die zu einer Druckbelastung des linken Herzens und der Lungenstrombahn führen. Dies gilt besonders für den *Mitralklappenersatz,* weniger für den *Aortenklappenersatz.* Patienten nach Aortenklappenoperation werden deshalb oft wieder im Berufs- und Alltagsleben körperlich aktiv werden können bis zu einem Belastungsniveau von 75–100 W, wenn der linke Ventrikel nicht vorgeschädigt war. Patienten nach *Mitralklappenersatz* dagegen werden i.allg. höhergradig eingeschränkt bleiben und keine körperlich belastende Tätigkeit mehr ausüben können, denn die pulmonale Hämodynamik bleibt trotz erfolgreicher Herzoperation meist gestört. Während ein Ausdauertraining nach Aortenklappenersatz oft noch möglich ist, kommt nach Mitralklappenersatz in der Regel nur eine nicht herz- und kreislaufbelastende Übungstherapie infrage (Tabelle 60).

Nach einer *Herztransplantation* ist schon nach wenigen Wochen eine körperliche Belastung möglich, und die Patienten können von seiten des Herzens allen alltäglichen und beruflichen Belastungen nachkommen, wenn Abstoßungsprozesse und Infektionsanfälligkeiten kontrolliert werden können. Sie profitieren von einer Ausdauertrainingsbehandlung, weil durch die oft monate- und jahrelange körperliche Schonung vor der Operation erhebliche Funktionsverluste (Lunge, Muskulatur etc.) eingetreten sind.

1.3 Wiedereingliederung

Ein Ziel der kardiovaskulären Rehabilitation ist die Erhaltung oder *Wiedergewinnung der Lebensqualität.* Hierzu gehört die Reintegration des Kranken in sein gewohntes psychosoziales Umfeld, zu dem auch die *Wiedereingliederung in das Erwerbsleben* nach einem Herzinfarkt oder einer Herzoperation gehört, solange der Patient sich noch nicht dem Rentenalter genähert hat. Während nach operativer Totalkorrektur eines angeborenen und erworbenen Herzfehlers eine berufliche Tätigkeit uneingeschränkt wieder ausgeübt werden kann, gilt diese nach Aortenklappenersatz nur noch eingeschränkt, und nach Mitralklappenersatz ist sie häufig nicht mehr möglich (Tabelle 61). Zur Ausübung einer regelmäßigen Berufs- und Erwerbstätigkeit gehört aber eine ausreichende körperliche und psychische Leistungsreserve, die es dem Patienten ermöglicht, den Anforderungen seines Arbeits-

Tabelle 61. Berufliche Belastbarkeit nach Herzoperation: sie ist eingeschränkt durch körperliche Anforderungen, Verletzungsgefahr (bei Antikoagulation) und Infektionsgefährdung (nach Herzklappenersatz)

Herzoperation	Erwerbsfähigkeit
Operative Korrektur von angeborenen und erworbenen Herzfehlern	Nicht eingeschränkt
Aortenklappenersatz	Eingeschränkt für Schwerarbeit (Hoch- und Tiefbau)
Mitralklappenersatz	Eingeschränkt für mittelschwere Belastungen (Handwerk)

Tabelle 62. Notwendige körperliche Belastbarkeit von Herzkranken bei den verschiedenen Berufs- und Erwerbsfähigkeiten

Belastbarkeit	Beruf
25–30 W	Fahrzeugführer, Büroarbeiten, Lehrer
50 W	Hausarbeiten, Masseur, Fließbandarbeit, Techniker
100 W	Handwerker, Mechaniker, Feld- und Gartenarbeit
150 W	Plattenleger, Tänzer, Schwerarbeit im Tiefbau/Bergbau, Waldarbeit, Schwerindustrie

Tabelle 63. Notwendige körperliche Belastbarkeit von Herzkranken und empfehlenswerte Sportarten

Kardiale Belastbarkeit	Empfehlenswerte Sportarten	Mögliche, aber nicht empfehlenswerte Sportarten
25 W	Ebenerdiges Gehen	Minigolf, Schießen
50 W	Schnelleres Gehen, langsames Treppensteigen	Federballspiel, Kegeln
75 W	Langsames Radfahren, Golf, langsames Schwimmen	Reiten, Segeln, Tischtennis
100 W	Schnelles Radfahren, Tanzen, Jogging	Sprintlauf, Springen, Volleyballspiel
125 W	Bergwandern, Paddeln, Eislauf	Geräteturnen, Tennis, Feder- und Basketball
150 W	Skilanglauf, Rudern, schnelleres Schwimmen	Alpiner Skilauf, Squash, Tauchen, Wasserski, Surfen
Über 200 W	Sportliches Schwimmen, Fuß- und Handball	Bergsteigen, Gewichtheben, Ringen, Boxen, Judo

platzes gerecht zu werden, ohne seine Gesundheit zu gefährden. Ein Patient, der nur noch 25–30 W beschwerdefrei erbringt, wird nur noch Büroarbeit wahrnehmen können. Für die Ausübung von technischen Berufen und der Hausarbeit ist schon eine Belastbarkeit von 50 W erforderlich. Handwerkliche Berufe sind nur mit einer Belastbarkeit von 100 W möglich, während die schwersten körperlichen Arbeiten, wie Plattenlegen, Bauarbeiten, Waldarbeiten, nur dann dem Patienten noch zugemutet werden können, wenn er beschwerdefrei ist und ohne wesentliche zentrale hämodynamische Störungen 150 W erbringen kann (Tabelle 62). Leistungs- bzw. Belastungsgrenzen gelten auch für die verschiedenen Sportarten (Tabelle 63).

1.4 Einschätzung der Leistungsfähigkeit und Belastbarkeit von Gefäßkranken

Falls keine anderen kardiopulmonalen Erkrankungen vorliegen, wird die Leistungsfähigkeit eines Gefäßkranken bestimmt von der ischämischen Symptomatik, die nach klinischen Schweregraden in *Stadien nach Fontaine* eingeteilt wird (Tabelle 64). Dabei ist festzustellen, daß die subjektiven Beschwerden und die Gehleistung nicht unbedingt korrelieren zu den objektiv registrierten Durchblutungsstörungen und arteriographischen Befunden (s. Übersicht). Aus diesem Grund ist eine individuelle Einschätzung unter Einbeziehung mehrerer objektiver Meßdaten für die Beurteilung der Leistungsfähigkeit bei peripherer arterieller Verschlußkrankheit notwendig, wobei die Messung der Gehleistung durch den Gehstreckentest oder durch das Laufbandergometer die wichtigste funktionelle Prüfung ist, vergleichbar mit der Ergometrie bei Herzkrankheiten.

Die Leistungsfähigkeit bei einer Gefäßkrankheit ist eingeschränkt:

1) durch die schmerzfreie Gehstrecke,
2) durch Begleiterkrankungen des Herzens und des Bewegungsapparates, die bei Gefäßkrankheiten infolge der Multimorbidität im höheren Lebensalter häufig sind.

1.4.1 Gefäßkranke im Stadium I

Liegt die *Gehstrecke über 1000 m (Stadium I nach Fontaine)*, dann sind in der Regel nur isolierte kurzstreckige Arterienverschlüsse anzunehmen bei oft noch palpablen Gefäßpulsen mit einer Rötung und Venenfüllung innerhalb der ersten 30 s bei der Ratschow-Lagerungsprobe. Die systolischen Drücke liegen bei der Dopplermessung noch über 100 mm Hg, die negative Reaktion im mechanischen Oszillogramm unter 20 s. Bei diesen Patienten ist ohne Einschränkung eine Bewegungstherapie möglich. Die Gefäßgymnastik dient vorwiegend zur Prophylaxe neuer Arterienverschlüsse. Die Prognose ist günstig, wenn die Risikofaktoren kontrolliert sind (Nikotinabstinenz); die Berufs- und Erwerbsfähigkeit ist nur für Arbeiten in Nässe und Kälte eingeschränkt.

Tabelle 64. Belastbarkeit von Gefäßkranken und Empfehlungen für ein Gefäßtraining und die Berufstätigkeit (++ empfehlenswert, + möglich, o ungünstig, oo kontraindiziert)

Belastbarkeit	Stadium (Fontaine)	Gehstrecke (m)	Ratschow-Probe (Rötung und Venenfüllung)	Doppelschall (systolischer Druck)	Oszillographie (negative Reaktion)	Training	Beruf
1) Uneingeschränkt	I	über 1000	>30 s	<100 mm Hg	>10 s	++ (Prophylaxe!)	++
2) Leicht eingeschränkt	II a	über 250	30–60 s	80–100 mm Hg	30–60 s	++	++
3) Stark eingeschränkt	II b	unter 250	<60 s	60–80 mm Hg	60–120 s	+	+ (nur Schreibtischtätigkeit, Fließbandarbeit)
4) Aufgehoben	III und IV	Ruheschmerz! Nekrosen!	<120 s	>60 mm Hg	<120 s	oo	o

1.4.2 Gefäßkranke im Stadium IIa

Im *Stadium II nach Fontaine liegt die Gehstrecke oft noch über 250 m* (II a) und kann durch ein Gefäßtraining nicht selten innerhalb weniger Wochen verdoppelt und verdreifacht werden, wodurch der Patient unter Alltagsbedingungen beschwerdefrei wird. Bei diesen Patienten sind in der Regel die Gefäßpulse peripher vom Arterienverschluß nicht mehr palpabel, die Lagerungsprobe zeigt eine Verzögerung der Rötung und Venenauffüllung auf über 60 s; die systolischen Drücke distal des Arterienverschlusses liegen zwischen 80 und 100 mm Hg, und die negative Reaktion im Oszillogramm beträgt oft mehr als 60 s. Die Berufs- und Erwerbsfähigkeit ist nur gering eingeschränkt für Tätigkeiten mit größerer Gehbelastung (Botengänge).

1.4.3 Gefäßkranke im Stadium IIb

Bei einer Einschränkung der *Gehstrecke auf unter 250 m (Stadium II b)* wird ebenfalls oft noch eine erhebliche Verbesserung der Gehstrecke durch ein Gefäßtrainig erzielt. Die oben genannten Befunde sind aber insgesamt deutlich ungünstiger. In der Regel wird man eine angiographische Abklärung anstreben, um zu prüfen, ob durch Interventionen in Form einer Angioplastie oder einer Bypassoperation eine Verbesserung der arteriellen Durchblutung zu erreichen ist, da man nicht davon ausgehen kann, daß der Patient mit Gefäßtraining allein eine Beschwerdefreiheit unter Alltagsbedingungen erreicht. Die Leistungsfähigkeit ist im Berufs- und Erwerbsleben eingeschränkt, wenn der Patient im Rahmen seiner Berufstätigkeit größere Gehstrecken (z. B. Botengänge) zurücklegen muß.

1.4.4 Gefäßkranke im Stadium III und IV

Im *Stadium III und IV ist die Leistungsfähigkeit des Patienten* aufgehoben. Durch Ruheschmerzen und Nekrosen ist er zur Bettruhe und körperlichen Schonung gezwungen. Jede körperliche Beinbelastung verschlimmert die Symptomatik, ein Gefäßtraining ist kontraindiziert, da bei Muskelarbeit den durchblutungsgestörten Akren und der Haut noch mehr Blut entzogen wird und damit Ruheschmerzen und ischämische Nekrosen provoziert werden. Allenfalls können Rollübungen im Sinne der Ratschow-Lagerungsprobe vorsichtig durchgeführt werden mit dem Versuch, die Hautdurchblutung zu verbessern. Der durchblutungsgestörte Fuß ist kalt und blaß; an den Zehenkuppen oder in den Zehenzwischenräumen finden sich Hautnekrosen, die Lagerungsprobe zeigt eine Verlängerung der Rötung und Venenauffüllung auf über 3–4 min, und mit der mechanischen Oszillographie sind an den distalen Unterschenkeln und an den Füßen keine wesentlichen Oszillationen mehr zu registrieren. Man wird frühzeitig eine Arteriographie zur Klärung von interventionellen Möglichkeiten anstreben.

Verlaufsbeobachtungen zeigen, daß Patienten mit isolierten Beinarterienverschlüssen eine gute Prognose haben, weil es nicht zu einer Verlängerung von Arterienverschlüssen durch apositionelles Thrombuswachstum kommt und sich die durchblutungsgestörte Muskulatur unter Trainingseinwirkungen über Stoffwechselumstellungen an die Durchblutungsstörung adaptiert. Ob dieser Verlauf durch sog.

gefäßaktive Substanzen begünstigt wird, ist zweifelhaft; einige Studien beschreiben eine Verbesserung von Trainingseffekten unter gleichzeitigem Einsatz von Medikamenten (Battke et al. 1973). Bei Fortbestehen von Risikofaktoren wie Rauchen, Hypertonie und Diabetes mellitus wird eine Progredienz provoziert mit Übergang in die Stadien III und IV nach Fontaine. Das Schicksal des Patienten mündet häufig in eine Amputation, wenn Interventionen durch Kathetermanöver oder Gefäßoperationen nicht mehr möglich sind. Als Ultima ratio werden Medikamente, z.B. Prostavasin, parenteral eingesetzt, die bei körperlicher Schonung und Bettruhe in diesen fortgeschrittenen Stadien den Heilungsprozeß von Nekrosen offensichtlich begünstigen und den Ruheschmerz beseitigen. Die Mortalität von Gefäßkranken wird in der Regel durch Begleiterkrankungen in anderen Gefäßprovinzen bestimmt, z.B. durch das Auftreten von Herzinfarkten und zerebralen Insulten, weniger durch die periphere arterielle Verschlußkrankheit.

1.5 Empfehlung für eine Wiedereingliederung in das Berufs- und Erwerbsleben und Einstufung der Erwerbsminderung

1.5.1 Herzkranke ohne kardiale Beschwerden

40% der Herzinfarktpatienten haben mit Abschluß der Anschlußheilbehandlung, also nach Beendigung der Rehabilitationsphase II, keine wesentlichen Beschwerden mehr, und die Risikofaktoren können im wesentlichen korrigiert werden. Die Stufendiagnostik erbrachte keine Einschränkung der körperlichen Belastbarkeit. Die berufliche Wiedereingliederung dieser Patienten sollte in der Regel keine Schwierigkeiten bereiten, obwohl psychische Hemmnisse, wie Herzangst, ihr oft entgegenstehen. In der Regel wird diesen Patienten die Wiederaufnahme ihrer Berufstätigkeit 2–5 Tage nach Beendigung einer Anschlußheilbehandlung empfohlen, also innerhalb von 2–3 Monaten nach dem akuten Infarktereignis. Man wird ihnen von übermäßigen Arbeitsbelastungen abraten, indem man einen geregelten achtstündigen Arbeitstag empfiehlt – ohne Schicht- und Nachtdienst und ohne Akkordarbeit. Eine Innendiensttätigkeit ist einem Außendienst vorzuziehen. Leichte und mittelschwere körperliche Arbeiten eines Handwerkers können wieder wahrgenommen werden; Schwerstarbeiten, die eine körperliche Belastung von mehr als 200 W erfordern, sollten aber nur solche Patienten ausführen, bei denen eine Einschwemmkatheteruntersuchung eine normale Hämodynamik bis zur höchsten Belastungsstufe zeigte. Nach den Maßstäben des Versorgungsamtes steht diesen Patienten ein Schwerbehindertengrad von 20–30% für das erste Jahr nach dem Infarkt zu (Tabelle 65). Eine medikamentöse Therapie beschränkt sich auf die Gabe von Aggregationshemmern (ASS) zur Reinfarktprophylaxe, evtl. auch auf β-Blocker, weil sie die Postinfarktprognose verbessern sollen.

Tabelle 65. Richtlinien zur Einstufung der Minderung der Erwerbsfähigkeit bei Herz- und Gefäßkranken

Beschwerden und pathologische Befunde	*Minderungsgrad (MdE)*[a]
Ohne wesentliche Leistungsbeeinträchtigung bei 125 W und mehr	0–20%
Leistungseinschränkung auf Belastungsniveau von 75–125 W	20–30%
Leistungseinschränkung bei stärkeren Alltagsbelastungen von 50–75 W	30–50%
Leistungsbeschränkung bei geringen Alltagsbelastungen von 25–50 W	50–70%
Beschwerden bereits in Ruhe und auf niedrigsten Belastungsstufen	70–100%

[a] *MdE* Minderung der Erwerbsfähigkeit in % eines gleichaltrigen gesunden Erwerbstätigen. Dieser Begriff des Rentenversicherungsträgers ist nicht identisch mit dem Grad der Behinderung nach dem Schwerbehindertengesetz.

1.5.2 Herzkranke mit fortbestehenden Herzschmerzen

30% der Herzinfarktpatienten haben auch mit Abschluß der Heilbehandlung Herzbeschwerden, die entweder organisch, d.h. „durch das Herz", bedingt sind oder „um das Herz" entstehen, also funktionell überlagert sind. Die oben beschriebene Stufendiagnostik wird helfen, die kardialen Beschwerden des Patienten richtig einzuordnen.

Bei *funktionell-nervös bedingten Herzbeschwerden* wird versucht, den Patienten durch Aufklärung und Information über seine Untersuchungsbefunde von seiner Herzangst zu befreien. Häufig muß der Arzt dabei zunächst auf die naiven Kausalitätsmodelle des Patienten eingehen und ihm durch verständliche Erklärungen medizinische Zusammenhänge erklären. Hilfreich kann sein, dem Patienten das Ergebnis einer Koronarangiographie anhand des Filmes vor Augen zu führen, um ihn von der funktionellen Genese seiner Herzbeschwerden zu überzeugen. In vielen Fällen verlieren die Patienten ihre funktionellen Herzbeschwerden, wenn sie im Rahmen der Bewegungstherapie erkennen, zu welchen körperlichen Leistungen sie wieder fähig sind. Sie gewinnen ihre Selbstsicherheit zurück, entwickeln ein körperliches Wohlbefinden und psychisches Gleichgewicht und begreifen ihre Erkrankung als ein Kollektivschicksal, das oft günstiger verlief als das der Mitpatienten. Man sollte gerade bei diesen Patienten zum Zeitpunkt der Entlassung aus der Anschlußheilbehandlung eine klare und definitive Entscheidung zur zukünftigen Berufs- und Erwerbsfähigkeit treffen, da sonst die Gefahr besteht, daß bei fehlender fachlicher Kompetenz nachfolgende Instanzen die Patienten weiter als arbeitsunfähig ansehen und ihr Schicksal schließlich in die Berentung mündet, was die funktionelle Symptomatik weiter verschlimmert, und die Herzkranken sozial isoliert.

Anders ist die Situation bei Herzpatienten mit fortbestehender *Angina pectoris* zu beurteilen. Wenn sich diese Patienten nicht einer Intervention unterziehen wollen oder diese aus technischen Gründen nicht möglich ist, dann wird man von einer drohenden Berufs- und Erwerbsunfähigkeit ausgehen müssen, insbesondere dann, wenn pectanginöse Beschwerden schon auf einer Belastungsstufe von 50–75 W auftreten und medikamentös durch β-Blocker, Kalziumantagonisten und Nitrate nicht zu kupieren sind. Auch bei einer Schreibtischtätigkeit muß der Patient noch in der Lage sein, seine Dienststelle beschwerdefrei zu erreichen. Am Arbeitsplatz sollten keine außergewöhnlichen emotionellen Belastungen durch Konkurrenzdruck und Konfliktsituationen, Hektik, Schichtwechsel und Akkord auftreten, da sich diese Faktoren ungünstig auf den Verlauf der ohnehin bei solch einem Patienten meist schon fortgeschrittenen Herzerkrankung negativ auswirken können.

Nach dem Schwerbehindertengesetz wird man Herzinfarktpatienten mit fortbestehenden Herzbeschwerden und entsprechenden pathologischen funktionsdiagnostischen Befunden einen Schwerbehindertengrad von 30–50% zuerkennen (Tabelle 65).

1.5.3 Herzkranke mit Zeichen der Herzinsuffizienz

20% der Herzinfarktpatienten haben Zeichen des chronischen *Links- oder Rechtsherzversagens* mit Dyspnoe, Nykturie und peripheren Ödemen, die eine medikamentöse Therapie mit Digitalis, ACE-Blockern und Diuretika erfordern. Im Hinblick auf die ohnehin bei diesen Patienten deutlich eingeschränkte Prognose wird man mit der Wiedereingliederung in das Berufs- und Erwerbsleben zurückhaltend sein. Schreibtisch- und Büroarbeiten sind vertretbar, wenn der Patient sie zu seinem psychischen Wohlbefinden braucht und die Fortsetzung seiner Berufstätigkeit wünscht. Dem Wunsch nach Berentung wird man aber nachgeben, wenn körperliche Belastungen wie Heben und Tragen von Lasten, die schwerer als 20 kg sind, nicht zu vermeiden sind.

Die Belastbarkeit ist für alle Berufe mit mittelschweren und schweren körperlichen Arbeiten eingeschränkt, also für alle handwerklichen Tätigkeiten, für Bau- und Schlosserarbeiten und für Berufe, die den vollen körperlichen Einsatz erfordern, wie bei Polizei und Feuerwehr. Im jüngeren Lebensalter unter 50 Jahren wird man berufliche Umschulungsmaßnahmen erwägen, z.B. eine körperlich nichtbelastende Büro- und Schreibtischtätigkeit. Ein gewisses Maß an beruflich-emotionellem Streß ist zumutbar, da diese jüngeren Herzinfarktkranken keine Progredienz ihrer koronaren Herzkrankheit aufweisen, wenn die anderen Risikofaktoren kontrolliert sind. Je nach Einschränkung der körperlichen Belastbarkeit wird man von einem Schwerbehindertengrad von 50–70% ausgehen müssen.

1.5.4 Herzkranke mit Herzrhythmusstörungen

Fast bei jedem Patienten sind nach einem Herzinfarkt Rhythmusstörungen in Form von *Extrasystolen* zu registrieren, wenn nur lange genug das Elektrokardiogramm aufgezeichnet wird. Entscheidend für die Prognose ist die Anzahl und Komplexität dieser Episoden. Bei 5–10% der Herzkranken besteht eine Einschränkung der Berufs- und Erwerbsfähigkeit durch Herzrhythmusstörungen, wenn eine Neigung zu *ventrikulären Tachykardien* und *Vorhofflimmern* mit Tachyarrhythmien besteht. Eine medikamentöse Therapie mit Antiarrhythmika der Klasse I kann das Schicksal dieser Patienten aber nicht verbessern, sondern durch arrhythmogene Nebenwirkungen den Sekundenherztod eher provozieren (Cast-Studie). Die Prognose wird nur durch β-Blocker günstig beeinflußt, evtl. auch durch Elektrolyte wie Kalium und Magnesium. In der Regel wird man heute ventrikuläre Extrasystolen, auch polytopen Ursprungs und in Salven, nicht behandeln, es sei denn, daß ein β-Blocker (z.B. Sotalol) zur Unterdrückung ausreicht. Bei komplexen Störungen wird man neben β-Blockern auch Amiodaron erwägen, beim Vorhofflimmern gegebenenfalls neben Verapamil auch Antiarrhythmika der Klasse Ia und Ic.

Bei vereinzelten ventrikulären Extrasystolen ist der Patient als voll beruflich belastbar anzusehen, insbesondere dann, wenn die Herzrhythmusstörungen nicht durch körperliche Belastungen provoziert werden. Bei komplexen Rhythmusstörungen besteht eine Einschränkung der Berufs- und Erwerbsfähigkeit, wenn sich der Patient in seiner körperlichen und psychischen Leistung durch die Rhythmusstörungen beeinträchtigt fühlt und wenn sie durch körperliche und seelische Belastungen des Berufslebens provoziert werden. Das gleiche gilt für das Vorhofflimmern und die Tachyarrhythmien und für den Pulsfrequenzabfall auf unter 40/min bei inadäquatem Pulsanstieg unter Belastung, wenn diese Rhythmusstörungen nicht medikamentös unterdrückt oder durch eine Schrittmacherimplantation behoben werden können. Patienten mit Schrittmacherimplantation sind voll erwerbs- und berufsfähig, wenn nicht andere kardiale Begleiterkrankungen die Erwerbsfähigkeit einschränken. Patienten mit komplexen Rhythmus- und Erregungsbildungs- und -leitungsstörungen dürfen nicht weiter in der Personenbeförderung (Taxi-, Busfahrer) tätig sein, und auch Berufe wie Kranführer werden nicht mehr ausgeübt werden können, weil durch Synkopen, Hirnembolien und Sekundenherztod andere Menschen gefährdet werden könnten.

Da Preßatmung in Verbindung mit schweren Kraftanstrengungen ventrikuläre, aber auch supraventrikuläre Rhythmusstörungen bis hin zum Vorhofflimmern und zu Kammertachykardien provozieren kann, wird man Herzinfarktpatienten mit Neigung zu Herzrhythmusstörungen von schweren körperlichen Arbeiten abraten. Der Grad der Schwerbehinderung wird mit 30–50% anzusetzen sein, insbesondere dann, wenn auch eine medikamentöse Dauertherapie notwendig ist.

1.5.5 Herzkranke nach Interventionen durch Herzkatheterdilatation oder Herzoperation

Es ist immer wieder überraschend festzustellen, wie schnell sich Herzkranke nach einer Intervention erholen. Deshalb wird man durch nahtlose Übergänge in die Rehabilitation dafür sorgen, daß die Patienten ihre frühere Berufs- und Erwerbstätigkeit frühestmöglich aufnehmen.

Nach erfolgreicher *Koronardilatation* (Abb. 117) wird der Patient spätestens nach 1 Woche wieder arbeitsfähig sein, es sei denn, daß zur Behandlung von Risikofak-

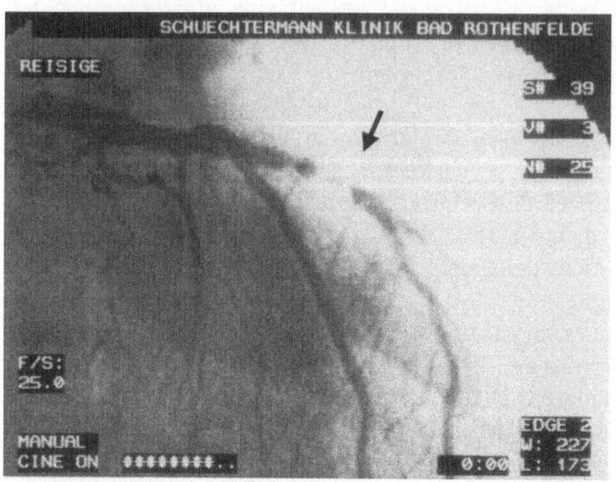

a

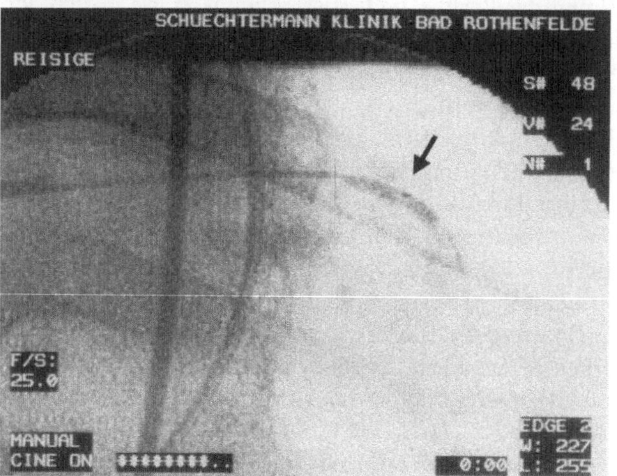

b

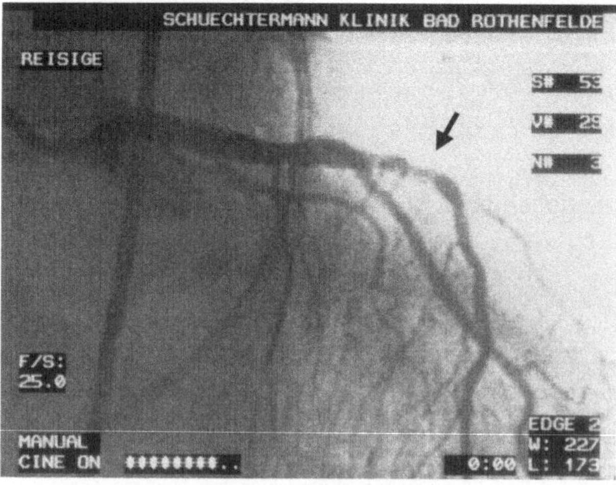

c

toren eine Anschlußheilbehandlung eingeleitet wird, um eine weitere Progression der koronaren Herzkrankheit aufzuhalten und die Restenoserate zu senken. Dabei könnte sich die Anschlußheilbehandlung nach Katheterintervention (PTCA) auf einen kürzeren Zeitraum von 2–3 Wochen beschränken, als „Intensivkurs" zur Einleitung von Lebensstiländerungen, Bewegungs- und Entspannungstherapien und Einleitung einer Raucherentwöhnung.

Nach einer erfolgreichen *Herzoperation* (Abb. 118) wird der Patient in der Regel am 7.–14. postoperativen Tag zur Anschlußheilbehandlung in eine Rehabilitationsklinik verlegt, wo er sich 4 Wochen aufhält und spätestens 10–14 Tage nach Entlassung aus der Anschlußheilbehandlung seine berufliche Tätigkeit wieder aufnehmen kann. Alle leichten und mittelschweren körperlichen Arbeiten eines Handwerkers, Technikers, Gärtners sind wieder zumutbar; lediglich schwerste körperliche Tätigkeiten, wie Bauarbeiten, sind dem Patienten oft nicht mehr möglich wegen der Bewegungseinschränkungen nach der Sternotomie. Da Schwerstarbeiter oft keine ausreichende Schulbildung oder keinen erlernten Beruf haben, wird das Schicksal dieser Patienten nach Herzoperation oft in die Berentung münden, weil Umschulungs- oder Umbesetzungsmaßnahmen kaum erwogen werden können. Aber nicht nur das Resultat einer Intervention bestimmt die Rückkehr in die Berufstätigkeit, sondern auch vorherige Krankheitsdauer, Wartezeit bis zur Operation, Arbeitsmarktlage, Schulbildung, sozialer Status und ganz besonders das Lebensalter. Im ersten Jahr nach einer Herzoperation wird man solchen Patienten einen Schwerbehinderungsgrad von 30–50%, danach von 30% einräumen.

Ist eine komplette Revaskularisation oder Normalisierung der Hämodynamik nicht gelungen und war das Herz schon präoperativ erheblich geschädigt, dann gelten die Einschränkungen, die bereits für Patienten mit weiterbestehenden Herzbeschwerden und einer Herzinsuffizienz beschrieben wurden. Für Patienten mit Herzklappenoperation bestehen Einschränkungen für die künftige Erwerbstätigkeit durch die Infektionsmöglichkeiten (Endokarditisprophylaxe) und Blutungsgefahren durch die meist notwendige Antikoagulation. Diesen Patienten wird man einen Schwerbehindertengrad von 50–70% zugestehen.

1.5.6 Patienten mit Durchblutungsstörungen

Grundsätzlich kann man davon ausgehen, daß dem Gefäßpatienten eine geregelte Berufs- und Erwerbsfähigkeit nicht mehr zumutbar ist, wenn er seinen Arbeitsplatz bei *Einschränkung der Gehstrecke* auf unter 100 m nicht beschwerdefrei erreichen kann. Bei einer erhaltenen Gehstrecke von 250 m ist die Ausführung leichter körperlicher Arbeiten und eine Schreibtischtätigkeit unter der Voraussetzung zumutbar, daß die Räume klimatisiert sind, so daß Nässe und Abkühlung vermieden werden können. Für Botengänge mit größerer Gehbelastung und Treppensteigen ist aller-

Abb. 117a–c. Koronardilatation (PTCA). **a** Stenose am Ramus interventricularis vor PTCA. **b** Ballon plaziert in der Stenose bei liegendem Führungsdraht. **c** Zustand nach erfolgreicher PTCA

IMA
ACVB

a

SCHUECHTERMANN KLINIK BAD ROTHENFELDE
STUEBBE
V# 8
N# 44
F/S:
25.0
MANUAL
CINE ON
EDGE 2
W: 227
5:21 L: 181

b

L SCHUECHTERMANN KLINIK BAD ROTHENFELDE
STUEBBE
V# 11
N# 81
F/S:
25.0
MANUAL
CINE ON
EDGE 1
W: 223
3:14 L: 181

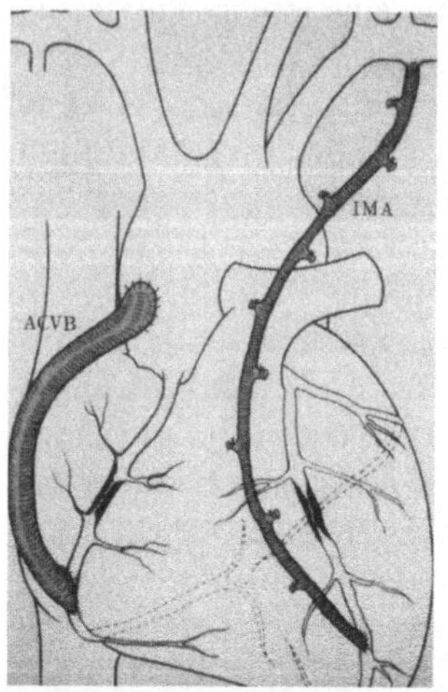

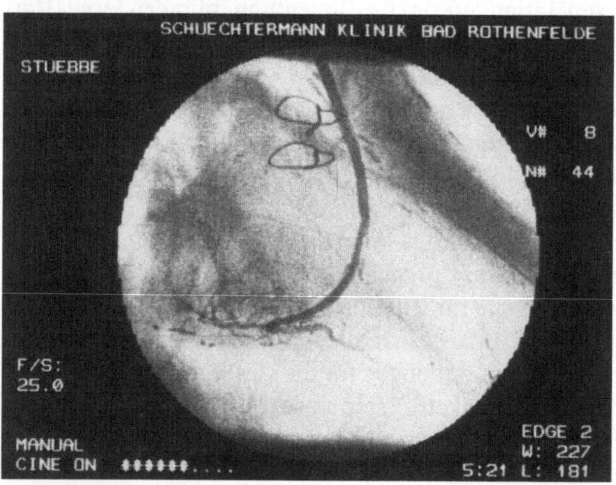

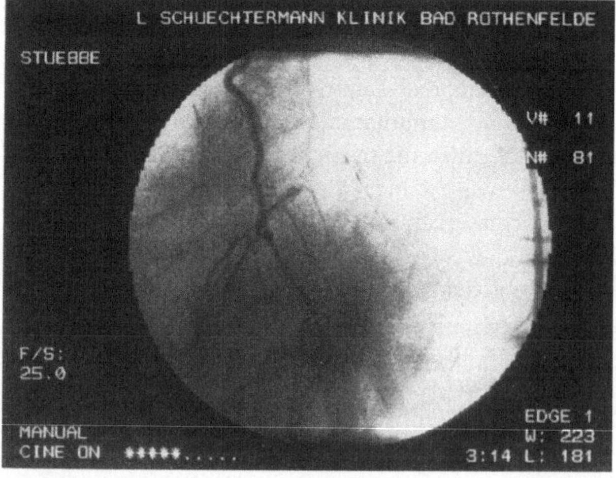

c

dings die Erwerbsfähigkeit eingeschränkt bis aufgehoben, wenn dabei regelmäßig eine Claudicatio intermittens auftritt, auch wenn diese Belastungen im Sinne eines Gefäßtrainings für den Patienten durchaus nützlich sein könnten.

Die Einschätzung der Erwerbsfähigkeit nach Interventionen wie *Angioplastie* (PTA) (Abb. 119) oder *Bypassoperation* hängt vom Ergebnis der Revaskularisation ab. Bei optimalen Ergebnissen wird man davon ausgehen können, daß der Patient nach wenigen Tagen bzw. Wochen wieder seine volle Berufstätigkeit aufnimmt.

Nach *Aortenaneurysmaoperationen,* z.B. durch Aortenbifurkationsprothesen, wird den Patienten keine schwere körperliche Belastung mehr zugemutet werden können, weil durch Preßatmung bei schwerem Heben Blutdruckspitzen auftreten könnten mit Gefäß- bzw. Prothesenruptur. Für diese Patienten würde eine Erwerbsminderung um 30–50% anzusetzen sein.

Nach *zerebralen Ischämien* ist in der Regel eine Wiedereingliederung in das Erwerbsleben nicht möglich, weil Restlähmungen zu einer bleibenden Behinderung des Gehens, der handwerklichen Arbeit oder des Schreibens führen. Hinzu kommen Sprachstörungen sowie Konzentrations- und Reaktionsschwächen als Ausdruck der Hirnschädigung. In der Regel stellt sich bei diesen Patienten die Frage der Berufs- und Erwerbsfähigkeit nicht mehr, weil sie bereits das Rentenalter erreicht haben oder bereits eine Berentung erfolgt ist. Nur wenn eine umschriebene zerebrale Ischämie durch Embolien bei Karotisstenosen (Amaurosis fugax) und bei Vorhofflimmern bei jüngeren Patienten auftritt, wird eine Rückkehr in das Erwerbsleben möglich sein, da die zerebralen und intellektuellen Leistungen sich häufig wieder normalisieren. Das gleiche gilt nach operativer Karotisdesobliteration. Bei völliger Rückbildung von Lähmungen wird man einen Behindertengrad von 20–30% ansetzen, bei bleibenden Ausfällen, je nach Schwere, von 50–70%.

1.6 Sozialmedizinische Ergebnisse einer stationären Anschlußheilbehandlung bei Angestellten und Selbständigen

Man kann davon ausgehen, daß in Deutschland wegen einer guten sozialen Absicherung weitaus weniger Herz- und Gefäßkranke in das Berufsleben zurückkehren, als es nach den objektiven Kriterien der Funktionsdiagnostik nach Abschluß einer Anschlußheilbehandlung möglich wäre. Nach einem Herzinfarkt sind 75% der Patienten in der Lage, 75 W und mehr beschwerdefrei zu leisten. Nach einer Herzoperation liegt die Situation eher noch günstiger; nur nach Herzklappenersatz bleibt bei der Hälfte der Patienten eine erhebliche Einschränkung der kardiopulmonalen Leistungsfähigkeit auf dem Niveau von 50 W bestehen, dies gilt insbesondere für Patienten mit Mitralklappenersatz (Tabelle 66).

◄

Abb. 118a–c. Koronaroperation. a Schemazeichnung eines aortokoronaren Venenbypasses auf die rechte Herzkranzarterie und eines A.-mammaria-Implantates auf die linke Herzkranzarterie. b Venenbypass auf den Ramus interventricularis posterior der rechten Herzkranzarterie. c A.-mammaria-Implantat auf den Ramus interventricularis anterior der linken Herzkranzarterie

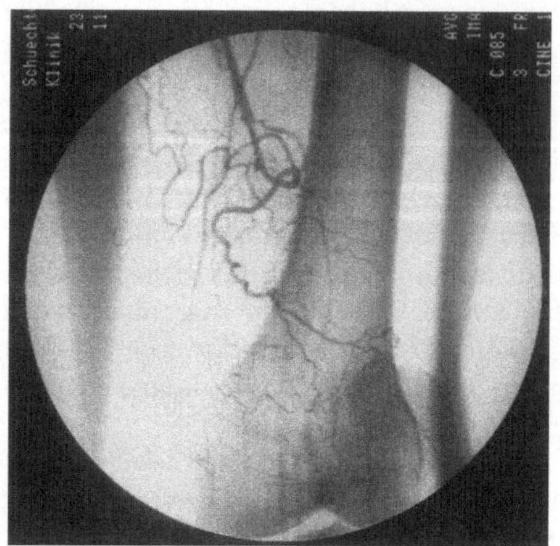

a

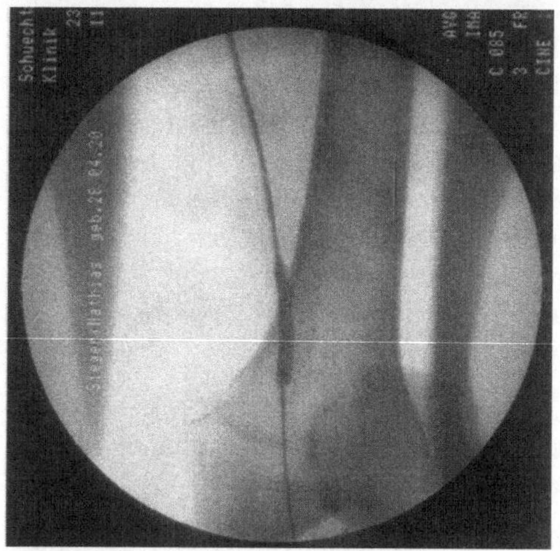

b

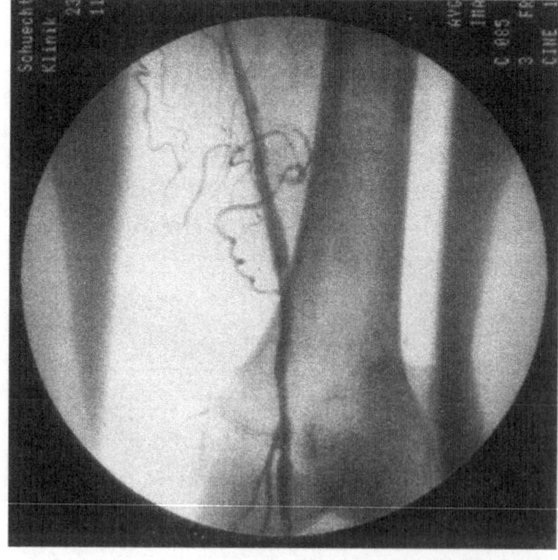

Abb. 119 a – c. A. femoralis vor und nach einer Ballonkatheterdilatation. **a** Verschluß der A. poplitea, **b** Katheterballon plaziert im Verschluß bei liegendem Führungsdraht, **c** Rekanalisation der A. poplitea

Tabelle 66. Wiederaufnahme der Erwerbstätigkeit von Herzkranken nach den Erfahrungen in der Schüchtermann-Klinik: Patienten im Alter von 45–55 Jahren (1992)

	Arbeiter [%]	Angestellte [%]	Selbständige [%]
Nach Herzinfarkt	50	75	75
Nach Bypassoperation	25	60	70
Nach Klappenersatz	30	50	30

a) Angestellte und Selbständige nehmen nach Herzinfarkt und Herzoperation deutlich häufiger ihre *berufliche Tätigkeit* wieder auf als Arbeiter. Dies wird auch deutlich durch eine Studie, die an der Schüchtermann-Klinik 1980–1983 durchgeführt und bei der das Schicksal von 536 Patienten über 4 Jahre verfolgt wurde. 97% der Patienten hatten vor dem Infarkt eine regelmäßige berufliche Tätigkeit ausgeübt, 73% hatten nach der Anschlußheilbehandlung in der Schüchtermann-Klinik ihre Berufstätigkeit wieder aufgenommen. Um zu prüfen, welche *funktionsdiagnostischen Befunde* das Ergebnis der sozialmedizinischen Rehabilitation beeinflussen, wurden vier unterschiedliche Schweregradgruppen aufgrund von Einschwemmkatheterbefunden gebildet (Abb. 120a).

Kollektivbeschreibung

Anzahl:	536
Geschlecht:	94,1% ♂
Lebensalter:	21–68 (49) Jahre
Beobachtungszeit:	1,5–5,5 (3,9) Jahre
Rücklaufquote:	94,4%
Arbeit vor Infarkt:	97%
Arbeit nach AHB:	73%

In der *Gruppe I* mit 197 Patienten (39,2% des Kollektivs) fanden wir bei der Einschwemmkatheteruntersuchung *normale zentralhämodynamische Verhältnisse* in Ruhe und unter Belastung. In dieser Gruppe hatten 78% ihre Berufstätigkeit wieder aufgenommen, 22% waren dagegen aus dem Erwerbsleben ausgeschieden, ohne daß hierfür medizinische Gründe vorlagen.

In der *Gruppe II* mit 153 Patienten (30,3%) fanden sich *leicht gestörte zentralhämodynamische Verhältnisse* mit einem Pulmonalkapillardruckanstieg auf durchschnittlich 26 mm Hg bei einer durchschnittlichen Wattleistung von 85%. Von diesen Patienten hatten 74% ihre berufliche Tätigkeit wieder aufgenommen.

In der *Gruppe III* mit 96 Patienten (19,1%) fanden sich *deutlich eingeschränkte zentralhämodynamische Verhältnisse* mit einem Anstieg des Pulmonalkapillardrucks im Durchschnitt auf 36 mm Hg auf einem durchschnittlichen Belastungsniveau von 72 W. In dieser Gruppe hatten nur noch 66,7% ihre Berufstätigkeit wieder aufgenommen.

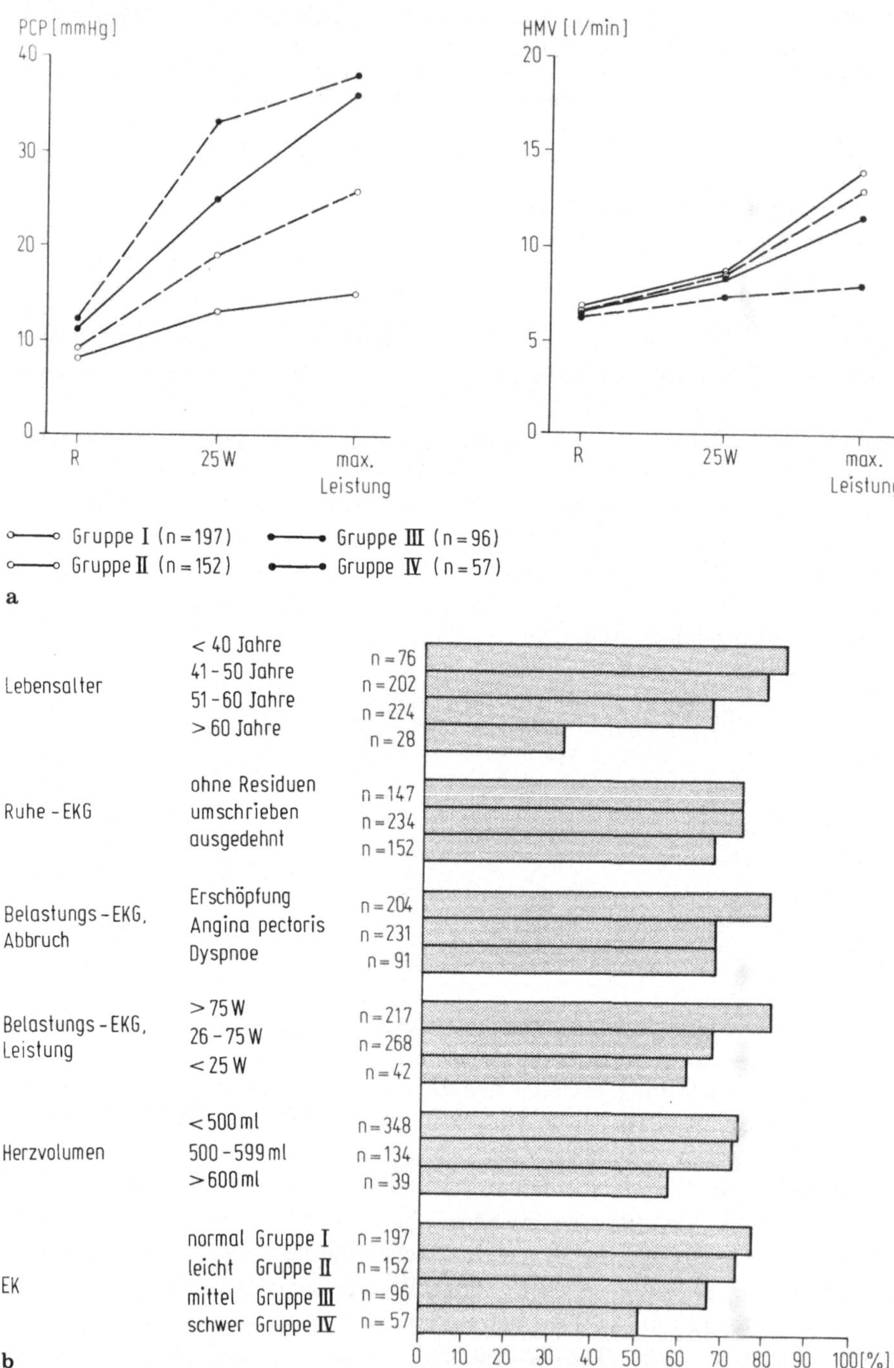

Abb. 120. **a** Gruppeneinteilung aufgrund der Einschwemmkatheterbefunde anhand des Verhaltens von Pulmonalkapillardruck und Herzminutenvolumen in Ruhe und bei Belastung bei 25 W und submaximaler Belastung. **b** Berufstätigkeit nach Herzinfarkt in Abhängigkeit von Lebensalter, Ruhe-EKG-Befund, Abbruchkriterien und Belastungstoleranz bei der Ergome-

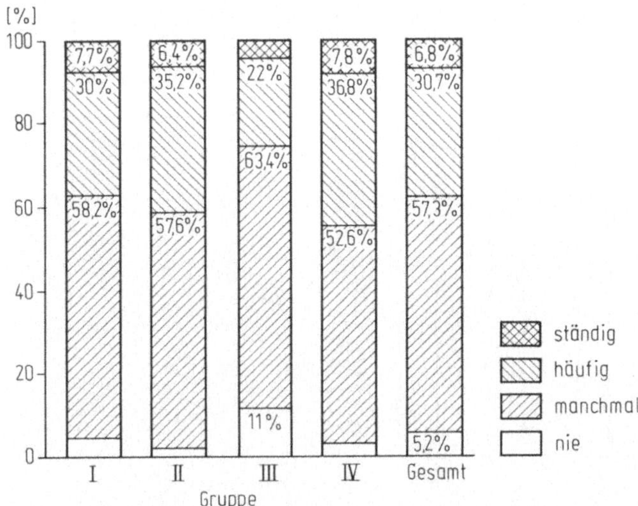

Abb. 121. Herzbeschwerden zum Zeitpunkt der Befragung

In der *Gruppe IV* schließlich mit 57 Patienten (11,4%) fanden sich *sehr stark eingeschränkte Pumpverhältnisse* des Herzens mit einem Pulmonalkapillardruckanstieg auf durchschnittlich 38 mmHg bei fehlendem Anstieg des Herzminutenvolumens auf einem mittleren Belastungsniveau von nur 47 W. In dieser Gruppe hatten erstaunlicherweise noch 51,4% ihre berufliche Tätigkeit fortgesetzt, obwohl aus ärztlicher Sicht eine Berentung zu rechtfertigen gewesen wäre.

Diese Studie zeigt, daß in Übereinstimmung mit anderen Publikationen etwa 73% der ehemals Berufstätigen ihre Erwerbstätigkeit nach einem Herzinfarkt wieder aufnehmen, wobei der Schweregrad der Herzfunktionsstörung zwar einen gewissen Einfluß hatte, aber nicht allein entscheidend war. So waren 22% der Patienten mit völlig normalen hämodynamischen Verhältnissen aus dem Berufsleben ausgeschieden, während noch über 50% der Patienten mit stark beeinträchtigter Herzkammerfunktion im Berufsleben verblieben waren.

Zieht man die anderen *Kriterien der Herzfunktionsdiagnostik* hinzu, dann erkennt man, daß für die Frage der Fortsetzung der Berufstätigkeit das *Lebensalter* entscheidender war als die objektiven medizinischen Kriterien des Elektrokardiogramms, der Ergometrie, der Herzgröße oder des Einschwemmkatheterbefundes.

Neben dem Lebensalter waren bedeutsam: der Sozialstatus und Ausbildungsgrad, die emotionale Stabilität und die Herzangst, die realistische und unrealistische Zukunftsvorstellung, der Grad der sozialen Absicherung, die Krankheitsverarbeitung und die positive oder negative Einstellung zu der ausgeübten Berufstätigkeit. Aber auch das Verhalten der Ehefrauen, der Arbeitskollegen und des Arbeitgebers sowie die Arbeitsmarktlage sind bei der Wiederaufnahme der Berufstätigkeit von großer Bedeutung.

Herzbeschwerden und subjektives Gesundheitsgefühl korrelierten nicht zum hämodynamischen Schweregrad der Funktionsstörung nach Herzinfarkt (Abb. 121 und 122).

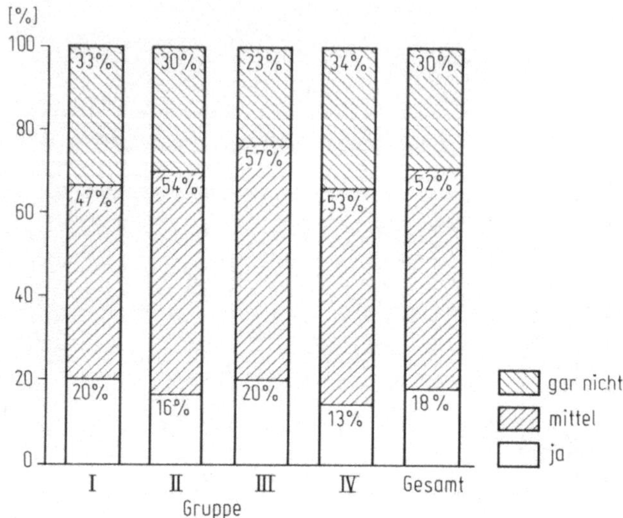

Abb. 122. Subjektives Gesundheitsgefühl vor und nach Infarkt

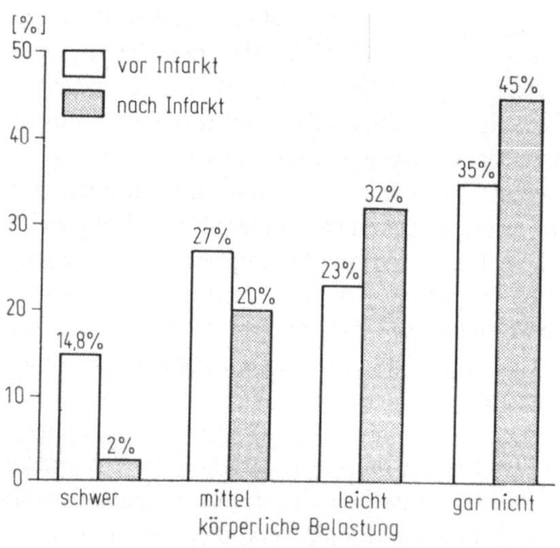

Abb. 123. Körperliche Belastung vor und nach Infarkt

7–14 Tage nach Abschluß einer Anschlußheilbehandlung hatten nur 63% der Patienten nach der vorgeschlagenen Schonungszeit die Berufstätigkeit wieder aufgenommen; bei 19,6% der Patienten verzögerte sich der Beginn der Arbeitsaufnahme, weil sie noch längere Zeit durch den Hausarzt krankgeschrieben waren. Oftmals hatte der Hausarzt „vergessen", den Patienten wieder gesundzuschreiben.

Aus der Gruppe derjenigen, die wieder in den Arbeitsprozeß eingegliedert wurden, waren 30% nicht an den alten Arbeitsplatz zurückgekehrt (*Arbeitsplatzumbe-*

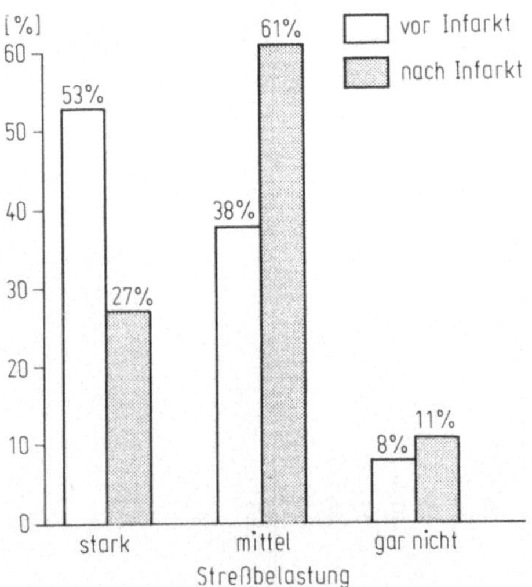

Abb. 124. Subjektive Streßbelastung vor und nach Infarkt

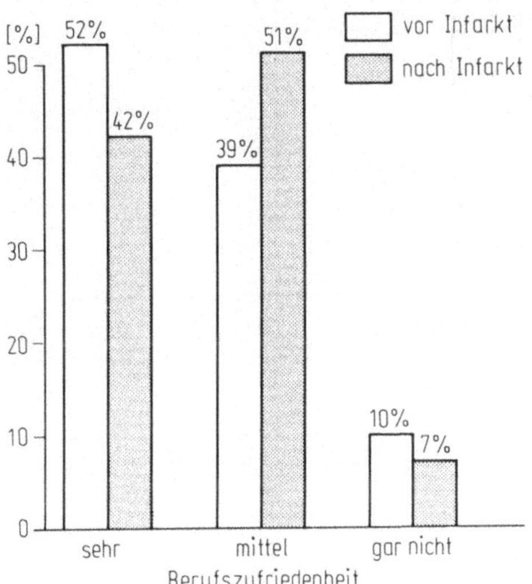

Abb. 125. Subjektive Berufszufriedenheit vor und nach Infarkt

setzung). Dadurch wurde das Ausmaß der körperlichen Belastung im Berufsleben deutlich vermindert (Abb. 123), ebenso wie die subjektiv empfundene Streßbelastung (Abb. 124). Die Berufszufriedenheit hatte sich dagegen nicht entscheidend geändert (Abb. 125).

b) Bei einer zweiten Untersuchungsreihe an der Schüchtermann-Klinik im Auftrag der Bundesversicherungsanstalt für Angestellte in Berlin wurde das Schicksal von

Tabelle 67. Entscheidungen nach einer Koronarangiographie während einer AHB-Maßnahme nach Herzinfarkt

	Gruppe 1 Bypass-Op. durchgeführt	*Gruppe 2* Bypass-Op. nicht *nötig*	*Gruppe 3* Bypass-Op. nicht *möglich*	*Gruppe 4* Bypass-Op.von Patient *zurückgestellt*	*Gruppe 5* Bypass-Op.von Patient *abgelehnt*
Lebensalter	51,4 Jahre	46,9 Jahre	52,8 Jahre	50,7 Jahre	50,0 Jahre
Anteil der Dreigefäßerkrankung	58%	12%	67%	56%	62%
Ventrikelfunktion (Auswurffraktion)	63%	65%	54%	54%	65%
Maximale Wattleistung	68	94	55	63	67
Maximales Herzminutenvolumen	10,9	13,2	9,3	10,6	11,0
Maximaler PCP-Anstieg	34	29	37	33	32
Vierjahresmortalität	10,8%	3,2%	31,3%	21,6%	17, 6%
Berentungsquote	42%	29%	68%	52%	32%

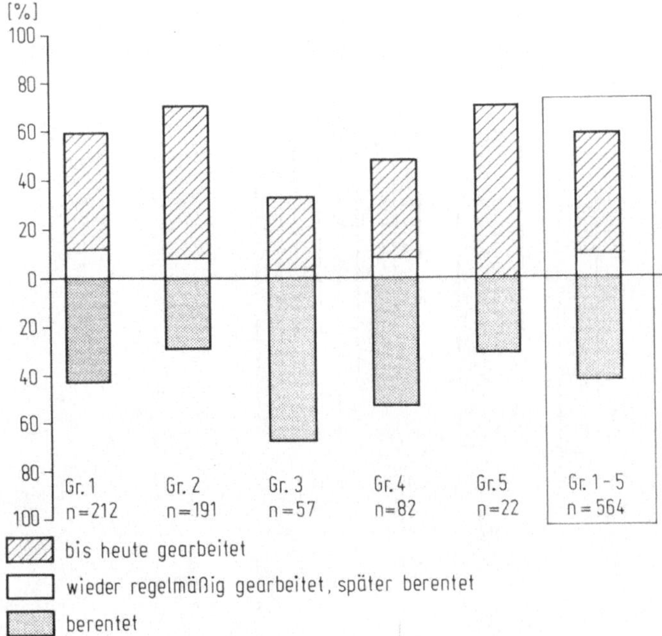

Abb. 126. Rückkehr zur Arbeit für die Gruppen 1 bis 5

768 Patienten verfolgt, die im *Rahmen der Anschlußheilbehandlung koronarangiographiert* wurden und denen entweder eine operative oder konservative Therapie empfohlen wurde. Geprüft wurde, von welchen Faktoren die Wiederaufnahme der Berufstätigkeit abhängt, indem – je nach Entscheidung – 5 Gruppen gebildet wurden (Tabelle 67):

In der Gruppe 1 wurde den Patienten eine Herzkranzgefäßoperation vorgeschlagen und durchgeführt. In der Gruppe 2 waren die Befunde so günstig, daß eine Herzoperation nicht nötig war. In der Gruppe 3 hatte der Herzchirurg von einer Bypassoperation abgeraten wegen zu diffuser Erkrankung der Herzkranzarterien und/oder zu stark eingeschränkter linker Ventrikelfunktion. In der Gruppe 4 wurde den Patienten zwar eine Herzoperation vorgeschlagen, wegen abklingender Herzbeschwerden oder aus anderen Gründen aber zurückgestellt. In der Gruppe 5 schließlich war von uns Ärzten eine Operation als dringend notwendig erkannt, von den Patienten aber abgelehnt worden. Das Schicksal der Patienten konnte im Durchschnitt über 4,5 Jahre verfolgt werden, wobei über Fragebogen für 95% der Patienten die sozialmedizinischen Daten erhoben und für fast 100% die Frage des Überlebens gelöst werden konnten.

In Abb. 126 wird der Prozentanteil von Patienten, die nach Entlassung aus der Anschlußheilbehandlung sofort oder innerhalb einer Frist von 18 Monaten *berentet* wurden, dem Anteil von Patienten gegenübergestellt, die 6 Monate nach Beendigung der Anschlußheilbehandlung wieder einer geregelten beruflichen Tätigkeit nachge-

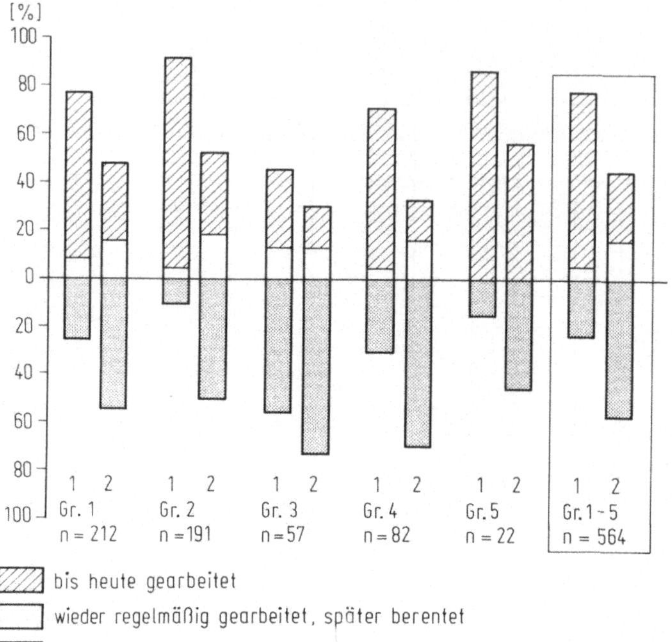

Abb. 127. Rückkehr zur Arbeit für die Gruppen 1 bis 5 in Abhängigkeit vom Alter (*1* < 49 Jahre, *2* > 50 Jahre)

gangen waren. 58% der Patienten hatten ihre Berufstätigkeit wieder aufgenommen, wobei sich die einzelnen Gruppen deutlich unterschieden:

So wurden in der *Gruppe II* mit den günstigsten Befunden, bei denen eine *Herzoperation nicht für nötig* angesehen wurde, 29%, in der Gruppe III, bei denen eine *Operation nicht mehr möglich* war, 68% berentet. Von den *herzoperierten Patienten* in der *Gruppe I* wurden nach Anschlußheilbehandlung 42% berentet. Bei den Patienten der *Gruppe IV*, bei denen eine Operation wegen zwischenzeitlich eingetretener kardialer Beschwerdefreiheit *zurückgestellt* wurde, wurden 55% berentet, in der *Gruppe V*, die eine *Herzoperation ablehnten*, 32%.

Wie auch diese Studie bestätigte, hängt die Wiederaufnahme der Berufstätigkeit entscheidend vom *Lebensalter* ab (Abb. 127): Vom Gesamtkollektiv wurden von den unter 50jährigen nur 22% berentet, von den über 50jährigen dagegen 58%. Während zum Beispiel in der Gruppe II von den unter 50jährigen 11% berentet wurden, wurden von den über 50jährigen 51% berentet. In der Gruppe III wurden von den jüngeren Patienten 56%, von den älteren dagegen 73% berentet.

Die Wiederaufnahme der Berufstätigkeit hing auch entscheidend von der Zugehörigkeit zu bestimmten *Berufsgruppen* ab: Von den Selbständigen (Berufsgruppe 1) waren 31%, von den leitenden Angestellten (Berufsgruppe 2) 34%, von den nichtleitenden Angestellten (Berufsgruppe 3) 41%, von den körperlich Arbeitenden

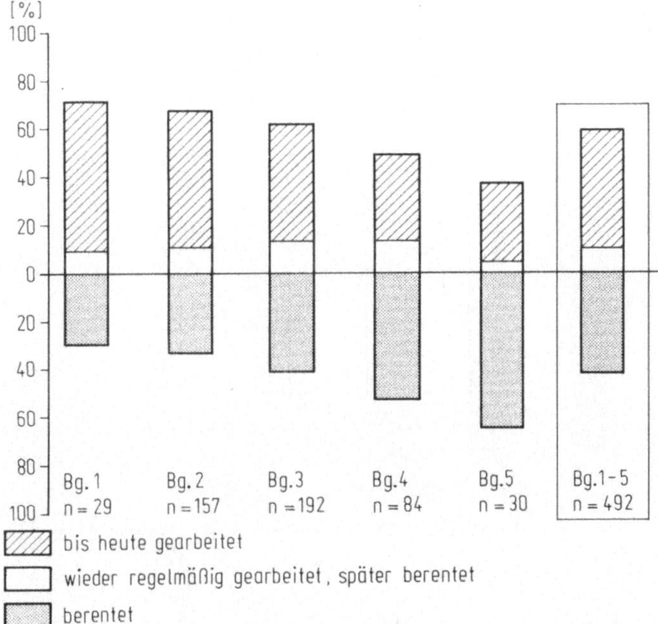

Abb. 128. Rückkehr zur Arbeit in Abhängigkeit von Berufsgruppen (*Bg.*) 1 bis 5

(Berufsgruppe 4) 54% und von den berufstätigen Frauen (Berufsgruppe 5) 63% nach dem Herzinfart berentet worden (Abb. 128).

Wichtig für die Rückkehr zur Berufstätigkeit war aber auch die *maximale Leistungsfähigkeit* nach Herzinfarkt. Patienten, die weniger als 50–75 W leisteten, wurden zu 55% berentet, während Patienten, die in ihrer Leistung über 100 W lagen, zu 77% in den Erwerbsprozeß zurückkehrten (Abb. 129). Im Vergleich dazu hatten andere Parameter der Herzfunktionsdiagnostik, wie Herzminutenvolumen (Abb. 130) und Pulmonalkapillardruck (Abb. 131) unter Belastung und röntgenologisches Herzvolumen, bezogen auf das Körpergewicht (Abb. 132), nur einen geringen Einfluß auf die Rückkehr zur Berufstätigkeit.

Zusammenfassend ist also festzustellen, daß für die Rückkehr zur Arbeit nach einem Herzinfarkt oder nach einer Herzoperation neben dem Lebensalter die Art der Berufstätigkeit, der soziale Status und die berufliche Ausbildung entscheidend sind und weniger die objektiven Kriterien der Herzfunktionsdiagnostik.

Die Rückkehr in das Berufsleben nach Herzinfarkt und Herzoperation hängt ab von:

- Lebensalter: stark,
- sozialer Status: stark,
- Beruf: stark,
- Ergebnis einer Intervention: weniger deutlich,
- maximaler Leistung (W): deutlich,

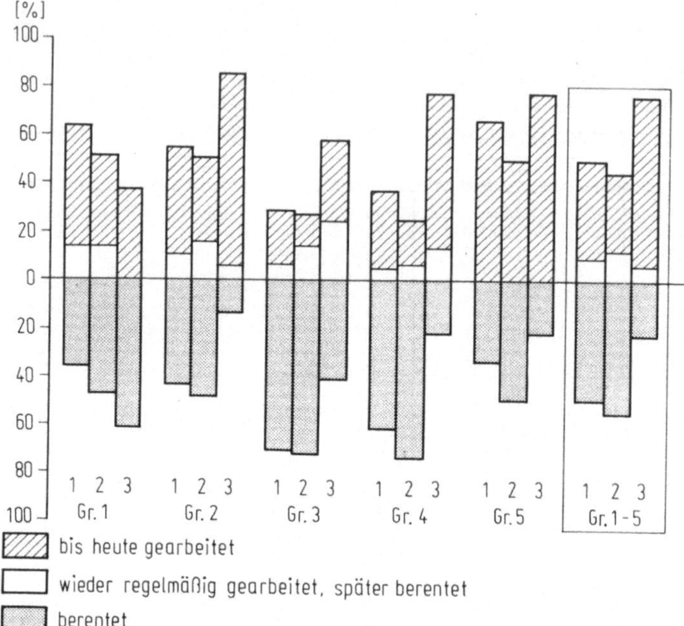

Abb. 129. Rückkehr zur Arbeit für die Gruppen 1 bis 5 in Abhängigkeit von W_{max} (*1* <25 W, *2* 50–75 W, *3* ≥100 W)

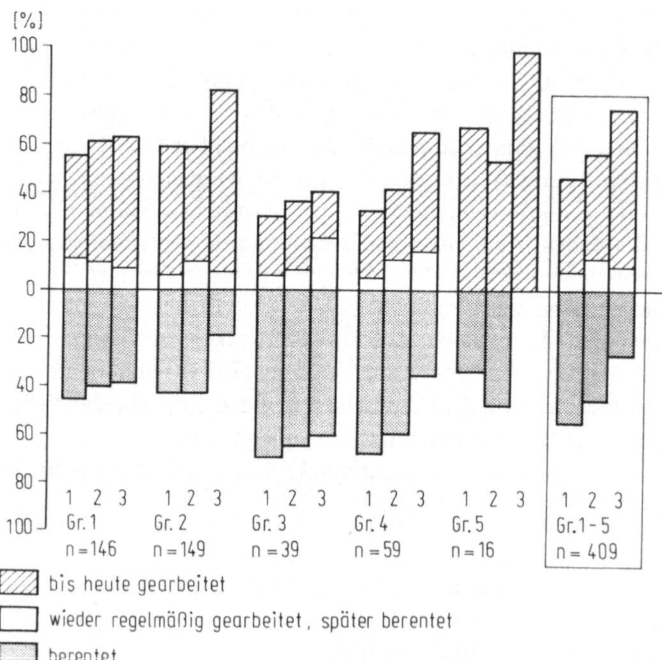

Abb. 130. Rückkehr zur Arbeit für die Gruppen 1 bis 5 in Abhängigkeit von HMV_{max}

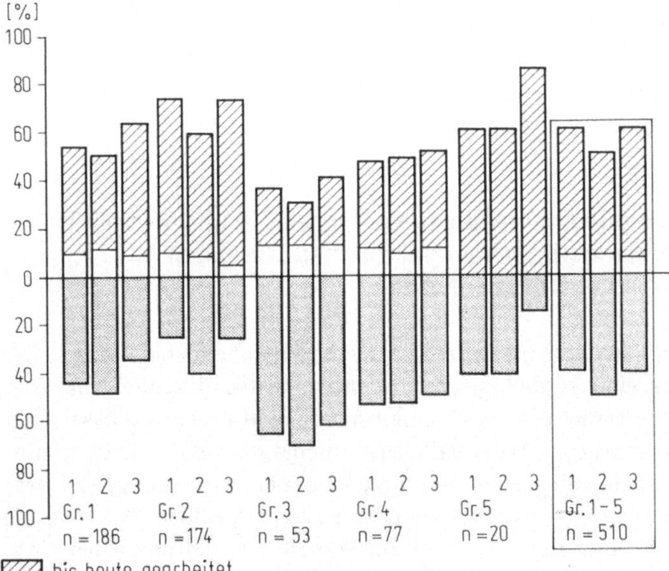

Abb. 131. Rückkehr zur Arbeit für die Gruppen 1 bis 5 in Abhängigkeit vom PCP_{max} (*1* ≤ 30 mm Hg, *2* 31–37 mm Hg, *3* ≥ 38 mm Hg)

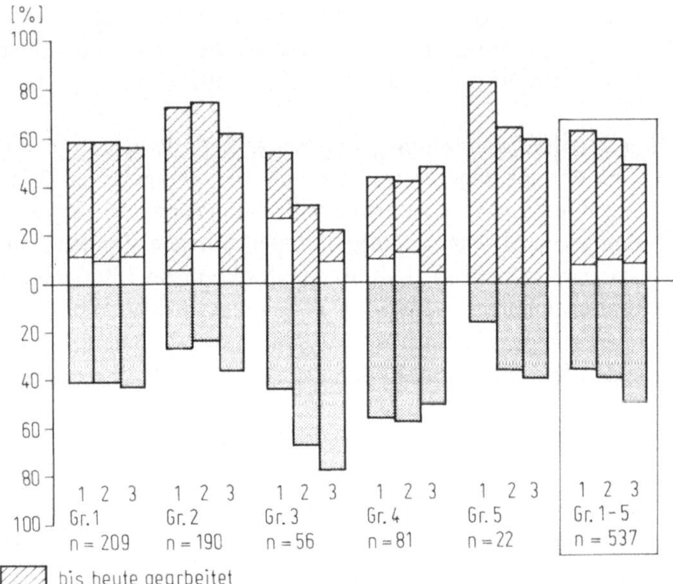

Abb. 132. Rückkehr zur Arbeit für die Gruppen 1 bis 5 in Abhängigkeit vom HV/kg

- kardiale Beschwerden: weniger deutlich,
- Infarktausdehnung: weniger,
- Herzgröße: weniger,
- Einschwemmkatheterbefund: weniger,
- Koronarographiebefund: weniger.

1.7 Einfluß der Anschlußheilbehandlung auf Morbidität und Mortalität in Abhängigkeit von zentralhämodynamischen Störungen und koronarmorphologischen Befunden

Bei 536 Herzinfarktpatienten, die im Rahmen einer Anschlußheilbehandlung in der Schüchtermann-Klinik eine kardiologische Stufendiagnostik einschließlich einer Einschwemmkatheteruntersuchung durchlaufen hatten und deren Schicksal über 4 Jahre verfolgt wurde, war in 34,5% der Fälle eine erneute *stationäre Krankenhausbehandlung* notwendig, überwiegend wegen ihrer kardialen Erkrankung, und zwar wegen eines Reinfarktes, des Wiederauftretens von Angina-pectoris-Beschwerden oder der Notwendigkeit einer Herzoperation. Im Verlauf der 4 Jahre war bei 17,5% der Patienten in der Schweregradgruppe IV, aber nur bei 5,6% in der Schweregradgruppe I eine Herzoperation durchgeführt worden.

Weitgehend unabhängig vom funktionsdiagnostischen und zentralhämodynamischen Befund, hatten die Patienten *Herzbeschwerden.* In der Gruppe I (normaler Einschwemmkatheterbefund) waren diese Beschwerden infolge Stigmatisierung durch das Infarktereignis vorwiegend funktioneller Natur, denn sie klagten über Herzbeschwerden, meistens unter psychischem Streß und in Ruhe. In der schwerkranken Gruppe IV dagegen waren bei 58% der Patienten die Beschwerden belastungsabhängig aufgetreten, also vorwiegend organischer Natur (Angina pectoris, Dyspnoe).

4 Jahre nach der Anschlußheilbehandlung gaben fast 50% der Patienten an, sich gesund zu fühlen; 30% fühlten sich dagegen weiter krank. Die geringfügigen Unterschiede zwischen den einzelnen Schweregradgruppen bestätigen, daß die *subjektive Befindlichkeit* des Patienten nicht zwangsläufig mit der Schwere des kardialen Befundes einhergeht, da psychosoziale Faktoren und funktionelle Überlagerung nach einem Herzinfarkt offensichtlich eine größere Bedeutung spielen (Abb. 133).

Innerhalb des Beobachtungszeitraumes von 4 Jahren verstarben 8,6% des Gesamtkollektivs (Abb. 136). Wie man der Abbildung entnehmen kann, hing die *Prognose* vom Lebensalter, von der Ausdehnung der Infarktnarbe im Ruhe-EKG, vom Abbruchgrund bei der Ergometrie und von der röntgenologischen Herzgröße ab. Besonders hoch lag die *Mortalität* bei den Patienten, die nicht mehr in der Lage waren, mehr als 25 W zu leisten und die zu der Patientengruppe gehörten, bei der die *zentrale Hämodynamik* am schwersten gestört war (Abb. 135).

In der Gruppe I mit normalem Einschwemmkatheterbefund in Ruhe und bei Belastung lag die Vierjahresmortalität nur bei 4%. In der Gruppe II mit den leicht pathologischen zentralhämodynamischen Verhältnissen mit einem mittleren Pulmonalkapillardruckanstieg auf 26 mmHg bei 85 W, aber noch normalem Herz-

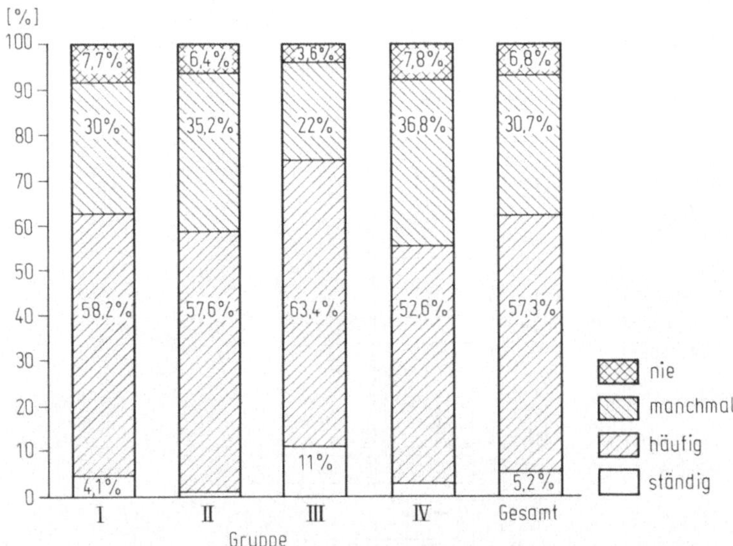

Abb. 133. Herzbeschwerden in Abhängigkeit von Einschwemmkatheterbefunden

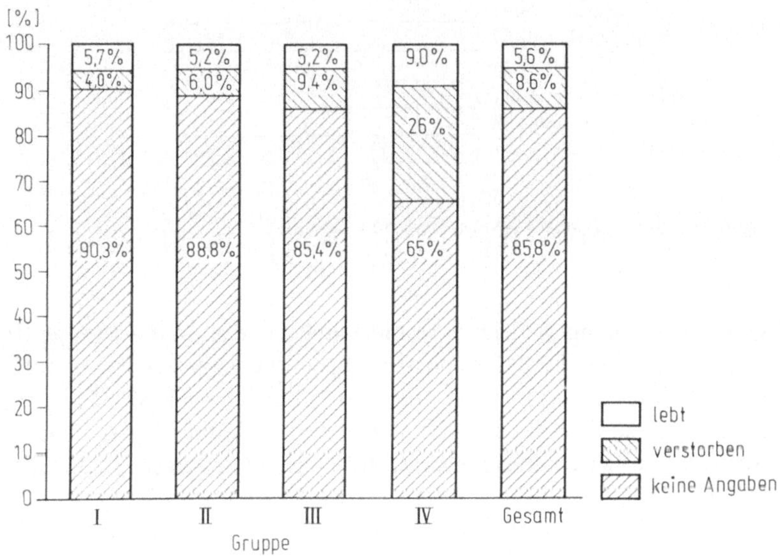

Abb. 134. Mortalität in Abhängigkeit von Einschwemmkatheterbefunden

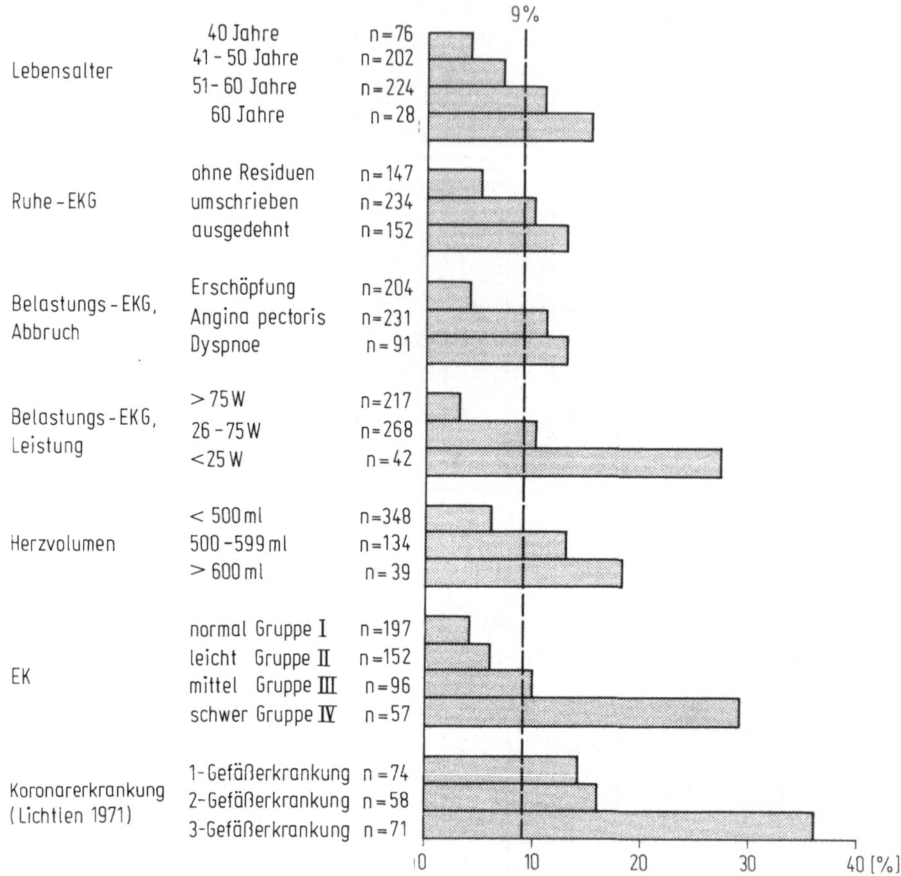

Abb. 135. Mortalität in Abhängigkeit von verschiedenen Variablen

minutenvolumenverhalten, lag die Vierjahresmortalität bei 6%. In der Gruppe III mit mittelschwerer pathologischer Funktionsstörung des linken Ventrikels auf mittlerer Belastungsstufe von 72 W, mit einem mittleren Pulmonalkapillardruckanstieg auf 36 mm Hg und einem Herzminutenvolumen unter Belastung an der unteren Grenze der Norm stieg die Vierjahresmortalität auf 9,4%. Auf das 6fache schließlich – im Vergleich zur Gruppe I – erhöhte sich die Vierjahresmortalität in der Gruppe IV, bei der bei einer mittleren Leistung von 47 W der Pulmonalkapillardruck auf 38 mm Hg anstieg und das Herzminutenvolumen unter Belastung nicht mehr gesteigert wurde. Bei den Patienten dieser Gruppe lag die Vierjahresmortalität bei 25%.

Es zeigte sich, daß die Mortalität nach Herzinfarkt auf das 3fache erhöht ist, wenn das Herzminutenvolumen in Ruhe unter 5,9, bei 25 W Belastung nicht über 7,4 und bei maximalen Belastungen nicht über 10 l/min gesteigert werden kann und die Pulmonalkapillardruckwerte in Ruhe über 11 mm Hg liegen, bei 25 W über 24 mm Hg und bei submaximaler Belastung auf über 32 mm Hg ansteigen (s. Übersicht).

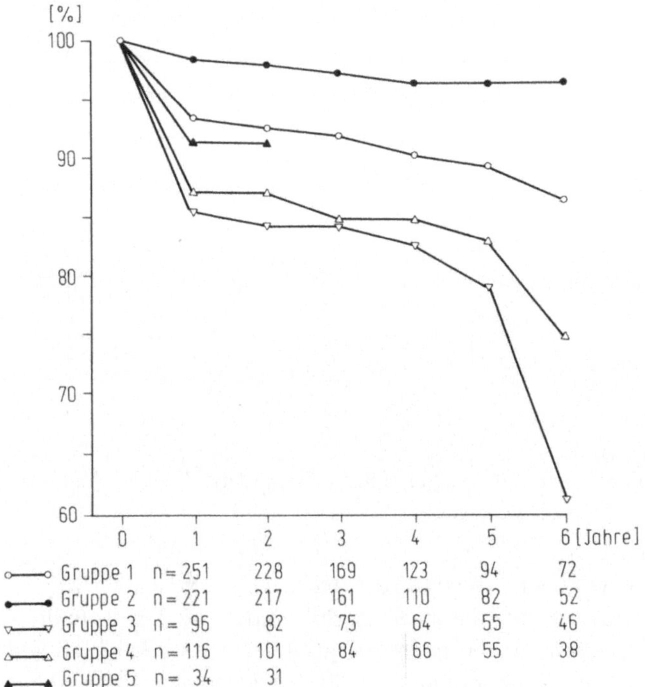

Abb. 136. Schicksal von Herzinfarktpatienten, die während der Anschlußheilbehandlung koronarographiert wurden. *Gruppe 1:* Herzinfarktpatienten nach Bypassoperation, *Gruppe 2:* Herzoperation war nicht nötig, *Gruppe 3:* Herzoperation war nicht möglich, *Gruppe 4:* Herzoperation war möglich, aber zurückgestellt, *Gruppe 5:* Herzoperation wurde trotz Empfehlung abgelehnt

Postinfarktmortalität hoch:

bei HMV Ruhe	<5,9 l,
25 W	<7,41 l,
W_{max}	<10,0 l.
bei PCP Ruhe	>11 mm Hg,
25 W	>24 mm Hg,
W_{max}	>32 mm Hg.

Schließt man in die *Stufendiagnostik die Koronarangiographie* ein, läßt sich die Beurteilung der Prognose von Herzinfarktpatienten nicht mehr entscheidend verbessern, wie die bereits oben erwähnten Untersuchungen zeigten, die während der Anschlußheilbehandlung in der Schüchtermann-Klinik sowohl durch Einschwemmkatheteruntersuchung als auch durch Koronarangiographie abgeklärt wurden. Es stellte sich heraus, daß das Verhalten des maximalen Herzminuten-

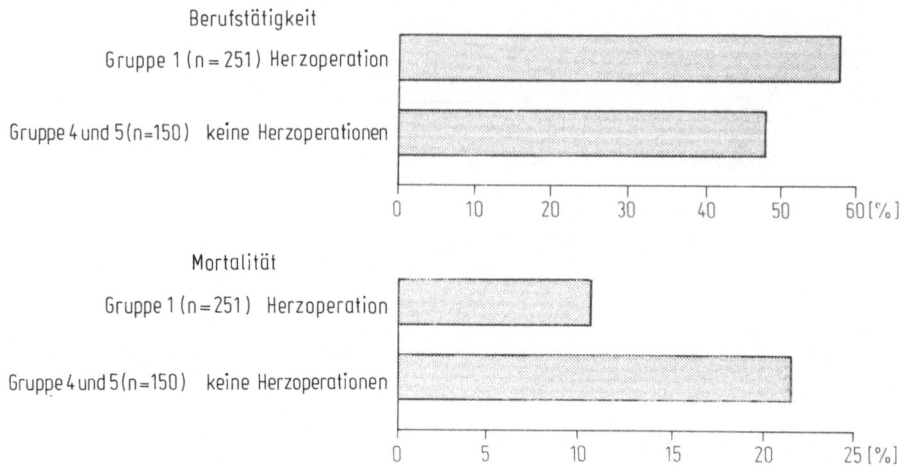

Abb. 137. Weichenstellung durch die Koronarangiographie während Anschlußheilbehandlung nach Herzinfarkt

volumens bei Belastung eine höhere *prognostische Bedeutung* hatte als der Angiographiescore, und selbst die röntgenologische Herzgröße und der maximale Pulmonalkapillardruck unter Belastung waren noch von größerer Aussagekraft als die Ejektionsfraktion bei der Ventrikulographie. Für die *Vierjahresmortalität* waren also funktionsdiagnostische Parameter, wie Herzminutenvolumen und Pulmonalkapillardruckverhalten unter Belastung und die erreichte Wattzahl, von größerer Relevanz als die morphologischen, in Ruhe gewonnenen Daten der Koronarangio- und Ventrikulographie.

Wie man den *Überlebenskurven* in Abb. 136 entnehmen kann, verlief das Schicksal am ungünstigsten für die Patienten, bei denen eine Operation zwar wünschenswert, aus technischen Gründen aber nicht mehr möglich erschien (Gruppe 3). Am günstigsten verlief das Schicksal für die Patienten der Gruppe 2, bei denen eine Operation wegen der günstigen Befunde und kardialen Beschwerdefreiheit als nicht notwendig angesehen wurde. Das Schicksal der Herzinfarktpatienten konnte durch die ärztliche Entscheidung für eine Herzkranzgefäßoperation wesentlich verbessert werden, auch im Hinblick auf den sozialen Status, wie die Gegenüberstellung der herzoperierten Gruppe 1 zu den konservativ behandelten Gruppen 4 und 5 demonstriert. Während in der herzoperierten Gruppe immerhin noch 58% in das Berufsleben zurückgekehrt waren, lag dieser Anteil in der konservativ therapierten Gruppe nur noch bei 45%, und die Fünfjahresüberlebensrate lag in der herzoperierten Gruppe bei 87,6% im Vergleich zu 71,6% in der konservativ behandelten Gruppe. Zwischen diesen beiden Gruppen gab es im Hinblick auf die funktionsdiagnostischen Parameter und die Koronarangiographie statistisch signifikante Unterschiede, so daß nur die Entscheidung zu einer *aortokoronaren Bypassoperation* für das Schicksal der Herzinfarktpatienten von Bedeutung war (Abb. 137).

Teilt man das Gesamtkollektiv nicht herzoperierter Patienten nach Schweregrad des Befalls in Gruppen mit Ein-, Zwei- oder Dreigefäßerkrankungen auf, dann ergibt

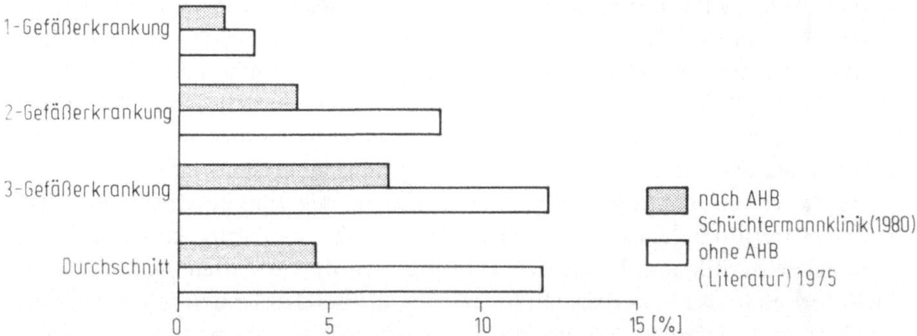

Abb. 138. Jährliche Mortalität von Herzinfarktpatienten mit Ein-, Zwei- und Dreigefäßerkrankung nach Anschlußheilbehandlung in der Schüchtermann-Klinik, im Vergleich zu Angaben in der Literatur (Sammelstatistik Barmeyer 1977)

sich eine *jährliche Postinfarktmortalität,* die in allen 3 Gruppen deutlich niedriger liegt, als es den Angaben der Literatur entspricht (Abb. 138). Man kann daraus folgern, daß Maßnahmen im Rahmen einer Anschlußheilbehandlung das Schicksal von Herzinfarktpatienten günstig beeinflussen – im Vergleich zu Patientenkollektiven, die eine solche Form der kardiologischen Rehabilitation nicht erfahren haben. Es bleibt offen, ob hierfür die Bewegungstherapie allein oder das Gesundheitstraining und die konsequente Fortführung bzw. Einleitung einer medikamentösen Therapie verantwortlich sind. Vermutlich ist es die umfassende Versorgung („comprehensive care") im Rahmen einer Anschlußheilbehandlung, die zu diesen günstigen Auswirkungen auf die Überlebensrate von Herzinfarktpatienten führt.

1.8 Sozialmedizinische Ergebnisse bei Arbeitern, Frauen und Ausländern

Bei diesen Patientengruppen ist das sozialmedizinische Schicksal hinsichtlich der Arbeitswiederaufnahme ungünstiger als bei anderen sozialen Gruppen, z. B. Angestellten, Beamten und Privatversicherten.

Bei den Arbeitern steht einer Eingliederung oftmals die notwendige verstärkte körperliche Leistung am Arbeitsplatz entgegen. Arbeiter werden sich auch häufiger weniger stark mit ihrer Arbeit identifizieren als andere soziale Schichten, insbesondere wenn sie ungelernt sind und ihnen die Arbeit wenig Spaß macht.

Bei Frauen liegt oft eine Doppelbelastung vor, nämlich Beruf und Versorgung der Familie. Die Notwendigkeit, die Versorgung der Familie bald wieder aufzunehmen, verhindert gelegentlich Rehabilitationsmaßnahmen, was dazu führen kann, daß eine verzögerte Eingliederung in das Berufsleben eintritt.

Weidemann u. Finberg (1983) verfolgten über 1–3 Jahre katamnestisch 571 Männer und 30 Frauen nach Herzinfarkt hinsichtlich ihrer medizinischen und beruflichen Rehabilitation:

Das mittlere Alter der Frauen war 53 Jahre, das der Männer 50 Jahre. 20% der Frauen waren jünger als 45 Jahre. Für die ambulante Bewegungstherapie nach AHB bestanden unterschiedliche Ausgangssituationen mit Belastbarkeit auf der 75-W-Stufe bei nur 13% der Frauen gegenüber 48, 6% der Männer. 80% der ambulant nach AHB sporttreibenden Frauen und 70% der Männer taten dies regelmäßig. 80% beider Kollektive suchten im Beobachtungszeitraum mindestens einmal monatlich den Hausarzt auf. Auch hinsichtlich der Langzeitmedikation ergab sich eine gute Patienten-Arzt-Compliance. Berufsausbildung und Berufsgruppenzugehörigkeit sowie Betriebsgröße und Betriebszugehörigkeit wurden in Beziehung zur Wiedereingliederung in das Erwerbsleben untersucht, die bei den Frauen in 48% und bei den Männern in 63% der Fälle erfolgte. Unterhalb des 55. Lebensjahres wurden 70% der Frauen und 74% der Männer wiedereingegliedert.

Die Überlegung, daß für Frauen nach einem Herzinfarkt zum Teil andere soziale, psychische und medizinische Probleme entstehen als für Männer, veranlaßten Brägelmann et al. (1990), 32 Monate nach Myokarderstinfarkt eine Anfrage zur medizinischen und psychosozialen Situation von 140 Arbeiterinnen, die in der Klinik Roderbirken zur Rehabilitation gewesen waren, vorzunehmen. Der Fragebogen wurde mit einer Rücklaufquote von 83% (n = 119) beantwortet. Verstorben waren 8,8%, 12% erlitten einen Reinfarkt. 84% der Frauen fiel es nach dem Myokardinfarkt schwerer, ihren Haushalt zu versorgen; trotzdem wurde von 73% die Hausarbeit auch nach dem Infarkt ohne Hilfe verrichtet. Bei 51,5% trat eine Veränderung der Stimmungslage in Richtung zunehmender Depressivität, Verunsicherung und Ängstlichkeit auf. Streß wurde bei 83% (n = 89) der Frauen als eine Ursache für den Infarkt angesehen. 45% gelang es nicht, den Streß zu reduzieren. Der subjektiv empfundene Streßabbau wurde bei 54% durch eine Änderung der Lebensweise und eine ruhigere Lebensart erreicht, bei 39,5% durch die Aufgabe des Berufes bzw. Berentung und bei 6,5% durch den Tod des Ehemannes bewirkt. Hinsichtlich der Risikofaktoren stellten 74% der Raucherinnen den Nikotinkonsum ein, Ovulationshemmer wurden in allen Fällen nach dem Herzinfarkt abgesetzt. Obwohl 90,5% (n = 97) angaben, ihre „Blutfettwerte" regelmäßig kontrollieren zu lassen, waren diese Werte nur bei 35% der Frauen in Ordnung.

Schlußfolgerungen: Der Rehabilitationsprozeß endet nicht nach Verlassen der Rehabilitationsklinik. Es sollten ambulante Hilfen für den Haushalt angeboten und die häusliche und familiäre Situation schon während der stationären Rehabilitation besprochen werden. Hinsichtlich der somatischen Risikofaktoren ist eine bessere Betreuung der Frauen nach Herzinfarkt notwendig.

Neben diesen mehr psychosozialen Problemen stellen die weiblichen Patienten aber auch insofern eine Extragruppe dar, als sie zu höheren Komplikationsraten bei einer ACVB-Operation und bei PTCA neigen. Das hängt wahrscheinlich damit zusammen, daß die Koronargefäße kleiner sind als bei Männern. Auch wird berichtet, daß Frauen in der Kardiologie weniger oft invasiven Diagnostikverfahren unterzogen werden als Männer. Auch das wird als Benachteiligung angesehen.

Bei Ausländern treten, auch während der Rehabilitationsverfahren, Schwierigkeiten durch Sprachbarrieren auf. Viele Rentenversicherungsträger haben aber die

Möglichkeit, Übersetzer zur Verfügung zu stellen. Oft läßt sich dieses Problem auch dadurch regeln, daß ausländische Mitarbeiter, die in der Klinik tätig sind, behilflich sind. Bei manchen Ausländerpatientengruppen besteht der Eindruck, daß der psychosoziale Streß, der durch Verpflanzung in einen anderen Kulturkreis entstanden ist, zu verstärktem „Griff zur Zigarette" geführt hat. Das wiederum begünstigt den negativen Verlauf der KHK.

Bei allen 3 genannten Gruppen ist auffallend, daß weniger am ambulanten Herzsport teilgenommen wird als von Patienten aus anderen Schichten. Die Erklärungen sind vielfältig: Zeitmangel, körperliche Tätigkeit im Beruf, Schwellenangst und weniger große geistige Mobilität.

Die dargestellten Ergebnisse sollen zeigen, daß den genannten Patientengruppen während des Rehabilitationsverfahrens eine vermehrte Aufmerksamkeit geschenkt werden muß.

Literatur

Barmeyer J (1970) Der natürliche Verlauf der Koronarsklerose. In: Barmeyer J, Reindell H (Hrsg) Koronare Herzkrankheit. Witzstrock, Baden-Baden Brüssel Köln New York

Barmeyer J (Hrsg) (1977) Die koronare Herzkrankheit. Witzstrock, Bad Nauheim

Battke K, Buchwalsky R, Barmeyer J, Hoffmann G, Reindell H (1973) Fludilat bei trainierten Patienten mit peripherer arterieller Verschlußkrankheit (Doppelblindversuch). Symposium Schloß Fuschl (Österreich)

Bauer E (1991) Stufendiagnostik zur Beurteilung des Leistungsvermögens im Hinblick auf Berufs- und Erwerbsfähigkeit nach Herzoperation. Med Sachverständiger 1:13

Blümchen G, Scharf-Bonhofen E, Brandt D, Bergh van den C, Bierck G (1979) Clinical results and social implications in patients after coronary bypass surgery. In: Roskamm H, Schmuziger M (eds). Coronary heart surgery. A rehabilitation measure. Springer Berlin Heidelberg New York

Bock KO, Deri G, Dissmann B et al. (1989) Krankheiten des Herzens, des Kreislaufs und der Gefäße. In: Leitfaden für die sozialmedizinische Begutachtung in der gesetzlichen Rentenversicherung. Fischer, Stuttgart New York

Brägelmann F, Eisenriegler E, Jokiel R, Jette M, Blümchen G (1990) Eine Befragung zur medizinischen und psychosozialen Situation von 140 Arbeiterinnen 32 Monate nach Myokarderstinfarkt. Z Kardiol 79:268–272

Buchwalsky R, Blümchen G, Battke K, Barmeyer J, Reindell H (1974) Psychosomatische Aspekte eines Langzeittrainings bei peripherer arterieller Verschlußkrankheit. Rehabilitation 13:144

Buchwalsky R (1980) Kritische Analyse der erzielten Rehabilitationsergebnisse aus der Sicht des Rehabilitationsmediziners. In: Silomon H (Hrsg) Herzinfarktrehabilitation – Licht und Schatten. Hippokrates, Stuttgart

Buchwalsky R, Bauer E, Tanczos P, Huber H (1977) Ist jeder Herzinfarktpatient trainierbar? Herz/Kreislauf 9:622

Buchwalsky R (1983) Selektive invasive Stufendiagnostik nach Herzinfarkt. In: Stein G (Hrsg) Probleme um die Wiederaufnahme der Arbeit nach Herzinfarkt. Boehringer, Mannheim

Buchwalsky R (1984) Beurteilung der Leistungsfähigkeit im Erwerbsleben nach Herzinfarkt. Med Sachverständiger 80:57

Buchwalsky R (1986) Kardiologisch-technische Diagnostik in der Bedeutung für die Begutachtung. Med. Sachverständiger 82:64

Buchwalsky R (1985) Diagnostic and prognostic consequences of coronary angiogram during cardiac rehabilitation. III. World congress of Cardiac rehabilitation, Caracas

Buchwalsky R, Kauderer-Hübel M, Bruch L, Bauer E, Solinski M, Korte A, Betz P (1986) Die Konsequenzen einer Koronarangiographie nach Herzinfarkt im Hinblick auf Prognose, soziales Schicksal und Therapie. Herbsttagung der Gesellschaft für Herz- und Kreislaufforschung, Hamburg

Buchwalsky R (1992) Invasive Untersuchungen bei Postinfarktpatienten: welche Untersuchungen zu welchem Zeitpunkt? 19. Jahrestagung der Deutschen Gesellschaft für kardiologische Prävention und Rehabilitation, Bad Krozingen

Fritze E (Hrsg (1992) Die ärztliche Begutachtung. Rechtsfragen, Funktionsprüfungen, Beurteilungen, Beispiele. Steinkopff, Darmstadt

Gercke W (1965) Methodische Gesichtspunkte für die Erfolgsbeurteilung der Heilmaßnahmen der Rentenversicherungsträger. Deutsche Rentenversicherung 226

Gerdes N (1993) Bewirken Reha-Maßnahmen eine Abnahme der Arbeitsunfähigkeit? Eine Fall-Kontroll-Studie. Thieme, Stuttgart New York

Halhuber MJ (1978) Welche Möglichkeit und Grenzen hat die Begutachtungsmedizin zu sozialversicherungsmedizinischen Fragen? In: Gercke W (Hrsg) Begutachtung in der Sozialmedizin. Hippokrates, Stuttgart

Hübel M (1980) Kritische Analyse der erzielten Rehabilitationsergebnisse aus der Sicht des Psychologen. In: Silomon H (Hrsg) Herzinfarktrehabilitation – Licht und Schatten. Hippokrates, Stuttgart

Kauderer-Hübel M, Buchwalsky R, (1983) Berufsfähigkeit und Sterblichkeit nach Herzinfarkt (Nachbefragung eines AHB-Kollektivs). In: Stein G (Hrsg) Probleme um die Wiederaufnahme der Arbeit nach Herzinfarkt. Boehringer, Mannheim

Kauderer-Hübel M, Buchwalsky R (1986) Aspekte der beruflichen Wiedereingliederung nach Herzinfarkt in Abhängigkeit vom Schweregrad der Erkrankung – Nachbefragung von Patienten mit Anschlußheilbehandlung. Rehabilitation 25:9

Krasemann EO (1978) Fördert die organisierte Herzinfarktrehabilitation die Arbeitswiederaufnahme? In: Gercke W (Hrsg) Begutachtung in der Sozialmedizin, Hippokrates, Stuttgart

Langosch W (1978) Psychologische Variablen und Wiederaufnahme der Arbeit. In: Gercke W (Hrsg) Begutachtung in der Sozialmedizin. Hippokrates, Stuttgart

Samek L, Haahskorst W, Müller F, Gohlke C, Gohlke H, Roskamm H (1980) Berufliche Wiedereingliederung bei jugendlichen Infarktpatienten in Abhängigkeit vom Schweregrad der koronaren Herzerkrankung und der linksventrikulären Dysfunktion. Z Kardiol 69:220

Stein G, Krasemann EO (1981) Prospektive Untersuchung zur Dauer der Arbeitsunfähigkeit nach Herzinfarkt. Herz/Kreislauf 19:526

Stürzenhofecker P, Petersen J, Betz P, Schnellbacher K, Roskamm H (1983) Koronarangioplastie versus Bypassoperation bei koronarer Eingefäßerkrankung. Vergleich vom funktionellen Resultat und beruflicher Wiedereingliederung. Z Kardiol 72:54

Weidemann H, Finberg J (1983) Mehrjährige Verlaufsbeobachtungen der medizinischen und beruflichen Rehabilitation nach Herzinfarkt bei Frauen im Vergleich zu Männern. Herz/Kreislauf 3:83–93

Weidemann H (1984) Leitfaden der beruflichen Wiedereingliederung und Berentung des Koronarkranken. Steinkopff, Darmstadt

Wille G (1983) Grenzen und Möglichkeiten der Rehabilitation bei Patienten mit ischämischen Herzkrankheiten aus der Sicht eines Rentenversicherungsträgers. In: Stein G (Hrsg) Probleme um die Wiederaufnahme der Arbeit nach Herzinfarkt. Boehringer, Mannheim

2 Kostenträger der Rehabilitation

2.1 Gesetzliche Grundlage

Gesetzliche Grundlage für Leistungen der Rehabilitation ist das Sozialgesetzbuch VI (SGB VI). In den §§9 bis 12 SGB VI wird geregelt, welche Voraussetzungen vorliegen müssen, die Rehabilitationsmaßnahmen rechtfertigen. So ist in §9 SGB VI die Aufgabe der Rehabilitation genau definiert. Es handelt sich hierbei um eine Vorschrift, die unter der Überschrift „Aufgabe der Rehabilitation" die Zielsetzung der Rehabilitation in der Rentenversicherung innerhalb des gegliederten Sozialsystems verdeutlicht. Die Rentenversicherung soll demnach ihren Versicherten Leistungen erbringen, die erforderlich sind, um deren Ausscheiden aus dem Erwerbsleben zu verhindern oder diese wieder in das Erwerbsleben einzugliedern. Die Leistungen sollen also darauf ausgerichtet sein, die gesundheitlichen oder behinderungsbedingten Einschränkungen der Erwerbsfähigkeit der Versicherten zu überwinden. Wichtig ist hierbei, daß, im Unterschied zu den Renten, Rehabilitationsleistungen der Rentenversicherung nach der Regelung des §9 Abs. 2 Satz 1 keine Pflicht-, sondern „Kann" -Leistungen sind. Es werden somit in §9 SGB VI lediglich Grundsätze und Zielvorstellungen der Rehabilitation durch die Rentenversicherung formuliert, nicht jedoch Ansprüche des einzelnen normiert.

Dieser Grundsatz macht es erforderlich, daß neben den persönlichen Voraussetzungen für die Gewährung von Rehabilitationsmaßnahmen auch versicherungsrechtliche Voraussetzungen erfüllt werden müssen. Dies wird in den §§10 und 11 SGB VI deutlich definiert.

In den §§13 bis 14 SGB VI werden Umfang und Ort der Leistungen geregelt, während sich die §§15 bis 19 mit medizinischen und berufsfördernden Leistungen zur Rehabilitation befassen. Die Vorschriften der §§20 bis 27 SGB VI befassen sich mit dem Problem des Übergangsgeldes. Diese Vorschriften dienen dazu, um den Versicherten bzw. seine Familienangehörigen während der Durchführung der Maßnahme finanziell und sozial abzusichern.

Die Vorschriften der §§28 bis 31 SGB VI regeln ergänzende und sonstige Leistungen. So können z.B. als ergänzende Leistungen zur Rehabilitation außer dem Übergangsgeld eine Haushaltshilfe, Reisekosten, ärztlich verordneter Rehabilitationssport in Gruppen unter ärztlicher Betreuung und Übernahme der Kosten, die mit den berufsfördernden Leistungen in unmittelbarem Zusammenhang stehen, insbesondere für Lehrgangskosten, Prüfungsgebühren, Lernmittel, Arbeitskleidung und Arbeitsgeräte, erbracht werden.

Zu beachten bei der Gewährung von Leistungen zur Rehabilitation ist jedoch, daß eine Zuzahlung bei medizinischen und sonstigen Leistungen gemäß §32 SGB VI zu erfolgen hat. Nach dieser Vorschrift hat jeder Versicherte, der das 18. Lebensjahr vollendet hat und medizinische Leistungen erhält, grundsätzlich einen bestimmten Betrag (z.Z 11.00 DM) je Kalendertag dieser Leistung zuzuzahlen. Sofern die stationäre Heilbehandlung einer Krankenhauspflege vergleichbar ist oder sie sich an diese ergänzend anschließt, ist diese jedoch nicht für die Dauer der gesamten Maßnahme zu entrichten, sondern nur für längstens 14 Tage. Darüber hinaus können Ausnahmen von der Zuzahlungspflicht vorgenommen werden. Entsprechende Befreiungsrichtlinien sind von den Selbstverwaltungsgremien der Rentenversicherungsträger beschlossen worden.

2.2 Wer ist anspruchsberechtigt?

- Alle Arbeiter und Angestellten sowie Arbeitslose, die eine bestimmte Zeit rentenversichert waren bzw. noch sind,
- Mitglieder einer gesetzlichen Krankenkasse, auch Ersatzkassen,
- nicht erwerbstätige Hausfrauen, Rentner und Kinder, soweit sie selbst oder über einen Familienangehörigen krankenversichert sind,
- Beamte oder Angestellte im öffentlichen Dienst,
- Landwirte,
- Kriegsbeschädigte/Versorgungsberechtigte,
- Sozialhilfeempfänger,
- Arbeitslose.

2.2.1 Gesetzliche Kostenträger

Rentenversicherung:

für den, der rentenversichert ist oder es eine bestimmte Zeit lang war.

Krankenkasse:

für den, der krankenversichert ist, sowie für Rentner, Hausfrauen und Kinder, die selbst oder als Familienmitglieder krankenversichert sind.

Sozialamt:

für den, der weder renten- noch krankenversichert ist und nach dem Sozialhilfegesetz als heilbedürftig gilt.

Unfallversicherungsträger, Berufsgenossenschaft:

nach einem Arbeitsunfall (einschließlich Wegeunfall, auch bei Schul- und Kindergartenbesuch).

Versorgungsamt:

für Kriegs- und Wehrdienstbeschädigte, Opfer von Gewalt.

Beihilfestelle:

für Angehörige des Öffentlichen Dienstes (soweit kein anderer Anspruch besteht).

Hauptfürsorgestelle, überörtlicher Rehabilitationsträger (z. B. Landschaftsverband):

bei ungeklärter Zuständigkeit.

2.3 Arten der Rehabilitation

Neben den allgemeinen Rehabilitationsmaßnahmen stellt die *Anschlußheilbehandlung (AHB)* eine Besonderheit dar. Hierbei handelt es sich um eine Maßnahme, die im unmittelbaren Anschluß an den Krankenhausaufenthalt eine weitere Behandlung des Patienten in einer Rehabilitationsklinik erforderlich macht. Eine Maßnahme kann nur dann als AHB-Maßnahme angesehen werden, wenn unmittelbar nach dem Krankenhausaufenthalt oder aus medizinischen oder anderen Gründen nicht sofort, sondern nur wenige Tage (höchstens bis zu 14 Tagen) nach dem Ende der Krankenhausbehandlung die Maßnahme in einer dafür geeigneten Rehabilitationsklinik beginnt.

Während medizinische Leistungen zur Rehabilitation nicht vor Ablauf von 3 Jahren nach Durchführung solcher oder ähnlicher Leistungen zur Rehabilitation erbracht werden, werden AHB-Maßnahmen auch dann durchgeführt, wenn in den letzten 3 Jahren eine Kur in Anspruch genommen worden ist. Diese Regelung entspricht der Vorschrift des §12 Abs. 2, Satz 2 SGB VI.

Die Bundesversicherungsanstalt hat ihr Verfahren einheitlich für die Bundesrepublik Deutschland laufen. Die Landesversicherungsanstalten sind regional orientiert und haben ihre individuellen Verfahrensweisen für Anschlußheilbehandlungen.

Die Richtlinien sind also als „Rahmen"-Bestimmungen und Empfehlungen hier aufgeführt.

Eine Einleitung einer Anschlußheilbehandlung ist nur möglich,

- wenn der Patient der Durchführung zustimmt,
- wenn ein Versicherungsträger vorhanden ist.

Besteht bei Versicherten kein Anspruch gegen eine Krankenkasse, insbesondere also bei Privatversicherten und Personen ohne Krankenversicherungsschutz, so muß in aller Regel vor Einleitung der AHB die Kostenfrage schriftlich geklärt werden.

2.4 Antragsverfahren

Während in der Regel der Antrag auf Gewährung von Rehabilitationsmaßnahmen durch den Patienten/Versicherten selber ausgefüllt werden muß, übernimmt die erforderliche Arbeit der zuständige Krankenhausarzt oder ein Mitarbeiter des Krankenhaussozialdienstes. Der Patient selber erteilt nur durch seine Unterschrift seine Zustimmungserklärung, eine derartige Maßnahme durchführen zu wollen.

2.5 Sonstige Kostenträger

Neben den bereits genannten gesetzlichen Kostenträgern können die Kosten für eine Rehabilitationsmaßnahme auch von allen privaten Trägern der Krankenversicherung, Arbeitgebern, Botschaften fremder Länder usw. übernommen werden.

Zu beachten hierbei ist jedoch, daß das Krankenhaus oder die Rehabilitationsklinik, welche die Maßnahme durchführt, gegenüber den sonstigen genannten Kostenträgern keinen Anspruch an diesen direkt geltend machen kann. Ein Rechtsanspruch zur Zahlung der entstandenen Kosten besteht nur gegenüber dem Patienten persönlich, da eine Rechtsbeziehung zu einem sonstigen Kostenträger seitens des Krankenhauses oder der Rehabilitationsklinik nicht besteht bzw. nicht eintritt.

Um den Patienten jedoch zunächst von der Vorschußzahlung zu befreien, genügt es im Einzelfall, wenn von der kostenübernehmenden Stelle eine rechtsverbindliche Kostenübernahmeerklärung abgegeben wird. Der Patient hat hierbei jedoch zu beachten, daß, sofern der Chefarzt einer Klinik liquidationsberechtigt ist, er weitere Kosten für erbrachte Leistungen an diesen in Rechnung stellen kann.

2.6 Schwerbehindertenausweise

Nach der Vorschrift des Schwerbehindertengesetzes (SCHwbG) sind Schwerbehinderte im Sinne des Gesetzes Personen mit einem Grad der Behinderung von wenigsten 50, sofern sie ihren Wohnsitz, ihren gewöhnlichen Aufenthalt oder ihre Beschäftigung auf einem Arbeitsplatz im Sinne des §7 Abs. 1 rechtmäßig im Geltungsbereich dieses Gesetzes haben.

Nach §2 dieses Gesetzes gelten als gleichgestellt Personen mit einem Grad der Behinderung von weniger als 50, aber wenigstens 30, bei denen im übrigen die Voraussetzungen des §1 vorliegen.

Um als Schwerbehinderter oder Gleichgestellter anerkannt zu werden, ist es erforderlich, daß der Behinderte einen entsprechenden Antrag stellt. Auf diesen Antrag des Behinderten hin stellen die für die Durchführung des Bundesversorgungsgesetzes zuständigen Behörden das Vorliegen einer Behinderung und den Grad der Behinderung fest.

Nach §4 Abs. 5 stellen die für die Durchführung des Bundesversorgungsgesetzes zuständigen Behörden auf Antrag des Behinderten einen Ausweis über die Eigenschaft als Schwerbehinderter und den Grad der Behinderung aus. Sind neben dem Vorliegen der Behinderung weitere gesundheitliche Merkmale Voraussetzung für die Inanspruchnahme von Nachteilsausgleichen, so treffen die für die Durchführung des Bundesversorgungsgesetzes zuständigen Behörden die erforderlichen Feststellungen im Verfahren nach §4 Abs. 1. Sofern derartige Merkmale vorliegen, werden diese ebenfalls im Schwerbehindertenausweis vermerkt (z.B. gehbehindert, Begleitperson erforderlich usw.).

Der Ausweis dient dem Nachweis für Inanspruchnahme von Rechten und Nachteilsausgleichen, die Schwerbehinderten nach dem Gesetz oder nach anderen Vorschriften zustehen. Die Gültigkeit des Ausweises wird befristet. Der Ausweis wird eingezogen, sobald der gesetzliche Schutz (die festgestellten gesundheitlichen Beeinträchtigungen liegen nicht mehr vor) als Schwerbehinderter erloschen ist.

2.6.1 Sinn und Zweck des Schwerbehindertenausweises

Ob eine Person behindert ist, ist auf den ersten Blick nicht festzustellen. Darüber hinaus hat die Mehrzahl der Schwerbehinderten erst im Verlauf des Arbeitslebens gesundheitliche Einschränkungen hinnehmen müssen.

Schwerbehinderte haben deshalb im Berufsleben gegen zahlreiche Schwierigkeiten anzukämpfen. Einen Arbeitsplatz zu finden, der auch evtl. die gesundheitlichen Einschränkungen des Betroffenen berücksichtigt, ist mehr als schwierig. Ohne ersichtlichen Grund werden die Fähigkeiten von Schwerbehinderten oft unterschätzt, da die immer noch in der Gesellschaft vorherrschenden Vorurteile Arbeitgeber davon abhält, Schwerbehinderte einzustellen. Ist der Schwerbehinderte in der glücklichen Lage einen Arbeitsplatz zu haben, so kann es vorkommen, daß er beim beruflichen Aufstieg trotz ausreichender Qualifikation benachteiligt wird.

Bei einer schwierigen Arbeitsmarktsituation gehören Schwerbehinderte zu dem Personenkreis, die davon besonders betroffen sind.

Gerade für Behinderte ist aber die Teilnahme am Arbeitsleben von größter Bedeutung. Regelmäßige Arbeit bedeutet nicht nur die Sicherung des Lebensunterhaltes, sondern darüber hinaus gesellschaftliche Anerkennung, Integration, Selbstbestätigung und Selbstentfaltung.

Der Schwerbehinderte soll demnach einen besonderen Schutz genießen. Dies wird durch die Ausstellung eines Ausweises (ab 50 GdB) unterstrichen.

Zusammenfassend ist also festzustellen: Eine Schwerbehinderung liegt vor ab einem Grad der Behinderung von 50.

Auch Behinderte mit einem GdB zwischen 30 und 50 können unter den Schutz des Schwerbehindertengesetzes gestellt werden. Wenn sie aufgrund ihrer Behinderung keinen Arbeitsplatz finden oder ihren Arbeitsplatz nicht behalten können, werden sie durch das Arbeitsamt den Schwerbehinderten gleichgestellt.

Die Anerkennung als Schwerbehinderter oder als Gleichgestellter hat folgende Auswirkung:

- Schwerbehinderte bzw. Gleichgestellte, die im Arbeitsleben stehen, können durch Investitionshilfen zur Verbesserung der Arbeitsbedingungen gefördert werden und sind durch den besonderen Kündigungsschutz für Schwerbehinderte zusätzlich geschützt.
- Sie erhalten bei Vorliegen bestimmter Voraussetzungen Nachteilsausgleiche wie etwa Steuerfreibeträge und Freifahrt bei der Benutzung öffentlicher Verkehrsmittel.

3 Kritische Analyse der Rehabilitation

3.1 Von der Kurmedizin zur kardiologischen Rehabilitation

Die wesentliche, weiterführende Literatur findet sich im Literaturverzeichnis dieses Kapitels.

Die Entwicklung der stationären kardiologischen Rehabilitation in Deutschland ist nur aus der jahrhundertelangen Tradition der *Kurmedizin* in Europa zu verstehen. Die wohltuende Wirkung von Bädern in luxuriös ausgestatteten Einrichtungen war bereits den Römern bekannt, wurde auch im Mittelalter gesucht und war besonders im letzten Jahrhundert eine Möglichkeit für den mitteleuropäischen Hochadel, Langeweile und Überdruß zu überwinden. Auf der Suche nach dem Quell ewiger Jugend wurde der Brunnengeist beschworen. Um Mineralquellen wurden wahre Tempel errichtet, wenn man an die Traditionsbäder Baden-Baden, Badenweiler, Bad Pyrmont etc. denkt.

Im 20. Jahrhundert wurde die Kur aber nicht nur ein Luxus, den sich der Geldadel leisten konnte, sondern die Rentenversicherungsträger wurden per Gesetz verpflichtet, *Sanatorien* in landschaftlich reizvoller Umgebung einzurichten, um tuberkulös erkrankte Patienten zu isolieren. Die diagnostisch und therapeutisch optimal ausgestatteten *Lungenheilstätten*, die zu einer wesentlichen Entwicklung der Pulmonologie und Eindämmung der Lungentuberkulose beigetragen hatten, wurden in den 50er Jahren zu *Kurkliniken* umgebildet, um die neuen „Volksseuchen", die degenerativen Erkrankungen des Herzens, des Kreislaufs und des Bewegungsapparates, zu heilen, nachdem die Lungentuberkulose besiegt worden war.

Jedem Versicherungsnehmer wurde per Gesetz das Recht eingeräumt, vor einer Berentung eine Kur oder Rehabilitation in Anspruch zu nehmen, auch wenn eine wesentliche Gesundheitsgefährdung noch nicht vorlag oder nur eine geringe Aussicht bestand, daß die Berufs- und Erwerbsfähigkeit dadurch wiederhergestellt wurde. Die Rentenversicherungsträger, genauso wie die Krankenkassen, warben mit den Angeboten einer Kur und bewirkten ein Aufblühen der Kurorte und Kureinrichtungen in den 70er Jahren mit guten Gewinnen für private Investoren.

Die zunehmende Kritik der Schulmediziner an passiven Kuranwendungen, wie Bäder und Massagen, führte dazu, daß in den letzten 20 Jahren den aktiven Maßnahmen, wie der Bewegungstherapie und der Krankengymnastik, eine zunehmend größere Bedeutung eingeräumt wurde mit Schaffung von Schwimmbädern, Turnhallen und Wanderwegen.

Mit der Einführung der *Anschlußheilbehandlung* nach Herzinfarkt erhielt das Kurwesen in Deutschland eine neue Dimension insofern, als nun auch Patienten in die Kurorte kamen, die primär als „nicht kurfähig" angesehen wurden.

Die Anschlußheilbehandlungen retteten viele Kurkliniken über die „Kurkrise" der 80er Jahre hinweg, als die Rentenversicherungsträger gezwungen waren, Anträge auf Heilmaßnahmen mit einer höheren Ablehnungsquote zu belegen. Die Ausweitung der Anschlußheilbehandlung auf alle chronischen Erkrankungen und die flächendeckende Einrichtung von Rehabilitationskliniken führte zu einem sog. „grauen Bettenberg", der sich staatlich unkontrolliert und ungeplant zu Konkurrenzeinrichtungen von Akutkliniken entwickeln konnte. Kurkliniken konnten oft diagnostische und therapeutische Leistungen zu günstigeren Bedingungen und in besserer Qualität anbieten, da sie sich auf weniger Leistungen konzentrieren und spezialisieren konnten.

Die kardiologischen *Rehabilitationszentren* mußten sich allerdings von Akutklinikern vorwerfen lassen, daß sie mit Herzkatheteruntersuchungen ihre Kompetenzen überschritten und ein „teures Pflaster" für eine chronische Erkrankung waren. Dabei wurde auf die Situation anderer europäischer Länder und der USA hingewiesen, wo der Patient mit einem Herzinfarkt maximal 2 Wochen in der Akutklinik behandelt wird und dann, auf sich allein gestellt, eine Rehabilitation auf eigene Kosten ambulant durchführen muß.

Nach der Definition der Weltgesundheitsorganisation spielt sich die kardiologische Rehabilitation nach Herzinfarkt in drei Phasen ab. In Deutschland vollzieht sich die Phase I in der Akutklinik über 3–4 Wochen, die Phase II in einer Rehabilitationsklinik im Rahmen einer Anschlußheilbehandlung über 4 Wochen und die Phase III in einer ambulanten Herzgruppe für weitere 1–2 Jahre – und gegebenenfalls sogar lebenslang.

3.2 Phase I der kardiologischen Rehabilitation

Die *Phase I* der kardiologischen Rehabilitation hat in den letzten Jahrzehnten entscheidende Veränderungen erfahren. Während man vor dem 2. Weltkrieg noch eine 6- bis 8wöchige Bettruhe nach dem akuten Herzinfarkt empfahl, weil nach pathologisch-anatomischer Vorstellung erst dann eine komplette Vernarbung des Herzinfarktes erreicht und die Gefahr der Aneurysmabildung gebannt sei, erlaubten amerikanische Kardiologen 1952 14 Tage nach dem Herzinfarkt schon die Benutzung eines Lehnstuhles, und 1965 wurde in den USA die Bettruhe auf 3–4 Wochen beschränkt. 1967 wurden die ersten Erfahrungen mit der *„Frühmobilisation"* in Deutschland gesammelt. 1968 empfahl die WHO, die Phase der absoluten Bettruhe auf 10 Tage zu beschränken, 1975 wurde diese Zeit dann sogar auf 5 Tage begrenzt. Seit 1980 tendiert man dazu, die absolute Bettruhe auf die kurze Phase der Intensivstation zu begrenzen und schon am 3. bis 5. Tag mit der Mobilisation des Patienten zu beginnen, um Trainingsverluste und damit Leistungseinschränkungen zu vermeiden.

Bei der *Verlegung der Herzinfarktpatienten* in die Rehabilitationsklinik sind wesentliche kardiologische Untersuchungen bei einer großen Zahl der Patienten im Akutkrankenhaus noch nicht durchgeführt worden (Tabelle 68), wie eine Umfrage der Deutschen Gesellschaft für kardiologische Prävention und Rehabilitation 1988 an mehreren Rehabilitationskliniken ergab. Man kann davon ausgehen, daß nur die Hälfte der Patienten echokardiographiert, ergometriert und koronarangiographiert wurde, bevor sie nach ihrem Herzinfarkt zur Anschlußheilbehandlung in die Rehabilitationsklinik verlegt wurden.

Grundsätzlich wäre es wünschenswert, wenn die *Stufendiagnostik* bereits in der Akutklinik am Ende des akutstationären Aufenthaltes erfolgt, da auf der Basis dieser Diagnostik eine bessere Zuweisung an unterschiedlich ausgestattete Rehabilitationseinrichtungen, wie Sanatorien, Kurkliniken und Fachkliniken, erfolgen könnte. Weniger kranke und gefährdete Patienten könnten von einem Aufenthalt in einem Sanatorium oder einer weniger spezialisierten Kurklinik mehr profitieren, weil dort der Schwerpunkt auf eine psychosomatische Therapie und Gesundheitstraining und weniger auf eine differenzierte Diagnostik gelegt werden könnte und die unver-

Tabelle 68. Voruntersuchung bei 418 AHB-Patienten nach Herzinfarkt nach Blitzumfrage an 11 Rehabilitationskliniken in der BRD im Februar 1988

	Akutkrankenhaus der Versorgungsstufe			
	Grund-versorgung [%]	Regel-versorgung [%]	Maximal-versorgung [%]	Gesamt [%]
Belastungs-EKG	28	49	23	69
Langzeit-EKG	23	56	21	69
Einschwemmkatheter	7	54	39	17
Szintigraphie	12	51	37	14
Echokardiographie	19	54	27	74
Koronarangiographie	7	45	48	45

meidbaren, belastenden Gespräche der Patienten untereinander über Herzkatheter und die damit verbundenen Ängste wegfallen würden. Umgekehrt würden erheblich eingeschränkte Patienten gezielter solchen Fach- oder Schwerpunktkliniken zugewiesen, die den kompletten diagnostischen Apparat einer kardiologisch-angiologischen Diagnostik, einschließlich Linksherzkatheteruntersuchung und Angiographie, benötigen.

3.3 Phase II der kardiologischen Rehabilitation

Offensichtlich gehen viele Akutkliniken davon aus, daß die kardiologisch-angiologische Funktionsdiagnostik Bestandteil der *Rehabilitationsphase II,* also Aufgabe der Rehabilitationskliniken, ist. Selbst wenn ein Teil dieser Untersuchungen bereits in der Akutklinik erfolgte, wird die Rehabilitationsklinik auf eine Wiederholung aus forensischen Gründen oftmals nicht verzichten können, um die Befunde zu aktualisieren. Oft sind auch die Daten der Akutklinik wegen mangelnder Standardisierung nicht ohne weiteres von der Rehabilitationsklinik zu übernehmen. Der funktionsdiagnostische Ausgangsbefund vor Beginn einer Bewegungstherapie ist wichtig für den Vergleich mit der Abschlußdiagnostik, um die Auswirkungen einer Bewegungstherapie zu überprüfen und deren Effektivität zu ermitteln. Dabei ist es selbstverständlich, daß die den Patienten belastende und gefährdende Herzkatheteruntersuchung in der Regel von der Rehabilitationsklinik nicht wiederholt, sondern diese Befunde von der Akutklinik übernommen werden. Häufig werden dem Patienten anhand der fremden Originalaufzeichnungen, z. B. des Koronarangiographiefilmes, die Konsequenzen im Hinblick auf einzuschlagende Therapien und gutachterliche Entscheidungen von den Rehabilitationsklinikern nochmals dargelegt. Dabei sieht der Patient nicht selten erstmals seinen Film, was ihn in der Regel nicht verunsichert, sondern ihm bei verständlicher Interpretation eher Vertrauen in die ärztlichen Entscheidungen gibt.

Für einen unkomplizierten Herzinfarkt ergibt sich auf der Basis von WHO-Empfehlungen folgender wünschenswerter zeitlicher *Ablauf für die Rehabilitation* (s. Übersicht).

Wünschenwerter Ablauf einer Rehabilitation

a) *Nach unkompliziertem Herzinfarkt:*
- 2–3 Wochen Aufenthalt in der Akutklinik mit Beginn der Frühmobilisation durch Krankengymnastik nach 2–3 Tagen,
- Übernahme innerhalb 1 Woche zur Anschlußheilbehandlung in ein überregionales Rehabilitationszentrum,
- 3–4 Wochen Aufenthalt im Rehabilitationszentrum mit Durchführung einer dosierten und überwachten Bewegungstherapie, eines Gesundheitstrainings und Erlernung psychologischer Entspannungstechniken, Risiko- und Streßbewältigungstrategien,
- Wiederaufnahme der Berufstätigkeit 3–5 Tage nach Entlassung aus der Anschlußheilbehandlung.

b) *Nach Herzoperationen und Katheterintervention:*

Nach unkomplizierten Herzoperationen (ACVB) kann der Patient innerhalb von 7–10 Tagen aus dem herzchirurgischen Zentrum zur Anschlußheilbehandlung in das Rehabilitationszentrum übernommen werden, in direkter Verlegung. Die Anschlußheilbehandlung kann sich auf einen 2- bis 4wöchigen Aufenthalt beschränken. Nach Katheterintervention (PTCA) kann der Patient schon nach 2–3 Tagen verlegt werden.

Weder medizinische Argumente, noch der Wille der Patienten sprechen gegen diese verkürzten Abläufe der kardiologischen Rehabilitation, sondern oft nur wirtschaftliche Gesichtspunkte der Klinikträger, die die langen Verweildauern zu Lasten der Krankenkassen und Rentenversicherungsträger wünschen, um den finanziellen Aufwand für ihre Einrichtungen abzudecken. Es ist fraglich, ob in Zukunft die derzeit praktizierte Rehabilitation nach Herzinfarkt, Herzoperation und anderen Herz-Kreislauf-Erkrankungen von den Kostenträgern noch erbracht werden kann vor dem Hintergrund immer größerer Zahlen und Kosten. Vielleicht wird man aus Kostengründen gezwungen sein, sich dem Modell der Angelsachsen zu nähern.

Aufgrund einer Oldenburger Studie muß man davon ausgehen, daß sich die *Empfehlungen zur Frühmobilisation* nach Herzinfarkt in Deutschland an Akutkliniken noch nicht durchgesetzt haben (Tabelle 69), denn 75% der Herzinfarktpatienten werden erst 8 Tage nach dem Ereignis mobilisiert. Obwohl die Herzinfarktpatienten einen mehrwöchigen Aufenthalt in der Akutklinik absolvieren, erfolgt keine differenzierte Herzfunktionsdiagnostik und keine gezielte Risikofaktorenbehandlung. Der Patient erhält oft eine „unvernünftige" Krankenhausverpflegung. Insbesondere die Beratung in sozialmedizinischer Richtung erfolgt durch die Ärzte in den Akutkliniken nur selten, obwohl ein großes Informationsbedürfnis der Patienten für

Tabelle 69. Zeitpunkte der Frühmobilisation in Abhängigkeit vom Schweregrad des Infarktereignisses

Zeitpunkt der Frühmobilisation	Bei Patienten mit leichtem Infarkt (n = 177) [%]	Bei allen Patienten (n = 998) [%]	Bei Patienten mit schwerem Infarkt (n = 190) [%]
Bis zum 8. Tag	34,7	25,1	16,3
Bis zum 12. Tag	24,1	21,7	21,3
Bis zum 16. Tag	20,6	25,4	29,3
Bis zum 20. Tag	8,2	11,0	14,0
Mehr als 20 Tage	12,4	16,8	19,1
Gesamt	100,0	100,0	100,0

Tabelle 70. Beratung im Akutkrankenhaus (n = 998). (Nach Badura 1988)

Beratungsthemen	Wunsch des Patienten nach Beratung		Beratungsleistung des Arztes	
	Ausführlich [%]	Knapp oder gar nicht [%]	Ausführlich [%]	Knapp oder gar nicht [%]
Krankheit und Medikamenteneinnahme	97	3	92	8
Gewichtskontrolle und Diät	85	15	70	30
Rauch- und Trinkgewohnheiten	76	24	87	13
Sexualität	74	26	19	81
Körperliche Belastung im Alltag	95	5	80	20
Nervliche Belastung in Beruf und Familie	88	12	59	41
Wiederaufnahme der Arbeit	92	8	63	37
Berentung, Pensionierung	68	32	23	77
Stationäre Heilmaßnahme	91	9	72	28
Ambulante Herzgruppen	70	30	25	75

In der linken Tabellenhälfte ist aufgelistet, wieviel Prozent der befragten Patienten zu einem bestimmten Thema eine ausführliche oder nur eine knappe bzw. gar keine Beratung wünschten. Die rechte Tabellenhälfte gibt an, wieviel Prozent der Patienten nach Angaben des Arztes zu diesen Themen ausführlich oder nur knapp bzw. gar nicht beraten wurden.

Fragen der Berufstätigkeit, Berentung, Sexualität und ambulanter Rehabilitation besteht (Tabelle 70).

3.4 Phase II der kardiologischen Rehabilitation am Akutkrankenhaus

Auf den ersten Blick hat eine *wohnortnahe kardiologische Rehabilitation* an der gleichen Klinik, an der auch die Akutbehandlung des Herzinfarktes durchgeführt wurde, Vorteile: durch die Wohnortnähe würde die Trennung von Familien und vom sozialen Umfeld vermieden werden, und es wäre eine Kontinuität in der ärztlichen und pflegerischen Versorgung von der Akutphase bis zur Rehabilitation gewährleistet. Zum Teil könnte die kardiologische Rehabilitation in der Phase II auch ambulant unter Weiterbetreuung durch Mitarbeiter der Akutklinik erfolgen.

Einer solchen wohnortnahen *Rehabilitation am Akutkrankenhaus* stehen aber auch erhebliche Nachteile gegenüber. So sind am Akutkrankenhaus Investitionen in Form von Sporthalle, Schwimmbad, Übungsergometern notwendig, um eine umfassende und dosierte Bewegungstherapie für Herzinfarktpatienten durchführen zu können. Es müssen neue Mitarbeiter eingestellt werden, wie z.B. Bewegungstherapeuten, Psychologen, Sozialpädagogen und Diätassistenten, damit die kardiologische Rehabilitation im Akutkrankenhaus in ihren Leistungen vergleichbar wird mit der Rehabilitation in entsprechend spezialisierten Rehabilitationszentren. Diese apparativen, räumlichen und personellen Investitionen stehen in keinem Verhältnis zu der kleinen Anzahl von Patienten, die in einem Akutkrankenhaus für die kardiologische Rehabilitation infrage kommen: Ein Akutkrankenhaus mit etwa 800–1000 Betten nimmt wöchentlich maximal 6–8 Herzinfarktpatienten auf. Es ist leicht erkennbar, daß eine derart geringe Anzahl von Herzinfarktpatienten eine kardiologische Rehabilitationsabteilung am Akutkrankenhaus bei weitem nicht auslasten würde. Ein differenziertes Therapieangebot bei Patientengruppen mit unterschiedlichen Leistungs- und Erkrankungsgraden könnte kaum erstellt werden. Eine Rehabilitationsabteilung wäre deshalb darauf angewiesen, entweder Patienten überregional zu sammeln, womit die Wohnortnähe und die Kontinuität der ärztlichen und pflegerischen Versorgung verloren ginge, oder es müßten Patienten anderer Fachrichtungen wie Orthopädie, Rheumatologie, Gastroenterologie, Neurologie und Onkologie in die Rehabilitationsabteilung mit integriert werden. Damit wäre aber eine fachlich gezielte und qualifizierte kardiologische Rehabilitation wegen der Heterogenität des Patientengutes in einer solchen Abteilung nicht mehr möglich.

Der qualitativ hohe apparative, räumliche und personelle Standard einer modernen Rehabilitationsklinik dürfte deshalb in einer entsprechend kleinbemessenen Rehabilitationsabteilung eines Akutkrankenhauses nicht zu erreichen sein. Die in den heutigen Rehabilitationskliniken tätigen Ärzte und Psychologen, das medizinische Pflege- und Hilfspersonal, die Bewegungs- und Verhaltenstherapeuten sowie Diätassistenten haben eine sehr hohe spezielle Ausbildung und Erfahrung in der kardiologischen Rehabilitation. Gerade weil diese Voraussetzungen an *überregionalen Rehabilitationskliniken* gegeben sind, konnte sich auch das Konzept der Anschlußheilbehandlung nach Herzinfarkt und nach Herzoperation für die Phase II der Rehabilitation so schnell, konsequent und effektiv in der gesamten Bundesrepublik Deutschland durchsetzen und bewähren.

Neben den diagnostischen und therapeutischen Möglichkeiten einer überregionalen Rehabilitationsklinik ergeben sich weitere Vorteile in der *wohnortfernen Rehabilitation*. Der Patient kann sich aus der Atmosphäre des Akutkrankenhauses, die er auf der Intensivstation erlebte, lösen und für einen angemessenen Zeitraum auch sein soziales Umfeld verlassen. Er kann damit seine Ängste besser überwinden, und es fällt ihm leichter, gesündere Lebens- und Ernährungsgewohnheiten anzunehmen. Er ist einem Gesundheitstraining eher aufgeschlossen, wenn er unter Gleichgesinnten gesündere Lebensweisen unter kompetenter Anleitung und Betreuung erlebt und zu lebenslanger Weiterführung des Erlernten motiviert wird. Dies gilt für die Einhaltung einer vernünftigen Diät ebenso wie für die Erlernung von Bewegungs- und Entspannungstherapien und Streßbewältigungsstrategien, wie auch für die Vermeidung von Risikofaktoren.

3.5 Phase II der kardiologischen Rehabilitation als Anschlußheilbehandlung in Rehabilitationskliniken

Bis zur Einführung dieser Anschlußheilbehandlung galt ein Herzinfarktpatient für einen Zeitraum von fast 1 Jahr als nicht „kurfähig" und setzte mit der beruflichen Tätigkeit aus. Wenn der Patient dann tatsächlich nach diesem mehrmonatigen Zeitraum in einer Rehabilitationseinrichtung am Kurort erschien, bestand in der Regel schon eine erhebliche Leistungseinbuße, Stigmatisierung und Verunsicherung, die es oft nicht mehr mögich machten, eine Rehabilitation auf der Basis einer Bewegungstherapie effektiv vorzunehmen und damit den Patienten in sein gewohntes soziales Umfeld und seinen Beruf zu reintegrieren. Auf der anderen Seite fehlte es aber auch bis zu diesem Zeitpunkt den Kurorten und Sanatorien an sportmedizinisch und kardiologisch vorgebildeten Ärzten, die den Mut hatten, diese Patienten einer *sportlichen Aktivität* zuzuführen. Die Aktivitäten beschränkten sich vorwiegend auf *passive Kurmaßnahmen* wie Massagen und Bäder. *Aktive Maßnahmen*, wie Krankengymnastik und Bewegungstherapie, wurden beim Herzkranken kaum gewagt.

Mit der Einführung der Anschlußheilbehandlung, zunächst durch die Landesversicherungsanstalten Oberbayern (Klinik Höhenried) und Rheinprovinz (Klinik Roderbirken) Anfang der 70er Jahre und später durch die Bundesversicherungsanstalt Berlin bundesweit, engagierten sich kardiologisch und sportmedizinisch ausgebildete Ärzte, mit modernen Vorstellungen über die kardiologische Rehabilitation, für die *dosierte und überwachte Bewegungstherapie* in unterschiedlich leistungsstarken Patientengruppen.

Die Einführung der Anschlußheilbehandlung mit Vereinfachung organisatorischer und bürokratischer Abläufe und *nahtlosen Übergängen aus den Akut- in die Rehabilitationskliniken* sollte zu einer Abkürzung des Aufenthaltes im Akutkrankenhaus führen. 1988 betrug der Aufenthalt im Akutkrankenhaus im Oldenburger Raum im Schnitt noch 32 Tage, im Einzugsgebiet der Schüchtermann-Klinik

(s. Übersicht) noch 25 Tage. Mit 4–6 Wochen Aufenthalt in der Rehabilitationsklinik, 1- bis 2wöchiger Wartezeit bis zur Aufnahme in die Anschlußheilbehandlung und 1- bis 2wöchiger anschließend verordneter Schonungszeit schied der Herzinfarktpatient 3–4 Monate aus dem Arbeitsprozeß aus. Dies ist ein weltweit unbekannter und sehr kostenaufwendiger *Rehabilitationsablauf*, der in den meisten Fällen nicht medizinisch gerechtfertigt erscheint, wenn man bedenkt, daß in den USA der Herzinfarktkranke schon nach 7–14 Tagen aus dem Krankenhaus entlassen wird und seine Berufstätigkeit wieder aufnimmt (nach einer Herzkranzgefäßoperation sogar nach 5–7 Tagen), allerdings unter Verzicht auf eine stationäre Rehabilitation, die in angelsächsischen Ländern unbekannt ist. Die Patienten nehmen in den USA allenfalls an einem ambulanten Rehabilitationsprogramm für 2–3 Monate teil, das an größeren Kliniken etabliert wird, gemeinsam mit Kardiologen, Krankengymnasten, Psychologen und Diätberatern.

Zeitlicher Ablauf der derzeit praktizierten Herzinfarktrehabilitation an der Schüchtermann-Klinik

100 AHB-Patienten nach Herzinfarkt:

Durchschnittliche Verweildauer im Akutkrankenhaus:	25 Tage,
durchschnittlicher Zeitraum von der Entlassung aus dem Akutkrankenhaus bis zur Aufnahme in die Schüchtermann-Klinik:	7,4 Tage,
durchschnittliche Verweildauer in der Schüchtermann-Klinik:	29 Tage,
durchschnittliche Schonzeit bei der Entlassung aus der Schüchtermann-Klinik:	5,7 Tage,
Entlassung aus der Schüchtermann-Klinik – arbeitsfähig:	60 Patienten,
Entlassung aus der Schüchtermann-Klinik – arbeitsunfähig:	40 Patienten.

Eine *umfassende* („comprehensive") Rehabilitation nach einem Herzinfarkt läßt sich sicherlich auch in einem kürzeren Zeitraum von 6–8 Wochen erreichen. Hierzu müßte der Aufenthalt nach unkompliziertem Herzinfarkt in der Akutklinik auf 2 Wochen beschränkt werden. Der Übergang in eine Anschlußheilbehandlung an einem Rehabilitationszentrum müßte innerhalb von 5–7 Tagen möglich sein, die Anschlußheilbehandlung auf 3–4 Wochen begrenzt und die Berufstätigkeit nach einer Schonungszeit von 3–5 Tagen wieder aufgenommen werden.

Nach Interventionen, wie Bypassoperation (ACVB) und Koronarangioplastie (PTCA), könnten sich die Zeiträume auf 10 Tage nach Herzoperation und 3 Tage nach Kathetereingriff bis zur Aufnahme in eine Anschlußheilbehandlung reduzieren. Diese kann sich nach erfolgreichen Interventionen auf eine intensive Unterrichtung in Bewegungstherapie, gesunder Lebensführung und psychologischen Techniken beschränken mit einem Aufenthalt von nur 2–3 Wochen im Rehabilitationszentrum.

Nur selten haben sich in Deutschland medizinische Maßnahmen der Rentenversicherungsträger so schnell durchgesetzt wie die Anschlußheilbehandlung. Es ist bemerkenswert, wie schnell die Vorurteile der Akutkliniker und auch der Hausärzte gegenüber Rehabilitationskliniken abgebaut werden konnten. Nicht nur die unbürokratische Handhabung von Anschlußheilbehandlungen durch die Kostenträger, sondern auch die Akzeptanz der Akutkliniker, die nicht zuletzt durch die Honorierung von Kurzgutachten für den AHB-Antrag gefördert wurde, aber auch die überzeugenden Ergebnisse und die Resonanz bei den Krankenkassen haben dazu beigetragen, daß heute bundesweit fast jedem Patienten nach einem Herzinfarkt oder einer Herzoperation eine Anschlußheilbehandlung angeboten wird – unabhängig vom Lebensalter und Versicherungsstatus.

Das System der Anschlußheilbehandlung wurde inzwischen auch auf andere Erkrankungen, insbesondere die des orthopädisch-rheumatologischen Formenkreises, ausgedehnt. Es führte zu einer Auslastung von Rehabilitationskliniken während der sog. „Kurkrise" Anfang der 80er Jahre und wurde deshalb von allen Kurkliniken begehrt. Immer mehr Einrichtungen wurden in Kurorten zu *Rehabilitationskliniken* umfunktioniert; häufig änderte sich dabei primär nur der Name, nicht aber die Funktionen und Angebote. Mit Recht wurde diese Entwicklung von Akutklinikern skeptisch betrachtet und als eine Form der „Luxusmedizin" kritisiert. Da die Fachkliniken häufig über eine sehr gute finanzielle Ausstattung durch private Kapitalgeber verfügten und die Pflegesätze kostendeckend und gewinnbringend mit den Rentenversicherungsträgern kalkuliert werden konnten, verfügten die Rehabilitationskliniken oft über eine apparative Ausstattung auf Universitätsniveau, die bis zur *Einrichtung von Linksherzkathetermeßplätzen* führte.

Universitätskardiologen warnten davor, daß die Rehabilitationskliniken „ihre Kompetenzen" überschreiten, wenn sie eine Herzkatherdiagnostik im Rahmen der Rehabilitation durchführen würden. Die Entwicklung ließ sich aber nicht aufhalten und führte bis zur Einrichtung von *herzchirurgischen Abteilungen* an kardiologischen *Rehabilitationszentren* (Bad Krozingen, Rotenburg, Bad Bevensen, Bad Rothenfelde, Bad Neustadt, Bad Oeynhausen Bad Segeberg). Da die Herzkatheterdiagnostik und Herzoperationen an diesen Zentren mit vergleichsweise guten Ergebnissen und großer Effektivität bei geringeren Kosten durchgeführt wurden, erlangten diese Zentren eine gewisse Bedeutung für die *kardiologische Versorgung* in der Bundesrepublik Deutschland. Sie bieten den Vorteil der kompletten Versorgung eines Herzkranken unter einem Dach, angefangen von der Akutphase über die Herzkatheterdiagnostik und -eingriffe bis hin zur Herzoperation, mit anschließender Rehabilitation bei nahtlosen Übergängen und Verkürzungen organisatorischer Abläufe und mit Kontinuität der ärztlichen und pflegerischen Versorgung und Unterstützung durch Krankengymnasten, Psychologen, Diätberatern und Sozialpädagogen.

Auch wenn man davon ausgehen muß, daß heute noch lange nicht alle kardiologischen Rehabilitationskliniken den von der Reha-Kommission des VDR geforderten Standard erfüllen, so sprechen viele Gesichtspunkte für die in Deutschland bisher praktizierte stationäre überregionale Rehabilitation. In den Rehabilitations-

Tabelle 71. Voraussetzungen für eine Rehabilitation in der Phase II von Herz- und Kreislauferkrankungen 1991 (Empfehlungen der Deutschen Gesellschaft für kardiologische Prävention und Rehabilitation)

Bereiche	Ausstattungsvoraussetzungen	Personalvoraussetzungen
A) Sozialmedizinische Beurteilung für die berufliche und soziale Integration	Leistungs-, Verhaltens- und Funktionsdiagnostik, abgestufte kardiologische Funktionsdiagnostik (s. Anhang), psychologische Testverfahren	Kardiologisch, rehabilationsmedizinisch ausgebildete Ärzte; den gestellten Aufgaben zahlen- und qualifikationsmäßig entsprechendes Funktionspersonal: Psychologen, Sozialarbeiter, Rehabilitationsberater unter Leitung sozialmedizinisch ausgebildeter Ärzte
B) Gesundheits- und Verhaltenstraining, umfassende psychosoziale Betreuung	Vortrags- und Gruppenräume informelle Kommunikationsräume	Didaktisch geschulte Ärzte. verhaltensmedizinisch orientierte Ernährungsberater, klinische Psychologen, Diätassistenten, Ergo- und Beschäftigungstherapeuten
C) Bewegungstherapie, Krankengymnastik und unterstützende Therapie	Gymnastikhalle, krankengymnastische Therapieräume und Geräte, Schwimmhalle, Raum für EKG-überwachtes Ergometertraining, adäquates Terrain für progredient gesteigerte dosierte Geh- und Laufbelastung,mobile Notfalleinrichtung inclusive Funkanlage, physikalische Therapieeinrichtungen	Speziell geschulte Bewegungstherapeuten (Übungsleiter-S-Lizenz) und Krankengymnasten unter Leitung sportmedizinisch versierter Ärzte
D) Normalstation und Intensivpflegeeinheit	Einzelzimmer mit Naßzelle und Notrufanlage, Arzt- und Schwesternfunktionsräume, Notfalleinrichtungen	Stationsarzt, Stationsschwestern und Nachtschwestern, ärztlicher Bereitschafts- und Rufbereitschaftsdienst

kliniken müssen allerdings die räumlich-apparativen und personellen Voraussetzungen vorhanden sein (Tabelle 71).

Eine *sozialmedizinische Beurteilung* für die berufliche und soziale Integration ist unverzichtbarer Bestandteil der umfassenden Betreuung im Rahmen der kardiologischen Rehabilitation. Sie schafft die Voraussetzungen für die Wiedereingliederung in das Berufsleben als eine entscheidende Grundlage für die wirtschaftliche Existenz, stärkt das Selbstvertrauen des Patienten und ist ein wesentlicher Bestandteil der verbesserten Lebensqualität. Patienten, die aus dem Erwerbsleben bereits aus Altersgründen ausgeschieden sind, müssen durch eine sozialmedizinische Betreuung wieder in ihr soziales Umfeld eingegliedert werden, unter Wiederaufnahme zwischenmenschlicher Ordnung und Beziehungen auf familiärer, politischer, kultureller und sportlicher Ebene – unter Verhinderung einer Pflegebedürftigkeit oder Isolation. Für die sozialmedizinische Beurteilung ist ein differenziertes und abgestuftes *herzfunktionsdiagnostisches Programm* notwendig, damit die Bewegungstherapie, Krankengymnastik und physikalische Therapie dosiert zur Anwendung kommen können.

Ein wesentlicher Bestandteil sind außerdem das *Gesundheits- und Verhaltenstraining* und die psychologische Betreuung, denn eine Mehrzahl der Patienten durchläuft Ängste, Verleugnung und depressive Verstimmung und bedarf deshalb der ärztlichen und psychologischen Führung. Diese Aufgaben werden wahrgenommen von einem interdisziplinären Team unter Leitung eines Kardiologen, das sich zusammensetzt aus sozial- und sportmedizinisch erfahrenen Ärzten, klinischen Psychologen, Bewegungstherapeuten, Diätassistenten und Sozialarbeitern.

Wegen der zunehmenden Anzahl von Hochrisikopatienten – auch nach Herzoperation – muß eine Rehabilitationsklinik über eine Krankenstation verfügen mit den Ruf- und Alarmeinrichtungen eines Akutkrankenhauses und einer Intensivpflegeeinheit mit der Möglichkeit der Wiederbelebung, Beatmung, Defibrillation und Schrittmacherimplantation. Eine solche Station muß unter der Leitung des Kardiologen auch über entsprechend qualifiziertes pflegerisches Personal verfügen.

3.6 Phase II der kardiologischen Rehabilitation in ambulanten Herzgruppen

So wie man mit der Einrichtung von Rehabilitationsabteilungen an Akutkliniken keine „Bettenberge" abbauen kann, so wird man mit der Verlagerung der kardiologischen Anschlußheilbehandlung, also der *Phase II, in den ambulanten Bereich,* wie sie im Kölner Modell erprobt wird (Tabelle 72), keine gute Alternative sehen können, wenn dem Patienten die gleiche umfassende Versorgung zukommen soll.

Die Sporthochschule Köln untersucht mit Hilfe der niedergelassenen Kölner Kardiologen, ob die Anschlußheilverfahren bei Herzinfarktpatienten auch ambulant durchgeführt werden können. Die Frage ist dabei, ob die Patienten mit der gleichen Effektivität wie bei der institutonalisierten stationären Rehabilitation untersucht und behandelt werden.

Diese Untersuchung wird von der BfA und der LVA Rheinprovinz finanziert. Die Patienten werden von ausgesuchten Kölner Krankenhäusern dieser REHA-Gruppe zugeführt und nach einem bestimmten Zeitplan kardiologisch untersucht. Sie müssen täglich von 10.00 bis 16.00 Uhr in die Sporthochschule kommen, um das Rehabilitationsprogramm zu bestreiten.

Mit dieser „teilstationären" ambulanten *Herzinfarktrehabilitation* dürfte es noch weniger möglich sein als in einem Akutkrankenhaus, ein differenziertes, über

Tabelle 72. Kölner Modell, 1. Woche

Zeit	Montag	Dienstag	Mittwoch	Donnerstag	Freitag
10.00		*Gesundheits-bildung:* Das Herz	*Frei für Einzelberatung, Einzelbetreuung, z. B. Kranken-gymnastik – psychologische/soziologische Beratung – Ernährungs-beratung*	*Gesundheits-bildung:* Die koronare Herzkrankheit	
11.00		Wandern Bewegungstherapie		Wandern, Bewegungstherapie	
12.00		Mittagessen *(risikobewußte Ernährung)*		Mittagessen *(risikobewußte Ernährung)*	
13.00		*aktive Mittagspause*		*aktive Mittagspause*	
14.00	Gymnastik Fahrradergometrie	Erlernen der Entspannungs-techniken	Atmungsübungen, Körperwahr-nehmung	Erlernen der Entspannungs-techniken	Gymnastik Fahrradergometrie
15.00	Gruppen-gespräch 15.00 – 16.30 Uhr	Gymnastik, Fahrradergometrie	Gymnastik, Fahrradergometrie	Gymnastik Fahrradergometrie	*Gesundheits-bildung:* Wie leistungs-fähig ich bin? 15.00 – 16.30 Uhr
16.00					

Einzelberatung/Einzelbetreuung:

- Konsultation mit dem betreuenden Arzt täglich möglich,
- individuelle Ernährungsberatung mit dem Ehepartner,
- psychologische Einzelberatung.

Bei Bedarf:

- krankengymnastische Behandlung,
- Raucherentwöhnung,
- Berufsberatung.

den ganzen Tag verteiltes Programm aus Bewegungstherapie und Gesundheitstraining, in enger Verzahnung mit ärztlicher und psychologischer Betreuung, unter Einhaltung von entsprechenden Ruhe- und Erholungsphasen durchzuführen. Der Patient müßte mehrmals am Tage zu den Therapien zwischen der ambulanten Rehabilitationseinrichtung und seiner Wohnung hin- und herpendeln, wenn ihm eine gleichwertige Behandlung und Betreuung wie in einer Rehabilitationsklinik zuteil werden soll. Dies ist selbst in Großstädten wie Köln und Berlin nur schwer realisierbar.

Kalkuliert man die Kosten, die für den Rentenversicherungsträger entstehen, dann dürfte das Kölner Modell kaum kostengünstiger sein. Im Kölner Modell sind im Rahmen einer 4wöchigen Behandlung vorgesehen:
2mal eine Ergometrie und 2mal eine Echokardiographie, einmal ein Langzeitelektrokardiogramm, je 1 gründliche Eingangs- und Abschlußuntersuchung mit Kosten, die vom Initiator auf 1500 DM pro Patient kalkuliert werden.

Die Gesamtkosten für 17 Therapietage werden mit 3000 DM kalkuliert. Diese Kosten von 4500 DM für Diagnostik und Therapie im Rahmen einer ambulanten „teilstationären Anschlußheilbehandlung" nach dem Kölner Modell stehen 28 Tagen „Rund-um-die Uhr"-Betreuung eines Patienten in der Rehabilitationsklinik gegenüber, die einschließlich Verpflegung und Unterkunft für einen Tagespflegesatz von 200 DM, also insgesamt 5600 DM pro Maßnahme, zu erhalten ist.

Nicht die Kosten liefern Argumente für die ambulante oder „teilstationäre" Durchführung der Rehabilitation in der Phase II, sondern die Tatsache, daß *bestimmte Patientengruppen („Sonderfälle")* von einer solchen Maßnahme am Wohnort mehr profitieren als von einer wohnortfernen Maßnahme an einem Rehabilitationszentrum. Zu denken ist hierbei an Hausfrauen, die ihre Familien weiter versorgen müssen, an Geschäftsleute, die ihr Unternehmen nicht mehrere Wochen verlassen können, an Ausländer, die aus sprachlichen Gründen in einer Rehabilitationsklinik vereinsamen könnten, und ältere Menschen, die man aus ihrer gewohnten Umgebung nicht herauslösen möchte (s. Übersicht).

„Teilstationäre" Rehabilitation in Phase II (nach dem Kölner Modell) ganztägig bei noch nicht berufstätigen Herzinfarktpatienten

- Besonders geeignet für Hausfrauen, Geschäftsleute, ältere Menschen, Künstler und Ausländer mit unkompliziertem Herzinfarktverlauf;
- falls sie mit 75 W beschwerdefrei belastbar sind, ohne Hinweis auf Herzinsuffizienz und lebensbedrohliche Rhythmusstörungen;
- und ein ausgeprägtes Risikoprofil, Typ-A-Verhalten und negative sozialmedizinische Gegebenheiten fehlen.

Bei kritischer Abwägung der Vor- und Nachteile müßte für die „teilstationäre" oder „ambulante" Rehabilitation in Phase II eine *Vorauswahl* getroffen werden: es kämen nur Patienten infrage, die nach komplikationsfreiem Verlauf des Herzinfarktes (keine Reanimation oder sonstige schwere Komplikationen) 14 Tage nach dem akuten Ereignis eine Ergometerleistung von 75 W erbringen können ohne Angina pectoris, ST-Streckensenkungen oder Kurzatmigkeit. Ferner dürften keine röntgenologische und echokardiographische Herzvergrößerung oder Herzrhythmusstörungen nachweisbar sein. Aus verhaltensmedizinischer Sicht würden Bedenken bestehen, Herzinfarktpatienten mit einem besonders ausgeprägten Risikoprofil, also mit einem extrem betonten Typ-A-Verhalten, mit negativen beruflichen Perspektiven, mit gestörten häuslich-familiären Verhältnissen und mit emotioneller Instabilität, verbunden mit Krankheitsverleugnung und Fehlverständnis für Krankheitsursachen, primär einer„teilstationären" Rehabilitation zuzuführen. Gerade bei diesen letzteren Patienten würde man psychosoziale Nachteile riskieren, wenn man ihnen das weitgefächerte Angebot einer kardiologischen Rehabilitationsklinik vorenthalten würde.

Auch bei der in diesem Zusammenhang vielzitierten Studie von Ornish (1990), die zeigte, daß durch eine drastische Änderung des Lebensstils eine Regression der koronaren Herzkrankheit auch ambulant zu erreichen ist, wurde es für notwendig angesehen, die Probanden zunächst im Rahmen eines mehrwöchigen Hotelaufenthaltes zu schulen und zu motivieren, bevor die Betreuung 1 Jahr lang ambulant weitergeführt wurde mit 2mal 4stündigen Sitzungen pro Woche.

Eine wichtige Voraussetzung für die *Verlagerung der Rehabilitation* in der Phase II aus der Rehabilitationsklinik in den ambulanten Bereich wäre die obengenannte Vorauswahl durch das Akutkrankenhaus. Durch ein diagnostisches Stufenprogramm mit Ergometrie, Echokardiographie und 24-h-Speicherelektrokardiogramm, evtl. auch Einschwemmkatheteruntersuchung und Koronarangiographie, müßte geprüft werden, ob der Patient nach den oben genannten Kriterien für eine ambulante Rehabilitation geeignet ist. Durch ein Laborprogramm müßten das Risikoprofil ermittelt und durch eine psychologische Konsiliaruntersuchung die psychosozialen Begleitumstände erfaßt werden. Aufgrund der bisherigen Erfahrungen sind aber die diagnostischen Voraussetzungen für eine derartige Selektion von Patienten an Akutkrankenhäusern nicht erfüllt, oder es ist zu befürchten, daß die Durchführung dieses differenzierten Untersuchungsprogramms den Aufenthalt des Herzinfarktpatienten im Akutkrankenhaus weit über 3 Wochen hinaus verlängert.

In der Bundesrepublik Deutschland wird seit Jahren in einer Berliner Kardiologenpraxis ähnlich vorgegangen wie beim Kölner Modell. Die Überprüfung der Ergebnisse muß zeigen, ob dieses Vorgehen von den Versicherten akzeptiert wird und ob die Effektivität dieses Vorgehens genauso hoch ist wie bei der institutionalisierten stationären Rehabilitation. In den nächsten Jahren wird sich herausstellen, ob die Standards, die von der Deutschen Gesellschaft für Prävention und Rehabilitation von Herz-Kreislauf-Erkrankungen gesetzt worden sind (Weidemann et al. 1991) auch ambulant erreicht werden können (s. Übersicht).

Medizinische und wirtschaftliche Argumente sprechen dafür, die kardiologische Anschlußheilbehandlung auch weiterhin in überregionalen, spezialisierten Rehabilitationskliniken durchzuführen. Diese Kliniken verfügen über die entsprechenden räumlichen, diagnostischen, apparativen und personellen Voraussetzungen, die ein individuell angepaßtes Rehabilitationsprogramm mit adäquaten Untergruppierungen für ein differenziertes Therapieangebot erlauben. Eine ambulante oder „teilstationäre" Rehabilitation kommt in der Phase II für Patienten mit kompliziertem

Aufgabe der Rehabilitation nach Herzinfarkt in Phase II

- Objektive Definition der körperlichen Leistungsfähigkeit bzw. der Koronarreserven,
- Definition der Belastbarkeit und Belastungsintensität im Rahmen der Bewegungstherapie,
- Kontrolle der Trainingsprogression sowie sichere Erfassung einer Verschlechterung der kardialen Situation bzw. der Belastbarkeit,
- Beurteilung des Trainingseffektes der Bewegungstherapie,
- Definition der künftigen Belastbarkeit im täglichen Leben, im Beruf, in der Freizeit und in der ambulanten Herzgruppe,
- Entscheidung über Einsatz und Dosierung spezieller Medikationen (Nitrate, Kalziumantagonisten, β-Blocker, ACE-Hemmer, Digitalis, Antiarrhythmika), falls gegenüber Akutklinik zu variieren,
- Entscheidung über Indikation zu weiterer invasiver Abklärung der Notwendigkeit herzchirurgischer Operationen (PTCA, ACVB, Herzklappenoperation, Herztransplantation), falls noch nicht in Akutklinik erfolgt.

Herzinfarkt, mit Zustand nach Herzoperation, Kardiomyopathie, entzündlichen Herzerkrankungen oder Cor pulmonale aus unserer Sicht nicht infrage. Gerade diese Patienten werden zunehmend häufiger in die Anschlußheilbehandlung geschickt, weil man Vertrauen in die umfassende, behutsame und sorgfältige Betreuung dieser Patienten durch die erfahrenen Mitarbeiter und Ärzte der Rehabilitationskliniken hat. So haben auch Herzchirurgen schnell erkannt, daß sie ihre Patienten schon in der 1.–2. Woche nach der Operation den Rehabilitationskliniken anvertrauen und damit die Rekonvasleszenz verkürzen können. Noch vor 10 Jahren wären diese Patienten von einer „Kur" und einer Bewegungstherapie ausgeschlossen worden.

Heute wird das Patientengut einer Rehabilitationsklinik immer mehr bestimmt durch *Hochrisikopatienten aller Altersstufen,* wobei 40 % älter als 60 Jahre sind. Dabei wollen die älteren Patienten mit jüngeren in den Bewegungstherapiegruppen zusammen sein und wünschen keine eigenen Gruppen; sie erhalten auch sonst die gleichen diagnostischen und therapeutischen Leistungen in den Rehabilitationskliniken. Auch den Rentnern, bei denen die Krankenkassen Kostenträger einer Anschlußheilbehandlung sind, sollte man den Anspruch auf eine Rehabilitation nach Herzinfarkt oder Herzoperation erfüllen – trotz der geplanten Einsparungen im Gesundheitswesen. Nicht nur die Wiedereingliederung in das Berufs- und Erwerbsleben ist ein Ziel der kardiologischen Rehabilitation, sondern auch die Wiedereingliederung in Familie und Gesellschaft und die Verhinderung einer Pflegebedürftigkeit.

3.7 Phase III der kardiologischen Rehabilitation in ambulanten Herzgruppen

Von der Rehabilitationsklinik werden Empfehlungen und Entscheidungen für die *Phase III der Herzinfarktrehabilitation,* also für die *ambulanten Herzgruppen,* erwartet. Am Ende der Anschlußheilbehandlung muß sich die Rehabilitationsklinik zur körperlichen Leistungsfähigkeit und Belastbarkeit der Patienten äußern mit Empfehlungen für ein Ausdauertraining oder eine Übungstherapie in den ambulanten Koronargruppen und für sportliche Aktivitäten in der Freizeit. Die Rehabilitationsklinik hat im Verlauf von 4 Wochen die Möglichkeit, die Auswirkungen eines körperlichen Trainings zu überprüfen und Zeichen einer kardialen Überbelastung frühzeitig aufzudecken. Von der Rehabilitationsklinik erwartet man auch Entscheidungen für eine künftige medikamentöse Langzeittherapie und weiterführende diagnostische Maßnahmen (Koronarangiographie, Myokardszintigraphie) und Interventionen (Koronardilatation, Bypassoperation).

Information für Patienten der Schüchtermann-Klinik über die ambulante Herzgruppe

1) Bereits 2 Tage nach Anreise zur Anschlußheilbehandlung Information über ambulante Herzgruppen durch Arzt und Bewegungstherapeuten.
2) Während der Anschlußheilbehandlung Vortrag des Bewegungstherapeuten über Sinn und Zweck der Bewegungstherapie in ambulanten Herzgruppen.
3) Filmvorführung über eine Übungsstunde in einer ambulanten Herzgruppe mit Empfehlungen, wie man zu einer Herzgruppe findet.
4) Vor der Abreise nach Hause Erstellung eines Kurzgutachtens durch den Stationsarzt mit Ermittlung der Leistungsdaten und Empfehlung für Übungs- oder Trainingsgruppe.
5) Am Entlassungstag Ausfüllen eines Antrages zur Kostenübernahme für die Krankenkasse durch den Bewegungstherapeuten mit Hinweis auf Adressen von ambulanten Herzgruppen und betreuenden Ärzten.

Auch wenn die Patienten auf die Notwendigkeit einer lebenslang durchzuführenden Bewegungstherapie in der Phase II vor der Rehabilitationsklinik immer wieder hingewiesen und über die Adressen wohnortnaher Koronargruppen mündlich und schriftlich informiert werden, muß man davon ausgehen, daß sich nur 20–30% der Patienten tatsächlich einer ambulanten Koronargruppe anschließen. Nach Erhebungen von Lehmann u. Halhuber liegt die Teilnehmerquote sogar noch deutlich niedriger mit nur 11,5% bei Arbeitern und 15% bei Angestellten.

Jedem geeigneten Patienten wird von der Schüchtermann-Klinik ein Kostenübernahmeschein für die Teilnahme an einer ambulanten Koronargruppe ausgestellt mit Adresse der wohnortnächsten Koronargruppe. Wir erstellen auch ein *Kurzgutachten* für die ärztlichen Betreuer der ambulanten Koronargruppen, das Angaben über Leistungsfähigkeit (maximale Wattstufen), Trainingsherzfrequenz, Symptome und wichtigste Befunde enthält. In diesem Gutachten werden Empfehlungen für eine Ausdauertrainingsgruppe gegeben (s. vorige Übersicht).

Von 557 Patienten nach Herzinfarkt und Herzoperation waren am Abreisetag 55% der Patienten der Trainingsgruppe und 45% der Übungsgruppe entschlossen, sich einer ambulanten Herzgruppe anzuschließen. Von den anderen Patienten waren 29% der Meinung, daß sie ein derartiges Training selbst durchführen könnten; 18%

hatten an ihrem Wohnort keine näher erreichbare Herzgruppe, und bei den restlichen Patienten bestanden unsererseits Bedenken gegen die Teilnahme in einer Herzgruppe, da am Wohnort noch keine Übungsgruppe für gering belastbare Herzpatienten eingerichtet worden war (s. Übersicht).

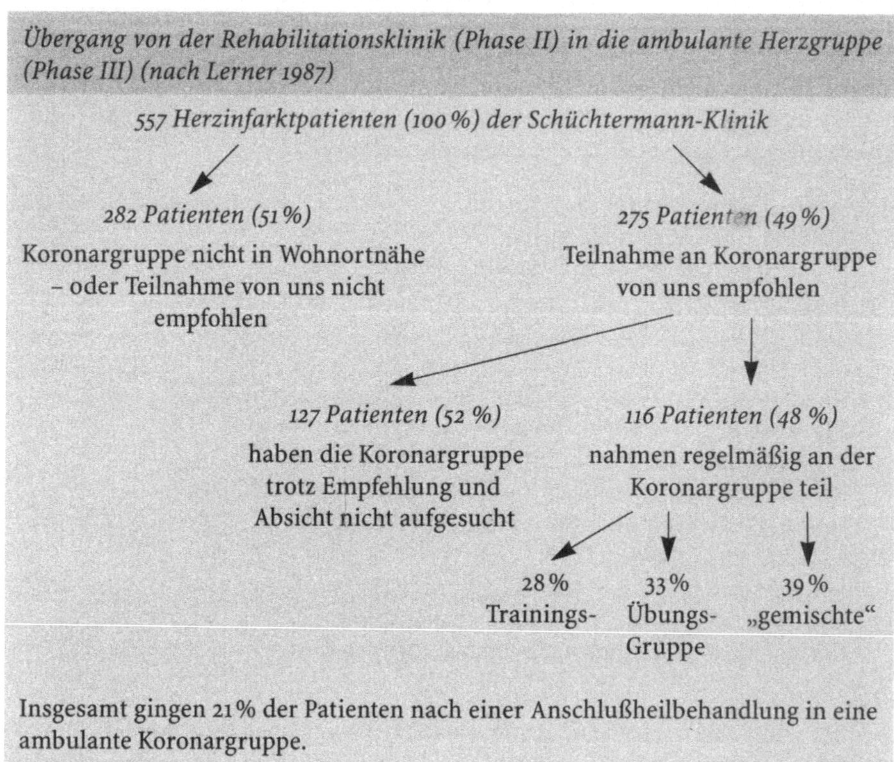

Allen diesen Patienten wurde ein Fragebogen zugesandt und von 88 % beantwortet zurückgeschickt. Von den 275 Patienten, bei denen die Aufnahme in eine ambulante Herzgruppe geplant war, waren nur 116, also 48 %, tatsächlich in einer Herzgruppe erschienen. Dabei trainierten 28 % der Patienten, denen wir eigentlich zur Teilnahme an einer Übungsgruppe geraten hatten, in einer Trainingsgruppe. 39 % der Patienten nahmen an nicht eindeutig definierten Bewegungstherapiegruppen teil.

Den Empfehlungen einer Rehabilitationsklinik wird also in ambulanten Herzgruppen sehr häufig nicht entsprochen, oft deshalb, weil Übungsgruppen noch fehlen oder weil nicht zwischen Trainings- und Übungsgruppen differenziert wird. Trotz intensivster Aufklärung und Motivation durch Ärzte und Bewegungstherapeuten war nur für insgesamt 21 % unserer Patienten eine nahtlose Fortsetzung der Bewegungstherapie von der Rehabilitationsklinik in die ambulante Herzgruppe gelungen. Hinterfragt man die Gründe, weshalb 127 Patienten ihre primäre Absicht zur Teilnahme in einer Herzgruppe nicht wahrmachten, so wurden von 28 % der Patienten familiäre, berufliche und zeitliche Gründe angegeben; 19% beklagten, daß entweder die Herzgruppe voll war oder für ihre Leistungseinschränkung keine Gruppe angeboten wurde. Bemerkenswert ist, daß in 27% der Fälle der Hausarzt von der Teilnahme in einer ambulanten Herzgruppe abgeraten hatte.

Bei den Patienten der Schüchtermann-Klinik handelt es sich vorwiegend um Patienten aus Angestelltenberufen, die den mittleren sozialen Schichten zugeordnet werden können, davon 81% Männer und 19% Frauen. Da bei Angestellten eine höhrer Krankheitseinsicht zu erwarten ist als bei Arbeitern, sind die Erfahrungen aus einer Rehabilitationsklinik, die vorwiegend Patienten der Landesversicherungsanstalten betreut, in diesem Zusammenhang interessant: Die Kollegen der Rehabilitationsklinik „Bad Münster am Stein" (Landesversicherungsanstalt Rheinland-Pfalz) hatten die *Motivierung zur poststationären Herzgruppenteilnahme* als integralen Bestandteil des Gesundheitstrainingsprogramms aufgenommen (Tabelle 73). Eine Nachbefragung dieser Klinik bei 643 Patienten mit einer Rücklaufquote des Fragebogens von 77% ergab, daß 28% der Patienten nach einer Anschlußheilbehandlung eine ambulante Herzgruppe aufgesucht hatten, wobei auffallend war, daß der Anteil der Patienten, die einen Eingriff an den Herzkranzarterien (Bypassoperation, PTCA) hinter sich hatten, mit 33% bzw. 35% deutlich höher war als der Anteil der Herzinfarktkranken mit 25% (Tabelle 74). Ein engagiertes und koordiniertes Handeln von Ärzten, Psychologen und Bewegungstherapeuten führt auch bei Arbeitern in einem hohen Anteil zur Teilnahme am ambulanten Koronarsport. In der Regel sind Arbeiter mit 5–10% in den ambulanten Koronargruppe unterrepräsentiert, denn sie machen 35% der Infarktpatienten aus.

Analysen zeigen, daß Patienten mit beruflichen Perspektiven, ungünstigeren Befunden bei der Ergometrie, schlechterer Myokardfunktion, nach Interventionen und im höheren Lebensalter besser zur Teilnahme zu motivieren sind (Budde u. Keck 1993) als jüngere Patienten mit unkomplizierten Herzinfarkten.

Die Tatsache, daß bei 27% der Patienten der Hausarzt von der Teilnahme an einer ambulanten Herzgruppe abgeraten hatte und ein Drittel der Patienten an einem Ausdauertraining teilnahm, obwohl ihnen nur eine Übungstherapie empfohlen worden war, zeigt, daß die vielen ärztlichen Fortbildungsveranstaltungen, die von zahlreichen Rehabilitationskliniken jährlich veranstaltet werden, und auch die Ausbildungslehrgänge für Sportlehrer nicht ausreichen, um Vorurteile bei den niedergelassenen Ärzten abzubauen und eine qualifizierte und differenzierte Betreuung in den ambulanten Herzgruppen zu gewährleisten.

Auch die Schüchtermann-Klinik hat auf Anregung der Landesarbeitsgemeinschaft für kardiologische Prävention und Rehabilitation in Niedersachsen mehrere Kurse für Ärzte, die ambulante Herzgruppen betreuen, angeboten. Ziel dieser Veranstaltungen war es, eine gewisse Kontinuität beim Übergang von der stationären zur ambulanten Bewegungstherapie zu gewährleisten, damit die Patienten nicht plötzlich mit Spielen (z.B. Volleyball) und Übungen (Krafttraining) konfrontiert wurden, von denen ihnen in der Rehabilitationsklinik abgeraten worden war. Auf der anderen Seite ist es notwendig, daß Ärzte der Rehabilitationskliniken die Angebote der ambulanten Koronargruppen kennenlernen, damit sie solche Sportarten empfehlen, die im Rahmen der Herzgruppe realisierbar sind. Die Patienten müssen schon in der

Tabelle 73. Motivierung zur poststationären Herzgruppenteilnahme als integraler Bestandteil des Gesundheitsbildungsprogramms (AHG = ambulante Herzgruppe)

Ziel	Methode
Vermitteln adäquater Vorstellungen über Zusammenhänge zwischen Bewegung und Herz-Kreislauf-Gesundheit	Themenzentriertes Gruppengespräch (obligat), gerichtetes Beobachten von Veränderungen körperlicher Funktionen in Abhängigkeit von der Bewegung (z.B. Herzfrequenz, Blutdruck) (routinemäßig)
Erfahren von Zusammenhängen zwischen bestimmten bewegungstherapeutischen Aktivitäten und Wohlbefinden	Wahrnehmungsübungen im Rahmen der Bewegungstherapie (routinemäßig), Nutzen sozialer Komponenten (z.B. Mannschafts- oder Partnerspiele)
Abbau von Schwellen gegenüber der Kontaktaufnahme mit einer ambulanten Herzgruppe	Vermittlung der Adresse der nächstgelegenen AHG und Eintrag in eine eigens hierfür vorgesehene Rubrik im Therapieheft (obligat), Themenzentriertes Gruppengespräch über mögliche Schwellen und deren Abbau (obligat), Videofilm über eine AHG-Stunde (obligat), Probatorischer Besuch einer AHG im Nachbarort (fakultativ), Ermutigung zum AHG-Besuch im individuellen Abschlußgespräch mit dem Stationsarzt, Betonung der Bedeutung des AHG-Besuchs in der abschließenden Gesprächsrunde, „Rück- und Ausblick" für die abreisenden Patienten durch den Chefarzt und den leitenden Psychologen (obligat), Orientierende Veranschauung durch eine AHG in der Klinik (fakultativ)
Einbeziehung des Hausarztes	Schriftliche Information mittels eines speziellen Bogens über AHG, Übersendung eines Verordnungsbogens, Bezugnahme auf die AHG-Indikation im Abschlußbericht

Rehabilitationsklinik erfahren, daß ein abgestuftes und überwachtes Ausdauertraining auch durch Laufübungen, nicht nur auf einem Standergometer, in den ambulanten Herzgruppen zu erreichen ist.

Der Rehabilitationskliniker sollte bei seinen Empfehlungen berücksichtigen, daß die körperliche Aktivität in den ambulanten Herzgruppen in der Regel als eine lockere, spielende und fröhliche Bewegungstherapie fortgeführt wird, losgelöst von Wattzahl und Trainingsherzfrequenz. Damit werden „Wattidiotie" und „Pulsfetischismus" vermieden. In den Rehabilitationskliniken fehlt aber die Vorbereitung der Patienten auf diesen Spielbetrieb in den ambulanten Herzgruppen; andererseits sollten diese nicht auf ein differenziertes Bewegungstherapieangebot in Form von

Tabelle 74. Teilnahme an der Herzgruppe in Abhängigkeit von der Hauptdiagnose. (Nach Budde u. Keck 1993)

Hauptdiagnose	Teilnahme	Nichtteilnahme	Gesamt
Herzinfarkt	50 (25%)	147 (75%)	197 (62%)
Bypassoperation	28 (35%)	53 (65%)	81 (25%)
PTCA	8 (33%)	16 (67%)	24 (8%)
Klappenoperation	2 (12,5%)	14 (87,5%)	16 (5%)
Gesamt	88 (28%)	230 (72%)	318 (100%)

Ausdauertrainings- und Übungsgruppen verzichten, und es ist eine ärztliche Überwachung zu fordern mit gezielter Puls- und Blutdruckkontrolle und Kontrollergometrien.

Die ambulante Rehabilitation (Phase III) darf auch nicht als „Schmalspurrehabilitation" (Held 1991) weitergeführt werden mit Verzicht auf alle gesundheitserzieherischen und psychologischen Aspekte. Auch Elemente der psychischen Entspannung und das ärztliche Gespräch über Risikoverhalten müssen integraler Bestandteil der Herzgruppenaktivität sein, wobei die Bewegungstherapie als Vehikel zu gesünderen Lebensweisen dienen kann. Körperliche Aktivität allein reicht sicher nicht aus, um die Progression einer Herz- und Gefäßkrankheit aufzuhalten und die Prognose zu verbessern (s. Übersicht).

Es finden zwar häufig Übungsabende – einmal wöchentlich über 60–90 min – statt, oft mit einer ausgewogenen Mischung aus Gymnastik, Entspannungsübungen und Spielen und mit Elementen des Ausdauertrainings in Form von Laufen und Schwimmen, und auch die Ehepartner werden zu Informationsabenden und Patientenseminaren eingeladen. Zu bemängeln ist aber, daß ein *Gesundheitstraining* in Form von Diätberatung, Antirauchertraining und Streßbewältigungsstrategie nur selten Bestandteil der Übungsstunden ist. Diese Ausweitung auf ein Gesundheitstraining erfordert nicht nur das Engagement von Bewegungstherapeuten und Ärzten, sondern auch von Psychologen und Diätassistenten.

An dieser Stelle ergibt sich das Problem der Bezahlung. Die *Finanzierung von Übungsstunden* erfolgt für die Hälfte der Teilnehmer durch den Rentenversicherungsträger oder die Krankenkasse (6,– DM pro Übungsstunde pro Patient). DM 5,– bis 10,– pro Monat bezahlt der Teilnehmer in der Regel als Vereinsbeitrag dem Sportverein, in den die ambulante Herzgruppe integriert ist. Nach Abzug der Unkosten wie Raummiete und Gerätebeschaffung bleiben in der Regel DM 6,– pro Patient für die Honorierung des Bewegungstherapeuten und des Arztes. Es ist verständlich daß es auf dieser finanziellen Basis schwer ist, Bewegungstherapeuten und Herzgruppen-

Empfehlungen für ambulante Herzgruppen

1) *Differenziertes, individuell dosiertes und überwachtes Bewegungstherapieangebot*
   a) mit *Ausdauertrainingsgruppen* für gut belastbare Patienten (über 75 W)
   b) mit Übungsgruppen für nicht herz- und kreislaufbelastende Übungen für schwach belastbare Patienten (unter 75 W bzw. 1 W/kg)
2) *Gruppenstärke von 10 bis maximal 25 Teilnehmern*
3) *Begleitendes Gesundheitstraining* mit Entspannungstraining, Streßbewältigungsprogrammen, Übergewichtigen- und Antirauchertraining, Gesprächsgruppen für Risikopatienten
4) *Stundenaufbau* aus Aufwärmgymnastik, Ausdauer- oder Übungstherapie, Entspannungsübungen und Spielphasen mit Zeitdauer von 60–90 min
5) *Anleitung und Betreuung*
   a) durch Sportlehrer mit Übungsleiterlizens S (Ausbildung in der Führung von ambulanten Herzgruppen durch Landesverbände der DGPR in Zusammenarbeit mit dem Behindertensportverband)
   b) durch Ärzte mit Fortbildung in der Betreuung ambulanter Herzgruppen und Beherrschung von Reanimationsmaßnahmen
6) *Technische Ausrüstung* mit Notfallgeräten (Defibrillator), EKG-Gerät und Ergometer
7) *Kontrolluntersuchungen:*

   Im ersten Jahr in halbjährlichen, später in einjährlichen Abständen kardiologische Kontrolluntersuchungen (echokardiographische oder röntgenologische Herzgrößenbestimmung, Ergometrie oder Einschwemmkatheteruntersuchung, Ermittlung von Risikofaktoren und Festlegung der medikamentösen Langzeittherapie).

ärzte für die Neugründung von ambulanten Herzgruppen zu gewinnen, da bei dieser Form der Honorierung viel „ehrenamtlicher" Idealismus gefordert wird.

In der Schüchtermann-Klinik sind wir nach anfänglichen vergeblichen Bemühungen, niedergelassene Ärzte für die Betreuung der ambulanten Herzgruppen zu gewinnen, dazu übergeganen, die Gruppe mit fast 100 Mitgliedern durch Assistenzärzte und Bewegungstherapeuten der Klinik zu betreuen. Die Teilnehmer haben einen eigenen Verein gegründet; die Einrichtungen der Schüchtermann-Klinik, wie der Ergometertrainingsraum, das Schwimmbad und die Turnhalle, können kostenlos benutzt werden, ebenso wie die Notfallausrüstung, und auch die ärztlichen Kontrolluntersuchungen und Vorträge erfolgen in der Regel ohne Berechnung. Dadurch ist ein Stundenhonorar von DM 30,– für Bewegungstherapeuten und betreuende Ärzte möglich. Die durchschnittliche Teilnahmerate liegt bei 81,5%. Da die Abbruchrate sehr gering ist, sind die Gruppen überfüllt, und für Neuaufnahmen besteht eine lange Warteliste.

Für die Neugründung einer ambulanten Herzgruppe müssen einige *Voraussetzungen* (s. Übersicht) erfüllt sein. Vor allem in kleineren Orten wird man immer wieder auf personelle Engpässe bei der bewegungstherapeutischen und ärztlichen Betreuung stoßen. Um so bemerkenswerter ist es, daß am 16.10.1992 die dreitausendste Herzgruppe gegründet werden konnte und sich schon 347 Herzgruppen in den neuen Bundesländern etabliert haben.

Es bleibt zu hoffen, daß trotz der Sparmaßnahmen im Gesundheitswesen (Gesundheitsstrukturgesetz) die 6000 Ärzte und Bewegungstherapeuten, die Woche für Woche über 60000 Herzpatienten in Herzgruppen betreuen und anleiten, eines Tages für ihre Tätigkeit angemessen bezahlt werden, denn gegenwärtig sind die 3 Mio. DM, die von den Versicherungsträgern und Krankenkassen für die ambulante Rehabilitation aufgebracht werden, nur ein ganz geringer Bruchteil im Gesamtbudget, das für Herz- und Gefäßkrankheiten zu erbringen ist. Man sollte deshalb für die Zukunft nicht nur auf den Idealismus von Bewegungstherapeuten und Ärzten bauen. Ziel muß es sein, über das Engagement von weiteren Bewegungstherapeuten und Ärzten das *Netz von ambulanten Herzgruppen* in der Bundesrepublik Deutschland zu verdichten. 1991 versorgte eine Herzgruppe 31400 Einwohner. Es gibt noch immer unterversorgte Regionen, insbesondere im norddeutschen Raum. 18% der Patienten aus der Schüchtermann-Klinik hatten an ihrem Wohnort keine Herzgruppe in erreichbarer Nähe.

Auf der anderen Seite müssen die bereits existierenden Herzgruppen eine höhere *Aufnahmekapazität* entwickeln. Es muß darüber nachgedacht werden, ob man die *Teilnahmedauer* der Mitglieder nicht auf 2–3 Jahre begrenzt und dann empfiehlt, daß sich die Patienten einer Senioren- oder Behindertensportgruppe eines Sportvereins anschließen oder ihre bewegungstherapeutischen Aktivitäten ohne Anleitung und Betreuung weiterführen. Die meisten Herzgruppen haben einen harten Kern von Patienten, der schon 5–10 Jahre teilnimmt und den Zugang für neue Patienten versperrt und leider oft auch die Integration von neuen Mitgliedern erschwert. Nach unseren Erfahrungen sperren sich die Patienten gegen jede *Umstrukturierung* der Gruppe, auch wenn diese medizinisch sinnvoll ist und ärztlicherseits begründet wird, weil sich in den Gruppen freundschaftliche Bande und gruppendynamische Prozesse über Jahre entwickelt haben, auf die die älteren Mitglieder nicht verzichten möchten, und die es den neuen Mitgliedern erschweren, sich in diesen Gruppenverbund einzufügen. Die neuen Mitglieder sind deshalb häufig von den ersten Besuchen enttäuscht und gehen der Herzgruppe verloren.

Versuche einer *„Abnabelung"* langjähriger Mitglieder waren auch schon zu Zeiten der ambulanten Herz- und Gefäßgruppen 1973 an der Medizinischen Universitätsklinik Freiburg problematisch. Den Patienten ist kaum klarzumachen, daß sie ab einem gewissen Zeitpunkt einer ärztlich überwachten Betreuung bzw. Behandlung nicht mehr bedürfen und daß die Kosten für die Teilnahme nicht länger von Renten- oder Krankenversicherungen getragen werden können. Der Patient folgt nur ungern der Empfehlung, in anderer Form (tägliches Radfahren) und in anderem Rahmen (Seniorengruppe eines Sportvereins) seine Bewegungstherapie aus eigenem Antrieb weiterzuführen. Offensichtlich möchte er sich nicht aus dem Schutz der ärztlich überwachten Herzgruppe lösen. Der Verlust der Geborgenheit wägt für ihn höher als das zeitliche und ggfs. finanzielle Opfer, das er mit seiner Herzgruppenteilnahme bringt.

Viele Herzgruppen sind überfüllt, es bestehen Wartelisten für Neuaufnahmen, die den nahtlosen Übergang von der Rehabilitationsphase II in die Phase III nicht gewährleisten und zum Verlust der Patientenmotivation für eine Teilnahme in der Herzgruppe führen. So wünschenswert eine *lebenslange Rehabilitation* im Rahmen einer ambulanten Herzgruppe wäre, so wenig wird sie sich in Zukunft realisieren lassen. Zur Zeit reguliert sich die Gruppenstärke durch Abgänge und Fortbleiben von Patienten, wodurch immer wieder Plätze freiwerden. Man wird aber nach einer weiteren Lösung suchen müssen. An der Schüchtermann-Klinik stellen wir z.Z. Gruppen von risikoarmen Patienten zusammen, die sich nach 2- bis 3jähriger Teilnahme ohne ärztliche Betreuung wöchentlich in der Klinik treffen. In Zukunft wollen wir auch auf die Anleitung durch einen Bewegungstherapeuten verzichten. Den Patienten bleiben die gewohnte Umgebung, viele Gruppenkameraden und ein gewisser Schutz und Geborgenheit erhalten, ohne daß der personelle Aufwand eines Bewegungstherapeuten und Arztes geboten wird.

3.8 „Phase IV" der kardiologischen Rehabilitation als lebenslange Perspektive

Vor dem Hintergrund der wünschenswerten Zielvorstellung und den veröffentlichten Richtlinien der Deutschen Gesellschaft für kardiologische Prävention und Rehabilitation (DGPR) muß das wirklich Machbare diskutiert werden. Wenn auch einzelne Patienten aus medizinisch-ärztlichen Gründen nicht „abgenabelt" werden können, so sollte man überlegen, ob nicht eine ganze Gruppe von älteren Teilnehmern mit länger zurückliegenden Infarkten unter Beibehaltung des Gruppenverbundes in einen Sportverein übergeht, evtl. unter Beibehaltung des Bewegungstherapeuten, aber ohne ständige *ärztliche Präsenz.* Diese Fragen wurden erstmals 1978 auf Arbeitstagungen der oben genannten Gesellschaft diskutiert und sind jetzt aktueller denn je. In Österreich werden Patienten mit geringem Risiko nach einer ärztlich überwachten Beobachtungs- und Lernphase von etwa 1 Jahr in eine Gruppe entlassen, die nur noch vom Übungsleiter geführt wird, ohne ärztliche Präsenz. Diesen Bestrebungen stehen allerdings die Erfahrungen entgegen, die in Israel (Kellermann 1992) gemacht wurden, wo bei Ausscheiden aus einer Herzgruppe ein deutlicher Leistungsabfall eintritt.

Es müssen sich *Selbsthilfegruppen* für Herzkranke entwickeln, wie sie schon für andere Krankheitsgebiete bekannt sind. Patienten mit hohem kardialen Risiko und ausgeprägtem Risikoprofil könnten auch über einen Zeitraum von 2–3 Jahren unter ärztlicher Aufsicht in einer ambulanten Herzgruppe verbleiben. Die Voraussetzungen für die Entlassung aus der ärztlich überwachten Herzgruppe in eine Herzselbsthilfegruppe wurden von Halhuber u. Traenckner (1987) formuliert (s. Übersicht).

Voraussetzungen für die Entlassung aus einer ärztlich überwachten Herzgruppe in eine Selbsthilfegruppe

1) Vorausgegangene kontinuierliche Teilnahme an einer ärztlich überwachten Herzgruppe über 1–3 Jahre mit regelmäßigen halbjährlichen kardiologischen Kontrolluntersuchungen und gutem Trainingszustand bei einer Leistungsfähigkeit von 75 W.
2) Keine subjektiven und objektiven Zeichen einer Myokardischämie oder Myokardinsuffizienz.
3) Keine therapiebedürftigen Herzrhythmusstörungen.
4) Keine hämodynamisch wirksamen Herzfehler, Herzklappenoperationen und Kardiomyopathien.
5) Keine Dauerantikoagulation mit Marcumar.
6) Keine wesentliche nichtkardiale Belastungseinschränkung, wie z.B. Lungenerkrankung, insulinpflichtiger Diabetes mellitus, schlecht kontrollierte Hypertonie.
7) Keine schweren psychosozialen Belastungen, wie anhaltende Angst, Depressionen, Verleugnung, Typ-A-Verhalten.
8) Kein ausgeprägtes Risikoprofil, das durch ärztliche Beratung und Gesundheitstraining noch beeinflußt werden muß, z. B. Rauchen, Übergewicht.
9) Einverständnis des Hausarztes, des Patienten und seines Lebenspartners für die Fortsetzung der Bewegungstherapie in einer Selbsthilfegruppe.

Patienten, die ohne weitere ärztliche Überwachung nach Ablauf von 1–3 Jahren in der *Herzselbsthilfegruppe* Bewegungstherapie betreiben könnten, wären danach solche mit nachgewiesener Ein- oder Zweigefäßerkrankung, nach erfolgreicher Bypassoperation oder Angioplastie und mit kardialer Beschwerdefreiheit bis zu einer Leistungsstufe von 1,5 W/kg (also 125 W). Als Patienten mit erhöhtem Risiko würden solche gelten, die noch eine Angina pectoris oder Dyspnoe haben bei koronarer Dreigefäßerkrankung und stark eingeschränkter Ventrikelfunktion mit einer Ejektionsfraktion unter 40% und bei deutlich pathologischer echokardiographischer und röntgenologischer Herzgröße. Auch wenn die Tendenz zu komplexen Herzrhythmusstörungen wie Extrasystolen der Lown-Klasse IVa und ventrikuläre Tachykardien besteht, muß man von einem hohen Risiko ausgehen, das die ärztliche Präsenz bei einer Bewegungstherapie notwendig macht, besonders dann, wenn diese Rhythmusstörungen durch körperliche Belastungen induziert werden.

Es bedarf einer ärztlichen Entscheidung, wann dieser „Abnabelungsprozeß“ vollzogen werden kann. Eine über 2–3 Jahre hinausgehende Teilnahme an der ambulanten Koronargruppe muß durch den Arzt begründet werden, damit Krankenkassen nach den geltenden Rechtsvorschriften auch längerfristig für die Kosten aufkommen können. In regelmäßigen Abständen von mindestens 1 Jahr sollten kardiologische Kontrolluntersuchungen erfolgen, auch bei den aus der ambulanten Herzgruppe ausgeschiedenen Patienten. Bei Progredienz der Herzkrankheit müßte eine Wiederaufnahme in die ambulante Herzgruppe möglich sein.

3.9 Ziele und Effektivität der kardiologischen Rehabilitation

Selten hat sich eine Therapiemaßnahme wie die Bewegungstherapie mit so hoher *Akzeptanz* bei Patienten und Ärzteschaft in Deutschland durchgesetzt. Während die Rehabilitationskardiologen behaupten, daß die Herz-Kreislauf-Arbeit ökonomisiert, die Leistungsfähigkeit verbessert, Risikofaktoren abgebaut werden und der Patient lernt, mit seiner Krankheit zu leben, weisen die Gegner der kardiologischen Rehabilitation darauf hin, daß alle diese Effekte noch nicht statistisch abgesichert sind wegen fehlender randomisierter Studien.

Daten für die „Lebensqualität" und psychische „Stabilisierung" seien nicht zu erhärten, da diese Parameter kaum zu messen sind. Die Überbetonung der körperlichen Aktivität im Rahmen der kardiologischen Rehabilitation könne zu einem „Trainingskult" führen mit der Gefahr der „Wattidiotie" und der „Radfahrermentalität". Die Patienten gewännen den Eindruck, daß durch etwas mehr Bewegung das Leben verlängert wird und Risikofaktoren deshalb nicht eingestellt werden müßten. Die Aufwendungen für die stationäre Rehabilitation in hochspezialisierten und technisch aufwendig ausgestatteten Kliniken und die jahrelange Fortsetzung dieser Therapie in ambulanten Herzgruppen ständen in keinem Verhältnis zu dem langfristigen Nutzen, da der erhoffte Effekt auf die Erwerbstätigkeitsrate und die Reinfarkt- und Mortalitätsquote bisher nicht bewiesen sei (s. Übersicht).

Ziele der kardiologischen Rehabilitation

1) Ökonomisierung der Herz-Kreislauf-Arbeit,
2) Anhebung der körperlichen Leistungsfähigkeit,
3) günstige Beeinflussung der Risikofaktoren,
4) psychische Stabilisierung,
5) verbesserte Berufs- und Erwerbsfähigkeit,
6) Senkung der Reinfarktrate und Mortalität.

Gefahren der kardiologischen Rehabilitation

1) Entwicklung eines Trainingskultes und einer Übermotivation,
2) körperliche Überforderung der Herzinfarktpatienten durch Übungen und Spiele mit Wettkampfcharakter,
3) Erwecken einer unbewiesenen Hoffnung auf ein längeres Leben durch Bewegung bei Fortbestehen der Risikofaktoren,
4) Vernachlässigung des ärztlichen Gespräches über ungesunde Lebensweisen, weil diese Diskussionen dem Patienten lästig sind.

Um die *Effektivität von Anschlußheilbehandlungen* nach Herzinfarkt zu belegen, war bereits 1975, gemeinsam mit drei Akutkrankenhäusern von Osnabrück, von der Schüchtermann-Klinik eine randomisierte Studie geplant, bei der nach zufälliger

Zuteilung eine Gruppe von Patienten nach dem Herzinfarkt direkt nach Hause entlassen und die andere Gruppe zu einem 4wöchigen Heilverfahren in die Schüchtermann-Klinik übernommen werden sollte. Gegen diese Studie erhob der Kostenträger (BfA) Bedenken, weil mit der Einführung der Anschlußheilbehandlung der Patient Rechtsansprüche anmelden kann. Man rechnete mit einer Flut von Ersatzansprüchen, wenn dem Patienten eine Anschlußheilbehandlung nach Herzinfarkt vorenthalten würde. Aus diesen Gründen wird auch in Zukunft eine randomisierte, kontrollierte Studie, die allein die Effektivität von Anschlußheilbehandlungen beweisen könnte, in Deutschland nicht realisiert werden können.

Die Ärzte werden akzeptieren müssen, daß die Kostenträger von Gesundheitsmaßnahmen nach dem Gesundheitsstrukturgesetz das Recht und die Pflicht haben, *Qualitätskontrollen* durchzuführen und auch *Kosten-Nutzen-Analysen* vorzunehmen. Dabei wird von den Krankenversicherungen geprüft werden, ob in der Phase I den Richtlinien der Weltgesundheitsorganisation seitens der Akutkliniken im Hinblick auf Frühmobilisation und Verweildauer von Herzinfarktpatienten entsprochen wird. In der Phase II werden die Rentenversicherungsträger prüfen, ob die oft optimalen diagnostischen und therapeutischen Möglichkeiten einer Rehabilitationsklinik tatsächlich genutzt werden, wie es den Richtlinien des Verbandes Deutscher Rentenversicherungsträger (VDR) entspricht. In der Phase III wird man prüfen, ob in den ambulanten Herzgruppen sportliche Aktivitäten überbetont werden unter Vernachlässigung eines begleitenden Gesundheitstrainings. Sowohl in der Phase II als auch in der Phase III muß die von den Patienten freudig akzeptierte Bewegungstherapie als Vehikel zu gesünderen Lebensweisen dienen; sonst wäre die kardiologische Rehabilitation zu schmalspurig angelegt. Effizienzkontrollen von Rehabilitationsmaßnahmen, für die die Rentenversicherungsträger 6 Mrd. DM im Jahr aufwenden, sollen nicht nur eine Legitimation der bestehenden Praxis der kardiologischen Rehabilitation liefern, sondern auch eine Weiterentwicklung anregen.

Da kontrollierte Studien in der kardiologischen Rehabilitation aus medizinethischen Gründen problematisch sind, kann man durch Daten des ärztlichen Entlassungsberichtes den Leistungsumfang einer Klinik überprüfen und durch Fragebögen an die Patienten den subjektiven Eindruck über die abgeschlossene Rehabilitation abfragen. Beide Methoden der Qualitätskontrolle sind aus verschiedenen Gründen problematisch: Im ersten Fall bedeutet Quantität nicht automatisch Qualität, im zweiten Fall bedeutet Patientenzufriedenheit nicht zwangsläufig erfolgreiche Rehabilitation. Nach einer Pilotstudie der BfA, die ein für die Rehabilitationskliniken zufriedenstellendes Ergebnis erbrachte (Abb. 139, 140), wird ab 1994 die Überprüfung von Rehabilitationsleistungen eingeführt und sicherlich aus verschiedenen Gründen zu Leistungsverbesserungen beitragen.

Vermutlich wird sich dabei herausstellen, daß das von den Rentenversicherungsträgern vorgeschriebene Gesundheitsprogramm nur sporadisch durchgeführt und meistens von den Ärzten an Psychologen, Diätassistenten und Bewegungstherapeuten delegiert wird. Durch das fehlende Engagement von Chef- und Oberärzten gewinnt die Information über Risikofaktoren und das Eintrainieren einer gesünderen Lebensführung für den Patienten nicht den Stellenwert, der nötig wäre, um die aufwendige wohnortferne stationäre Rehabilitation zu rechtfertigen. Hier muß über

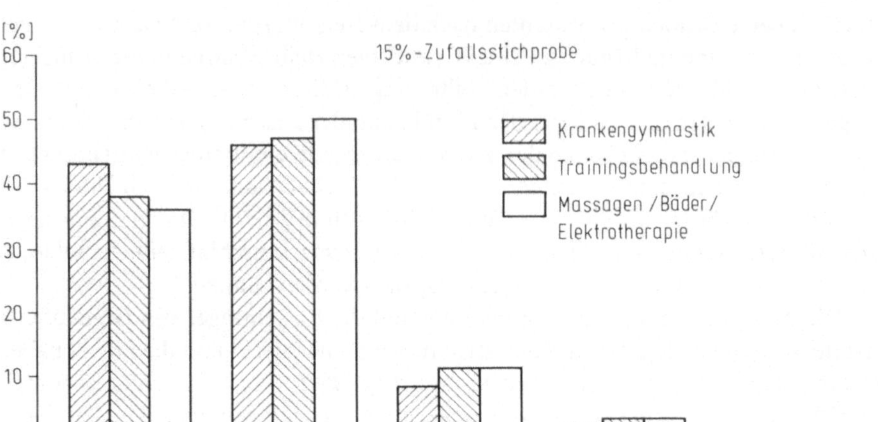

Abb. 139. Patientenbefragung zu den therapeutischen Maßnahmen an vier unterschiedlichen Rehabilitationskliniken. (Nach Müller-Fahrnow 1991)

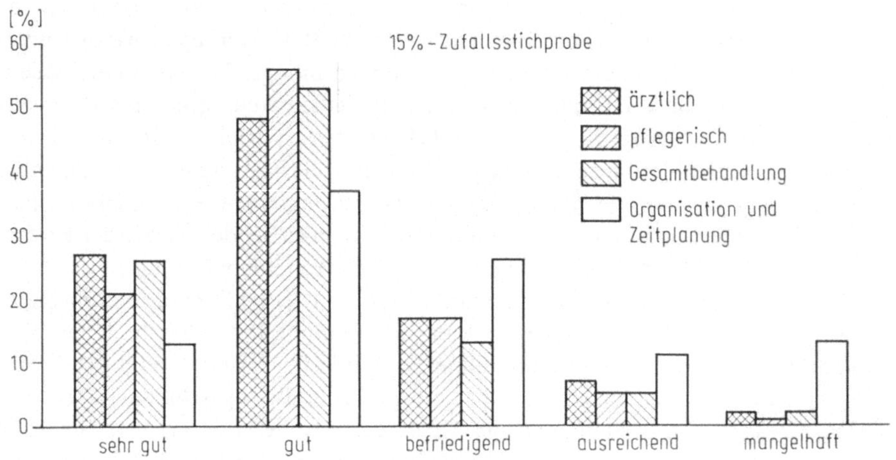

Abb. 140. Patientenbefragung zur Betreuung und Behandlung an vier unterschiedlichen Rehabilitationskliniken. (Nach Müller-Fahrnow 1991)

eine Qualitätskontrolle der Rentenversicherungsträger ein Zwang auf die Rehabilitationskliniken ausgeübt werden, diese Defizite abzustellen.

Häufig konzentriert sich der Assistenzarzt in Rehabilitationskliniken auf die „interessante“ Diagnostik, die seiner Weiterbildung auf kardiovaskulärem Gebiet dient; nur ungern läßt er sich einbinden in themenkonzentrierte Gruppengespräche mit Patienten. Nur selten wird er der Therapieabteilung einen Besuch abstatten, Therapiemethoden überprüfen und ärztliche Präsenz dokumentieren.

Die Aufgabe der Zukunft wird es sein, Ärzte an Rehabilitationskliniken gezielter auf dem Gebiet der kardiovaskulären Rehabilitation weiterzubilden. Durch persönliches Engagement muß dem Arzt die Bedeutung des Gesundheitstrainings und der Bewegungstherapie bewußt werden. Ein Rehabilitationsteam aus Ärzten, Bewegungstherapeuten, Diätberatern, Sozialarbeitern und Psychologen muß an den Rehabilitationskliniken gebildet werden und sich regelmäßig zusammensetzen, um Patientenprobleme zu besprechen und zu lösen.

Die kardiologische Rehabilitation darf von Klinikträgern nicht als gewinnbringende Einrichtung gesehen werden. Dem sich abzeichnenden Wildwuchs von Rehabilitationskliniken sollte von seiten der Kostenträger entgegengewirkt werden, damit nicht über Abschreibungsmodelle zwar hoher Gewinn, aber wenig qualifizierte medizinische Leistung erzielt wird. Auch Entwicklungen, wie sie sich in den USA mit den privaten „gym-clubs" für Herzkranke anbahnen, sollten in Deutschland vermieden werden.

Es gilt auf den verschiedenen Ebenen der kardiologischen Rehabilitation Defizite abzubauen und Weiterentwicklungen anzuregen, damit das aufwendige System der kardiologischen Rehabilitation, das sich in dieser Form kein Land der Welt leistet, auch in Zukunft noch Rechtfertigung finden und von den Kostenträgern finanziert werden kann (s. Übersicht).

Um den Kritikern der Rehabilitation besser begegnen zu können, sind erforderlich

1) weitere Bemühungen um Effektivitätsnachweis stationärer Rehabilitationsmaßnahmen,
2) intensivere Bemühungen um eine Kontinuität der Rehabilitation über die stationäre Phase hinaus durch Weiterführung in die ambulanten Herzgruppen,
3) weniger Apparatediagnostik und nicht nur Bewegungstherapie, sondern mehr Maßnahmen zur Lebensstiländerung und Selbsthilfe sowie sozialmedizinische Betreuung,
4) konsequente Umsetzung der von der DGPR und dem VDR erarbeiteten Empfehlungen und Richtlinien,
5) Qualitätskontrollen – intern durch die Klinikbetreiber und extern durch die Kostenträger –, um einen einheitlichen Standard zu erreichen,
6) Verhinderung weiterer Gewinnmaximierung bei privaten Klinikträgern durch Nichteinhaltung vorgegebener Stellenpläne und Erhöhung der kalkulierten Betten durch aufgestellte oder angemietete Betten.

Die kardiologische Rehabilitation ist keine „Luxusmedizin" und sollte auch noch vor dem Hintergrund der Gesundheitsstrukturreformgesetze möglich sein. Dennoch können sich die Rehabilitationskardiologen nicht dem Zwang entziehen, durch Effektivitätsnachweise ihre Maßnahmen zu legitimieren und die Weiterentwicklung der bisher bestehenden Praxis der kardiologischen und angiologischen Rehabilitation voranzutreiben. Die Tatsache, daß in der Bundesrepublik Deutschland die Herzinfarktrate in den Jahren von 1979 bis 1990 bei Männern und Frauen um 27% und die Mortalität an Gefäßerkrankungen um 23% zurückgegangen ist, ist auch ein Verdienst der Rehabilitationskardiologie mit ihren vielen Aufklärungsaktionen. Ein wichtiges Ziel der kardiologischen Rehabilitation ist erreicht, wenn sie das Leben der

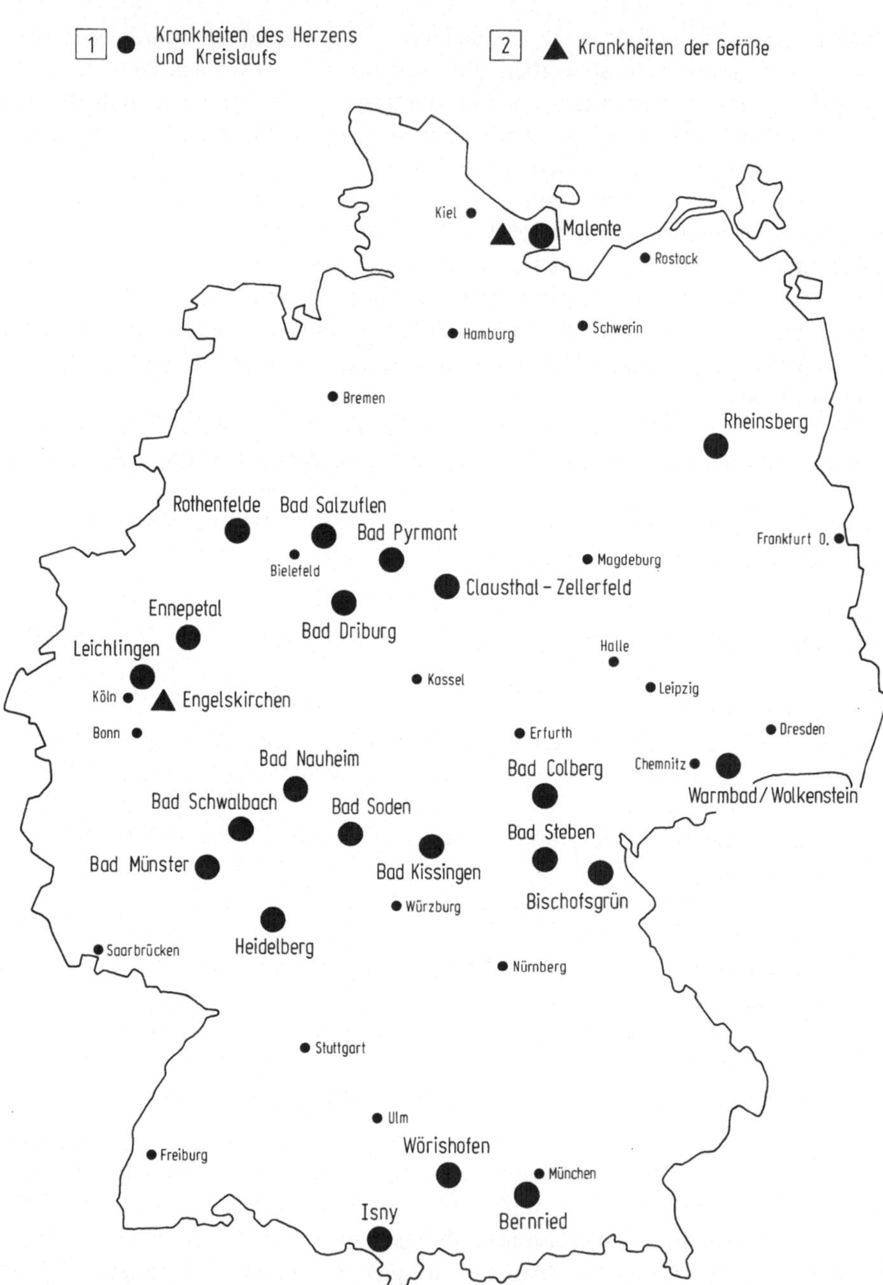

Abb. 141. Rehabilitationskliniken der Landesversicherungsanstalten und der Bundesknappschaft

Herzkranken wieder mit mehr Leben erfüllt, auch wenn die Lebensverlängerung nicht sicher ist.

3.9.1 Praktische Vorschläge zur Schnittstellenverbesserung im Rehabilitationsklinikbereich

Eine Schnittstellenverbesserung zwischen Akutkrankenhaus, Rehabilitationsklinik, Hausarzt und ambulanter Herzgruppe hängt weitgehend von der Einstellung der beteiligten Ärzte zu dieser „Behandlungskette" ab.

Das Spektrum der beteiligten Ärzte reicht von: keine Rehabilitationsverfahren, nur ambulante Koronargruppen, einige Monate nach Eintritt des Herzinfarktes durchgeführte Rehabilitation bis Anschlußheilbehandlung bei Zustand nach Herzinfarkt und bis Identifizierung von koronarer Herzerkrankung vor Eintritt des Herzinfarktes und Durchführung entsprechender präventiver Maßnahmen.

Es ist zwar nicht entschieden, welches Rehabilitationsverfahren sich am günstigsten für die Behandlung des individuellen Patienten hinsichtlich seines Wohlbefindens, seiner Prognose und auch hinsichtlich ökonomischer Interessen der Rentenversicherungsträger auswirkt. Man ist jedoch der Meinung, daß sich bei Herzinfarktpatienten die Anschlußheilbehandlung am günstigsten auswirkt. Effektivitäts- und Effizienzuntersuchungen über Auswirkungen von Rehabilitationsverfahren werden weiterhin durchgeführt. Die bisherigen Ergebnisse weisen aber darauf hin, daß das investierte Geld gut angelegt ist. Es ist aber unser Eindruck, daß die Rentenversicherungsträger ausführliche Untersuchugen zu diesem Problem nicht unbedingt fördern, weil sie negative Resultate befürchten. Der Finanzaufwand für entsprechende wissenschaftliche Untersuchungen wäre relativ gering, verglichen mit dem Finanzaufwand, der bundesweit für Rehabilitationsverfahren bei der KHK aufgewandt wird. Die Rentenversicherungsträger sollten auch ermuntert werden, sich mit der Auswahl der Patienten stärker zu befassen, um etwa 4 Wochen nach einem Herzinfarkt sicherer entscheiden zu können, in welche Kategorie der Rehabilitationseinrichtungen die Patienten eingewiesen werden. Diese Einweisungen erfolgen gegenwärtig zu schematisch. Der Schematismus steht in krassem Gegensatz zu der Vielfalt der Standards der Akutkliniken, der Vielfalt der Standards der Rehabilitationseinrichtungen und insbesondere auch zu der großen Vielfalt der organischen und psychischen Schädigung der Herzinfarktpatienten.

Wir plädieren deshalb für eine individuellere Indikationsstellung, individuellere Beachtung der Kontraindikationen und auch individuellere Auswahl der Patienten mit koronarer Herzerkrankung für Rehabilitationsverfahren.

Wie man vorgehen könnte, wird in Tabelle 75 gezeigt.

Schnittstellenverbesserungen sind von seiten der Kostenträger durch schnellere Bearbeitung der Kostenübernahme zu fordern. Die Bundesversicherungsanstalt ist dabei flexibler als die Rentenversicherungsanstalten, z. B. die LVA Rheinprovinz. Bei Verlegung in eine BfA-Klinik kann sich der Zuweisende aus dem Akutkrankenhaus nach einem Katalog die Klinik aussuchen und nimmt dann selbst nach dort telefonisch Kontakt auf. Dagegen müssen die Übernahmeanträge bei LVA-versicherten Patienten über die LVA-Zentrale gehen. Dort wird dann entschieden, wohin der Pati-

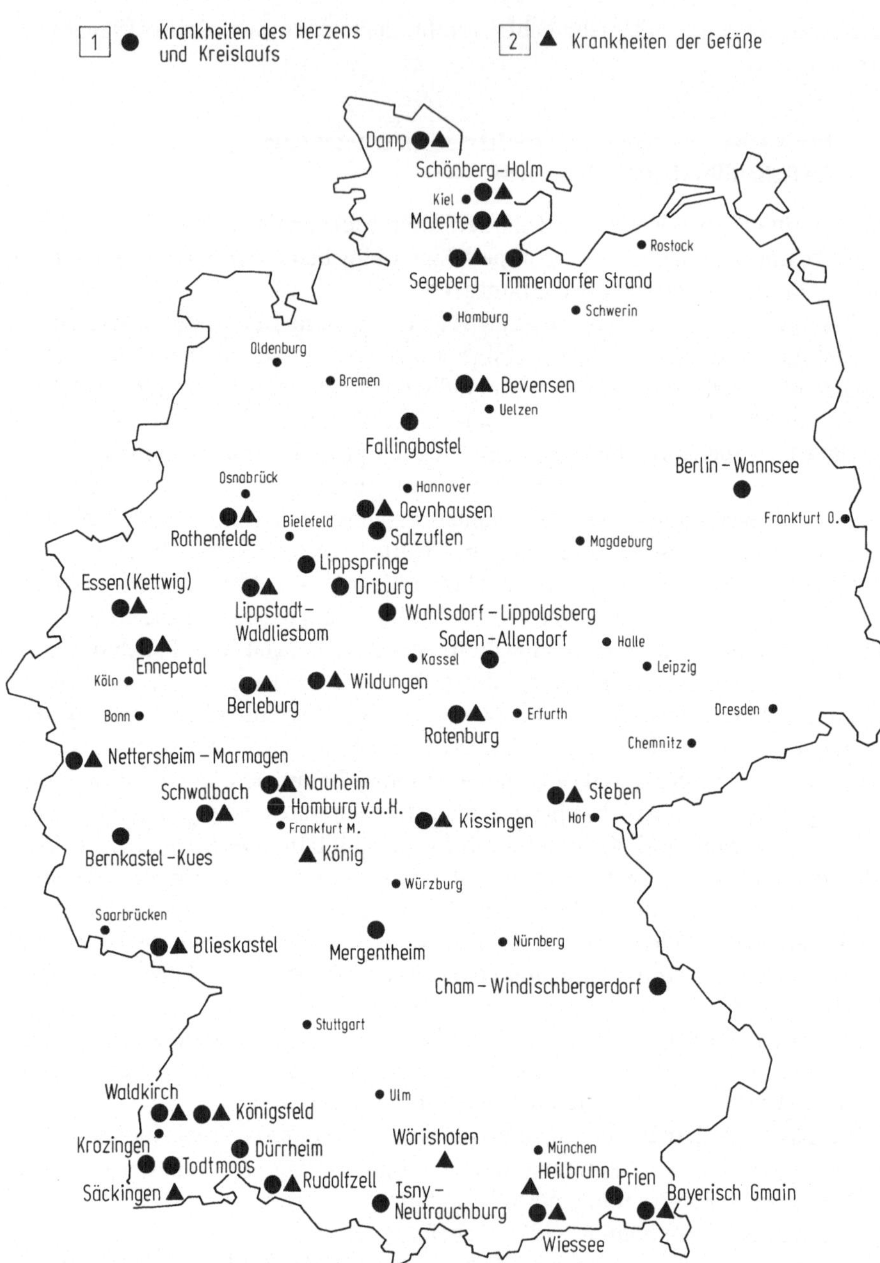

Abb. 142. Rehabilitationskliniken der Bundesversicherungsanstalt für Angestellte

Tabelle 75. Aufteilung in Kategorie I und Kategorie II der Rehabilitationseinrichtungen und die in diesen Einrichtungen möglichen diagnostischen Untersuchungen bei Herzrhythmusstörungen, Ischämieparametern des Myokards, Herzinsuffizienzparametern und in psychologische Untersuchungen

	Kategorie I: viel kardiologische Diagnostik	Kategorie II: wenig kardiologische Diagnostik
Herzrhythmusstörungen	+++	+
Ischämieparameter	+++	+
Herzinsuffizienz	++	Ø
Psychologische Untersuchungen	+	+++

ent kommt. Das nimmt übermäßig Zeit in Anspruch, garantiert aber dem Rentenversicherungsträger, daß die Kostenzuständigkeiten vorher sicher abgeklärt sind.

Eine weitere Schnittstellenverbesserung wäre dadurch möglich, daß die Befundübermittlungen zügiger vonstatten gehen, und zwar sowohl vom Akutkrankenhaus zur Rehabilitationsklinik, als auch von der Rehabilitationsklinik zum Hausarzt und zur ambulanten Herzgruppe. Da die endgültigen Entlassungsberichte in der Regel am Entlassungstage nicht vorliegen, wird ein Kurzbefund, meistens handschriftlich, dem Patienten mitgegeben. Das bedeutet also, daß bei Einweisung in die Rehabilitationsklinik möglicherweise Untersuchungen erneut gemacht werden, die einige Tage vorher schon gefertigt wurden, wie Ruhe-EKG, Röntgenbild des Thorax, Belastungs-EKG etc. Es würde kostensparender und für den Patienten effektiver sein, wenn Kopien der genannten Unterlagen dem Patienten mitgegeben würden. Das trifft auch bei der Entlassung aus der Rehabilitationsklinik und Übermittlung der Befunde an den Hausarzt zu. In zunehmendem Maße kann dazu auch die Faxeinrichtung benutzt werden.

Die Schnittstelle zur ambulanten Herzgruppe muß dadurch verbessert werden, daß die Aufklärungsarbeit in den Rehabilitationskliniken verbessert wird und die Patienten stärker ermuntert werden, sich den Gruppen am Heimatort anzuschließen. Der Antrag auf Kosten sollte schon von der Rehabilitationsklinik gestellt werden. Ein entsprechendes Antragsformular, wie es in der Klinik Roderbirken verwandt wird, ist hier abgebildet (Tabelle 77).

Eine deutliche Verbesserung der Schnittstelle müßte auch zwischen Rehabilitationsklinik und Werksärzten geschehen. Das ist besonders für die sozialmedizinische Zukunft des Patienten von Wichtigkeit.

Bei vielen sozialmedizinischen Fragen ist der Fachbereich Rehabilitationsberatung gefordert.

Die Besetzung mit Rehabilitationsberatern ist in den Rehabilitationskliniken unterschiedlich. In vielen Einrichtungen tagen sog. REHA-Kommissionen unter Vorsitz des Rehabilitationsberaters und unter Teilnahme des interdisziplinären Teams, zu dem Arzt, Psychologe, Berufstherapeut, Pflegekraft, Bewegungstherapeut und Ernährungsberater gehören. Die Häufigkeit der Sitzungen ist unterschiedlich. Zur

Tabelle 76. Zusammenfassung der Thesen und Empfehlungen zu Wissenschaft und Forschung des Verbandes der Rentenversicherungsträger 1992

Entwicklung und Aufbau der Rehabilitationswissenschaften mit Nachdruck fordern und fördern	Rehabilitationswissenschaftlichen Forschungsbedarf erkennen und an der Forschung mitwirken	Rehabilitationswissenschaftliche Forschung und Lehre finanziell fördern	Eine eigene Forschungsinfrastruktur aufbauen
Die Rentenversicherung ist auf rehabilitationswissenschaftliche Erkenntnisse angewiesen. Daher soll sie sich an der Schaffung rehabilitativen Wissens führend beteiligen und die Schaffung einer eigenständigen rehabilitationswissenschaftlichen Disziplin unterstützen. *Definitionsvorschlag für Rehabilitationswissenschaften:* Die Rehabilitationswissenschaften haben die nachteiligen (geistigen, seelischen und körperlichen) Auswirkungen von Krankheit, Schädigung oder angeborenem Leiden im Sinn von funktionellen Einschränkungen und sozialen Benachteiligungen, deren Ätiologie, Entstehungszusammenhänge und Verläufe sowie deren Vorbeugung, Feststellung und Behandlung in Forschung, Lehre und Praxis zum Gegenstand.	Rehabilitationswissenschaftliche Erkenntnisse sind nur durch kontinuierliche Forschung zu gewinnen. Da Rehabilitationsforschung mangels wissenschaftlicher Grundlagen, wissenschaftlicher Programmatik und fehlender Institutionalisierung hochgradig defizitär ist, soll die Rentenversicherung rehabilitationswissenschaftliches Arbeiten mitinitiieren, Rehabilitationsforschung fördern, an der Forschung aktiv mitwirken und Forschungsbereiche benennen.	Die Rentenversicherung soll in den nächsten 5 Jahren die Förderung der Rehabilitationswissenschaften (Forschung, Lehre, Kommunikation) stufenweise bis zu 1 v.H. ihre Rehabilitationsaufwendungen anheben und darauf drängen, daß an Universitäten und Hochschulen Lehrstühle oder Abteilungen für Rehabilitationswissenschaften eingerichtet werden und diese fördern. Unverzichtbar ist die Angliederung von Rehabilitationseinrichtungen an die rehabilitationswissenschaftlichen Lehrstühle oder Abteilungen. Für die rehabilitationswissenschaftliche Kommunikation sollen eine Rehabilitationswissenschaftliche Gesellschaft und eine Rehabilitationswissenschaftliche Zeitschrift gegründet werden.	Die Rentenversicherung soll in den nächsten 5 Jahren eine eigene rehabilitationswissenschaftliche Infrastruktur aufbauen. Diese soll folgende Einrichtungen umfassen: Ein rehabilitationswissenschaftliches Zentralinstitut – Reha-Z1 –, an welchem sich auch andere Sozialleistungsträger der Rehabilitation beteiligen können. Rehabilitationswissenschaftliche Forschungsabteilungen an ca. 30 ausgewählten Rehabilitationseinrichtungen. Rehabilitationswissenschaftliche Forschungseinheiten in den Hauptverwaltungen von Rentenversicherungsträgern.

Tabelle 77. Es wird ein Formular gezeigt, wie es zur Anmeldung für den ambulanten Koronarsport in der Klinik Roderbriken verwandt wird

– Durchschrift für Hausarzt –

(Behandlungsstätte)

(Datum)

Bitte Versicherungsnummer angeben

Kostenträger der stat. Heilbehandlung:

Versicherter:

Krankenkasse:

Hausarzt:

Anregung von ambulantem Koronarsport

Der / die Versicherte befindet sich voraussichtlich bis zum ____________ bei uns in stationärer Behandlung.

Wir regen an, dem / der Versicherten die Teilnahme am ambulanten Behindertensport nach Beendigung der stationären Heilbehandlung für die Dauer von 6 Monaten zu bewilligen.

Diagnosen: ____________

Besondere Hinweise: ____________

Die / der Betreute soll Mitglied einer ☐ **Übungsgruppe** ☐ **Trainingsgruppe** werden.

Trainingsherzfrequenz: ____________ **Trainingswattzahl:** ____________

Festgelegt unter Therapie von **(Medikation):** ____________

Einzelheiten zum Krankheitsbild entnehmen Sie bitte dem Entlassungsbericht, der Ihnen in Kürze zugeschickt wird. Bis dahin bitten wir Sie, die vorgeschlagene Trainingsfrequenz zu übernehmen.

(Unterschrift des Arztes)

Ich bin mit der Übersendung des Entlassungsberichtes an den betreuenden Arzt der Sportgruppe einverstanden.

36-1 (4) 3.000 5.90 Ru

sozialmedizinischen Weichenstellung kann erst dann Stellung genommen werden, wenn unter Hinzuziehung der medizinisch-diagnostischen und therapeutischen Bilanz und auch unter Berücksichtigung eventueller Begleiterkrankungen ein positives oder negatives Leistungsbild erstellt worden ist. Aus diesem Leistungsbild soll ersichtlich werden, ob die Leistungsfähigkeit mit den beruflichen Anforderungen am bisherigen Arbeitsplatz in Einklang zu bringen ist. Ist die Rückkehr an den alten Arbeitsplatz gefährdet oder nicht möglich, so kann der Rehabilitationsberater Kontakt zu seinen überregionalen Kollegen aufnehmen. Das heißt, er ruft beim Kollegen im Betrieb des Versicherten an und fragt an, ob eine berufliche Entlastung, Umsetzung der Neuorientierung im selben Betrieb möglich ist. Wenn das nicht möglich ist und eine eventuelle stufenweise Wiedereingliederung auch ausscheidet, so geht es um die Frage, ob berufsfördernde Maßnahmen (Fortbildung/Umschulung) infrage kommen.

Im sozialen Bereich kann der Rehabilitationsberater bei familiären Problemen, Sozialhilferichtlinien, Pflegebedürftigkeiten, Umgang mit Ämtern, Behörden und Versicherungen helfen. Die personell gute Ausstattung im Rehabilitationsberatungsbereich, insbesondere durch Rehabilitationsfachberater, ist für die sozialmedizinische Entwicklung des Rehabilitanten oft von viel größerer Wichtigkeit als im medizinischen oder in sonstigen Bereichen. Der Rehabilitationsberater kann wichtige Weichenstellungen bei der Schnittstellenverbesserung bewirken.

Das wichtigste Glied bei der Verbesserung von Schnittstellen ist aber wohl der Patient selbst. Viele Belange kann er selbst in die Hand nehmen. Er muß aber vom Stationsarzt, vom Pflegepersonal und von anderen Mitarbeitern dazu ermutigt werden. Das wird ein Patient, der ein Rentenbegehren evtl. sogar schon vor dem Sozialgericht mit dem Kostenträger seines REHA-Verfahrens hat, eher nicht tun. Eine Durchmischung von motivierten Patienten (Anschlußheilverfahren bei Herzinfarkt, nach Bypassoperation, nach PTCA, bei jüngeren Patienten) mit solchen Rehabilitanten, die einen Rentenantrag laufen haben, benachteiligt das Klima in einer Rehabilitationsklinik. Die Rentenversicherungsträger sollten deshalb dazu übergehen, diese Patientengruppen (Anschlußheilverfahren und Rentenantragsteller) in unterschiedliche Kliniken einzuweisen.

Die Zukunft wird es erforderlich machen, daß über die *Flexibilisierung der kardiologischen Rehabilitation* nachgedacht werden muß. Eine stationäre Rehabilitation muß nicht grundsätzlich 4 bis 6 Wochen dauern, denn Trainingseffekte und Änderungen der Lebens- und Ernährungsgewohnheiten können auch schon nach 3 Wochen erreicht werden nach unkomplizierten und erfolgreichen Herzkranzgefäßoperationen und Herzkathetereingriffen, bei denen eine zeitaufwendige Funktionsdiagnostik, die sonst einer kardiologischen Rehabilitation nach Herzinfarkt vorgeschaltet werden muß, wegfallen kann. Dasgleiche gilt für Wiederholungsheilverfahren und Rentengutachten.

Vielleicht wird es in Zukunft sogar möglich sein, für einen größeren Patientenkreis die kardiologische Rehabilitation zunächst stationär in einer Rehabilitationsklinik einzuleiten, um sie dann nach 2 Wochen mit unverändertem Programm ambulant bzw. *teilstationär* fortzuführen. Die ersten Erfahrungen mit einem derartigen Modell von Klemt, Bad Lippspringe (1994), zeigten allerdings eine nur relativ geringe Akzeptanz seiner Patienten für ein derartiges Angebot, da die meisten Patienten die stationäre Fortführung der Rehabilitation bevorzugten, nicht selten auch aus sehr vordergründigen Motiven wie Weiterzahlung des Krankenhaustagegeldes bei stationärer Durchführung der Rehabilitation. Grundsätzlich muß der Rehabilitationskliniker entscheiden, ob eine Abkürzung und der Übergang in eine teilstationäre oder ambulante Rehabilitation möglich oder sogar wünschenswert ist.

Wenn vorauszusehen ist, daß das Rehabilitationsziel wegen fehlender Patientencompliance nicht zu erreichen ist oder nur gutachterliche Fragestellungen im Hinblick auf Berufs- und Erwerbsfähigkeit und Betreuung zu klären sind, könnte ein Heilverfahren auf einen 1- bis 2wöchigen Aufenthalt begrenzt werden. Auf der einen Seite könnte ein auf 2 Wochen verkürztes Heilverfahren z.B. nach einem Herzkathetereingriff (PTCA) eine Initialzündung setzen für die Fortführung einer Bewegungstherapie und Lebensumstellung zu Hause – auf der anderen Seite wäre auch eine ambulante Weiterbetreuung der Patienten über das Heilverfahren hinaus denkbar nach einem Modell der LVA Westfalen (Karoff), um Langzeiterfolge, insbesondere auf sozialmedizinischem Gebiet, zu sichern.

Modellversuche in Köln (Rost), Berlin (Schönstedt) und Frankfurt (Wendt), bei denen die *kardiologische Rehabilitation in der Phase II* sofort im Anschluß an den Aufenthalt im Akutkrankenhaus auf ambulanter Basis fortgeführt wird, müssen erst noch erweisen, daß dieser Weg ebenso effektiv, evtl. preiswerter und von den Patienten genauso akzeptiert wird wie die stationäre Anschlußheilbehandlung an Rehabilitationszentren. Schon jetzt zeichnet sich ab, daß diese ambulante Form der Rehabilitation nur für bestimmte Patientengruppen, die sonst auf eine Anschlußheilbehandlung verzichten würden, eine Alternative darstellt, so z.B. für Patienten mit schweren Begleiterscheinungen (Dialysepflicht), für Hausfrauen mit familiären Pflichten, für Ausländer mit Sprachproblemen und für Geschäftsleute, die ihren Betrieb weiterführen müssen. Grundsätzlich kann die ambulante Rehabilitation in der Phase II den Vorteil bieten, daß Angehörige in die Therapie miteinbezogen werden, die Patienten selbst ihre vertraute Umgebung nicht verlassen und die Hausärtze besser integriert werden. Schon heute zeichnet sich aber ab, daß der größte Teil der Herz- und Gefäßkranken die stationäre Rehabilitation an wohnortfremden Zentren bevorzugen, weil sie in dieser Phase losgelöst und befreit sein wollen von ihrem gewohnten sozialen Umfeld und Alltagsproblemen.

Nicht zuletzt durch die *Kostensituation im Gesundheitswesen* und vor dem Hintergrund der *Gesundheitsstrukturgesetze* werden wir uns öffnen müssen für eine Diskussion und Prüfung der verschiedensten Modelle der kardiologischen Rehabilitation.

Literatur

Badura B (1983) Herzinfarktrehabilitation in der Bundesrepublik: Probleme und Reformperspektiven. Deutsche Rentenversicherung 4–5

Benesch L, Brusis O, Buchwalsky R et al. (1991) Voraussetzunge für die Realisierung des Konzeptes der „umfassenden Betreuung“ in der kardiologischen stationären Rehabilitation. (Anschlußheilbehandlung) – Phase II (WHO). Herz/Kreislauf 23:XII–XIV

Buchwalsky R, Donat K, Gleichmann U, Grosser KD, Halhuber C, Lichtlen P, Roskamm H (1984) Rehabilitation nach Herzinfarkt. I. Stellenwert, Ziele und Voraussetzungen. Dtsch Med Wochenschr 109: 645; II. Koronarographie, Bewegungstherapie, ambulante Koronargruppen. Dtsch Med Wochenschr 109:689-696

Buchwalsky R, König W, Berghoff A et al. (1991) Rehabilitationskonzepte für Krankheiten des Kreislaufsystems. In: Kommission zur Weiterentwicklung der Rehabilitation in der gesetzlichen Rentenversicherung. Verband Deutscher Rentenversicherungsträger, Frankfurt am Main

Budde HG, Keck M (1993) Berufliche Wiedereingliederung und Nachsorge arbeiterrentenversicherter Patienten nach stationärere Rehabilitation. Interdisziplinäre Jahrestagung der Gesellschaft für Prävention und Rehabilitation, Bad Münster

Clausing P (1992) Medizinische Rehabilitation. Aktueller Stand und Entwicklungstrends. In: Rehabilitation 1992. Schriftenreihe der Bundesversicherungsanstalt für Angestellte, Berlin

Fliedner TM, Gerdes N (1988) Wissenschaftliche Grundlagen der Rehabilitation bei chronischen Krankheiten: Situationsanalyse und Zukunftsperspektive. Deutsche Rentenversicherung 227

Halhuber C, Traenckner MJ, Traenckner K (1987) Prävention und Rehabilitation der koronaren Herzkrankheit. Eine Herausforderung an Gesellschaft und Politik. Echo-Verlag, Köln

Heitkamp H-C, Scheib K (1991) Langzeitergebnisse der Herzgruppentherapie. Fortsch Med 35:713-716

Held K (1991) Stellungnahme der Deutschen Gesellschaft für Prävention und Rehabilitation von Herz- und Kreislauferkrankungen zur Frage der ambulanten Durchführung von Phase II der kardiologischen Rehabilitation. Herz/Kreislauf 5: VIII-IX

Hoffmann C (1991) Steuerungsmechanismus am Markt für stationäre medizinische Rehabilitationsleistungen. Deutsche Rentenversicherung 2-3

Kanzow U (1986) Nun kurt mal schön. Dtsch Ärztebl 10:601-603

Kaufmann FW (1986) Rehabilitation. In: Leitfaden für die sozialmedizinische Begutachtung in der gesetzlichen Rentenversicherung. Fischer, Stuttgart New York

Kellermann J (übersetzt von Rost R) (1992) Die Möglichkeit einer ambulanten Rehabilitation nach Herzinfarkt in der Phase II. Dtsch Z Sportmed 43:595-598

Lerner H (1987) Ambulante Herzgruppe ja, aber... Herz, Sport, Gesundheit 3:62-63

Lipkin DP (1991) Is cardiac rehabilitation necessary? Br Heart J 65:237-238

Löllgen H, Held K, Breithardt G, Meinerts T (1991) Empfehlungen zur Prävention und Rehabilitation der koronaren Herzerkrankung in der Akutphase (Phase I nach WHO). Herz/Kreislauf 23:350-359

Mathes P, Halhuber MJ (1982) Controversies in cardiac rehabilitation. Springer, Berlin Heidelberg New York Tokyo

Müller-Fahrnow WM (1991) Qualitätssicherung in der gesetzlichen Rehabilitation. Bisher Erreichtes und aktuelle Planungen. In: Rehabilitation 1991. Schriftenreihe der Bundesversicherungsanstalt für Angestellte, Berlin

Müller-Fahrnow WM, Klosterhuis H, Sakidalski B (1993) Berufliche Wiedereingliederung und Nachsorge angestelltenversicherter Patienten nach stationärer kardiologischer Rehabilitation. In: Interdisziplinäre Jahrestagung der Deutschen Gesellschaft für Prävention und Rehabilitation, Bad Münster

Ornish D, Browns B, Schwernitz W et al. (1990) Can life style change reverse coronary heart disease? Lancet 336:129-133

Sauerbier B, Schumacher HC (1991) Gesundheitsrelevante Einstellungen und deren Veränderungen in der stationären Heilbehandlung. Deutsche Rentenversicherung 2-3

Schindlbeck R (1976) Warnung vor weiteren großen Rehabilitationszentren. Ärztliche Praxis 33:1407-1408

Schwarze F (1977) Medizinische Rehabilitation in der Angestelltenversicherung bei Rentenantragstellern und Rentnern, ihre Effektivität und Effizienz. Deutsche Rentenversicherung 313:276-278

Sturm A (1978) Kontraindikationen stationärer Heilbehandlungen bei koronarer Herzkrankheit und arterieller Hypertonie. Dtsch Med Wochenschr 103:1761–1765
Theisen F (1989) Kardiologische Rehabilitation: Akutkrankenhaus oder Rehabilitationsklinik. Krankenhausarzt 62:8–456
Weidemann H, Halhuber MJ, Gehring J et al. (1991) Die Komponenten einer umfassenden kardiologischen Rehabilitation in der Phase II nach WHO. Herz/Kreislauf 23:337–341
Wille G (1987) Der Arzt im Spannungsfeld der medizinischen Rehabilitation. Reha-Tagung, Bad Kissingen
Wirth A (1990) Rehabilitation statt Kur. Dtsch Ärztebl 87:1625–1630

4 Vorschau auf das Jahr 2000

Im kommenden Jahrzehnt wird die dann zunehmend angelaufene Rehabilitationsforschung auf den Gebieten der Kardiologie und Angiologie folgendes belegt haben:

Durch die in der BRD durchgeführte organisierte Rehabilitation dieser Patientengruppe wird das Leben verlängert, weil die Risikofaktorenbekämpfung für diese Erkrankung erfolgreicher wird. Dazu wird das Rehabilitationssystem einen wesentlichen Beitrag leisten. Natürlich spielen andere Faktoren, wie Aufklärung der Bevölkerung und evtl. staatliche Eingriffe mit Erhöhung der Zigarettensteuer etc., eine zusätzliche wesentliche Rolle.

Es wird gezeigt werden, daß die Lebensqualität durch die während der Rehabilitationsverfahren erworbene bessere Belastbarkeit und auch durch die im Rehabilitationsverfahren geleistete psychosoziale Reintegration zunimmt.

Die Patienten werden zunehmend älter. Das hat zur Folge, daß auf alte Patienten besonders abgestimmte REHA-Verfahren erarbeitet werden müssen. Die Polymorbidität der Patientengruppe nimmt wegen zunehmendenAlters zu. Darauf wird man sich in den Rehabilitationskliniken einrichten müssen. 12% der USA-Bevölkerung sind jetzt schon älter als 75 Jahre. 70% dieser Menschen über 75 Jahre fühlen sich gesund. Also ist bei ihnen auch im Krankheitsfalle eine Rehabilitation möglich. Da die Alterspyramide sich zu den höheren Jahrgängen hin verschieben wird, werden möglicherweise die Rentenversicherungsträger zunehmend sparen müssen. Dieser Spareffekt wird möglicherweise auf das Rehabilitationssystem durchschlagen. Unsere Voraussage ist, daß auf den Gebieten der Revaskularisationschirurgie ein Stillstand eintreten wird, ebenso auf den Gebieten der kathetertechnischen Verfahren zur Revaskularisation. Voraussichtlich werden gleich viele Patienten chirurgisch revalskularisiert werden wie kathetertechnisch. Das Verhältnis der konservativ zu behandelnden Koronar- und Beinpatienten zu denjenigen, die chirurgisch oder kathetertechnisch behandelt werden müssen, bleibt bei ca. 10:1.

Der Prävention wird ein besonderer zukunftsweisender Beitrag zugemessen. Das trifft sowohl für die Primärprävention, insbesondere bei Jugendlichen, aber auch bei Erwachsenen zu, aber auch für die Zweit- und Drittprävention. Durch die kathetertechnischen Verfahren wird zwar die Durchblutung an den Herzkranzarterien verbessert. Die Reokklusionsrate hängt aber auch von der drastischen Beeinflussung der Risikofaktoren ab. Das trifft genauso für dilatierte Beinpatienten und für Bypassoperierte zu.

Die Zuweisung in die Rehabilitationskliniken wird selektionierter vorgenommen werden. Es wird dazu kommen, daß Patienten mit deutlich eingeschränkter linksventrikulärer Funktion bevorzugt eingewiesen werden. Auf der anderen Seite werden unkompliziert verlaufende Herzinfarkte nicht mehr zur Rehabilitation geschickt, sondern direkt nach Hause entlassen werden und möglicherweise an lokale Rehabilitationseinrichtungen angebunden werden.

In früheren Jahren chirurgisch nicht korrigierbare, angeborene Herzfehler bei Kindern und Jugendlichen werden einer zunehmenden Rehabilitation bedürfen, insbesondere hinsichtlich ihrer schulischen Ausbildung, ihrer Partnerfindung und ihrer Freizeitgestaltung.

Die Zukunft wird es erforderlich machen, daß über die *Flexibilisierung der kardiologischen Rehabilitation* nachgedacht werden muß. Eine stationäre Rehabilitation muß nicht grundsätzlich 4 bis 6 Wochen dauern, denn Trainingseffekte und Änderungen der Lebens- und Ernährungsgewohnheiten können auch schon nach 3 Wochen erreicht werden nach umkomplizierten und erfolgreichen Herzkranzgefäßoperationen und Herzkathetereingriffen, und eine zeitaufwendige Funktionsdiagnostik, die sonst einer kardiologischen Rehabilitation nach Herzinfarkt vorgeschaltet werden muß, kann wegfallen. Das gleiche gilt für Wiederholungsheilverfahren und Rentengutachten.

Vielleicht wird es in Zunkunft sogar möglich sein, für einen größeren Patientenkreis die kardiologische Rehabilitation zunächst stationär in einer Rehabilitationsklinik einzuleiten, um sie dann nach 2 Wochen mit unverändertem Programm ambulant bzw. *teilstationär* fortzuführen. Die ersten Erfahrungen mit einem derartigen Modell von Klemt, Bad Lippspringe (1994), zeigten allerdings eine nur relativ geringe Akzeptanz seiner Patienten für ein derartiges Angebot, da die meisten Patienten die stationäre Fortführung der Rehabilitation bevorzugten, nicht selten auch aus sehr vordergründigen Motiven, wie Weiterzahlung des Krankenhaustagegeldes bei stationärer Durchführung der Rehabilitation. Grundsätzlich muß der Rehabilitationskliniker entscheiden, ob eine Abkürzung und der Übergang in eine teilstationäre oder ambulante Rehabilitation möglich oder sogar wünschenswert ist.

Wenn vorauszusehen ist, daß das Rehabilitationsziel wegen fehlender Patientencompliance nicht zu erreichen ist oder nur gutachterliche Fragestellungen im Hinblick auf Berufs- und Erwerbsfähigkeit und Berentung zu klären sind, könnte ein Heilverfahren auf einen 1- bis 2wöchigen Aufenthalt begrenzt werden. Auf der einen Seite könnte ein auf 2 Wochen verkürztes Heilverfahren, z. B. nach einem Herzkathetereingriff (PTCA), eine Initialzündung setzen für die Fortführung einer Bewegungstherapie und Lebensumstellung zu Hause – auf der anderen Seite wäre auch eine ambulante Weiterbetreuung der Patienten über das Heilverfahren hinaus denkbar nach einem Modell der LVA Westfalen (Karoff), um Langzeiterfolge, insbesondere auf sozialmedizinischem Gebiet, zu sichern.

Modellversuche in Köln (Rost), Berlin (Schönstedt) und Frankfurt (Wendt), bei denen die *kardiologische Rehabilitation in der Phase II* sofort im Anschluß an den Aufenthalt im Akutkrankenhaus auf ambulanter Basis fortgeführt wird, müssen erst noch erweisen, daß dieser Weg ebenso effektiv, preiswerter und von den Patienten genauso akzeptiert wird wie die stationäre Anschlußheilbehandlung an

Rehabilitationszentren. Schon jetzt zeichnet sich ab, daß diese ambulante Form der Rehabilitation nur für bestimmte Patientengruppen, die sonst auf eine Anschlußheilbehandlung verzichten würden, eine Alternative darstellt, so z.B. für Patienten mit schweren Begleiterkrankungen (Dialysepflicht), für Hausfrauen mit familiären Pflichten, für Ausländer mit Sprachproblemen und für Geschäftsleute, die ihren Betrieb weiterführen müssen. Grundsätzlich kann die ambulante Form der Rehabilitation in der Phase II den Vorteil bieten, daß Angehörige in die Therapie miteinbezogen werden, die Patienten selbst ihre vertraute Umgebung nicht verlassen und die Hausärzte besser integriert werden. Schon heute zeichnet sich aber ab, daß der größte Teil der Herz- und Gefäßkranken die stationäre Rehabilitation an wohnortfernen Zentren bevorzugen, weil sie in dieser Phase losgelöst und befreit sein wollen von ihrem gewohnten sozialen Umfeld und ihren Alltagsproblemen.

Nicht zuletzt durch die *Kostensituation im Gesundheitswesen* und vor dem Hintergrund der *Gesundheitsstrukturgesetze* werden wir uns öffnen müssen für eine Diskussion und Prüfung der verschiedensten Modelle der kardiologischen Rehabilitation.

Bis zum Jahre 2000 wird sich also das Spektrum der Patienten in den Rehabilitationseinrichtungen ändern. Die Träger der Kliniken müssen sich schon jetzt mit diesen Gedanken befassen. Dazu wird die Rehabilitationsforschung einen wesentlichen Beitrag leisten können. Eine Zusammenfassung der „Thesen und Empfehlungen zu Wissenschaft und Forschung“ in den Rehabilitationsbereich Herz/Gefäße ist in Tabelle 76 zusammengefaßt.

Sachverzeichnis